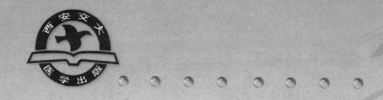

医学写作学

主　编　蒋泽先
副主编　伍姗姗　黄国华
　　　　周小燕
主　审　吕农华　王共先

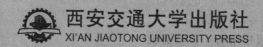

图书在版编目(CIP)数据

医学写作学/蒋泽先主编. —西安:西安交通大学
出版社,2012.9
ISBN 978 - 7 - 5605 - 4545 - 5

Ⅰ.①医… Ⅱ.①蒋… Ⅲ.①医学-论文-写作
Ⅳ.①H152.2

中国版本图书馆 CIP 数据核字(2012)第 209994 号

书　　名	医学写作学	
主　　编	蒋泽先	
责任编辑	李　晶　秦金霞	
出版发行	西安交通大学出版社	
	(西安市兴庆南路 10 号　邮政编码 710049)	
网　　址	http://www.xjtupress.com	
电　　话	(029)82668357　82667874(发行中心)	
	(029)82668315　82669096(总编办)	
传　　真	(029)82668280	
印　　刷	西安明瑞印务有限公司	
开　　本	787mm×1092mm　1/16　印张　30.25　字数　650 千字	
版次印次	2012 年 9 月第 1 版　　2012 年 9 月第 1 次印刷	
书　　号	ISBN 978 - 7 - 5605 - 4545 - 5/H.1414	
定　　价	49.80 元	

读者购书、书店添货、如发现印装质量问题,请与本社发行中心联系、调换。
订购热线:(029)82665248　(029)82665249
投稿热线:(029)82668502　82668805
读者信箱:medpress@126.com

编 委 会

樊代明院士序

　　论基本功,西医是视触叩听,中医要望闻问切。君以为学会了便成医生,甚而可成名医。其实不然,我以为还需嘴功或手功。嘴功即语言表达,手功乃文字表述。当下的医者,论其表达能力可分四类:一类能说会写,尊称智者;一类能写不会说,好比哑巴;一类能说不会写,恰似喇叭;还有一类是写说都不见长,谦称愚夫。上述四类,大约各占四分之一。坦率自考,从医初期,我有很长一段时间属于最后那一类,病历书写难以一笔挥就,写了又撕,撕了又写,伤透脑筋,总是不得要领。

　　表达能力确有天赋,无论口头表达,还是书面表述,均无可否定。但这种能力都可通过后天学习、训练而改善和提高。常言道"勤能补拙","天道酬勤","书读百遍,其意自见","熟读唐诗三百首,不会写诗也会吟"。这不仅是对人体本能的论释,而且是对愚夫的鼓励。

　　当然,光勤还不行,勤要有勤道。身边的不少同事或学生整天泡在教室里,战在电脑旁,可长坐不出笔,费时难成章,总觉"心中了了,纸上难明"。其实,写作是有规律、规定和规范的,同时也有技巧的。按规范和技巧写作可事半功倍。问题是目前尚缺乏一本专论医学写作技巧的书籍。

　　蒋泽先教授从医从研从教 45 年有余,积累了医学写作的丰富经验。他与伍姗姗、黄国华教授一起组织 60 余人的编写队伍,写成了这本《医学写作技巧》,后经吕农华、王共先教授主审,现在终于出版了。该书基本包括了医学上教医研各种文书的书写规范和技巧,而且给出范例,确是一本很有参考价值和实践效仿的专著。

I

俗话说,"依规矩,成方圆"。手边有了这本书,有了规范,掌握了技巧,便可照章办事。照葫芦画瓢,即使不像瓢,起码也似葫芦,离原型不远。长此下去,勤学苦练;长此下去,不断发挥,最终定会青出于蓝而胜于蓝。读者有疑,不妨一试。

是为序。

樊代明

中国工程院副院长
第四军医大学校长
中华消化学会主委
2012 年 9 月 1 日于西安

郭应禄院士序

——医学写作:年轻医生的必修课

数、理、化、工、农、医,任何一门学科都离不开写作。写作既是一门独立学科,又是一门渗透于各类学科中的基础学科。医学写作是写作学下属应用写作学的一门分支学科。

中国医学写作源远流长,中医历来讲究医学写作,对病人的一般情况(现在叫信息)、病情危重、转归、治疗用药后好坏都要求有详细认真的记载。治疗过程中顺利、无效或不良反应,中医还会写出"医案"、"医话"告知同道,传给后人。这应视为我国最早的医学写作。

医学写作在与时俱进,进入信息时代,无论是形式、内容、内涵上都要求更科学、更规范、更严格、更真实。

《医学写作学》就是为提高年轻医务工作者写作能力,为达到这一目的编著的一本书。书中的内容几乎涵盖了所有的医学专业写作,这些内容正是年轻医务工作者应该熟悉和掌握的知识与技能。

提高医疗质量涉及方方面面,提高医务工作者的写作水平也是促使提高医疗质量的因素之一,医学写作随着时代的发展彰显出其重要性。

在2001年,美国哥伦比亚大学内外科医学院的临床医学教授丽塔·卡蓉提出了"叙事医学"这一新名词、新理念。这实际是要求医生与病人沟通,以病人为中心,培养一种"共情"的能力,达到治疗"一个活生生有感情的,正为疾病折磨的人"(现代医学教育开拓者威廉·奥斯勒语)。要达到这一目的,年轻的医生还要经过更多的培养与训练,尽管这已不是这本书的任务，但"叙事医学"是培养医学生写作的方向，医学写作训练和"叙事医学"写作可以从这本书开始。

这儿需要强调的是，学好医学写作不仅仅是学习培养写作技能，更多的还是学会与病人沟通的技巧，理解病人疾苦与需要，学会倾听与询问，是一种人文关怀，这是学好医学写作学的首要条件，也可以称之为"基本功"。

蒋泽先教授主编的《医学写作学》是一本实用性强、有新理念、有价值的医学写作参考书，我乐于为此书作序，并热忱地推荐给成长中的年轻医务工作者。

郭应禄

中国工程院院士

2012 年 9 月 15 日

邱蔚六院士序

在高温即将结束之际,收到南昌大学医学院(原江西医学院)附属第一医院蒋泽先教授的一封信,要我为他的新作《医学写作学》写序。这对我是一项新事物和新挑战。因为本人才疏学浅,从未听说过有"写作学"一门学科,当然更未听说过"医学写作学"这一名称。查阅一般英语词典未见此词条;再查阅牛津词典,英文应为"writing science",直译应为"写作科学"。说明"写作"虽属文学范畴,但也是一门"科学"。

细读本书编写大纲与概论,感到这是一本从理论到实践,而且面面俱到的,供广大医务人员参阅的一本新著。它包括了对"写作学"及"医学写作学"的定义、概念、简史、现代与未来,对"医学写作学"的价值、作用,以及基本原则和要求进行了论述。各论中则涵盖了医学病例写作、护理文件书写,以及各种诊断检验报告的写作等。此外,还将医学论文、教案书写、科研课题申报、医学新闻与医学科普写作,甚至多媒体制作等都全部囊括其中;可谓对医学的医教研写作内容全面进行了介绍。因此,本书具有很大的实用价值,可供医学界所有人士参考之用。

难能可贵的是,这本书的出版是在 2011 年我国提出文化强国和科技与文化相融合,大发展,大繁荣之后,显然,它对即时反映医学与文化的密切结合,逐步走向融合将起着一定的促进作用。

本书中还有不少介绍中外医学史的内容,这更唤起了笔者的注意。因为对历史进行科学的总结可以起到振聋发聩的效果,可以指引学科发展的方向,促进学科的进步。希望本书的出版也能带动医学界对医学学科发展史的研究和出现更多有关医史的著作。因为医史是医学与人文最容易交汇融合的部分。

　　蒋泽先教授多年来笔耕不辍，已出版多种有关医学书籍。他知识广博，勤于写作，文学修养很好。这次他组织了各有关专家编著的这本新书，应该说是他对医学科学与文化相融合的贡献。

　　以上寥寥数语可能有助于读者对本书全貌及价值的了解。是为序。

2012 年 9 月 12 日

于上海交通大学医学院附属第九人民医院

前　言

写作是记载历史、传播信息、蓄积知识、表达感情、交流经验、反映客观事物的手段。写作学是研究如何写、写什么、怎样才能写好,是一门普及写作能力、提高写作水平的学问。

在我国,尽管写作学历史源远流长,而真正作为一门学问或学科的提出则是上世纪70年代末、80年代初的事。

写作学可分为两大类,一是文学写作,二是应用写作。医学写作是适用于医学范畴的一种特殊写作,是医务工作者在临床医学、社会卫生、医学教育、医学科研、医学普及、医学传播等医学实践中的表达和交流手段。所以,医学写作学对于医务工作者是一门非常重要的必修之课。

《医学写作学》一书就是为此而编写的。本书涵盖了医学写作技能的大部分内容,有病历写作、医学论文写作、科研课题申报写作、医学教案写作、多媒体制作、医学新闻与医学科普写作,适用于临床、口腔、儿科、麻醉等专业学生,对刚走上工作岗位的青年医师也有指导作用。

本书内容较为丰富,在教学上可以有选择地进行讲授,未讲部分可供毕业后自学参考之用。尽管本书策划、编写费时年久,由于水平限制,缺点、错误在所难免,诚恳地欢迎并希望广大师生和医务工作者提出建议、意见,这是对本书最大的关照和爱护。

感谢中国工程院副院长樊代明院士和德高望重的郭应禄、邱蔚六两位老院士的关心、支持,三位院士为书作序,对我们这个写作团队是鼓励,是鞭策。再版时,我们将会遵照院士们的建议修改好。

读者在学习中自会理解三位院士序的重要性,三篇序可以说是本书导读的指南,是本书的有机组成部分。

蒋泽先

2012 年 9 月 18 日

目 录

樊代明院士序 ……………………………………………………………………… I

郭应禄院士序 ……………………………………………………………………… III

邱蔚六院士序 ……………………………………………………………………… V

前言 ………………………………………………………………………………… VII

第一篇　医学写作学概论篇

第一章　医学写作学概念、简史、现状与未来………………………………（2）

　　第一节　医学写作学的概念…………………………………………………（2）

　　第二节　医学写作学简史……………………………………………………（3）

　　第三节　医学写作学的现状与未来…………………………………………（8）

第二章　医学写作学的价值与作用……………………………………………（12）

　　第一节　医学写作学的价值…………………………………………………（12）

　　第二节　医学写作学的作用…………………………………………………（13）

第三章　医学写作学的基本原则与要求………………………………………（15）

　　第一节　医学写作学的基本原则……………………………………………（15）

　　第二节　医学写作学的基本要求……………………………………………（16）

第四章　学好医学写作学的意义与方法………………………………………（18）

　　第一节　学好医学写作学的意义……………………………………………（18）

　　第二节　学好医学写作学的方法……………………………………………（19）

第二篇　病历写作篇

第一章　病历发展简史及作用…………………………………………………（21）

　　第一节　病历简史……………………………………………………………（21）

　　第二节　病历的作用…………………………………………………………（22）

第二章　病历定义、种类与组成………………………………………………（24）

　　第一节　病历的定义…………………………………………………………（24）

　　第二节　病历的种类与组成…………………………………………………（24）

　　第三节　病历书写要点………………………………………………………（26）

第三章　规范病历书写的基本原则 …………………………………………… (29)

　第一节　规范性 …………………………………………………………………… (29)

　第二节　科学性 …………………………………………………………………… (30)

　第三节　及时性 …………………………………………………………………… (30)

　第四节　真实性 …………………………………………………………………… (31)

　第五节　准确性 …………………………………………………………………… (31)

第四章　电子病历及其优、缺点 …………………………………………… (33)

　第一节　电子病历的发生与发展 ……………………………………………… (33)

　第二节　电子病历与传统病历的优、缺点 …………………………………… (34)

　第三节　电子病历书写规范 …………………………………………………… (35)

　第四节　电子病历的管理 ……………………………………………………… (37)

　第五节　电子病历书写的质量控制 …………………………………………… (38)

第五章　新旧《病历书写基本规范》异同的解读 ………………………… (42)

　第一节　新版的新变化和新要求 ……………………………………………… (42)

　第二节　新版增加的侧重点 …………………………………………………… (44)

　第三节　强化法律意识，注重患者安全 ……………………………………… (45)

第六章　病历书写与医疗安全 …………………………………………… (48)

　第一节　当前形势下病历的新功能及新作用 ………………………………… (48)

　第二节　病历管理中的几个重要法律制度 …………………………………… (49)

　第三节　病历在医疗事故技术鉴定中的作用 ………………………………… (51)

　第四节　诉讼中涉及病历的几个具体问题 …………………………………… (52)

第七章　采集病史的基本原则与技巧 …………………………………… (57)

　第一节　问诊的基本原则 ……………………………………………………… (57)

　第二节　重点问诊的方法 ……………………………………………………… (61)

　第三节　特殊问诊技巧 ………………………………………………………… (62)

　第四节　病历书写的基本规则和要求 ………………………………………… (62)

第八章　门诊病历书写内容与要点(初诊、复诊) ……………………… (64)

第九章　住院病历书写内容及要点 ……………………………………… (66)

　第一节　病案首页书写格式及要求 …………………………………………… (66)

　第二节　入院记录书写格式及要求 …………………………………………… (69)

　第三节　病程记录书写格式及要求 …………………………………………… (74)

　第四节　围手术期记录 ………………………………………………………… (78)

第五节　医嘱、辅助检查报告单及体温单的书写…………………………………………（80）

第六节　知情同意书的书写……………………………………………………………（80）

第十章　外科系统病历书写与注意事项…………………………………………………（91）

第一节　神经外科病历书写与注意事项………………………………………………（91）

第二节　眼科病历书写与注意事项……………………………………………………（95）

第三节　耳鼻咽喉——头颈外科病历书写与注意事项………………………………（99）

第四节　心胸外科病历书写与注意事项………………………………………………（103）

第五节　普通外科病历书写与注意事项………………………………………………（106）

第六节　泌尿外科病历书写与注意事项………………………………………………（110）

第七节　骨科病历书写与注意事项……………………………………………………（113）

第八节　妇科病历书写与注意事项……………………………………………………（115）

第九节　移植科病历书写与注意事项…………………………………………………（120）

第十节　烧伤科病历书写与注意事项…………………………………………………（123）

第十一节　整形科病历书写与注意事项………………………………………………（125）

第十二节　疼痛科病历书写与注意事项………………………………………………（129）

第十三节　康复科病历书写与注意事项………………………………………………（131）

第十四节　皮肤科病历书写与注意事项………………………………………………（134）

第十一章　内科系统病历书写与注意事项………………………………………………（137）

第一节　神经内科病历书写与注意事项………………………………………………（137）

第二节　呼吸科病历书写与注意事项…………………………………………………（140）

第三节　心内科病历书写与注意事项…………………………………………………（143）

第四节　消化科病历书写与注意事项…………………………………………………（146）

第五节　内分泌科病历书写与注意事项………………………………………………（149）

第六节　肾内科病历书写与注意事项…………………………………………………（155）

第七节　血液科病历书写与注意事项…………………………………………………（158）

第八节　感染科病历书写与注意事项…………………………………………………（162）

第九节　肿瘤科病历书写与注意事项…………………………………………………（165）

第十节　急诊门诊病历书写主要提示及注意事项……………………………………（168）

第十一节　急诊留观病历书写主要提示及注意事项…………………………………（170）

第十二章　口腔颌面系统病历书写与注意事项…………………………………………（174）

第一节　儿童口腔病历书写要点与注意事项…………………………………………（174）

第二节　口腔预防病历书写要点与注意事项…………………………………………（181）

第三节　牙体牙髓书写要点与注意事项………………………………………………（183）

第四节　牙周病历书写要点与注意事项………………………………………………（188）

第五节　口腔黏膜病历书写要点与注意事项…………………………………………（193）

第六节　口腔正畸病历书写要点与注意事项…………………………………………（197）

　　第七节　口腔修复病历书写要点与注意事项……………………………………(205)
　　第八节　口腔种植病历书写要点与注意事项……………………………………(208)
　　第九节　口腔颌面外科病历书写要点与注意事项………………………………(218)

第十三章　中医病历书写注意事项…………………………………………………(224)
　　第一节　中医病历的变迁与特点………………………………………………(224)
　　第二节　中医住院病历格式……………………………………………………(225)
　　第三节　中医住院病历应用举例………………………………………………(227)
　　第四节　中医门诊病历书写要点………………………………………………(231)

第十四章　护理文书书写要求与注意事项…………………………………………(233)
　　第一节　护理文书基本概念、特点及意义……………………………………(233)
　　第二节　护理文书书写要求……………………………………………………(234)
　　第三节　护理文书书写常见缺陷………………………………………………(242)
　　第四节　护理文书书写中存在的隐患…………………………………………(243)

第十五章　病历中常出现的问题……………………………………………………(245)
　　第一节　病案首页中常出现的问题……………………………………………(245)
　　第二节　出院记录中常出现的问题……………………………………………(249)
　　第三节　入院记录中常出现的问题……………………………………………(250)
　　第四节　病程记录中常出现的问题……………………………………………(253)
　　第五节　手术相关记录…………………………………………………………(256)
　　第六节　医嘱中常出现的问题…………………………………………………(259)
　　第七节　辅助检查中常出现的问题……………………………………………(259)
　　第八节　知情同意书中常出现的问题…………………………………………(260)
　　第九节　病历中常见问题的原因………………………………………………(262)

第三篇　辅助科室报告单写作篇

第一章　书写申请单与报告单相关要求……………………………………………(264)
　　第一节　书写申请单的意义与要求……………………………………………(264)
　　第二节　报告单的书写要求……………………………………………………(265)
　　第三节　申请单书写的常见错误与示样………………………………………(265)

第二章　病理诊断报告书写规范……………………………………………………(272)
　　第一节　书写病理诊断报告的基本要求………………………………………(272)
　　第二节　病理诊断报告的规范化要求…………………………………………(273)
　　第三节　病理诊断报告常见错误与缺陷………………………………………(274)
　　第四节　病理诊断报告举例……………………………………………………(274)

第三章　细胞学诊断报告书写规范……………………………………………… (277)
　　第一节　书写细胞学诊断报告单的具体要求…………………………………… (277)
　　第二节　细胞学诊断报告的规范化书写要求…………………………………… (279)
　　第三节　细胞学诊断报告举例…………………………………………………… (280)

第四章　超声诊断报告书写规范……………………………………………… (284)
　　第一节　超声诊断报告的意义及正确书写要素………………………………… (284)
　　第二节　超声报告书写的内容…………………………………………………… (284)
　　第三节　超声诊断报告书写常见的错误与缺陷………………………………… (287)

第五章　医学影像学诊断报告的书写规范………………………………… (290)
　　第一节　诊断报告常规书写……………………………………………………… (290)
　　第二节　普通 X 线检查诊断报告书写………………………………………… (291)
　　第三节　CT 与 MRI 诊断报告书写…………………………………………… (295)
　　第四节　DSA 诊断报告书写…………………………………………………… (299)
　　第五节　影像阅片原则…………………………………………………………… (300)
　　第六节　影像诊断原则…………………………………………………………… (302)

第六章　核医学显像诊断报告书写规范………………………………… (304)
　　第一节　核医学检查报告的内容………………………………………………… (304)
　　第二节　PET/CT 诊断报告的书写…………………………………………… (305)
　　第三节　核素心肌灌注显像诊断报告的书写………………………………… (305)

第七章　检验诊断报告的书写规范………………………………………… (308)
　　第一节　医学检验诊断报告单分类与书写要素………………………………… (308)
　　第二节　完整的检验诊断报告单的书写………………………………………… (310)

第四篇　医学论文与医学专著写作篇

第一章　学术论文的作用与医学论文的分类……………………………… (313)
　　第一节　学术论文的作用………………………………………………………… (313)
　　第二节　医学论文的分类………………………………………………………… (314)

第二章　医学论文写作的特点………………………………………………… (317)

第三章　医学论文写作的基本方法………………………………………… (319)
　　第一节　医学论文标题的撰写…………………………………………………… (319)
　　第二节　怎样署名………………………………………………………………… (321)
　　第三节　如何撰写摘要…………………………………………………………… (322)
　　第四节　如何撰写关键词与引言………………………………………………… (323)

  第五节 如何撰写材料与方法………………………………………………（324）
  第六节 如何撰写论文的结果部分……………………………………………（325）
  第七节 如何写好医学论文中的讨论部分……………………………………（327）
  第八节 怎样撰写致谢、脚注和附录…………………………………………（329）
  第九节 医学论文参考文献的撰写要求………………………………………（329）

第四章 怎样写好综述……………………………………………………………（333）
  第一节 医学综述的定义和特点………………………………………………（333）
  第二节 医学综述的内容与要求………………………………………………（334）
  第三节 医学综述的格式和写法………………………………………………（334）

第五章 怎样写好个案报道………………………………………………………（337）

第六章 论文写作中常见问题……………………………………………………（339）

第七章 怎样选择论文写作选题…………………………………………………（342）

第八章 投稿注意事项……………………………………………………………（345）
  第一节 了解所投刊物…………………………………………………………（345）
  第二节 及时与编辑部沟通……………………………………………………（346）
  第三节 投稿注意事项…………………………………………………………（347）

第九章 学会识别非法刊物………………………………………………………（349）

第五篇 医学科研课题申报书写作篇

第一章 医学科研的目的和意义…………………………………………………（351）

第二章 医学科研的主要类型与选题设计………………………………………（353）
  第一节 医学科研的主要类型…………………………………………………（353）
  第二节 科研选题与设计………………………………………………………（354）

第三章 课题申报书的撰写………………………………………………………（357）
  第一节 课题申报的概念………………………………………………………（357）
  第二节 如何填写各类栏目……………………………………………………（357）
  第三节 如何写好经费预算……………………………………………………（358）
  第四节 项目立项依据的书写…………………………………………………（360）
  第五节 项目的研究内容、研究目标以及拟解决的关键科学问题的书写………（361）
  第六节 拟采取的研究方案及可行性分析的书写……………………………（362）
  第七节 项目的特色与创新之处的书写………………………………………（363）

第八节　年度研究计划及预期研究结果的书写 ································ (364)

第九节　工作基础与工作条件的书写 ·· (364)

第十节　申请人简介 ··· (365)

第十一节　承担科研项目情况 ··· (365)

第十二节　栏目的书写 ·· (366)

第四章　课题申报书的常见问题及对策 ··· (367)

第一节　撰写课题申报书的总体要求 ·· (367)

第二节　课题申报书撰写中存在的主要问题及对策 ························ (368)

第六篇　医学教案写作篇

第一章　医学教案书写的目的和意义 ·· (372)

第一节　教案的概念 ··· (372)

第二节　医学教案书写目的和意义 ·· (372)

第二章　医学教案的种类 ··· (373)

第一节　传统教案 ·· (373)

第二节　电子教案 ·· (373)

第三章　医学教案的内容与书写注意事项 ······································ (375)

第一节　一般内容 ·· (375)

第二节　讲授内容 ·· (375)

第三节　书写医学教案注意事项 ·· (378)

第四节　电子医学教案编写的基本原则 ·· (379)

第五节　如何编写一份好教案 ··· (380)

第七篇　多媒体制作篇

第一章　多媒体写作概念 ··· (397)

第一节　什么是多媒体 ·· (397)

第二节　多媒体的优势与缺点 ··· (398)

第三节　医学多媒体的特点 ·· (399)

第二章　多媒体的创作 ··· (400)

第三章　典型多媒体举例 ··· (402)

第一节　Power Point 2010 简介 ·· (402)

第二节　用 Power Point 2010 制作演示文稿(基础篇) ················· (402)

第三节　用 Power Point 2010 制作演示文稿(提高篇) ················· (413)

第八篇　医学新闻与医学科普写作篇

第一章　医学新闻写作知识……………………………………………………（425）

第一节　医学消息的概念和分类…………………………………………（425）

第二节　医学消息的写作技巧……………………………………………（426）

第三节　医学通讯写作的基本方法………………………………………（436）

第二章　医学科普写作常识……………………………………………………（442）

第一节　医学科普写作概念与意义………………………………………（442）

第二节　医学科普写作的要求……………………………………………（443）

第三节　医学科普写作的要领和技巧……………………………………（444）

附录一　卫生部关于印发《病历书写基本规范》的通知………………………（450）

附录二　卫生部关于印发《电子病历基本规范（试行）的通知》……………（457）

参考文献…………………………………………………………………………（461）

后记………………………………………………………………………………（463）

第一篇

医学写作学概论篇

第一章 医学写作学概念、简史、现状与未来

第一节 医学写作学的概念

1. 写作的意义与写作学的研究内容

写作是人的大脑在对客观世界观察认知的基础上展开创造性的思维活动,并将思维的成果运用文字(也叫书面语言),将客观事物记录留存,进行社会交流、传达信息、总结经验的一种手段。一位名人说过,人类科学进步,最重要的一条是总结经验,把经验记录下来,相互交流,传之后代。古人曹丕说写作是"经国之大业,不朽之盛事"。写作可以"宣上下之象,明人伦之叙,穷理尽性,以究万物",写作涉及"朝廷宪章,军旅誓诰,敷显仁义,发明功德,牧民建国"等。所以若没有写作或不能写作,国家政策不能上传下达,科学生产经验也不能总结和保存。一个国家,如果人民缺乏写作能力,科学文化就不能传承,就不能提高。正因为有了写作,人类的文化才再不是口口相传,而是通过文字一个一个传开去,一代一代传下来。

写作成了记载历史,传播信息,蓄积知识,表达感情,交流经验,反映客观事物的手段,成为推动人类思维和文化向前的必须,成为人类物质文明、精神文明进步的必须。写作本身也影响一个人的成长、成才,有的人甚至视写作为毕生的追求和生命的体现。中国写作史源远流长,《文心雕龙》《文章缘起》标志着中国写作学的发展。"五四"运动前后兴起了新文学运动,这时期写作学进入上升时期,如叶圣陶的《作文论》,夏丏尊等的《文章写法》,这些著作为现代写作学的形成和发展奠定了基础。写作在长期实践中逐渐形成了一门学问,称为写作学。

写作学概念的提出只有 30 年的历史。最早提出这一概念的是创刊于 1981 年 7 月的《写作》杂志。广义的写作学是研究写作思维原理、写作规律、写作特点、写作类别、写作过程,写作实践操作及运用写作发展状况的一门学问。

狭义的写作学则侧重写作行为过程的特点规律。写作学的初期还只是停留在文章写作、写作文学和各专业写作的技巧上,偏重于实践而少于理论,处于"为用"的工具地位,所以作为一门独立学科难以确立。为提高写作学层次,引进社会科学、伦理学、心理学、思维学、哲学、文化等,但一度又显得紊乱,在一些人心中似乎成了"玄学"。所以写作学一直存在争论。尽管"写作学"是否作为单列学科目前尚存异议,但"写作学"这一学科的目的与内容已为广大学者所接受,所以各综合大学及学院均开设了"写作学"课程,有的大学还设有"写作学硕士点"。

对于写作的目的有多家阐述,有学者认为,写作的终极本质不是模仿生活、反映生活,不是简单的抒情言志,不只是书面语言的表达,也不只是单纯信息传播,而是作者对精神秩序、价值取向、情思理想与书面语言符号的创建和缔造。

有人从写作学中衍生一系列分支,例如,信息写作学、写作文体学、文章结构学、文章美学、

写作心理学、财经写作学、司法写作学、写作语言学、文学写作学等,不管分类多少,本书观点认为写作学一般应只分两大类,一是文学写作,二是应用写作。后者的特点是,从作者看,具有群体性,凡有文化、有需要者均可执笔写作;从读者看,具有定向性和选择性,如病历只供医患人员阅读,涉及法律可有司法人员阅读;从目的看,具有目的性和功能性;从作用看,有时效性;从写作内容看,要求真实扼要;从语言看,要简练、直白、准确。医学写作学属于应用写作的一个分支;从内容看,分属于科技写作,以区别人文写作的目的。

2. 医学写作学的概念

医学写作是适用于医学范畴的一种技能写作,是医务工作者在临床医疗、社会卫生、医学教育、医学科研等直接医学实践中的表达和交流手段。

医学是一门直接为提高人类健康素质和水平,为人类疾病治疗服务的科学。医学写作在医学领域中,所涉及的内容很广泛,有基础医学、临床医学、影像医学、教育医学、统计学等学科,所涉及的范围大到高深的医学专著,小到门诊处方、化验单、住院病历上的一条病情记录。

医务工作者及与医务相关的工作者都不能离开医学写作。几乎从工作开始就与纸笔、电脑,电子文件打交道。在医学院读书的学生在课堂上要记笔记,在图书馆看书要写读书笔记,上临床了,要和病人交流写门诊与住院病历。病历的书写是一个医师最重要的基本功,从病史采集到书写,可以看出这个医师的经验、水平、素质与修养。这之后是书写毕业论文,有硕士论文、博士论文、科研论文,此后还有各类型课题申报论著写作等。一个决心从事医务工作的人,一生都在从事医学写作工作,从简到繁,从少到多,从被动到主动,从低水平到高质量。医学写作日益广泛,医学写作水平高低,从某种意义上说,是医学科学发展的水平标志。

广义上的医学写作是将医学有关思想语言等诉诸文字的行为。此文绝不是单指医学论文或论著的写作。

狭义的医学写作是指完成医疗专业实践的各项写作。

医学写作的内容大致包括有医疗通用文书写作、医疗通用文件写作、医学论文写作、医学教材教案写作、医学护理文件写作、医学科普写作、医学新闻写作及医学多媒体写作。

第二节　医学写作学简史

1. 中国古代医学写作简史

中国医学写作的历史源远流长。可以这样说,有了文字就有了医学写作。

从甲骨文有记载开始至今,可以看到医学写作内容、形式、文字的变迁。最初为单纯病症记载。传统医学理论初步形成后,就有了方剂学与医案病历的写作及各种医学著作的出版。

甲骨文字是我国殷商时期用龟甲兽骨占卜记事的一种文字,根据考古学者胡厚宣先生的研究,武丁时期(公元前1324～公元前1266年)甲骨文上就有对眼疾,耳疾,口疾,舌疾喉疾,鼻疾,腹病,足病,小儿,传染病等十余种疾病的记载。有了这些记载,让我们在几千年后的今天,还能知道那个时代常见的疾病,知道那个时代人类对疾病的认知,知道那个时代的治疗方法只是简单的祈祷与占卜。

1973 年我国湖南长沙马王堆三号汉墓(西汉车大侯之子墓,公元前 168 年,即汉文帝 12 年入葬)出土了大批古代帛书,其中包括医书十余种,即《足臂十一脉灸经》、《阴阳十一脉灸经》(该书包括两本,考古工作者分称甲乙本)、《脉法》、《阴阳脉死候》、《却谷食气》、《产书》、《导引图》、《五十二病方》、《养生方》、《杂疗方》,共约三十多万字,用秦小篆体。经鉴定,这批医书大都属先秦著作。从内容文字分析,此时代比《黄帝内经》成书更早,在内容上与《内经》有相互沟通之处,在文体上与《灵枢》有近似之处。从《五十二病方》中还可以看出在秦汉之前,因度量衡未统一,所用药物计量方法是用手指抓、撮、把来计算的。从《却谷食气》中可以了解到战国时代的养生方法。

《黄帝内经》简称《内经》,包括《素问》和《灵枢》两部分,共 18 卷 162 篇,内容极为丰富,有医学理论,有方药经络,有情志养生,是我国现存的第一部医学专著。《黄帝内经》的出现标志中国传统医学理论的建立;《神农本草经》的出现标志药物学理论的初萌;《伤寒杂病论》的出现标志着辨证施治的原则的确定。中医的理论体系初步形成,医学教育也随之诞生,医学写作就成为了习医者的必修功课。

秦汉时期医学大都口传身教,子袭父业,政府征用太医大都从民间选拔。据《唐六典》记载,公元 443 年,南北朝时期的刘宋王朝曾设立“医学”,北魏也设有太医博士及太医助教,同时有医学教材,供学医者阅读。这是我国最早由政府设立的医学教育机构和职称。这时病案(病历)写作也逐渐走向正规化,创始人是汉初医学家淳于意(见病历章节)。司马迁在《史记·扁鹊仓公列传》中载:“臣意所诊者,皆有诊籍”。诊籍者,即为“病案”、“病历”。

公元 7 世纪初,隋代开设了“太医署”,管理医学教育,设有主药、医师、药园师、医博士、助教等职。当时著名的太医博士巢元方主编了《诸病源候论》,这是我国现存第一部病因学专著。现存本署名为巢元方撰。《隋书·经籍志》记载,该书为 5 卷,作者为吴景贤撰。《新唐书·艺文志》作者则是巢元方与吴景贤两人。《宋史·艺文志》中只有巢元方而无吴景贤。《四库全书总目》曾疑该书当时属官书,一为监修一为编撰,用今天话说,该书可能为他们“策划”、“主编”与“主审”。该书的特点是只论病因,不载药方,附有导引法,开创了医学写作的新思路:不求全,只求专。

北宋时期设置了“校正医书局”,可以称为世界上最早成立的国家性卫生出版局。宋代之前,我国医学已经有了许多有价值的医书,不仅有理论性著作,还有大量临床各科的专著和综合性原著。由于多年战乱,到宋代已残缺不全,在印刷术发明之前,书籍的流传全靠手抄,常发生错字、漏字、脱句、整段遗漏的事,这种错误一直为医家所关注。对古代医学专著的整理搜集成为历代医学家重要的工作。梁朝的陶弘景整理了《神农本草经集注》,西晋的王叔和整理过《伤寒杂病论》,后唐的王冰对《素问》进行了再搜集、整理与注解。但这些工作都是医家个人行为。到了宋代,由于印刷术的发明,政府对医学出版开始了重视。宋初,政府就颁布了《访求医书诏》,规定凡献书 200 卷以上者,给予奖励,不久又下令在全国征集医书医方,并组织名医专门负责。1057 年正式设立“校正医书局”,做到了“三落实”:“组织”、“经费”、“人才”落实,由医官掌禹锡、林亿、高保衡、孙兆四人负责,拨足了经费,明确了任务,对历代重要医籍进行收集、整理、考证、校勘,历时 10 年。《素问》、《伤寒论》、《金匮要略》、《脉经》、《甲乙经》、《诸病源候论》、《千金要方》、《外台秘要》等都是经“校正医书局”校勘整理流传下来的。据记载,《素问》一书,采取了数十家之长,改正谬误六千余字,增加注文二千条文。以后各种《素问》的版本均以此为根据。对古籍医书订正无疑促进了医学写作的发展。

在宋朝，由官方组织编撰了许多医学专著，尤其是对中医方剂学进行了总结，出版了三本方剂书，《太平圣惠方》《和剂局方》《圣济总录》，对《本草》也进行了五次修正。

由于纸的发明、印刷术的诞生和医学管理制度的制定与确立，到了元代，医学写作已步入"授业传道"的正常轨道。元代是一个多民族交流的朝代，少数民族的医学通过写作著书立说得到交流传播，如元代回回药物院就有《回回药方》一书流传。蒙医藏医的专著如蒙医忽思慧《饮膳正要》三卷医书是专门介绍食疗的专著。书中有蒙、汉、回、藏各族人民常用的食物，并论述了其营养价值，告知了养生、妊娠、乳母时的禁忌。这是中国最早最全面的食疗全书。

任何写作都与时代的政策环境相关，医学写作也不例外。明清两代统治者，实行高压政策，提倡繁琐的考据，影响和束缚了医学写作学的发展，也就是说发展少，考订研究多。医家专著虽不如宋代，但综合性的汇编、方书、医案、医话、医史相当丰富，其规模和数量超过了宋代。

这个时代应该提及的医学写作专著是李时珍的《本草纲目》及赵学敏的《本草纲目拾遗》。方剂有《普济方》，有趣的是这本书是朱元璋的第五个儿子朱橚与其下属编撰的，收集了明朝以前的药方 61700 多条。在此期间，这位太子还主编了《救荒本草》，供荒年灾民度过饥饿。全书收集植物 414 种，其中 276 种为以往《本草》未收载者。

最全面最丰富的医学类书当属蒋廷锡等所编写的医学文献集成。他们奉清政府之命编撰了《古今国书集成医部全录》。全书 250 卷，辑录自《内经》至清初的医药文献 100 余种，其写作特点是，进行了分类，包括有对古医籍的注释，临症各科医家小传，还有医学艺文和随笔记事。较上书晚 20 年的《医宗金鉴》亦是采辑《内经》至清代诸家医书精粹分门类聚，其编写特点是删繁就简，补其未备，成为后世学医者重要读物。这时期医案和医学入门类书籍大量出现，其中以名医类案、续名医类案最著名。写作特点是医案病例典型，见解独到，可供参考，对后学者有启发作用。为了推广普及医学，便于初学者学习医学，这一时期还出现了许多医学入门书籍，其写作特点是通俗易懂，简短扼要，有《医学从众录》《医学三字经》《医学实在易》《时方妙用》，作者主要是清代的医家汪昂与陈修园，这些通俗易懂的书籍在医学界有很大的影响，为普及医学知识做出了一定的贡献。

1640 年，明代医家张介宾编著了《景岳全书》64 卷，包括了医学理论和临床各科经验总结。介绍皮肤眼科的有《皮肤新编》《花柳指正》《眼科撮年》《炎症》《热症》。介绍药物的有《西药略概》《万国药方》《西药大成》。

在明清时代，医学写作的另一个贡献就是医学史的写作。李濂，正德年间的进士，著述较多，他撰写的《十卷医史》，为后人提供了许多可贵的资料。该书记录了《左传》到《元史》的医家传记，又从医学文集中选录了宋朝以后医家的传略。补写了张仲景、王叔和、王冰等医家的传记，每传后还附有评论，该书是现成的最早的名医传略专著。

清初，王宏翰编写了《古今医史》，还有徐大椿的《医学源流论》属医学史，为医学写作开辟了新的领域。在古医籍理上，当然是对《内经》的注释，同时对《伤寒论》《金匮要略》，也进行了注释。印刷业的发达，也促进了医学著作的版本增多，一些医学全书、类书和丛书相继出版。这时的医学写作以医学经验总结见多。1556 年，明代医家徐春甫编辑了医学全书《古今医统大全》100 卷，书中辑录了明代以前的医学书籍二百余部以及经史百家有关的医学资料，经他认真的分类编纂成书，内容丰富，分类明细，有医家概略、内容要旨、各家医论、脉候、运气、经穴、针灸、临床各科、医案验方、本草、创药、养生诸内容。1601 年，明代著名医家王肯堂编辑了《古今医统正脉全书》，他结合自己的经验还编著了《六科准绳》，也是一部有影响的医学著作。

上世纪初,为了系统地介绍西药,于1905年《中国医博会》成立了编译会,编译出版了医书包括字典、基础医学、药物治疗学、诊断学、卫生学、法医学、伦理学、救护学、临床各科,以及通俗医学读物,这些书著扩大了医学写作的视野,增强了医学写作学的容量,其写作内容基本涵盖了医学写作学,包括病历(病案)、医学专著、医学科普,由于体制的原因没有"课题申请",也就没有课题,没有科研论文学的写作,且也无规范。尽管如此,这时的医学写作对医学写作学形成和思维提高起了不可磨灭的推动作用。这些学者与作者们提出了许多新视角、新方向、新形式与新内涵,给后人以启迪。

2. 西方医学传入对我国传统医学写作的影响

现代医学在我国一直简称"西医",相对中医的东方传统医学而言,西方医学是从古代希腊、罗马医学上发展起来的。古希腊时代,医学是一门手艺,医者是手艺人。医学知识的传承与传播形式很多是家传,父授子袭。另外还有教会靠神传授,经验虽可以积累,但理论得不到解释,医生就从哲学中寻找答案,于是医学写作诞生了。在写作出版中还形成了各自医学体系,许多医生写出了有自己观点的医学专著。医学走上实验医学的道路后,医学从口授逐渐转向经验学习与经典著作学习相结合的阶段。医学突破了教会长期统治走上实验学的道路,逐渐形成了医学相对独立的体系,医学写作模式也逐渐形成。

15～17世纪,欧洲封建社会开始崩溃,资本主义制度在16世纪以后逐渐建立,新兴的资产阶级和他们的知识分子,反对宗教对科学艺术的束缚,自然科学,比如物理、化学、生物等的进步,促进了医学的发展。此后西医逐渐东移,西医是伴随着西方传教士来中国而传入我国的。医学传入的最主要途径是教会,主要方式是西医书籍。这些医学书属于启蒙医学,对我国传统医学没有发生明显的影响,主要著作是《人身图说》和《泰西人身概说》。传教士带着医务人员在沿海开放城市开设医院与诊所,西医的影响逐渐扩展。最早的诊所设在澳门,时间是1820年。1827年,受聘于英国东印度公司的传教医生郭雷枢,在澳门开设诊所后又在广州开设医院,此后,医院进入内地。1843年,英国伦敦派传教士麦多思和医师洛克哈特在上海开设了医院(同济医院的前身),再往后,发展到宁波、杭州、汕头及沈阳、济南、南京、成都、九江、南昌等地。到1935年,散布在我国的教会医院、诊所及设立教会医学院已有二十余所。西方医学传入对我国医学写作影响最直接、最重要、最触动的是医疗文件;其次是医学教育和医学专著、医学论文等;再次是医学科普的写作。随着医务人员的深入扩展,医学文书写作逐渐扩展开来,其中最具有影响的是病历、病情记录、护理记录(含体温表等生命体征记录)。

中国传统医学没有设住院部,没有设护士,也就无医嘱,无护理记录,无生命体征记录表(体温、脉搏、呼吸等项目),处方也不统一,各个中医有各个中医的规矩。中医医案由于历史条件限制,由于均以医生个人的习惯进行记录,无论从内容到形式都存在较大的差异,一直没有统一。

中国现代病历的创建与逐渐完善,得益于北京协和医院的创办。1917年美国洛克菲勒基金会创办了北京协和医院,开启了我国八年制高等医学教育和高等护理学教育的先河。医学通用文件和文书写作逐渐走向统一规范。协和医院的病历顺理成章地成了各地医院病历的范本,成了各医学院医学教育的范本。因为有了正规的医学教育,西医病历趋于统一。而北京协和医院的病历也就成了该院的"三宝"之一。(有一说三宝是图书馆、病历、名教授;又一说是无名教授,是严格的住院医师培养制度。不管哪一种,病历均在其中。)我们现在的病历写作内容、方法、原则均源于此。

医学教育的规范化与系统化也源于此。管理严格,促进了医学教材教案的编写。教材与教案是医学写作的重要内容之一。在此前,中医的传授均系子承父业、师徒相传,口授心记为主,没有完整、正规的教材,也不写教案。西方医学教育方式方法传入后,医学教育严格规定要求有教科书、参考资料、教案等,均要求精心编写,以利教学。以生理学教材为例,1928 年由周颂声编写了第一本医学院用的《生理学》教材;1929 年蔡翘编写的《生理学》还附有实习指导。医学院教材逐渐铺开、深入、完善。

北京协和医院成为了中国医学写作学发源地之一,以其无可替代的医学写作水平和能力,使其在与医学写作有相关性的项目上,如病历的范本,论著论文的质量与数量,各级各类医学课题,其数目、质量及成果,均处在领先地位。2005 年发表论文 1888 篇,选入 SCI 406 篇,影响因子 23.175,学校每年所获部以上科研成果占全国医药卫生系统成果总数的 18%～30%。

通过杂志发表论文,最早出现在巴黎和伦敦。1665 年 1 月和 5 月世界上最早的科技期刊先后在这两地问世。由此打破了人类科技活动相对封闭隔绝的格局,极大地促进了科学理论、实验与应用之间相辅相成的局面,形成了近代科学技术的新纪元。此时在我国医学精髓还是以书相传。

新中国成立后,以中医为主体的中医医院,其病历诞生基本沿用西医医院的规范要求。1953 年,卫生部召开医教会议,将中医诊断、医疗、病历统一规范为病案,但仍无统一的中医病案格式。

尽管在上世纪出版了很多名家医案,但仍未见统一格式。

1982 年,中华全国中医学会内科学会在南京举办了首届全国中医病案讨论会,从发展中医学术和保存、发扬中医特色为出发点,拟定了《中医医案书写格式和要求》[1983 年(83)卫中司字 54 号文件],发往全国试行。经过几年临床实践初步统一了全国中医医案书写格式。

1991 年国家中医药管理局组织专家对《中医病案书写规范》作了最后审定,并在全国各级各类中医院试行。1997 年再次进行了修订,突出了中医的特点,使体格检查与望闻切诊融为一体,以此为纲,按照西医体格检查顺序,从上到下,使中西医检查融为一体。既保存了中医的特点,又溶入了西医的科学性与系统性,是一种新的尝试,是多年来中医医案书写修订的主要变化,规范与中医术发展,至此"两个融为一体",使中医病历迈向现代科学前进了一大步。

仅次于病历影响的是医学专著。

1860 年后,教会医疗事业向内地渗透,其传播主要是两种:一是医生治病救人工作,二是医学专著向医学界尤其是在中医界的渗透。由于传授医学的需要,医学书籍不断传入,有基础医学,有介绍解剖生理学的《全体新说》(1851 年),介绍各学科如外科的《西医略论》(1857 年)、《西医外科理法》、《内科全书》、《内科新说》、《内科阐微》、《妇婴新说》。这种流传促进与改进了医药界的医学写作,例如,1879 年,湖南长沙中医夏洛林从朋友手中借阅西医专著《内科新说》、《西药略释》;1868 年四川成都中医罗定昌自购《全体新论》、《妇婴新说》,不久,以这两本书为参照,撰写了《中西医粹》。

以合信办院与写作医书为例。合信(Hobsen. B)于 1842 年来香港行医,因香港炎热潮湿,流行疟疾、痢疾和黄疸病,医生决定从预防做起,1843 年成立了公共卫生和清洁委员会。1844 年 3 月香港颁布了"维持香港殖民地秩序和清洁"的公告,1845 年成立了"中国内外科学会",由英国海军医生塔克(Tocker)任会长,合信任秘书。会下设立图书馆。他与内地教会医生密切联系。合信对医学教育极有兴趣,在香港建医院后(40床位的医院)又创办医学培训班,培训物理、化学、生物。1850年,合信完成了《全体新论》一书,译者叫陈修堂,在咸丰元年(1851年)由上海墨海书馆出版,是我国最早人体解剖图医学书。作者合信在序中写道"夫医学一道功夫,甚全臣关系非轻。不知部位者,即不知病源,不知病源者,即不明治法,不明治法而用平常之药,尤属不致大害,若捕风捉影以药试病,将有不忍言者矣。"

"屈深为惜之,予自弱符,业医于人身,脏腑部位历经剖骸看验,固一切体用倍悉其详。近得华友陈修堂相助,乃集西国医谱,参互考订,复将铰连骨骼及纸塑人形,与之商榷,定论删繁,撮要译述成书,颜曰全体新论。形真理,确庶几,补医学之未备。若以为矜奇立异之说,则非予之素志也,是以为序。咸丰元年岁次,识于惠爱书局。"

该书因图文并茂,几次重印,一度成为中文标准医学专著。除起到医学教育作用外,同时还起到了教授如何进行医学写作的作用。

第三节　医学写作学的现状与未来

1. 医学写作教育的滞后

医学写作教育较医学教育滞后,没有纳入医学教育的轨道上。它是医学教育的内容之一。在医学写作学未形成之前,医学写作教育存在着分散性、分段性和分离性。

(1)分散性表现在医学写作知识无统一内容,无统一传授大纲,无统一教材。

病历书写知识最初是放在《内科学基础》中讲授,教材改革后,纳入《诊断学》第三篇。病历书写分两章两节,重点介绍了门诊病历和住院期间病历的书写要求及内容,并附有病历举例。

大课讲授后,见习和实习均有带教老师再次进行细讲,教学医院在此期间会组织学生进行一次强化教育,这个环节在非教学医院常遗漏或训练不到位。

毕业后,年轻医师在任住院医师期间又一次进行强化训练,有些医院常把如何写好病历纳入继续教育的课程。

其他的医学写作在医学本科缺失教育,只有个别重点院校设有选修课,例如,设有如何写论文或报课题的讲座。

医学论文写作在本科五年学习阶段基本是空白,非重点医学本科毕业生只进行毕业专业考试,不用写论文。

(2)分段性是指系列的医学写作知识,分段给医学生传授,包括查文献和论文写作训练,一般在研究生阶段进行。有研究生学历者毕业后尚可提草成文,本科生毕业后提笔无力,几乎无能成文。

(3)分离性是指医学写作知识没有汇总在一起。没有形成系统性的一门学问,只作为某一学科的附属,分散在各学科中讲述,为某一学科服务。由于少有讲授写作方法,具体涉及某学科仍下笔无力,与实际脱节。例如课题申报、获题、结题,直到报奖、报课题是以中标率为中心,没有从共性、特性、特点去讲述课题申报的知识。只重视局部或自身的技巧去讲述而不作为一个专科的知识传授,往往是只会一次,不会二次,只会本项目,难写新项目,难以举一反三,触类旁通,对医学写作没有一个总体概念。近十几年来由于职称晋升与论文、课题紧密挂钩,没有课题,没有论文者不能晋升,似乎是推动了医学写作学的学习,但在普及或在讲述医学写作学的过程中,有以下三种欠妥的现象出现。

一是商业性,二是单一性,三是投机性。讲授者没有从医学写作的重要性与必要性的高度去阐述,而是应急或应用讲授。例如县市医院医生急于学习写论文,立马讲述如何写论文,如何投稿;省级或附属院校急于中标课题就举办各类课题申报指导培训班。尽管存在一些狭隘和缺点,医学写作学在重视与需要的热潮中终究逐渐形成。

2. 医学写作学的现状与成因

有了医学教育就有了医学写作学的传授。这种传授一直处在上述的"三分"状态。在"文革"十年,医学写作学讲授跌到低谷。取消了医学杂志,关闭了许多医学出版社,视写书出书者为反动学术权威,停止了科研,基本停止了医学论文写作,组织工农兵编写医学教材,编写医书,作者全部是"集体",尽管也在写作,但结构错乱、文笔粗糙。

改革开放初期,忙于恢复。十年"脱节",老学者需要"补血",一切从头开始。医学杂志逐渐恢复,各省均有了一到两种医学杂志。到近几年,发达省份医学杂志多达 10 种以上,各省均有科学技术社出版,医学专著和医学科普书籍相继出版。随着医学、医学教育和医学科研的发展,医学科学知识的广泛传播,医学体制改革的深入,医学体制的完善,医学写作内容逐渐增多,医学写作的要求逐渐严格,医学写作的标准逐渐规范,各级医疗管理机构对医学写作越来越重视,各级医务人员对医学写作知识的获得要求也越来越迫切。医学写作学在众多因素促使下,已逐渐形成一门趋于完整的写作体系。

当前,在病历书写规范方面,卫生部多次组织专家开会讨论,对病历书写提出了原则、规定和要点。卫生部医政司于 2002 年发布了《病历书写基本规范(试行)条例》,经过几年实践,于 2010 年 2 月在此基础上进行了修订和完善,发布了新的《病历书写基本规范》。

医学论文写作方面,医务人员主要经过两种渠道提高写作水平:一是各医院、各医学杂志、各医学会开设如何写论文的培训班,二是出版了一些如何写医学论文的专著可以供写作者参考,甚至请海外学者讲述 SCI 写稿与投稿方法。

在科研课题申报写作方面,除研究生开设公选课外,国家自然科学基金医学项目申报指导会、卫生部门各级科研处、医学院和医院科研部门已把指导如何选课的讲授列入日常工作范畴。

在医学科普写作方面,由于国民生活水平的提高,对健康长寿知识的渴求,刺激了出版业,医学科普书籍和医学科普文章大量问世。许多医院也鼓励医学专家撰写医学科普文章,病人可以从文中获得医学知识。因为作者都是实名,并且有地址、职称,病人读后常会来医院寻医问药,医院可以获得更好的社会效益和经济效益。

在医学新闻写作方面,由于各医疗机构都很注意对外宣传,各医院都设有对外宣传的机构或专职负责人记录大事或人物专访或宣传新技术等。

医学故事、医学谜语、医学对联常见于报端。医学写作已深入到医学各个方面。

3. 医学写作的未来

从某种角度去审视,医学写作学的水平是一个医疗机构或一个医务工作者的水平高低的指标之一。

我们许多医学大家,写作水平都达到极致。如张孝骞、林巧稚、吴宪、汤非凡、诸福棠、黄家驷、钟惠澜、胡传揆、陈敏章、王琇英、聂毓禅、吴阶平、邓家栋、吴英恺、方圻、谢荣、裘法祖、黎介寿、吴孟超等。他们能够把自己的经验、见解、发现、发明付诸文字,并且清楚、有序、明白地表述。从文中可以看出他们的真才实学、严谨学风、创新精神和高尚品德。他们都是中国医学界泰斗、楷模、标志性精英,他们为中国医学写作学创建和发展打下了坚实的基础,他们书写的病历、查房记录、病例讨论记录、医学论著和发表的论文以及科研成果都是医学写作学的范本和参考资料。

由于历史的原因,医学写作学一直没有成为一门系统的独立的学科,也就没有一本系统独立的教材。

本世纪以来,医学写作学已逐渐进入高校教科书,出版了各种医学写作学专著。许多专家都将医学写作学认真地列为专题讨论。

医学写作学将会随着医学发展一起纳入医学研究的主流中,而其又能自成系统,形成一门多层次、多角度、多学科的医学实用学科。它的基础学科是写作学、社会科学、伦理学、心理学、思维学和医学哲学。

随着医学的发展,电子计算机的应用和法制的完善,医学写作学会更上一层楼。在病历书写上,电子版病历将会逐渐部分取代纸质版病历,使之更规范、更专业、更科学,既能如实、及时地记录病史,又能在防范医疗风险上起到警示作用。

在医学论文专著方面,随着医学摄影、表格的完善和统计学的普及,医学专著论文会更严谨、更科学、更真实。

医学教材除传统的纸质版外,将会有电子版,形式更多样,字画结合更生动、更直观、更易懂,这使得医学科普知识将会进入千家万户。可以预见,医学写作的内容越来越多,需要量越来越大,涉及面越来越广,形式越来越丰富多彩。写作的水平不仅取决于写作知识的本身,更涉及语言学、伦理学、统计学、卫生学、法律学和医学哲学等。医学写作学的形成将更好地为医学、为医学科研、为医学知识普及服务。

小 结

1.写作是人的大脑在对客观世界观察认知的基础上展开创造性的思维活动,并将思维的成果运用文字也叫书面语言客观地记录留存,进行社会交流、传达信息、总结经验的一种手段。

2.写作学是一门研究写作现象、写作规律、写作方法的基础学科。通过文章的写作过程、写作形式、写作技巧,总结写作经验,发展写作理论,提高写作能力。

3.医学写作是适用于医学范畴的一种技能写作,是医务工作者在临床医疗、社会卫生、医学教育、医学科研等直接医学实践中的表达和交流手段。

4.我国传统医学写作学内容形式均较局限,无论是病历或医学专著均以简见长。

5.西方医学传入后,医学写作无论从内容、形式,都得以扩展与提高,尤其是医疗文件书写,包括病历处方,病情记录,得以规范,自成体系,较系统地观察记录,对疾病的诊断、治疗,起到良好的医疗与法律作用。有利于对疾病的认识、发展和转归的判断。

6.医学写作学教育的滞后使医学写作学存在分散性、分段性与分离性的缺陷,当前商品大潮冲击,又出现了商业性、单一性和投机性的缺点。

7.推动和刺激医学写作学形成的根本原因是医学、医学教育、医学科研的发展和医学知识传播的需要,医学写作学是医学教育的内容之一。

8.医学写作学完善的直接原因是医疗机构的重视、医务工作者自身提高、工作需要和市场需要。

9.系统的独立的医学写作学将会逐步完善。

第二章　医学写作学的价值与作用

第一节　医学写作学的价值

1. 医学写作学的社会价值

社会价值是为一定时期的政治、经济和文化服务的。写作是人类进行物质文明建设和精神文明建设的工具,是促进社会进步的手段之一。写作虽然只是属于个人行为,但其作品问世必然涉及社会他人。例如,曾经医学科普的文章对预防"非典"遏制传播起了巨大作用,此后对"非典"工作的总结,对其经验的推广,都是通过医学写作实施的。所以说医学写作不是个人,不是某个医疗机构的小事或局部的事,而是国家、社会的大事,是为百姓服务的事。

2. 医学写作学的实用价值

写作是一个现代人必备的能力之一,而医学写作是每个医务人员必备的主要能力之一。作为医生,每天要采写病历、记录病情、开处方、写手术通知单、记录手术过程,职称晋升要写论文、要申报科研课题、要写课题总结,教学医院还要写备课教案等。作为护士,要写护理记录、交班记录、护理纪要和论文。甚至药房、检验、放射各科人员都离不开医学写作。可以这样说,没有医学写作能力的人是不能成为一名好医生、好护士。

医学写作是一名医生成功路上的拐杖。它的实用性在于,可以表达一个医生的思维、诊断、治疗乃至科研水平,可以说明一个医院的实力、管理质量与水平。

医学写作对每一个医生和从事医务工作的人都是应该必备的能力,是不断学习和掌握的技能。

3. 医学写作学的经济价值

经济价值是一个项目、一个成果成功的衡量标准之一。医学论文、医学专著、医学科普书、医学科研成果通过文字发表,由国家出版部门出版,进入了市场流通,就具有了商业性,具有了经济价值。

作者可以获取稿费,出版商可以获得利润。医学写作与其他进入市场的写作一样既有社会效益又有经济效益。

第二节 医学写作学的作用

1. 传播与传承作用

从纵向看,当代人能读到《内经》、《伤寒论》、《金匮要略》、《千金要方》这些中医经典名著,要感谢这些书的作者。

从横向看,西方医学传入我国,得益于西方许多医学书籍和文章,同样要感谢这些书和文章的作者。

在医学传播和传承的过程中,医学写作学起到不可替代的作用。医学写作学是一种公益事业。

世界各国都十分重视医学写作,尤其是医学发达国家,把医学与科学写作等应用写作视为一门基础学科和应用学科。提出"工业的语言是蓝图,科学的语言是文章",这是很浅显的道理。

工业施工需要图纸(因是蓝色,故称蓝图),医学及人文学科包括社会学等研究需要依靠论文、专著。任何一门学科的诞生发展,技术发明的应用,要公之于世,都要通过写作形成文章,揭示表达,交流传播。

医学的传播和传承离不开医学写作。

2. 学习与研究的作用

人类知识的来源一是靠实践,二是靠从书本上学习。书本的知识就是通过写作形成,对口口相传的知识进行了提炼、总结、分析,好书是营养之精品。

医学教育、医学的沟通是通过文章,每一个医务工作者都要经过五年的本科或三年的大专医学教育后才能穿上白大褂,而在这个学习过程中,获得知识最大的渠道是书本,是文章。而这些都是通过写作"制造"出的产品。

医学研究过程的记录和最后的结果结论,均是通过文字写成后付诸于世,同行或后来者只有通过读到这些文章才能对某一次或某一种医学进行研究,获得知识与理解。

故医学的学习与研究离不开医学写作。

3. 医疗与教学的作用

在从事医疗过程中要记录病人的主诉,对病人的检查记录病情及病情转归,要开处方、医嘱,要写手术报告,记录手术过程,各项医疗活动都得要在病历中准确及时地记录。

医疗离不开医学写作。医学教育从教科书到纸质版教案再到多媒体 PPT 课件都要通过医学写作展现出来。医学教育同样离不开医学写作学。

4. 医学写作对医师与医院的评估作用

在对医院等级、质量水平的评估过程中,医学写作质量的好与坏、水平的高与低是主要标准之一。其内容有:病历质量、论文的质量与数量、论著的质量与数量、课题申报与完成情况、教学医院还有教案教材等,这一切都要通过医学写作学来体现。

这就是当前各医疗机构重视医学写作的主要原因之一。事实上,医学写作水平的高低可以体现一个医生的素质和水平,可以看出一个医院的管理水平和质量。

5.医学写作的法律作用(另见章节)

 小　结

1.医学写作学具备社会,经济与实用价值。

2.医学写作学的作用:

(1)传播与传承作用。

(2)学习与科研作用。

(3)医疗与教学作用。

(4)促进和维护医疗质量作用。

第三章　医学写作学的基本原则与要求

第一节　医学写作学的基本原则

写作活动是一项创造性的精神劳动,它的劳动产品就是由文字形成的文章或专著。医学写作有自身特殊的一面,写作者大都是医学专业人员,读者也大都是医务工作者。尤其是有资历的读者仅是医护、药剂人员,有时也涉及司法工作者。医学科普读者则涉及面广,无所不包。凡热爱生命、关爱健康都喜欢获得有关健康方面的知识,阅读这方面的文章或书籍。也就是说,凡医学工作大都涉及生命健康。尽管医学写作分门别类很多,各类有各类的写作基本原则,但必须遵循的总原则是共同的。

1. 责任性

医学写作大都与生命健康相关,不可掉以轻心,无论是专著或处方,论文或医嘱,教案或病历记录,其说明的、告知的都与生命息息相关。可以毫不夸张地说,每一个字的变更、数量的大小都涉及健康与生命,每个作者(撰写者)要有强烈的责任心,提笔或在电脑前敲打时,要举轻若重,要细心认真。例如10u与100u之差,内服与外用之别,一周一次与一天一次,含漱与含服等,都不属于技术高低、知识多少问题,而是一种责任,一种强烈的责任感。这种疏漏、错误在医学上出现后果不堪设想,会让人致残或致死。

责任是医学写作的第一准则。

2. 科学性

科学是医学写作的灵魂,是衡量该文质量的主要标准。科学性质包括以下几点。

1)真实性

取材、论述、描写要真实可靠,要有依据。不同的医学写作类别对真实性要求不一样,病例书写要求客观、真实、及时,课题和论文要求设计严谨、周密、合理、方法先进,试验数据根据都必须进行统计学处理,论点、论据、论证有客观性和充分说服力,结论恰当,有一定的依据。

2)准确性

不管是病历、科研论文、专著均要求选题准确、语言准确、数据准确、引文准确、用词表达准确、论点客观准确。文体要实事求是,反映医学原貌,不能任意取舍,如对药物治疗,不能仅凭好恶对副作用夸大或缩小。

3)逻辑性和条理性

概念明确,判断恰当。推理合乎逻辑,思路清晰、主次分明、叙在理上、首尾呼应、结果结论明了正确。

4) 重复性和再现性（医学科幻与病历除外）

所写的论文专著、结论结果均需可再现。即任何人在任何时间、地点都可用同样的条件、相同的方法和材料完全再现，也就是说，其所表达的行为，例如手术方法、实验结果均完全可以再现，即他人可以再重复。

3. 知行性

写作的准则之一是理论与实践相结合，理论从实践中总结，实践以理论为指导，理论与实践再次结合，再次升华。所有的医学写作均是要通过知之而后行。没有经历医学院的学习和训练是无法开出医嘱的，这是理论的实践，不去问诊、视诊、触诊、叩诊、听诊是无法写出病历的，没有理论的指导医生是难以对某一个疾病作出诊断的。所以医学写作不同于其他写作，其能力和水平完全建立在知与行的基础上。

4. 实用性

实用性就是读完文字后能够按文字的说明实施应用。医学专著、医学论文、医嘱、处方均在此列。这些文字可供医学实践并指导实践。

5. 规范性

除医学科普外，病历、医学论文、专著等均要求规范化、标准化，尤其是前二者。在长期使用和演变中，已逐渐形成相对固定的格式，对规范的要求可见各类型医学写作。

6. 说明性

说明性是指语言通顺简洁、通俗明白易懂，反映事物表达要严密达理、一目了然，不能感情用事，不能借景抒情、托物寓意（医学科普写作除外）。

第二节　医学写作学的基本要求

写作正以纸质版过渡到电子版。医学写作包括病历正走向数字化。不管现在是用纸质版或已使用电子版，医学写作的基本要求有如下几个方面。

1. 要求内容真实与客观

医学写作的内容包括每句话、每篇文章都事关生命和健康，是医疗实践或医学实践的记录，是调查、观察、检查的结果，是防病治病的规律，医务工作者在写作时一定要做到真实可信。真实性同样是医学写作的灵魂，应视之为生命。不可弄虚作假、凭空捏造，要客观具体，小至数据、标点符号都不能出错。

2. 要求结构层次分明、重点突出

医学写作特别注重程序化，先后左右都有明确的规范，医学论文或专著、处方或医嘱，都须有层次。如有全身检查、有一般检查，不能没有先后、没有重点。再如，开处方是该先注射药后口服药；先内用药后外敷药，在中药里更要按"君臣佐使"。在病情记录要交代出"这个人"、"这种病"、"这个系统"的状况或意外的病情。不能蜻蜓点水、面面俱到，要善于归纳、分析素材，条理分明，推断合理。

3. 要求语言准确、简练

医学写作特别强调语言准确，每句话、每个字，每一个数据、每一个标点符号，都不能也不应该出错，应废除繁琐的语言，正确地使用规范的专业术语和习惯通用法。例如：肝功能试验不能简化为"肝功"或"肝能"，再例如"触诊，腹平软"，平是视觉，软是触觉，要分开叙述，正确的是："腹部平坦，两侧对称，腹壁柔软，肝脾未触及"。

4. 要页面清楚与完整

纸质版要求用蓝黑墨水书写，字迹端正，切忌潦草。病历要记下时间，精确到时、分，每页都要标号，不能失落或缺页。

 小　结

1. 医学写作基本原则是责任性、科学性、实用性、规范性、说明性，责任性是第一准则，科学性是医学写作的灵魂。

2. 医学写作的科学性内容是真实性、准确性、逻辑性和条理性、再现性或重复性。

3. 医学写作的基本要求：

(1)要求内容真实与客观。

(2)要求结构层次分明、重点突出。

(3)要求语言准确、简练。

(4)要求页面清楚与完整。

第四章 学好医学写作学的意义与方法

第一节 学好医学写作学的意义

1. 学好医学写作学是医生的医疗专业的需要

前已述及,医学写作具有传播和传承的作用,医师与医院的评估作用,此外,医疗文件还有法律作用。这些作用所涉及的意义将会伴随医务工作者一生。最初的也是最基本的,当医院医生就要过写好病历关,开处方、开医嘱、写病情记录等这些常规写作,晋升、写论文、申报课题、写课题总结、外出学术交流写论文和讲稿等都离不开医学写作。

2. 学好医学写作是提高自身业务水平的需要

写病历、写论文、写专著、写课题都能有效地提高医生自己的业务水平。反之,一份病历的优与劣、好与坏也反映了一个医生的能力和水平。

写好一份病历,不只是语言流畅,还要善于观察病情,善于与病人交流,找到主要体征和症状,才能写出真实准确的病例,才能选择实用准确的语言表达。

写论文、报课题也是需要对某一种病例诊断治疗方法进行回顾、总结、反复查获文献,在查询总结过程中查阅资料、深入思考,达到了提高业务水平的目的。

3. 学好医学写作是医疗教学、科研、法律的需要

有了好的医学写作能力,对从事医疗工作提供了便捷、明了的条件,为在教学医院工作者提供编写教学教案、开展科研的另一种能力,在法治观念日益加强的今天,医学写作可以避免或减少在法律上走入盲区。

4. 医疗写作是医院提高管理水平的需要

从医院的自身建设看,业务考核、医生的病历书写、医院的病历管理都是指标之一。从各级医院评比看,这些项目也是考核的主要标准之一。事实上,一个医疗单位,医疗管理是否严、学术气氛是否浓、科研水平是否高、教学质量是否优、人才梯队是否有、继续教育与人才培养是否在进行,医学写作所包含的内容都是衡量的尺度,都是反映一个医务人员素质和工作面貌的窗口。例如:一个省级医院的中青年学术带头人就要求三年内要发两篇 SCI 文章。

第二节　学好医学写作学的方法

1. 要勤于积累

积累源于多读书,多查阅文献,多做记录。前两项很好理解,后一项的内容包括记下上级医师查房时的病理病情分析,记下自己对病人病情的转归,记下病人的主述症状,才能做到厚积薄发。在积累过程中要注意资料的针对性、可靠性、代表性、时效性和完整性。

2. 要严于观察

医务工作者的对象是人,是有病的人,即使是实验,也是生命。生命对于人只有一次。对疾病的变化,既要观察全貌,又要学会观察细节,只有观察到疾病变化的真实状态,才有真实的记录,才能制定完整、有效的治疗方案,才能写出科学性的文章或专著。观察不仅仅用眼,还要用耳、用手、用心,即做到问诊、望诊、听诊、触诊,不要仅依靠现代设备与仪器。例如浅表肿物触诊胜过超声波检查,可以触到大小、性质、活动度、疼痛度,这是超声波无法办到的。

3. 要善于思考

体征、症状往往只是表面现象,要善于由表及里、由小到大、由局部到整体、由一般到特殊,经过思考后才能落笔。诊断如此,治疗如此,病历书写如此,实验均如此。

4. 要学会总结

大多数医学写作是一种总结。这种总结不同于一般的工作总结,如果是病历是能询问观察检查记录的结果;如果是论文,自己对某一疾病治疗、某一药物作用的探讨、某一实验论证的劳动结晶,体现了自己的聪明才智,体现了自己的业务水平。只有懂得如何总结后才能写出好文字、好文章、好著作。

医学写作类别多、内容广,每种类别写作方法要求不一样,将在各论中分别叙述。

 小　结

1.学好医学写作的意义:
①医疗专业的自身需要。②提高业务水平的需要。③提高医疗教学科研方法的需要。④医院管理的需要。

2.学好医学写作的方法:
①要勤于积累。②要严于观察。③要善于思考。④要学会总结。

第二篇

病历写作篇

第一章 病历发展简史及作用

第一节 病历简史

病历,亦叫病史、病案,是医务人员对病人患病经过和治疗情况所用的文字记录。它是医生诊断和治疗疾病的依据,是医学科学研究的很有价值的资料。早在殷商时代的甲骨文中就有对疾病的记述,这些文字可以视为医生最早的写作,也可以视为最早的医案。这类医案的出现可能是为记下作用。

真正的医案出现在两汉时期,汉初医学家淳于意每次看病都有记载。淳于意籍贯山东临淄,曾任齐太仓令,故又称仓公。司马迁在《史记•扁鹊仓公列传》中写道:"医生所诊者皆有诊籍",诊籍即为医案,其意是他辨证审脉,治病多验,并悉心治学,从名师公孙光学得"妙方"、"禁方",并从公乘阳庆学得黄帝、扁鹊的脉书和五色诊断方法,医术日渐精深。汉文帝时,因为人所告获罪下狱,其女淳于缇萦上书皇帝,请作宫婢代赎父刑,皇帝看后很怜悯她,于是就免了淳于意的罪。

在行医的过程中,淳于意感到为了有效地治愈疾病,对病人的姓氏、里居、病症、用药、诊疗日期等很有记载的必要。

于是,他行医时便注意及时详细地登记下来。同时,把治愈的和死亡的病例也详为记录。当时,称这种做法为"诊籍"。《史记》中还记载了他的25则医案(诊籍),分属内科、妇科、外科和牙科。这些医案忠实地记录了他诊治疾病的成败经验,是我国现存最早的病历记录。中国最早的病案虽然简单,却包含了病历的基本内容,如姓名、性别、年龄、主诉、症候、处方与医生签名,在主诉里有时也记录既往史,复诊病历均记录用药后状况,为进一步治疗作参考。

医案盛行起于唐宋。宋代许叔微的《伤寒九十论》记载了用伤寒法来施治90例病案,是现有最早的病案专著。1584年明代医学家吴昆在《脉语》中对病案格式也进一步概括,规定了七项内容:一是姓名、籍贯、时间、地点与脉访宜;二是望诊与闻诊包括年龄、体态、神色、语声用于合脉;三是病人苦乐、病由、发病时间、观其精神状态和疾精久暂;四是始发病、治疗措施及疗效;五是寒热、昼夜状况、喜恶何物是疾病现状,考察脏腑;六是写出病名、定诊断、区分标本缓急;七是处方用加减用药目的、处方原则、药物配伍方法;最后有医生签名。由于历史条件限制,我国中医医案一直未能统一。1953年卫生部召开过医教会议将医案诊籍,但病历仍统一为规范医案。

西医病历在明末清初随来华的传教士传入中国,他们在中国沿海地区开办教会医院。西医病历传入中国,最完整最正规的病历产生在1917年创办的协和医院。开启了我国八年制高等医学教育和高等护理教育,病历由此逐渐走向统一规范。

第二节　病历的作用

病历诞生的最初是为了记录留下经验,在对病历整理完善过程中,逐渐出现病历的功能,或者说是作用越来越多越来越大。于是对病历的要求也就越来越多,越来越细。现代病历书写要求真实、及时、客观、准确、清晰、完整、扼要、重点突出。病历的作用有如下几点。

1. 诊断治疗疾病、判断预后的重要依据

病历记录了患者疾病发展的全过程,真实而系统的病历是临床医师诊断疾病的钥匙,同时也是保障病人得到正确治疗的先决条件之一。对于一个治疗中的病人,既是帮助确定诊断,还为政法工作提供真实可靠的素材。对于一个治疗后的病人,既是制定治疗和预防措施的依据,又是总结医疗经验、提高医疗质量的资料。相反,不可靠的病历,会告知提供不可靠的信息,得出错误的结论,还会延误治疗时机,给患者带来难以挽回的损失。

2. 教学、科研和学术交流的重要资料

医学是一门经验学科,病历是临床的第一手材料。通过分析和整理病历,往往能够总结疾病的发生、发展和演变规律,筛选有效的治疗手段。医学史上,许多新发现开始都是从一个或几个特殊病历中得到启发,再经深入细致的研究而获得成果的。一份病历是对某一个人或某种病治疗的全面记录和总结,又为后来的病人提供经验。在现代医学教育中,病历可以为教学提供大量生动的临床实例,使教学生动具体,具有科学性和说服力。

3. 医院管理的可靠资料

现代化的医院管理要有科学的医疗数据,而这些数据有相当一部分源于病历中的忠实记载。通过抽样分析一个医院的病历,可以了解其医疗质量、学术水平和整体管理水准。

4. 医疗法律上的重要文件

随着我国法制的健全,病历的记载在医疗纠纷中的法律地位日益突出。医院管理部门、医疗事故仲裁机构、司法部门在判断问题的性质责任时,都是以病历为原始依据的。因为医疗纠纷发生时,病历将被作为重要的法律证据,医生对自己的诊断负有举证责任。

病历是维护患者利益、保护医护人员合法权益必不可少的法律文件,有着其他资料不可替代的作用。医护人员必须以极端负责的精神和实事求是的科学态度,客观、真实、准确、及时和完整地书写病历。这也就要求医生要严肃认真地对待自己的病人。只有严肃认真地为病人诊断病情,表现出来的病历才会完整、规范。患者同样要珍视并保护好病历!

5. 病历代表医生诊断水平和医院管理水平

小 结

1. 早在殷商时代的甲骨文中就有对疾病的记述,这些文字可以视为医生最早的医学写作,也可以视为最早的医案。这类医案的出现可能是为记下作用。

2. 真正的医案出现在两汉时期,最早的记录者是汉初医学家淳于意,他在行医的过程中,感到为了有效地治愈疾病,对病人的姓氏、里居、病症、用药、诊疗日期等很有记载的必要。

3. 医案盛行起于唐宋,对医案规定了七项内容,即:①病人一般信息;②望诊问诊信息;③病人主观信息;④病人最初得病治疗信息;⑤症状变化信息;⑥诊断病名;⑦处方。

4. 最完整最正规的病历产生在 1917 年创办的协和医院,开启了我国八年制高等医学教育和高等护理教育,病历由此逐渐走向统一规范。

5. 病历的作用:

(1)病历是诊断治疗疾病、判断预后的重要依据。

(2)病历是教学、科研和学术交流的重要资料。

(3)病历是医院管理的可靠资料。

(4)病历是医疗法律上的重要文件。

(5)病历代表医生诊断水平和医院管理水平。

第二章　病历定义、种类与组成

第一节　病历的定义

病历是指患者在医院中接受问诊、查体、诊断、治疗、检查、护理等医疗过程的所有医疗文书资料,包括医务人员对病情发生、发展、病情演变、转归和治疗的分析、医疗资源使用和费用支付情况的原始记录,是经医务人员根据问诊、体格检查、实验室检查、影像检查、病理切片及一些必要的辅助检查等医疗信息管理和收集的资料经过归纳分析、整理、加工后写成的具有科学性、逻辑性、真实性的医疗档案。病历客观地、真实地、完整地反映了医务人员与患者共同面对诊治疾病的全过程。

第二节　病历的种类与组成

1. 病历的种类

病历分为门(急)诊病历和住院病历。

1)门(急)诊病历

门(急)诊病历是指患者在门诊或急诊就诊时形成的病历,主要包含以下几部分:首先是病历首页或封面,含有患者的一般信息:姓名、性别、年龄、住址、工作单位、药物过敏史等。第二是病历,又分首诊病历和复诊病历,含有患者的医疗信息,主要内容为就诊时间、科别、主诉、现病史、既往史、体征、检查及结果、诊断、处理意见和医师签名。门诊病历要求简明扼要、重点突出。急诊病历则特别注重时间表述(要求记录到分钟)、抢救过程及后果。

2)住院病历

住院病历是指患者住院期间,由医师、护士等医务人员写成的综合记录。主要包括以下几方面:首先是病案首页,包括患者一般信息、住院信息摘要。第二是住院志和入院记录。住院志包括患者一般情况、主诉、现病史、既往史、个人史、婚育史、家族史、月经史、体格检查、专科情况、辅助检查、初步诊断、诊疗计划、医师签名;入院记录则是住院志的简要形式。

2. 病历的组成

1)门(急)诊病历

(1)病历首页(封面)

（2）病历记录

（3）医学影像检查资料、化验报告单等

2）急诊留院观察病历

（1）急诊留院观察首页

（2）病程记录（按页码次序顺排）

（3）检查单

（4）化验单

（5）医嘱单

（6）体温单

3）住院病历

（1）出院后的病历排序

①病案首页

②出院记录或死亡记录

③死亡病例讨论记录

④入院记录（含再次入院记录、24 小时内入出院记录、24 小时内入院死亡记录、表格式病历）

⑤病程记录（按日期顺序排列）

⑥特别治疗记录单（如糖尿病的胰岛素治疗，肿瘤化疗、放疗等）

⑦术前讨论记录

⑧术前小结记录

⑨麻醉记录

⑩手术记录或分娩记录

⑪手术护理记录

⑫危重患者护理记录（按页码次序顺排）

⑬会诊记录单

⑭各项检查报告单：X 线报告、病理报告、血管造影、CT、超声波、心电图报告等（分门别类按日期排列）

⑮化验报告单：按日期先后排列，自上而下，贴于专用粘贴单上，化验单右上角标明化验项目，异常者用红笔标记，以便查找。

⑯长期医嘱（按页码次序顺排）

⑰临时医嘱（按页码次序顺排）

⑱体温单（按页码次序顺排）

⑲各种知情告知医疗文书

⑳门诊病历（死亡者）

（2）住院期间病历排序

①体温单（按日期倒排）

②长期医嘱（按日期倒排）

③临时医嘱（按日期倒排）

④住院病历

⑤入院记录

⑥病程记录（按日期顺排）

⑦特别治疗记录单（如糖尿病的胰岛素治疗，肿瘤化疗、放疗等）

⑧术前小结记录

⑨术前讨论记录

⑩手术记录或分娩记录

⑪麻醉记录

⑫手术护理记录

⑬危重患者护理记录（按日期倒排）

⑭会诊记录单

⑮各项检查报告单：X线报告、病理报告、血管造影、CT、超声波、心电图报告等（分门别类按日期先后排列）

⑯化验报告单按日期先后排列，自上而下贴于专用粘贴单上，化验单右上角标明化验项目，异常者用红笔标记，以便查找。

⑰各种知情告知医疗文书

⑱病案首页

⑲入院证

⑳门诊病历

第三节 病历书写要点

（1）病历写作过程中应包括有文字、符号、图表、影像、切片等资料，还应有门（急）诊病历和住院病历两份病历。

（2）病历书写应当使用蓝黑墨水、碳素墨水，需复写的病历资料可以使用蓝或黑色油水的圆珠笔。计算机打印的病历应当符合病历保存的要求。

（3）病历书写的格式规范、表述准确、语句通顺、标点正确、用词恰当，要求是客观、真实、准确、及时、完整、规范、重点突出、层次分明。

（4）病历书写应当使用中文，通用的外文缩写和无正式中文译名的症状、体征、疾病名称等可以使用外文，疾病不能中外文混用，例如肺 Ca，简化字、外文缩写字母不得自行滥造。

（5）病历书写过程中出现错字时，应当用双线划在错字上，保留原记录清楚、可辨，并注明修改时间，修改人签名。不得采用刮、粘、涂等方法掩盖或去除原来的字迹。上级医务人员有审查修改下级医务人员书写的病历的责任。

（6）病历应当按照规定的内容书写，病历书写后由相应医务人员签名，注明日期。

实习医务人员、试用期医务人员书写的病历，应当经过本医疗机构注册的医务人员审阅、修改并签名，注明日期。

进修医务人员由医疗机构根据其胜任本专业工作实际情况认定后书写病历。

（7）病历书写一律使用阿拉伯数字书写日期和时间，采用 24 小时制记录。

（8）疾病诊断、手术、各种治疗操作的名称书写和编码应符合《国际疾病分类》（ICD－10）

的规范要求。

(9)入院记录及再次入院记录均应在患者入院后 24 小时内书写完成,抢救急危重患者未能及时完成病历书写的,应在抢救结束后 6 小时内据实补记,并注明抢救完成时间和补记时间。对住院不足 24 小时出院患者,可在出院后 24 小时内书写 24 小时内入、出院记录;住院不足 24 小时死亡者,可在死亡后 24 小时内书写 24 小时内入院死亡记录。

(10)对需取得患者书面同意方可进行的医疗活动,应当由患者本人签署知情同意书。患者不具备完全民事行为能力时,应当由其法定代理人签字;患者因病无法签字时,应当由其授权的人员签字;为抢救患者,在法定代理人或被授权人无法及时签字的情况下,可由医疗机构负责人或者授权的负责人签字。

(11)入院记录、首次病程记录、阶段小结、交(接)班记录、抢救记录、出院记录、死亡记录及死亡病例讨论记录,必须由住院医师或经认定合格的进修医师书写。其中死亡记录、死亡病例讨论记录必须有上级医师签名。实习医生、试用期住院医师、未经认定合格的进修医师书写的各项记录均须带教老师审改或签名。

(12)因实施保护性医疗措施不宜向患者说明情况的,应当将有关情况告知患者近亲属,由患者近亲属签署知情同意书,并及时记录。患者无近亲属的或者患者近亲属无法签署同意书的,由患者的法定代理人或者关系人签署同意书。

(13)所有住院病人均应有"三大常规"医嘱,因故未查,应在病程记录中说明原因。住院期间的化验报告单均应贴在化验粘贴单上,以备查询。化验报告单的右上角应标明检查项目名称,正常结果用黑墨水笔记录,异常结果用红墨水笔记录,标记时首字要上下对齐。对住院期间开出的各项检查及化验报告单,经管医师应及时检查回收,不允许缺失。

(14)对各种法定传染病,诊断一经确立,应立即填报传染病卡片,与其相关的检查报告单应及时收入病历中。

(15)对各种有创性或费用较高的检查、治疗、手术、输血和自费药品(指医疗保险、省级公费医疗规定)等,均要求征得患者或近亲属同意后方可施行。

(16)书写各种记录每自然段起始行必须空两格,以后则顶格。

(17)门(急)诊病历和住院病历都应当标注页码,病程记录每页应有病人姓名、科别、床号和住院号。

(18)医疗文书中的各级签名均不得代签,也不得模仿他人签名。

(19)住院病历纸张大小规格为 27cm×21cm,门诊病历为 19cm×13cm 为准,均采用书页式装订。

(20)度量衡单位和时间均用阿拉伯数字表示。

(21)中医病历按国家中医药管理局印制发行的《中医病历规范》要求书写。

小 结

1.病历是医疗质量和医疗水平的反映,是医疗、教学、科研工作的基础资料,是健康保健档案和医疗保险的依据,还是医疗纠纷和诉讼的重要依据。因此,完整、规范地写好一份病历是每个医师的一项临床基本功。

2.病历分门(急)诊病历和住院病历两种,两种病历都有各自的要求和要点。

3.住院病历应当按照规定的内容书写,并由相应医务人员签名。

4.对需取得患者书面同意方可进行的医疗活动,应当由患者本人签署知情同意书。患者不具备完全民事行为能力时,应当由其法定代理人签字;患者因病无法签字时,应当由其授权的人员签字;为抢救患者,在法定代理人或被授权人无法及时签字的情况下,可由医疗机构负责人或者授权的负责人签字。

5.病历书写要点:

(1)文字书写要求:客观、真实、明确、完整、规范。

(2)时限要求:24小时完成制、6小时补记制等。

(3)签字资格认定,无执业资质不能签字。

(4)传染病需填报传染病卡片。

(5)纸张规格和用笔都有一定的规定。

第三章　规范病历书写的基本原则

书写病历有一定的要求和原则,分述如下。

第一节　规范性

(1)规范了用笔、墨、纸。书写病历应当使用蓝黑墨水、碳素墨水,需复写的病历资料可以使用蓝或黑色油水的圆珠笔,计算机打印的病历应当统一纸张、字体、字号及排版格式。符合病历保存的要求。

(2)规范了书写的文字、用语及书写要求。病历书写应当使用中文,通用的外文缩写和无正式中文译名的症状、体征、疾病名称等可以使用外文;书写应规范使用医学术语,文字工整,字迹清晰,表达准确,语句通顺,标点正确。

(3)规范了各种医疗文书书写人员的资职要求。如入院记录、首次病程记录、阶段小结、交(接)班记录、抢救记录、出院记录、死亡记录及死亡病例讨论记录必须由住院医师或经认定合格的进修医师书写。其中死亡记录、死亡病例讨论记录必须有上级医师签名。实习医生、试用期住院医师、未经认定合格的进修医师书写的各项记录均须经过本医疗机构注册的医务人员审阅、修改并签名。

(4)规范各种医疗文书的书写内容、格式,并统一采用24小时制书写日期和时间。

(5)规范病历修改。病历书写过程中出现错字时,应在错字上划双线,保留原记录清楚、可辨,并注明修改时间,修改人签名。不得采用刮、粘、涂等方法掩盖或去除原来的字迹。上级医务人员有审查修改下级医务人员书写的病历的责任。但已完成录入打印并签名的病历不得修改。

(6)规范履行签署各种知情同意书的签字人员身份。对需取得患者书面同意方可进行的医疗活动,应当由患者本人签署知情同意书。患者不具备完全民事行为能力时,应当由其法定代理人签字;患者因病无法签字时,应当由其授权的人员签字;为抢救患者,在法定代理人或被授权人无法及时签字的情况下,可由医疗机构负责人或者授权的负责人签字;因实施保护性医疗措施不宜向患者说明情况的,应当将有关情况告知患者近亲属,由患者近亲属签署知情同意书,并及时记录。患者无近亲属的或者患者近亲属无法签署同意书的,由患者的法定代理人或者关系人签署同意书。

第二节 科学性

1. 书写病历必须保持科学的、严谨的态度

病历不仅具有重要的法律效力,而且是医学文稿的重要素材,为医院临床医疗、教学、研究工作提供宝贵资料,同时也为医疗保险业的健康发展提供可靠依据。因此要求客观、真实、全面地记录病人信息,对一些需要量化的指标应作具体测量和记录。

2. 书写病历要符合科学性

如病程记录是对患者入院后其病情和诊疗过程的经常性、连续性记录,病历内容应前后一致、呼应,要符合疾病发生、发展、演变的规律;抢救记录可在抢救结束后 6 小时内及时补记,并注明抢救完成时间和补记时间。

第三节 及时性

《病历书写基本规范》规定了完成病历书写内容的时限范围,书写及时与否是病历的时限质量。

(1)病案首页:出院后 24 小时内完成。

(2)入院记录:入院后 24 小时内完成。

(3)首次病程记录:入院后 8 小时内完成。

(4)日常病程记录:病危患者应根据病情变化随时记录,至少每天一次,记录时间应当具体到分钟;病重患者至少两天记录一次,病情变化随时记录;病情稳定的患者至少三天记录一次。

(5)上级医师查房记录:主治医师查房记录应在入院 48 小时内完成;科主任或具有副主任医师以上专业技术职务任职资格医师查房的记录应在一周内完成。

(6)疑难病例讨论记录:讨论后完成。

(7)交接班记录:交班记录在交班前由交班医师完成;接班记录于接班后 24 小时内完成。

(8)转科记录:转出记录由转出科室医师在患者转出科室前完成;转入记录由转入科室医师于转入后 24 小时内完成。

(9)阶段小结:每月一次。

(10)抢救记录:抢救结束后 6 小时内完成,记录应具体到分钟。

(11)会诊记录:常规会诊意见记录应当由会诊医师在会诊申请发出后 48 小时内完成,急会诊时会诊医师应当在会诊申请发出后 10 分钟内到场,并在会诊结束后即刻完成会诊记录。

(12)术前小结(包括术前讨论记录):在手术前完成。

(13)麻醉术前访视记录:在麻醉实施前完成。

(14)麻醉记录:在麻醉实施过程中完成。

(15)手术记录:术后 24 小时内完成。

(16)手术安全核查记录:由手术医师、麻醉医师和巡回护士三方,在麻醉实施前、手术开始

前和病人离室前,共同对病人身份、手术部位、手术方式、麻醉及手术风险、手术使用物品清点等内容进行核对的记录,输血的病人还应对血型、用血量进行核对。应有手术医师、麻醉医师和巡回护士三方核对、确认并签字。

(17)手术清点记录:在手术结束后即时完成。

(18)术后首次病程记录:在术后即时完成。

(19)麻醉术后访视记录:在麻醉实施后至麻醉恢复时。

(20)出院记录:出院后 24 小时内完成。

(21)死亡记录:死亡后 24 小时内完成。

(22)死亡病例讨论记录:死亡一周内完成。

(23)各种知情同意书:在事前完成并有患者或法定代理人或授权人签字。

第四节　真实性

1. 病历不得涂改

如修改病历要保证原记录的清楚、可辨,并注明修改时间,有修改人签名。

2. 病历不得伪造

如有个别医务人员由于询问病史不详细或病人未能及时提供有关资料,又想保持病历的完整性,有时伪造病人的家庭地址、身份证号、既往病史等部分资料。

3. 书写病历要及时

不能事后凭印象去补写,有可能造成记忆的遗漏或混淆,导致病历失真。

4. 观察病情要仔细

如体检中遗漏病人已经出现的体征;病程记录中对病人已经发生的病情变化未能观察到;对辅助检查资料不会分析、判断等。

5. 记录病情要详细、全面

如对上级医师的查房意见要详尽、完整地记录;对诊疗过程中的变化要有分析更改的依据记录等。

第五节　准确性

病历书写要符合准确原则。有的医师由于粗心写错病变部位、病变大小,时间记录有逻辑性错误,或同一内容记录前后矛盾,甚至男女性别错写。比如病变在右侧写成左侧;入院记录或首次病程记录时间早于入院时间;护士记录抢救时间、死亡时间、出血量等与医师记录的不一致等。这些现象都不符合准确性要求。

小　结

1. 规范性是病历书写的原则之一,不同地域、不同科室、不同病种、不同人书写均要求规范行文。

2. 规范性内容:有统一纸张、笔墨,若系打印,则统一字体字号、排版样本,统一医学术语,统一项目、格式、完成时间、修改方法及签字要求等。

3. 医学是生命科学范畴,一切记录都要遵循科学原则,客观真实准确,不可臆断或想象语言。

4. 及时性的要点是按时按质完成各项记录。

5. 真实性包括及时、仔细、详细、不能伪造和涂改。

6. 准确性的获得在于细心、耐心、认真、及时。

第四章　电子病历及其优、缺点

第一节　电子病历的发生与发展

电子病历(Electronic Medical Record)是随着电子计算机的诞生而产生开发的。电子病历(EMR)是一种资源,是记录了病人的全部医疗就诊档案而形成的文字、符号、图表、影像、切片、数据等资料的总和。是医务人员通过门诊、查体、辅助检查、诊断、治疗、护理等医疗活动获得的最可观的资料,并进行整理、分析、归纳形成的全部医疗行为的记录。它不但为卫生事业管理、医学诊疗与科研提供最实际、最丰富的数据资料和处理医疗纠纷的重要的判定责任依据,而且是评价医疗质量、管理水平、学术能力的一个重要依据。

1960 年,以美国麻省总医院为代表,一些医院开发门诊电子病历并投入使用。直到 1991年,才由美国国家科学院医学研究所发表了题为"电子病历是医疗保健的基本技术"的研究报告,总结了 40 年来实现病历记录计算机化的经验,全面论述了电子病历发展的各个方面,提出了推动电子病历的多项建议。

1993 年 9 月,在法国马塞召开首次健康卡系统国际会议,研究该系统应用及发展等问题。

1994 年,西门子公司推出了多媒体电子病历记录系统。

1995 年,日本厚生省成立了电子病历开发委员会,当年度投入 2.9 亿日元用于开发电子病历系统。

2004 年,美国总统布什在众议院的年度国情咨文中,要求在 10 年内确保绝大多数美国人拥有共享的电子病历,还准备以此为基础,建立国家健康信息体系。据研究人员测算,预计在未来 10 年内需投入 2760 亿美元。2003 年,美国 13％的医院使用电子病历系统,到 2004 年底增加到 19％。

世界各国政府对电子病历建设都高度重视。通过电子病历实现关键医疗信息的共享,已经成为医疗卫生业的发展趋势,同时也成了医院信息化的核心。

2000 年左右,我国开始引进电子病历,由于我国电子病历的研究起步较晚,临床和科研界对电子病历进行的是局部性的实验性电子病历工作,即只是将传统的纸病历通过相关的医疗信息资料知识数据库完成电子化的病历。我国的电子病历模板可分为三类:一是提供专业电子病历软件,如南京海泰、仰德思特、安博维等;二是提供独立产品的 HIS 厂,如东华合创、上海金仕达卫宁、广州灏翰等;三是以模块或组件方式提供电子病历功能的 HIS 厂商,这类公司为数众多。从广义的角度来看,电子病历的内涵和外延都不是一个产品能够包括的,它涉及 CIS、RIS、PACS、LIS、HMIS 等所有与临床相关的系统,传统病历的电子化是目前电子病历的实现重点。

世界各国都在加紧对电子病历(EMR)的研究,我国也将启动电子病历应用基础与标准的研究工作。我国此次拟启动的电子病历应用研究,除了研究电子病历的基础框架及其标准、电子病历实现的技术手段和方法外,还要研究电子病历相关的法律法规,以及临床规范等问题。电子病历是医院信息化(Hospital Information System)发展到一定阶段的要求和产物,是医院计算机网络化管理及医院现代化管理的必然趋势。

尽管电子病历有广阔的前景,但是就现阶段而言,我国的电子病历刚刚起步,在技术上不成熟,缺乏行业规范标准,各个医疗信息系统的格式不尽相同,表现形式上局限于文字的处理,还没有真正体现出计算机化管理的优势,不利于信息的管理、传递与共享。此外,国家在政策、法律上尚未对电子病历有明确的要求和规范。这些因素制约着我国电子病历的发展。

第二节　电子病历与传统病历的优、缺点

传统病历是医务人员用纸质手写的病历,其缺陷是:

(1)保存分散,难以查找,容易丢失。

(2)内容是自由文本形式,字迹可能不清,内容可能不完整,意思可能模糊。

(3)科学分析时需要转抄,容易出现潜在错误。

(4)只能被动地供医生作决策参考,不能实现主动提醒、警告或建议。

(5)占用存储空间。

电子病历(EMR 、CPR)应是电子化病历的高级形式,是有关病人的健康和医护情况的终身电子信息。是病人完整的、集成的信息。电子病历不仅信息载体电子化、多媒体化,且能提供超越纸质病历的服务功能。

1.电子病历的优点

1)安全可靠

通过实行 EMR 分级保密管理,设立查阅、输入、修改和使用 EMR 分级授权等,可以保证 EMR 的安全性和使用价值。同时,系统提供数据备份和恢复工具。各级工作站建立数据备份制度,可以保证数据在受到破坏的情况下,得到最大限度的恢复。

2)存储、查阅、使用方便

EMR 不会霉烂、变质,而且耐热、耐腐蚀、贮存方便。EMR 不需要庞大的存储空间。医务人员在自己的计算机终端上可查找病案资料,也可委托数据中心查找、打印、直接传送或复制传送资料等。

因此,医务人员使用电子病历系统可以方便地存贮、检索和浏览病历,复制也很方便,可以方便、迅速、准确地开展各种科学研究和统计分析工作,大大减少人工收集和录入数据的工作量,极大地提高临床科研水平。

3)时效性强

传送速度快是电子病历的极大优势,医务人员通过计算机网络可以远程存取病人病历,在几分钟甚至几秒钟内就能把数据传往需要的地方。在急诊室,电子病历中的资料可以及时地查出并显示在医师的面前。

患者就医时可授权医生查阅自己的 EMR,协助医务人员迅速、直观、准确地了解病人以前

所接受的治疗及检查的准确资料,避免了因患者记忆不清导致病史叙述的错误和遗漏,缩短了医生确诊的时间,为抢救生命赢得了宝贵时间。

4）存贮容量大

由于计算机存贮技术尤其是光盘技术的进步,电子病历系统数据库的存储容量可以是相当巨大的,而且,病人随身携带的健康卡（光卡或 IC 卡）,其容量也是可观的。

5）成本低

电子病历系统一次性投资建成后,使用中可以减低病人的费用和医院的开支,更是由于使用的便捷性和资料的共享性,使得医护人员节省了大量的时间,由此大大降低了医疗服务的人力成本。

6）资料共享

现在使用的常规病历有很大的封闭性,而电子病历具有极好的共享性。电子病历可以通过网络系统,实现异地查阅、会诊和数据库资料共享等功能。

传统的就医模式使得医院诊治病人的记录只保存在本医院,如果患者到其他医院看病则需要重新进行检查,这不仅浪费了宝贵的医疗资源,也使病人增加了等待的时间和不必要的痛苦。而采用电子病历后,则能够克服这些不足。病人在各个医院的诊治结果可以通过医院之间的计算机网络或病人随身携带的健康卡（光卡和 IC 卡）来传输。病历的共享将给医疗带来极大的方便。外界使用者经过授权可通过互联网查询数据中心有关病案资料。

2. 电子病历的缺点

1）需要大量的计算机软硬件投资和人员培训

电子病历的有效实施一般需要较完善的医院信息管理系统和相关的技术人才队伍,软硬件的投入资金数目可观。另外,电子病历系统对医护人员也提出了更高的要求,医院的医务人员需要熟练进行计算机操作。不仅如此,计算机一旦发生故障,将造成系统停顿,无法进行工作,因此,经常需要保存手工的原始记录。

2）电子病历不利于保护患者的隐私

传统的门诊纸质病历一般由患者自己保管,别人较难获取其中的隐私信息。即使是住院病历,由于是统一放置,而且资料共享和查阅都没有电子病历容易,所以,相对而言,对保护患者隐私更具优势。但是,电子病历具有更大的可及性,网络发布和查询相对简单,假如权限设置或使用上有缺陷或漏洞,患者的隐私就得不到切实保障。

第三节　电子病历书写规范

1. 电子病历基本要求

（1）电子病历录入应当遵循客观、真实、准确、及时、完整的原则。

（2）病历录入应当使用中文和医学术语,要求表述准确,语句通顺,标点正确。通用的外文缩写和无正式中文译名的症状、体征、疾病名称等可以使用外文。记录日期应当使用阿拉伯数字,记录时间应当采用 24 小时制。

(3)电子病历包括门(急)诊电子病历、住院电子病历及其他电子医疗记录。电子病历内容应当按照卫生部《病历书写基本规范》执行,使用卫生部统一制定的项目名称、格式和内容,不得擅自变更。

(4)电子病历系统应当为操作人员提供专有的身份标识和识别手段,并设置有相应权限;操作人员对本人身份标识的使用负责。

(5)医务人员采用身份标识登录电子病历系统完成各项记录等操作并予确认后,系统应当显示医务人员电子签名。

(6)电子病历系统应当设置医务人员审查、修改的权限和时限。实习医务人员、试用期医务人员记录的病历,应当经过在本医疗机构合法执业的医务人员审阅、修改并予电子签名确认。医务人员修改时,电子病历系统应当进行身份识别、保存历次修改痕迹、标记准确的修改时间和修改人信息。

(7)电子病历系统应当为患者建立个人信息数据库(包括姓名、性别、出生日期、民族、婚姻状况、职业、工作单位、住址、有效身份证件号码、社会保障号码或医疗保险号码、联系电话等),授予唯一标识号码并确保与患者的医疗记录相对应。

(8)电子病历系统应当具有严格的复制管理功能。同一患者的相同信息可以复制,复制内容必须校对,不同患者的信息不得复制。

(9)电子病历系统应当满足国家信息安全等级保护制度与标准。严禁篡改、伪造、隐匿、抢夺、窃取和毁坏电子病历。

(10)电子病历系统应当为病历质量监控、医疗卫生服务信息以及数据统计分析和医疗保险费用审核提供技术支持,包括医疗费用分类查询、手术分级管理、临床路径管理、单病种质量控制、平均住院日、术前平均住院日、床位使用率、合理用药监控、药物占总收入比例等医疗质量管理与控制指标的统计,利用系统优势建立医疗质量考核体系,提高工作效率,保证医疗质量,规范诊疗行为,提高医院管理水平。

2. 实施电子病历基本条件

1)医疗机构建立电子病历系统应当具备以下条件

(1)具有专门的管理部门和人员,负责电子病历系统的建设、运行和维护。

(2)具备电子病历系统运行和维护的信息技术、设备和设施,确保电子病历系统的安全、稳定运行。

(3)建立、健全电子病历使用的相关制度和规程,包括人员操作、系统维护和变更的管理规程,出现系统故障时的应急预案等。

2)医疗机构电子病历系统运行应当符合以下要求

(1)具备保障电子病历数据安全的制度和措施,有数据备份机制,有条件的医疗机构应当建立信息系统灾备体系。应当能够落实系统出现故障时的应急预案,确保电子病历业务的连续性。

(2)对操作人员的权限实行分级管理,保护患者的隐私。

(3)具备对电子病历创建、编辑、归档等操作的追溯能力。

(4)电子病历使用的术语、编码、模板和标准数据应当符合有关规范要求。

第四节 电子病历的管理

(1)医疗机构应当成立电子病历管理部门并配备专职人员,具体负责本机构门(急)诊电子病历和住院电子病历的收集、保存、调阅、复制等管理工作。

(2)医疗机构电子病历系统应当保证医务人员查阅病历的需要,能够及时提供并完整呈现该患者的电子病历资料。

(3)患者诊疗活动过程中产生的非文字资料(CT、磁共振、超声等医学影像信息、心电图、录音、录像等)应当纳入电子病历系统管理,应确保随时调阅、内容完整。

(4)门诊电子病历中的门(急)诊病历记录以接诊医师录入确认即为归档,归档后不得修改。

(5)住院电子病历随患者出院经上级医师于患者出院审核确认后归档,归档后由电子病历管理部门统一管理。

(6)对目前还不能电子化的植入材料条形码、知情同意书等医疗信息资料,可以采取措施使之信息数字化后纳入电子病历并留存原件。

(7)归档后的电子病历采用电子数据方式保存,必要时可打印纸质版本,打印的电子病历纸质版本应当统一规格、字体、格式等。

(8)电子病历数据应当保存备份,并定期对备份数据进行恢复试验,确保电子病历数据能够及时恢复。当电子病历系统更新、升级时,应当确保原有数据的继承与使用。

(9)医疗机构应当建立电子病历信息安全保密制度,设定医务人员和有关医院管理人员调阅、复制、打印电子病历的相应权限,建立电子病历使用日志,记录使用人员、操作时间和内容。未经授权,任何单位和个人不得擅自调阅、复制电子病历。

(10)医疗机构应当受理下列人员或机构复印或者复制电子病历资料的申请:

①患者本人或其代理人;

②死亡患者近亲属或其代理人;

③为患者支付费用的基本医疗保障管理和经办机构;

④患者授权委托的保险机构。

(11)医疗机构应当指定专门机构和人员负责受理复印或者复制电子病历资料的申请,并留存申请人有效身份证明复印件及其法定证明材料、保险合同等复印件。受理申请时,应当要求申请人按照以下要求提供材料:

①申请人为患者本人的,应当提供本人有效身份证明;

②申请人为患者代理人的,应当提供患者及其代理人的有效身份证明、申请人与患者代理关系的法定证明材料;

③申请人为死亡患者近亲属的,应当提供患者死亡证明及其近亲属的有效身份证明、申请人是死亡患者近亲属的法定证明材料;

④申请人为死亡患者近亲属代理人的,应当提供患者死亡证明、死亡患者近亲属及其代理人的有效身份证明,死亡患者与其近亲属关系的法定证明材料,申请人与死亡患者近亲属代理关系的法定证明材料;

⑤申请人为基本医疗保障管理和经办机构的,应当按照相应基本医疗保障制度有关规定执行;

⑥申请人为保险机构的,应当提供保险合同复印件,承办人员的有效身份证明,患者本人或者其代理人同意的法定证明材料;患者死亡的,应当提供保险合同复印件,承办人员的有效身份证明,死亡患者近亲属或者其代理人同意的法定证明材料。合同或者法律另有规定的除外。

(12)公安、司法机关因办理案(事)件,需要收集、调取电子病历资料的,医疗机构应当在公安、司法机关出具法定证明及执行公务人员的有效身份证明后如实提供。

(13)医疗机构可以为申请人复印或者复制电子病历资料的范围按照我部《医疗机构病历管理规定》执行。

(14)医疗机构受理复印或者复制电子病历资料申请后,应当在医务人员按规定时限完成病历后方予提供。

(15)复印或者复制的病历资料经申请人核对无误后,医疗机构应当在电子病历纸质版本上加盖证明印记,或提供已锁定不可更改的病历电子版。

(16)发生医疗事故争议时,应当在医患双方在场的情况下锁定电子病历并制作完全相同的纸质版本供封存,封存的纸质病历资料由医疗机构保管。

第五节　电子病历书写的质量控制

1. 电子病历质量现状

(1)随着电子病历越来越广泛地应用,又出现了书写纸质病历时未出现过的新问题,如病历复制错误、张冠李戴,闹出了许多笑话。

(2)一些有时限要求的检诊、报告不按时限要求完成,对时间、部位等描述时前后矛盾;病程记录不及时,随意编造病史,凭主观想象,造成整个诊疗过程不能反映出疾病的转归过程。

(3)病历记录不规范造成的法律败诉现象在医疗事故处理中也屡见不鲜,如遗漏重要阳性体征,体格检查时只注意与专科有关的方面,不注意全面性等。

(4)病历资料不完整,缺少辅诊报告单、操作记录、特殊治疗记录或需家属签字的知情同意书类的内容。

(5)书写、打印不及时,上级医师审签时限滞后等问题,电子病案在微机中操作,按照要求应满一页打印一页,但检查中发现大多数病历存在打印不及时现象,所以医生审签相应滞后。

现有电子病历系统,普遍存在的"重功能"而"轻管理"的现状,随着越来越严格的行业规范的发布,在质量控制方面做出改进,是其发展的必然趋势。

2. 电子病历质控系统需求分析

要求实现质量控制管理人员可以随机抽取、实时监控每一份病历资料书写内容的完整性、逻辑性和病历完成的时限,做到事前提醒、事中监督、事后考核,以达到提高医疗质量的目的。下面从三个角度分析病历质控的需求。

1)监控主题:内容监控、时限监控、流程监控

对入院记录、首次病程记录、日常病程记录、手术病程记录、出院记录等建立了一系列的质

量监控体系。

2）监控方式：自动监控、手动监控

通过监控内容表和入院时间、医嘱时间等时间点，建立自动监控体系，及时提醒医生需要完成的内容和时限。同时质控管理人员，可以随时抽查病历，手动监控病历质量，填写未完成或超时限的病历记录，及时提醒医生。

3）监控时间：事前提醒、事中监督、事后考核

电子病历的应用，使传统的病历质量事后监督转变为事前提醒与事中监督；将传统的病案"终末质控"转变为"环节质控"，在管理上提高了一个层次。

3. 电子病历质量控制系统的设计

1）电子病历质控设计思路

按需求分析要求设计的"网络医疗质量控制"模式，是指医院质量控制人员通过网络对全院各科室的患者从入院直至出院的诊治情况进行全程实时质量检查控制的质控模式，它以"电子病历"为质控主体，同时也包含了传统的文书"终末质控"的全部内容。

2）电子病历质控功能设计

电子病历质控具有五大控制功能：①流程监控；②在线预警；③智能判别；④信息反馈；⑤评分。

3）监控指标体系的建立

(1)依据卫生部颁布的《病历书写基本规范》。

(2)项目：①书写及时：卫生部相关时限质量监控指标体系 30 项；②内容完整：卫生部相关内容质量监控指标体系 26 项。

4）监控方法设计

(1)时限监控

① 方法：对照标准，统计某一时间段内医师书写和审签的病历数量及完成时间。

② 原则：根据各项医疗文书之间存在的关系区分监控时限。

入院记录：病人入院 24 小时内完成。

首次病程记录：病人入院 8 小时内完成。

日常病程记录：病危患者应根据病情变化随时记录，至少每天一次，记录时间应当具体到分钟；病重患者至少两天记录一次，病情变化随时记录；病情稳定的患者至少三天记录一次。

上级医师查房记录：主治医师查房记录应在入院 48 小时内完成；科主任或具有副主任医师以上专业技术职务任职资格医师查房的记录应在一周内完成。

疑难病例讨论记录：讨论后完成。

交接班记录：交班记录在交班前由交班医师完成；接班记录于接班后 24 小时内完成。

转科记录：转出记录由转出科室医师在患者转出科室前完成；转入记录由转入科室医师于转入后 24 小时内完成。

阶段小结：每月一次。

抢救记录：抢救结束后 6 小时内完成，记录应具体到分钟。

　　会诊记录:常规会诊意见记录应当由会诊医师在会诊申请发出后48小时内完成,急会诊时会诊医师应当在会诊申请发出后10分钟内到场,并在会诊结束后即刻完成会诊记录。

　　术前小结(包括术前讨论记录):在手术前完成。

　　麻醉术前访视记录:在麻醉实施前完成。

　　麻醉记录:在麻醉实施过程中完成。

　　手术记录:术后24小时内完成。

　　手术安全核查记录:由手术医师、麻醉医师和巡回护士三方,在麻醉实施前、手术开始前和病人离室前,共同对病人身份、手术部位、手术方式、麻醉及手术风险、手术使用物品清点等内容进行核对的记录,输血的病人还应对血型、用血量进行核对。应有手术医师、麻醉医师和巡回护士三方核对、确认并签字。

　　手术清点记录:在手术结束后即时完成。

　　术后首次病程记录:在术后即时完成。

　　麻醉术后访视记录:在麻醉实施后至麻醉恢复时完成。

　　(2)内容监控

　　病历书写内容监控是反映病历书写项目是否完整的重要依据。自动监控只对规定的书写项目进行有或无的监控,通过这种形式监控提醒医师应完成哪些记录,内容写得如何要靠专家去评价。

　　① 监控根据:医生医嘱;病历文书。

　　② 内容监控原则:

　　内容监控不包括入院体检和24小时内入、出院及死亡的病人;

　　书写病程记录时,必须"对号入座",选择指引栏提供的相应项目书写。否则监控不准确。

　　诊断分析记录、用药分析记录和疗效分析记录分别作为一次病程记录单列或作为副标题,主要目的是突出诊断、用药和疗效分析在病程记录中的重要地位,使病程记录更有针对性。

　　诊断分析记录、用药分析记录和疗效分析记录,只对住院>7天的病人进行监控统计。

　　住院≤7天的病人只进行住院志、住院志上级医师审签、首次病程记录、首次上级医师查房记录和离院记录的监控。手术病人增加术前小结、手术记录、术后当日记录监控统计。

　　(3)智能判别

　　① 方法:系统采用逻辑关系判断方法,自动判别医疗过程中不同病情、不同阶段,各种信息之间错综复杂的关系,使医生能多快好省完成信息采集。

　　② 目的:指导医生应该完成记录。

　　③ 依据:病历文书之间的关系。唯一关系、优先关系、等同关系、替代关系、并列关系、等级关系。如下分述。

　　首次病程、首次上级医师查房、抢救、手术、转入(出)、交(接)班、出院及死亡记录均属唯一记录,必须单独完成,其他记录不能等同或替代。

　　当术后病程记录和抢救、转入(出)、交(接)班记录同时存在时,相互不能替代,应分别记录。

　　上级医师的查房记录可替代除唯一记录之外的其他记录。

　　交(接)班记录、转科记录可替代阶段小结。

　　任何一项病程记录均等同于一次日常病程记录。

　　抢救记录可替代除唯一记录之外的其他记录。

　　首次病程记录可替代同期的病重、病危病程记录。

术后病程记录可替代除唯一记录之外的其他记录。

(4)在线预警

① 作用

a. 指引:利用各种与病人诊疗密切相关的信息,为医师提供实时帮助指引。

b. 提示:同步提示有关医疗工作要点,反复提醒临床医生,预防遗漏,避免差错。

② 举例

a. 病人入院一周仍未确诊,系统立即提示:未确诊,请及时组织疑难病例讨论或会诊。

b. 当下达了手术医嘱,系统立即提示一组手术前准备的相关信息:组织术前讨论了吗?手术同意书签字了吗?备血及输血同意书签字了吗?手术需要审批吗?麻醉同意书签字了吗?冰冻切片病理检查同意书签字并预约了吗?是否还有特殊术前准备需要做?

(5)病历评分

① 病历等级划分标准

≥90分为甲级病历;<90~75分为乙级病历;≤75分为丙级病历;≥90分的病历如缺住院志、首次病程、首次上级医师查房记录、抢救记录、术前小结、手术记录、死亡记录、出院记录其中一项即为乙级病历。

② 病历评分数学模型

$$Q = T \times 0.6 + C \times 0.4$$
$$T = 100 \times (1 - kx/nx)$$
$$C = 100 \times (1 - ky/ny)$$

Q 为每份病历总分;T 为时限质量分;C 为内容质量分;100为分值;nx 为病程记录时限监控应记次数,如>20则取20,即病程记录时限应记次数的 平均分值≥5分;kx 为病程记录时限监控超时次数。

③ 主要功能

a. 病人的时限和内容质量进行评分。

b. 提供单病人病历评分和区间评分两种方式。

(6)信息反馈

① 方法:系统对每份病历,通过建立评分数学模型,对监控数据自动评分。

② 统计方式:按医师个人、科室和全院进行质量统计,找出影响质量的症结。

③ 作用:具有很强的质量反馈作用,为质量管理部门、科室和医生本人更有针对性地制定措施、纠正偏差提供有效的信息,也可以作为评价医院、科室和医生个人医疗质量的重要指标。

④ 监控数据统计方式:在院病人时限监控表统计当前科室在院病人的各项监控指标;全部病人时限监控表统计科室病人在某一时间段的监控指标;时限监控一览表统计医师书写及审签超时情况;时限监控明细表统计医师书写及审签超时的明细情况,是时限监控一览表的明细表。

小 结

1.电子病历发展至今50余年,最早起于美国后在英法等西方国家发展。

2.我国于2000年左右引进电子病历,它是医院信息化的主要组成部分。

第五章 新旧《病历书写基本规范》异同的解读

《病历书写基本规范》[卫医政发(2010)11号]是由国家卫生部医政司于2010年2月4日发布,于3月1日在全国实施的"规范"条例。随着医疗机构管理和医疗质量管理面临的新形势和新特点的出现,国家卫生部在原《规范》的基础上,进行修订完善后,于2002年颁布了新一轮的《病历书写基本规范(试行)》[(2002)190号](以下简称《规范》),本章对照2002年旧《规范》和2010版《病历书写基本规范》作如下解析,以利写好病历。

第一节 新版的新变化和新要求

1. 新增两个章节

为规范计算机打印电子病历的情况,新《规范》中新增第四章,即"打印病历内容及要求",共计187个字。

卫生部在《2009年医政工作要点》中明确指出,要逐步建立完善医疗质量管理控制体制和体系,建立国家级、区域性专科医疗质量控制中心,修订完善《病历书写基本规范》,研究制订电子病历基本规范,并将进一步规范医疗服务行为,全面加强医政管理体系建设。当前,全国各大医院都在推进病历电子化进程,这在提高医生工作效率和病历保存等方面都有着积极的意义。可以说,电子病历是大势所趋。然而打印病历是从手写病历到电子病历的过渡,国内越来越多的医院开始使用住院打印病历备案存档,它与手写病历不同,是由医务人员将住院病人各项内容录入电脑后打印出来,相关医务人员手写签名备案存档。

对于打印病历的管理,新《规范》第四章规定更明确:应用处理软件编辑生成并打印的病历,应当按照规定的内容录入并及时打印,并要求打印病历应由相应医务人员手写签名。打印病历编辑过程中应当按照权限要求进行修改,已完成录入打印并签名的病历不得修改。

新增的第五章规定:住院病案首页,特殊检查、特殊治疗内容按照原来要求执行保持不变;强调了中医病历书写基本规范由国家中医药管理局和电子病历基本规范由卫生部另行制定。

2. 增加7项条款,同时删除1项条款,合并3项条款

(1)第一章基本要求中,增加了"第九条,病历书写一律使用阿拉伯数字书写日期和时间,采用24小时制记录。"此项条款在各省地方《规范》中均有所体现,但时间限定不一,有的规定24小时制,有的规定12小时制,且需医师下医嘱时写上上午(am)或下午(pm)等。此条规范删繁就简,统一为24小时制,能为医师节约许多宝贵的时间,并使医嘱页面干净可辨,同时体现了其规范性。

(2)第三章住院病历书写规范及要求中,增加了"第二十四条麻醉同意书","第二十五条输血治疗知情同意书"和"第二十七条病危(重)通知书"3项条款;同时删去旧《规范》中"第三十二条护理记录",并将"第二十六条出院记录"、"第二十七条死亡记录"和"第二十八条死亡病例讨论记录"合并入新《规范》的"第二十二条病程记录"中。

(3)第四章打印病历内容及要求中,增加3项条款,从打印病历的格式、录入、修改、签名、打印等几个方面进行了规范。

(4)第五章其他,该章新增了"第三十七条电子病历基本规范由卫生部另行制定"。

3. 增加 10 条记录,删除 1 条记录

(1)将新增的 10 条记录分为三类

一类:目前大多数医院均已要求医师记录,只是旧版《规范》未能冠以此名,即"急诊留观记录","手术清点记录","有创诊疗操作记录"," 病重(病危)患者护理记录"。如新版《规范》第十五条详细界定了"急诊留观病历"及其记录内容。

如:新版《规范》明确了急诊留观记录要重点记录观察期间病情变化和诊疗措施,记录简明扼要,并注明患者去向。抢救危重患者时,应当书写抢救记录。门(急)诊抢救记录书写内容及要求按照住院病历抢救记录书写内容及要求执行。

二类:各地《规范》中已体现,但旧版《规范》里未出现的内容,如"麻醉同意书","病危(重)通知书","输血治疗知情同意书","麻醉术前访视记录"。

三类:即目前所谓的新规,如"麻醉术后访视记录"," 手术安全核查记录"等。

(2)"删除了大量的一般护理记录",有效地减轻了护理工作的负担,使得护理人员有更多时间投入到护理操作工作;同时,新《规范》将"手术护理记录"改为"手术清点记录",删除"术中记录护理",这是新《规范》中的一大亮点。而在新《规范》第二十二条(二)病程记录中删除了"对病情稳定的慢性病患者,至少 5 天记录一次病程记录",进一步强调医师记录的重要性。

4. 增加了大约 2470 个文字

(1)部分条款增加少量文字,充实了内容,弥补了旧《规范》中的不足。如第十九条:手术同意书……并由患者签署是否同意手术的医学文书。内容包括术前诊断、手术名称、术中或术后可能出现的并发症、手术风险、患者签署意见并签名、经治医师和术者签名等。

在既往史中,新增了"食物"过敏史,补充了旧规遗漏的项目。初步诊断也提出"对待查病例应列出可能性较大的诊断。"

(2)部分条款添加了新内容。如"疑难病例讨论记录"、"死亡病例讨论记录",增加了"具体讨论意见及主持人小结意见";"会诊记录"增加"……记录会诊意见执行情况";"辅助检查"如系其他医疗机构所做检查,应该写明该医疗机构名称,要求分类按检查时间顺序记录检查结果,并加上检查号等。转科记录内容中增加了"转出、转入科室"。

(3)某些条款增加了具体要求,这些多与各省原有《规范》相近。如第三章第十八条入院记录中"现病史"、"个人史、婚育史、家族史"和第二十二条病程记录中"首次病程记录"等都加入了与省级规范相似的"进一步说明",使得病历书写的内容和要求更加详细。首程中提出了拟诊讨论的提法,并详细规范了"病例特点、拟诊讨论、诊疗计划"的内容。

（4）有的条款更改了表述，如新版《规范》中删除了"住院志"的规定，取而代之的是"入院记录"。

（5）有些条款强调了时效性，如"会诊记录"，增加了"……由会诊医师在会诊申请发出后48小时内完成，急会诊时会诊医师应当在会诊申请发出后10分钟内到场。"时间要求很具体。

（6）有的条款强调病历的保存性，明确手写病历应当使用蓝黑墨水、碳素墨水；删除了"门诊病历可以使用蓝或黑色油水的圆珠笔"的规定；要求打印病历应符合病历保存期限和复印的要求。

第二节　新版增加的侧重点

新版《规范》中谈论最多的"天书病历"、"病历修改"、"实习生书写病历"、"医院代签字"等，其增加了规范性的要求，在杜绝"天书病历"方面起到积极的作用。

病历是指医务人员在医疗活动过程中形成的文字、符号、图表、影像、切片等资料的总和，也是患者了解病情的重要手段，同时为患者进一步就医和治疗提供了参考资料。然而，一直以来，天书病历被许多患者所诟病，它的存在，不仅侵犯了患者的知情权，也给部分患者的再次就医治疗带来了不便。

网络上曾出现一张来自某市三级甲等医院的"天书"病历，面对"龙飞凤舞"的病历，许多人表示希望医院和有关部门引起重视。

【案例】

2009年5月份，某医院内科一名医生，因书写医嘱字迹潦草而引发一起医疗事故。当时，科室住进一名血液病患者，需要输入白细胞血。值班医生下达医嘱后，由护士传递到检验科进行核血处理，工作人员将医嘱上的"白"字认成了"红"字，本该是白细胞血被合成了红细胞血。两天后，细心的患者家属发现不对，询问医生才知道是输错了血。幸运的是，患者并没有出现身体异常。

新《规范》的出台，有力地规范了病历的书写。

（1）从病历整体上要求了规范，如第三条在"客观、真实、准确、及时、完整"的基础上增加了"规范"的书写要求。

（2）在手写病历书写条款上要求规范，如第六条增加了"规范使用医学术语"。同时要求"文字工整，字迹清晰，表述准确，语句通顺，标点正确"。

（3）另立章节规范打印病历，要求打印字迹应清楚易认，这一新兴病历的出现，可以有效避免"天书"病历。

（4）在病历修改条款上作了详细的说明：

①病历错字：病历书写过程中出现错字时，应当用双线画在错字上，保留原记录清楚、可辨，并注明修改时间，由修改人签名。不得采用刮、粘、涂等方法掩盖或去除原来的字迹。

②下级医师书写的病历：强调，上级医务人员有审查下级医务人员书写的病历的责任。

③新规范要求"实习医务人员、试用期医务人员书写的病历，应当经过医院注册的医务人员审阅、修改并签名。进修医务人员由医疗机构根据其胜任本专业工作实际情况认定后书写病历"。这更明确了实习医务人员、试用期医务人员和上级医师的责任及义务，也确实更好地保护了患者利益，保障了医疗的质量和安全。

【案例】

2009 年,北京大学的某教授到北京一医院治疗腰疼,手术后第 7 天,某教授因抢救无效死亡。该教授的丈夫在调查中发现,抢救的经治医生是没有行医资格的医学院的在校学生(后证实为医院实习医生)。其夫人的病历多处被修改,法院判决,医院的诊疗跟某教授的死亡有因果关系。

④打印病历:其修改问题引起多方质疑,认为与电子病历不同,Word 文档、WPS 文档是可以通过后台操作修改文档的生成日期,并可以通过覆盖、删除使修改前的病历不留痕迹。一旦发生医疗纠纷,医院更容易篡改病历,从而使病历失去了作为法律证据的原始价值。然而新版《规范》第三十三条规定"编辑过程中应当按照权限要求进行修改,已完成录入打印并签名的病历不得修改"。

⑤医嘱:新版《规范》强调不得涂改。需要取消时,应当使用红色墨水标注"取消"字样并签名。

第三节　强化法律意识,注重患者安全

1. 强化法律意识,增加了患者知情同意

内容有 3 项:在原有的"手术同意书、特殊检查(特殊治疗)同意书"基础上,追加了"麻醉同意书、输血治疗知情同意书、病危(重)通知书"。规范了知情同意书上的要求。在患者签字方面,强调了授权的重要性。如患者因病无法签字时,"由其近亲属或其关系人签字"改为"由其授权人签字"。新《规范》更重视患方参与医疗决策的权利,在是否同意进行相关治疗上,病人拥有充分的选择权,这是对患者知情同意权充分尊重的表现。

新版《规范》第二十三条将手术同意书内容中的"医师签名"细化为"经治医师和术者签名",这就意味着如果是大牌医师给患者手术,不能将告知义务推给助手完成,必须自己亲自参与。

院方代签知情书:"为抢救患者,在法定代理人或被授权人无法及时签字的情况下,可由医疗机构负责人或者授权的负责人签字。"医院和医生在危急情况下对患者进行抢救,是救死扶伤的天职,在医疗常规以及行政部门的文件上,如果家属不在,对需要抢救的急诊病人,肯定由医疗机构或授权部门对相关文书进行把关,说到底是对手术评估,切实履行把关职责,富有人性化,是尊重患者生命权的有力体现,是新《规范》中又一大亮点。

【案例】

2007 年 11 月 21 日下午 4 点左右,一名 22 岁的孕妇因呼吸道感染生命垂危被其丈夫送进北京某医院。医院决定将身无分文的孕妇免费收入医院治疗,为挽救孕妇及胎儿生命,医生欲为孕妇行剖宫产,其 34 岁的丈夫拒绝在手术同意书上签字。期间,医院上至院长、下至医护人员一直守在病人旁,并且破例在病房临时设立了手术室。为了动员患者的丈夫签字,医院不惜向公安机关救助,加上在场的其他患者和记者苦心相劝,但这位患者的丈夫仍不为所动,并承诺为不签字的后果负责。医院向上级卫生行政部门请示后,得到的答复是"患者或家属不签字,不能手术"。在医院进行了所有的努力后,最终只得选择眼睁睁地看着两条生命渐渐远去。

2. 强调输血的安全

(1)将输血知情同意书单列条款进一步说明,详细地规范了该项同意书的内容,特别是强调了"输血指征",进一步保证了患者的用血安全性。

(2)在手术安全核查记录中强调了用血的安全性,如规范中要求手术医师、麻醉医师和巡回护士三方,"输血的病人还应对血型、用血量进行核对"。保障术中用血的安全性。

(3)在手术清点记录中增加了巡回护士对术中所用"血液"进行记录。

【案例1】

1990年8月,怀宁县石牌镇人何小红在怀宁县人民医院分娩时,因该院的医务人员一时大意,错输了血,造成何小红染上了席汉氏综合征,至今仍未治愈,并导致继发不育。2005年患者把该医院告上了法庭,要求法院依法判决被告赔偿其残疾生活补助费、精神损害抚慰金、后续医疗费等共计270874元。

【案例2】

甘肃省的梁女士因患癌症于2009年12月7日来到西安交大一附院住院治疗。12月30日在进行手术时,医务人员给她输入了200cc血浆。随后患者出现了血尿迹象,经检查发现本来是O型血的梁女士,因为医护人员的疏忽,被错输入了异型AB型血。院方目前已向患者致歉并将给予赔偿。

3. 确保手术及有创操作的安全性

新《规范》不仅规范了原有的手术相关记录,还增加了4项手术相关的记录,即麻醉术前访视记录、手术安全核查记录、手术清点记录、麻醉术后访视记录和有创操作诊疗记录等内容。从术前、术中、术后多方面要求手术医师、麻醉医师和手术护士做到保障患者手术安全。

新版《规范》第二十三、二十四条规定的手术相关两项知情同意书,均需"患者签署意见并签名",即手术和麻醉知情同意书。

新版第二十二条(十一)规定,术前小结内容增加了"并记录手术者术前查看患者相关情况等",这将意味着手术者即主刀医师在手术前一定要亲自对患者进行面对面的接触,这对当前诸多专家术前不看患者而直接上手术台提出了挑战。

新版第二十二条(十六)规定,手术安全核查记录内容中要求手术医师、麻醉医师和巡回护士三方对手术细节等内容进行核查,术中输血的病人还应对血型、用血量进行核对。

新版第二十二条(九)界定了有创操作记录,并规范了其书写内容,要求在操作完成后即刻书写。

新版第二十二条新增了(十三)麻醉术前访视记录,规定:麻醉医师术前要对患者拟施麻醉进行风险评估;(十六)要求其与手术医师和巡回护士三方对患者的手术细节进行核查;(十四)麻醉记录在原有术中对麻醉经过及处理措施进行记录的基础上,增加了"术前特殊情况"、"手术方式和日期"、"麻醉诱导及各项操作开始及结束时间"等内容,细化了"麻醉期间用药及处理"的记录内容,更强调麻醉特殊或情况的记录和处理,保障麻醉过程的安全性;(十九)为新增的麻醉术后访视记录,要求麻醉医师术后要对患者麻醉恢复情况进行访视,强调记录麻醉清醒时间和是否拔除气管插管等情况。

【案例 1】

曾有过这样的报道:山东某医院有两名儿童同时手术,一名是扁桃体手术,一名是心脏手术,因无手术标识,病人送错了手术间,医生给做扁桃体手术的做了心脏手术,给做心脏手术的做了扁桃体手术。

【案例 2】

2009 年 11 月 11 日,某县 84 岁的赵某某不慎摔伤右腿,次日被送进某县中医院。五日后,医院为老人进行了手术。然而,两个多小时的手术后,赵荣彬的双腿却出现了家人意想不到的情景。他骨折的右腿没有任何手术的痕迹,反倒是原本健康的左腿被打上了厚厚的石膏、绷带。家属经与医院交涉后,得到了一个让他们目瞪口呆的答复:医生在手术时弄错了左腿和右腿。

 小 结

1. 新版《病历书写基本规范》的新变化和新要求:

(1)对急门诊病历记录提出新要求。

(2)医嘱不得涂改,病历修改要慎重。

(3)打印病历的内容格式有统一要求。

2. 新规增加的侧重点:

(1)增加了规范性。

(2)病历须由有执业医师证的医生审阅签字,实习医生签字无效。

3. 强化了法律意识,强调了输血安全。

第六章　病历书写与医疗安全

第一节　当前形势下病历的新功能及新作用

病历单纯为医院医教研服务的时代已经结束,特别是最高人民法院《关于民事诉讼证据若干规定》有关医疗侵权损害案件实施医疗机构举证的制度,以及《医疗事故处理条例》等法律、法规重新规制了新的医疗事故处理机制,使传统的沿袭了多年的病历书写要求受到新形势、新情况的冲击和挑战,如何使病历书写适应当前形势的需要,是医务人员面临的新课题。

因此,医务人员必须要重新审视病历的功能、作用和社会价值,树立法律观念,从法律的高度来看待,既要为医学发展、科研提供一手资料,也要将其作为证据来对待。现实中,在处理医疗纠纷时的原始证据作用及在医保医疗付费时的凭据作用日显突出。现在病历的功能在扩展,医院的病历常用于刑事或者民事伤害案件中的证据、商业保险理赔的根据、医保付费凭据、医疗鉴定依据、医疗损害赔偿诉讼医方举证的重要证据等。因此对病历书写质量的要求不再只是医院加强医疗质量进行内部监督管理的需要,更关键的是病历质量将面对的是来自广大患者及社会的挑剔以及法律的约束。

医院在病案管理上要日渐加强病历保管管理,病案室有专人负责、病历由专人传送、阅读病历须请示等有效措施,加强对病历的管理。

与病历相关的诉讼举例如下。

1. 未经患者同意复印病历引发的诉讼

【案例】新疆某医院未经患者同意复印病历案

一牙病患者因牙痛几天,来到离家较近的个体牙医诊所就诊,但未治好。后来该患者来到新疆某三甲医院就诊并治愈。患者因此向法院起诉该牙医诊所,该牙医诊所负责人因认识患者所就诊的三甲医院有关工作人员,就请其帮忙私自给牙医诊所复印了该患者病历。该患者知道后,将该三甲医院一并起诉,最后法院判决该三甲医院某医师及牙医诊所医师侵犯患者隐私权而承担赔偿责任。

在这个案例中,因该三甲医院工作人员违反法律法规,未经患者本人或其代理人同意,私自给他人复印患者病历,虽无医疗过错,但是侵犯了患者的隐私权,也承担了侵权责任。

2. 因病历书写不清楚引发的诉讼

【案例】南京某患者要求医师重新书写病历案

某退休工人因头晕就诊于某大医院,由于医师没有认真问诊、检查,即开具CT检查和大处方,并且门诊病历记载十分潦草。患者吃药后未见好转。后患者来医院投诉,要求医院重新履行医疗行为,重新写病历,返还多收医疗费。

在这个案例中,虽然该患者头晕用药并无不妥,但是由于医生对于门诊病历记载不认真,且开具了大处方,违反了卫生部《处方管理条例》,属于医疗行为不当,所以医院最后要求该医生重新写病历,并返还了多收的医疗费。

3.因病历丢失引发的民事诉讼

【案例1】

某医院不慎将多次来该院就诊的患者郑女士的病历丢失,恰巧郑女士办理病退需要拿该病历到有关鉴定中心做病退鉴定,病历丢失使得鉴定无法顺利进行。郑女士认为由于医院将自己的病历丢失,导致自己不能如期正式退休,在工资差额、医保个人账户、医药费等报销上损失很大,遂起诉至法院要求医院赔偿各项经济损失5万余元及精神损失费2千元。最终法院判决医院赔偿相关损失共计3千元。

【案例2】

2002年5月,北京某区居民姜某到其公费合同医院就诊,但是在其挂号后却拿不到病历。为了让姜某及时就诊,医院为其提供了新的病历续页作为就诊记录。姜某再次就诊时院方为其重新建立了病历,并告知其旧病历仍未找到。2002年10月,姜某向人民法院提起诉讼,主张医院侵犯自己的财产权和人身权,要求医院对于丢失病历的行为赔礼道歉、赔偿精神损失费5千元。

以上两个案例中,医院对患者的病历负有保管的义务,而当医院未能履行好此项义务时,就违反了《病历管理条例》的有关规定,从而使得患者诉讼胜诉。

第二节　病历管理中的几个重要法律制度

1. 医疗机构书写病历和保管病历的义务

当患者来到医院就诊及治疗的时候,即与医院建立了医疗服务关系,相当于双方之间成立了医疗服务合同。而其中医疗机构书写和保管病历就是该项合同的随附义务。医疗机构必须履行。

医疗机构书写病历时,应严格按照卫生部《病历书写基本规范》的要求来进行书写。医疗机构对于病历的保管,要遵照卫生部《医疗机构病历管理规定》妥善保管病历,一般来讲门诊病历保管15年,但是对于很多未进行门诊电子病历试点的医院来说,病历往往是交给患者,所以当门诊病历交予患者后,医院也无法保存门诊病历。住院病历保管30年,此项工作一般是由医院的病案部门进行保存。

2. 适时记录与抢救补记制度

1)适时记录

医疗机构应当按照卫生部《病历书写基本规范》规定的要求完成病历文件的书写。

2)抢救记录的补记要及时

对于抢救病人,不能马上书写病历的,也要在抢救完毕后6小时内据实补记。

3. 病历复印制度

1）病历复印制度的意义

病历复印制度的存在，首先保障了患方的知情权；其次，它也可以缓解医疗侵权案件的举证责任；再次，在国际上，各国对病历的复印都有其相关的制度存在。

2）病历复印的内容

根据《医疗事故处理条例》第十条规定：患者有权复印或者复制其门诊病历、住院志、体温单、医嘱单、化验单（检验报告）、医学影像检查资料、特殊检查同意书、手术同意书、手术及麻醉记录单、病理资料、护理记录以及国务院卫生行政部门规定的其他病历资料。患者依照前款规定要求复印或者复制病历资料的，医疗机构应当提供复印或者复制服务并在复印或者复制的病历资料上加盖证明印记。复印或者复制病历资料时，应当有患者在场。

根据《医疗机构病历管理规定》第十五条规定：医疗机构可以为申请人复印或者复制的病历资料包括：门（急）诊病历和住院病历中的住院志（即入院记录）、体温单、医嘱单、化验单（检验报告）、医学影像检查资料、特殊检查（治疗）同意书、手术同意书、手术及麻醉记录单、病理报告、护理记录、出院记录。

3）病历复印的权利人

根据《医疗机构病历管理规定》第十二条规定，医疗机构应当受理下列人员和机构复印或者复制病历资料的申请：①患者本人或其代理人；②死亡患者近亲属或其代理人；③保险机构。

4）病历复印须提交的材料

病历复印者须提交有关材料。根据《医疗机构病历管理规定》第十三条规定：医疗机构应当由负责医疗服务质量监控的部门或者专（兼）职人员负责受理复印或者复制病历资料的申请。受理申请时，应当要求申请人按照下列要求提供有关证明材料：

（1）申请人为患者本人的，应当提供其有效身份证明；

（2）申请人为患者代理人的，应当提供患者及其代理人的有效身份证明、申请人与患者代理关系的法定证明材料；

（3）申请人为死亡患者近亲属的，应当提供患者死亡证明及其近亲属的有效身份证明、申请人是死亡患者近亲属的法定证明材料；

（4）申请人为死亡患者近亲属代理人的，应当提供患者死亡证明、死亡患者近亲属及其代理人的有效身份证明，死亡患者与其近亲属关系的法定证明材料，申请人与死亡患者近亲属代理关系的法定证明材料；

（5）申请人为保险机构的，应当提供保险合同复印件，承办人员的有效身份证明，患者本人或者其代理人同意的法定证明材料；患者死亡的，应当提供保险合同复印件，承办人员的有效身份证明，死亡患者近亲属或者其代理人同意的法定证明材料。合同或者法律另有规定的除外。

同时根据《医疗机构病历管理规定》第十四条规定：公安、司法机关因办理案件，需要查阅、复印或者复制病历资料的，医疗机构应当在公安、司法机关出具采集证据的法定证明及执行公务人员的有效身份证明后予以协助。

4. 病历查看、使用制度

根据《医疗机构病历管理规定》第六条规定：除涉及对患者实施医疗活动的医务人员及医疗服务质量监控人员外，其他任何机构和个人不得擅自查阅该患者的病历。因科研、教学需要查阅病历的，需经患者就诊的医疗机构有关部门同意后查阅。阅后应当立即归还。不得泄露患者隐私。

5. 病历封存制度

根据《医疗事故处理条例》第十六条规定：发生医疗事故争议时，死亡病例讨论记录、疑难病例讨论记录、上级医师查房记录、会诊意见、病程记录应当在医患双方在场的情况下封存和启封。封存的病历资料可以是复印件，由医疗机构保管。

根据《医疗机构病历管理规定》第十九条规定：发生医疗事故争议时，医疗机构负责医疗服务质量监控的部门或者专（兼）职人员应当在患者或者其代理人在场的情况下封存死亡病例讨论记录、疑难病例讨论记录、上级医师查房记录、会诊意见、病程记录等。封存的病历由医疗机构负责医疗服务质量监控的部门或者专（兼）职人员保管。封存的病历可以是复印件。

但是在实际处理病历封存过程中，应注意处理几个问题：

(1)封存病历前，应当复印2份，尽可能封存复印件，这样也可给医院的医疗事故鉴定委员会留下资料，医院内部可以先进行判定是否属于医疗事故；

(2)约定封存的期限，1年为限；院方最好能与患方约定病历封存期限，一般以一年为宜。对于双方约定了封存期限的，逾期患方不到场视为放弃共同启封的权利，院方有权自行启封。但是逾期启封病历应有见证人并制作封存笔录；

(3)对于来不及补记的抢救记录，应当予以书面说明；

(4)对于有关文件未经上级医师审阅的情况下，也要予以书面说明；

(5)封存时，要患方和医方双方人员在场人签字封存。

第三节　病历在医疗事故技术鉴定中的作用

1. 医疗事故技术鉴定的本质

医疗事故鉴定的本质是鉴定人运用自己的知识和经验对既往发生事件的分析和判断。鉴定是鉴定人对法律事实的分析和判断。因此，鉴定结论取决于鉴定人的知识、经验和水平以及用于证明法律事实的证据——送鉴材料。

2. 医疗事故技术鉴定的主要依据

医疗事故技术鉴定、司法鉴定，都以病历作为鉴定的主要依据。所以说鉴定的实质是鉴定专家对病历资料的主观分析。因此，从某种程度说，鉴定结论是临床医务人员自己做出的，自己的病历书写情况将决定鉴定结论对自己是否有利。

【案例 1】 某医院收治骨折病人发生猝死案例

患者胫腓骨骨折就诊某三甲医院·,等待手术的过程中死亡。鉴定认为医院存在 3 项过失：①心电图提示 T 波异常；②抢救中多巴胺用法不当；③抢救中心脏除颤器用法不当。最后鉴定结论为：一级甲等医疗事故，次要责任。

【案例 2】 某支气管错构瘤患者手术后成植物人的案例

某患者因支气管错构瘤来某医院做手术，但因肿瘤位置特殊，手术难度大，手术后患者成为了植物人。但是医院的手术记录直接记载了术者操作失误，最后鉴定结论为：一级乙等事故，主要责任。

3. 医疗事故鉴定与病历的关系

(1)医疗事故鉴定的概念，是指由医学会组织有关临床医学专家和法医学专家组成的专家组，运用医学、法医学等科学知识和技术，对涉及医疗事故行政处理的有关专门性问题进行检验、鉴别和判断并提供鉴定结论的活动。

(2)医疗事故技术鉴定的依据，医疗事故鉴定主要依据以下几个方面进行鉴定：①医患双方陈述；②证人证言；③其他证据；④病历材料。但是在鉴定会上，经常的情况是，医患双方的陈述及各自提供的证据矛盾重重。最终，双方一般会妥协以病历为准鉴定。

第四节 诉讼中涉及病历的几个具体问题

1. 医疗机构如何实施"举证倒置"

(1)医疗机构要提供病历和相关医疗材料，特别注意其他医疗材料，如检查、护理记录等。一定要提供详细记录。

(2)医疗机构应提供相关法规、文献资料。对于相关治疗的说明，如果有相关文献进行印证，医疗机构应当提供有关文件资料，但主要提供的文献资料一定要具有权威性。

(3)医疗机构应该撰写一份论证有关问题的综合报告。医疗机构对于相关案件要提供一份简明扼要，提纲挈领，有层次标题的综合报告。

2. 法官判决案件的 3 种思维模式

(1)待证事实为真，法官依据实体法进行判决。即法官根据事实证据，能明显判定一方所证实的事实是真实的，就根据实体法判决一方胜诉。

(2)待证事实为假，法官依据实体法进行判决。即法官根据事实证据，能明显判定一方所证实的事实是虚假的，就根据实体法判决一方败诉。

(3)待证事实真伪不明，法官依据程序法，即举证责任的分担情况进行判决。即法官根据事实证据，并不能判断事实之真相，就根据举证责任的划分进行判决。

3. 举证不能与败诉

医疗机构举证不能的几种情况。

在以下几种情况下,医疗机构应无法举证,从而有可能被判为败诉。①病历丢失;②病历被证明为伪造;③病历内容有缺陷;④医疗行为本身有问题。

一般来说,患方获得胜诉最稳妥的办法就是让医疗机构举证时出现上面的第①、②种情况。但是,举证不能并不一定败诉。

4. 医疗机构可能具有的证据

(1)病历;

(2)检查资料;

(3)剩余药品及其包装;

(4)输液、注射等器具;

(5)医师的陈述;

(6)证人证言;

(7)录像资料。

5. 病历的证据价值

(1)根据民事诉讼法的有关规定,对于民事诉讼中证据的要求,书证的证明力一般大于其他物证,而病历就是属于书证。

(2)病历是医护人员依医疗职务行为形成的特殊文件。根据最高人民法院《关于民事诉讼证据的若干规定》第77条第1项:国家机关、社会团体依职权制作的公文书证的证明力一般大于其他书证。

(3)病历真伪判断。根据最高人民法院《关于民事诉讼证据的若干规定》第70条:一方当事人提出的下列证据,对方当事人提出异议但没有足够可以反驳的相反证据,法院应当确认其证明力:书证原件及核对无误的复制件。

病历书写有关纠纷案例解析与防范要点举例如下。

【案例1】　因是熟人,拒绝及时手术签字,产生纠纷后口说无凭导致赔偿

1)案例经过

原告王某是一名10岁的残疾儿童,状告他出生时的医院。原告诉状中称,其母亲在1991年9月1日由于腹痛一天而住进被告医院,此时已怀孕42周,经医生检查原告应于当晚11时左右出生。然而直到第二天12时他才出生。于是他状告的内容是:院医务人员在接生过程中严重失职,没有及时采取有效的措施,让他按时出生,以致延期出生新生儿窒息、新生儿颅内出血,导致他残疾。出院后原告监护人多次要求被告赔偿损失均遭到拒绝。

被告医院认为原告所述不符合事实。当得知孕妇已妊娠近42周时,医院即建议她接受剖宫产,但孕妇及家属不同意。第二天人工破膜发现羊水已达Ⅲ度污染时,医生又嘱其接受剖宫产以尽快结束分娩,孕妇及其家属也予以拒绝,在胎儿出现宫内窘迫、持续性枕横位时,医院为原告母亲行会阴侧切并使用吸引器而娩出原告。医院为原告母亲接生时均按妇产科正常规范要求接生,并无过错。

医疗事故技术鉴定委员会认为,若能认定在破膜时羊水出现Ⅲ度浑浊,医院已建议其家属产妇行剖宫产,而在家属不同意的情况下,医院以后的措施是适当的。但医院的病历上没有记载告知家属宜行剖宫术,也无家属签字。经了解得知,医务人员顾某是孕妇的朋友,分娩时一直在场,家属拒绝剖宫产时就未能坚持要家属签字。

2002 年 10 月 25 日,在法院的主持下医院无证据导致败诉,由被告方医院一次性给付原告66000 元的赔偿。

2)防范要点

(1)医疗行为的实施者负有两项基本义务:一是详细告知患者手术及特殊治疗的风险,并征得患者对该治疗手段的同意,要以文字为凭。二是进行适当、合理的治疗。

(2)医务人员在履行医院的各种义务时,一定要按规范程序办理。特别是对待亲戚和朋友,更要以真诚的态度认真履行医院的各种义务和有关程序。这样做既是对亲朋负责,也是对自己和医院负责。

【案例 2】 病历记录与事实不符引发的纠纷

1)案例经过

刘某,女,60 岁,2002 年 7 月 5 日凌晨 5 时左右,被人用刀刺伤胸部及背部,急送某医院就诊。病历记录(5:30am):伤者出血较多,有休克表现,意识不清。查体血压测不清,神志不清,呼之不应,呼吸不稳,双瞳等大等圆,无对光反射,口唇及面色苍白;右胸 6～7 肋及右后背部胸11 肋处各有一刺创口,深达胸腹部;腹软,下腹部略膨胀;心率 130 次/分,心音低钝,四肢末梢温度较低。初步诊断:胸腹联合伤、失血性休克。给予查血常规及血型、交叉配血、心电监护、吸氧等处理,并请外科会诊,于 5:40am 建立静脉通道两条。但因伤势严重,当日 7:25am 经抢救无效死亡。经所在市公安局尸检,结论为:刘某系被他人用锐器刺伤肝脏、右肾、右肾静脉大失血死亡。但因医方的病历书写与实际情况有所出入,家属遂对医方的救治处理产生疑问,由此引发医疗纠纷。

2)分析

经法医鉴定,刘某死于外伤造成的大出血,死因明确。医院在抢救过程中并无不当之处,应与刘某死亡无关。但首次鉴定后,家属认为送检材料虚假,继而要求补充或重新鉴定,其申请书称,医方提供的病历资料存在以下失实之处:

(1)就诊时间应当是 2002 年 7 月 5 日 5:10am,病历错误地记载为 5:30am,从伤者受伤到就诊的时间是 10 分钟左右,而不是病历所述的半小时。

(2)伤者就诊时呼之能应,手脚能动,但病历却记载为呼之不应,瞳孔等大等圆,无对光反射,而且整个救治过程没有使用手电筒,如何检查瞳孔的对光反射。

(3)整个救治过程中,有人证明只在伤者的左手建立了一条静脉通道进行输液,尸检报告也已经证实,然而,5:40am 的病历却记载建立了两条静脉通道。

病历书写太晚(伤者死亡 6 小时以后),医生靠回忆判断书写病历,有医方单方面编造嫌疑,从而引发医疗纠纷。

3)防范要点

(1)抢救急危患者时,病历应在抢救结束后 6 小时以内据实补记,并加以注明。

(2)对于危重病例,医务人员更应客观、真实、准确、及时、完整地书写病历,记不清的要问当事人并确认。

（3）切忌涂改、伪造、隐匿、销毁或者抢夺病历。

（4）病历的失实或者修改不会使病历完整，不会达到隐藏缺陷的目的，反而会使病历出现更多的纰漏，更易引发医疗纠纷。

（5）在医疗纠纷诉讼中，假病历使医疗机构处于被动地位，败诉，承担原本无需承担的责任。

【案例3】　病历未详细记录引发的医患纠纷

1）案例经过

武汉的一家医院将一患者诊断为双乳"乳腺增生"，并行了包块切除手术。术后1个月，患者因感觉手术部位仍有包块而再次到该院就诊，并接受了穿刺检查，医院给出的结论是"未见异常细胞成分"。患者不放心，到同济医院就诊，诊断为"乳腺癌"，患者一气之下将手术医院告上法庭。主刀医生在法庭调查中辩解，称当时手术一完成，他将切除的包块交给了患者，并开出检查通知单，嘱咐其去做病理切片。但患方则称，当时医生只让她把包块交给家属看一下，并未要求她去做病理切片检查。法庭要求医院根据"举证责任倒置"的规则承担举证责任，但院方提供的病历中并没有记载要求患者做病理切片的相关内容，医院在举证期限内也未能提供其他证据材料。因此，法院认定医生在诊疗过程中存在未做病理切片检查的过失，且此过失导致误诊，扩大了患者损害后果的可能，判决院方败诉。

2）分析

这个案例告诉医务人员，在诊疗活动中不能重治疗轻病历，不能光做不记或光说不记，不能因工作忙而忽视病历的记载与书写，因为一旦出现医疗纠纷，法官不仅仅要听你怎么说，更重要的是看你在病历上有没有记，如何记的。因此，医务人员应当有举证责任意识，应当认识到自己在诊疗活动中天天接触、司空见惯的病历绝不仅仅是记载病人病情和医务人员诊疗护理活动的医疗文书，而是很有可能成为日后出现医疗纠纷时的法律文书，成为决定自己在医疗官司中最终命运的重要证据。

3）防范要点

在医患纠纷当中，医院通常要承担举证责任。病历是最重要的证据记录。

（1）病历记载要全面，防止漏记；特别是关键环节，不能光做不记或光说不记。

（2）该由患者签字的地方绝不能省略。

（3）病历记载内容应一致，避免前后矛盾。

✎　小　结

1.病历的新功能表现：

（1）病历常用于刑事或者民事伤害案件中的证据。

（2）用于商业保险理赔的根据。

2.病历管理中重要的法律制度：

（1）病历的书写、抢救补记、病历封存，均有制度。

（2）病历查看、复印、使用，经医疗机构有关部门同意方可进行，不得泄露患者隐私。

3.病历在医疗事故技术鉴定中起重要作用,专家对病历分析就病历书写科学、真实、准确决定了病历的质量和真实。

4.病历在医疗事故技术鉴定中起重要作用,专家对病历分析就病历书写科学、真实、准确决定了病历的质量和真实。

5.在医疗纠纷或诉讼中,医疗机构可具有的证据可以有很多,而病历是首要证据,病历丢失、病历伪造、病历内容有缺陷,均可能败诉。

第七章 采集病史的基本原则与技巧

第一节 问诊的基本原则

采集病史是医师诊治患者的第一步,是医患沟通、建立良好医患关系的最重要的时机。病史的材料采集要通过多渠道才能获得,最主要的渠道是问诊。问诊的方法技巧与获取病史资料的数量和质量有密切关系,可以说问诊是病史采集材料获得的主渠道。问诊是指通过对患者本人或熟悉病情的患者父母、子女等系统询问而获得的病史资料的过程。其次还有视诊、触诊、叩诊、听诊、嗅诊等体格检查方法。本节重点讲述问诊。正确的问诊方法和良好的问诊技巧,能使患者建立对医师的信任感。问诊医师对患者要亲切、同情和耐心,做到"问者不觉烦,病人不觉厌"。其关键是语言恰当,避免使用医学术语,注意肢体语言,表现出对患者的尊重和负责。

问诊须追溯首发症状开始的确切时间,直至目前的演变过程。如有几个症状同时出现,必须确定其先后顺序。虽然收集资料时,不必严格按照症状出现先后提问,但所获得的资料应逐一按时间顺序记录于主诉和现病史中。对有关的既往史如心血管疾病、颅脑外伤、寄生虫病、感染发热或类似发作史等,也应加以了解。有的疾病如癫痫、偏头痛、肌病等,还需了解其家族史。儿科患者尚应了解围产期情况和生长发育情况。患者所带其他单位的医疗材料,如病因、诊断证明和检验报告等均应仔细参考。

1. 问诊要营造一个宽松和谐的环境

医患之间,医生是主动方,过去称"求医",现在叫"就诊",这说明患者是带着希望和期待来求助医生的。患者就诊前常有紧张、忧虑、惧怕等不良情绪,医生应主动营造宽松和谐的环境以解除患者的不安心情,一般从礼节性交谈开始,佩戴胸牌是很好的自我介绍方式,同时注意保护患者隐私,避免当着陌生人开始问诊。如果患者要求家属在场,医生可以同意。有关病人的隐私应为其保守秘密,这是医生的职业道德。

2. 问诊采写的四个基本原则

1)对主诉的主要症状表述必须明确无误

主诉为患者感受最主要的痛苦或最明显的症状或(和)体征,也就是本次就诊最主要的原因及其持续时间。确切的主诉可初步反映病情轻重与缓急,提供对某系统疾患的诊断线索。如病人叙述的"头晕",要弄清究竟是有旋转感或视物晃动感的"眩晕",还是仅有头脑昏沉的"头昏"?还是贫血引起的"头晕";又如对所谓的"昏迷",要弄清究系意识丧失,还是意识朦胧,或仅系无力不语卧床不起？对"肢体瘫痪"，要弄清是因肢体疼痛或关节强直致使肢体活动受限，还是确系肢体无力引起的瘫痪等。否则从主诉一开始就可能使诊断陷入歧途。

2)对主要症状的特点表述不能模棱两可

主要症状出现的部位、性质、持续时间和程度，缓解或加剧的因素，了解这些特点对判断疾病所在的系统或器官以及病变的部位、范围和性质很有帮助。如上腹部疼痛多为胃、十二指肠或胰腺的疾病；右下腹急性腹痛则多为阑尾炎症，若为妇女还应考虑到卵巢或输卵管疾病；全腹痛则应提示病变广泛或腹膜受累。

例如对"抽搐"必须要进一步明确肢体抽搐的形式，确切的抽搐时间，意识是否确实丧失，发作时有无自伤、小便失禁或哭泣、呼号等。这些资料的遗漏或欠确实，常易造成误诊。例如，将癫痫大发作以后的昏睡时间和抽搐时间混为一谈，或将清醒过程中的躁动表现误为功能性表现，势必将癫痫误诊为癔症。

3)对主要症状的起病及进展情况要基本清楚

此点将有助于明确疾病的性质亦即"定性诊断"。例如急剧发病的脑部病变多系颅脑或蛛网膜下腔出血、脑梗死、脑卒中、急性炎症及颅脑外伤等，反之缓慢起病逐渐进展应考虑到颅内占位性病变和变性疾病等。对症状的进展情况特别是缓慢起病者，应着重了解病情是持续进展，还是有完全或不完全的缓解？如有缓解复发，诱因是什么？某些神经系统疾病如多发性硬化、蛛网膜炎、早期颅内占位性病变等常有不同程度的复发缓解表现。此外，还应注意，在某些急剧起病的病例中，病前一段时间可能已有一些未引起病人注意的症状，了解这些对协助判断病情也有很大帮助。例如，脑卒中之前，往往已有一段时期的头痛。脑血栓形成之前已有多次短暂性缺血发作所致的眩晕或肢体麻木无力，脊髓肿瘤突发截瘫前已有长期的腰背痛等。

4)对与主诉或主要症状相伴随的某些症状应有所了解

在主要症状的基础上又同时出现一系列的其他症状。这些伴随症状常常是鉴别诊断的依据，或提示出现了并发症。如发热病人的问诊要点，要注意起病的诱因、缓急，热度的高低，有无畏寒或盗汗，是否伴有咳嗽、咳痰、咯血、胸痛；腹痛、恶心、呕吐、腹泻；尿频、尿急尿痛；皮疹、出血、头痛、肌肉关节痛、昏迷等。是否有体重改变，传染病接触史，疫水接触史、手术史、流产史、服药史、职业特点等。这些将有助于诊断和鉴别诊断。如头痛伴有发热者多提示为脑膜炎或全身性感染或癌肿等病变引起，伴有呕吐者应考虑脑膜脑炎、颅内占位性病变、颅脑外伤、脑及蛛网膜下腔出血、高血压性脑病、偏头痛、低颅压综合征、青光眼等。

3.几种不同类型的提问

(1)一般性提问，亦称开放式提问，常用于问诊开始，如：你哪里不舒服？

(2)重点追问重要的细节问题。①直接提问，用于收集一些特定的细节，如：何时开始腹痛？几岁做了阑尾炎手术？②对需鉴别的症状，可采取直接选择提问，如：你的疼痛是锐痛还是钝痛？③避免诱导性提问或暗示性提问，可以辅以必要的提示，如：你的疼痛放射至别的部位吗？不宜问：你的疼痛放射至左肩，对吗？④避免责难性提问，如：你怎么痛了这么久才来医院？⑤尽量少采用连续提问，以免患者回答问题混淆不清，如：腹痛后发热吗？有恶心呕吐吗？怎样缓解的？有没有规律？⑥为核实资料，必要时可重复提问，如：你告诉我，你吃药后腹痛缓解，能详细讲述药物名称、剂量和次数吗？

4. 问诊中的常见问题

(1)患者陈述病史的过程中存在的常见问题

①叙述重点主次不分。对某些症状的认识不足以及过于紧张等原因,对一些重要情节常有遗漏。例如说腹痛时,能陈述疼痛部位,描述疼痛程度对自己工作、生活、睡眠的影响,却不会叙述腹痛的性质、规律、缓解因素等,更不能说出可能的并发症状。

②有时因痛苦较大或病情危重,难以完整叙述整个病情过程。

③由于患病时间长,患者记忆不清一些重要细节等。

④由于患者医学知识的缺乏,以及不同文化程度对语言理解存在较大差异,患者对医师提问的理解可发生偏差。

(2)针对以上问题,医师可采取如下对策

①问诊语言简明扼要,重点问题反复核实,但应说明,如"你已告诉我左下腹痛,这是很重要的资料,请再讲一下腹痛的规律,好吗?"

②询问病史的每一部分结束时进行归纳小结。这样可达到以下目的:唤起医生自己的记忆和理顺思路,以免忘记要问的问题;让病人知道医生如何理解他的病史;提供机会核实病人所述病情。

对现病史进行小结常常显得特别重要,小结家族史时,只需要简短的概括,特别是阴性或不复杂的阳性家族史。小结系统回顾时,最好只小结阳性发现。

③在选择问诊的用语时避免使用医学术语。与患者交谈必须用常见、易懂的词语代替难懂的医学术语。也不要因为患者有时使用了几个医学术语,就误认为其有较高医学知识水平,其实可能只是患者望文生义。对病人的俗语、方言要细心领会其含义,但记录时须应用医学术语。

④必要时请合适的家属代述病情。

总之,在问诊中遇到问题,医生要有爱心、细心和耐心。

5. 各系统问诊提要

临床上各系统疾病除共同症状外,还有其特殊症状,问诊时应根据病人情况参考下列提要,进行全面系统、重点突出地询问。

(1)发热程度:是低热、中等热度、高热;骤起或缓起;有无恶寒或战栗,有无出汗或盗汗;退热方式为骤退还是渐退,是持续或发作及其时间。

(2)急性传染病:流行病学及传染途径,初发病的日期和主要症状,如发冷、发热、寒战、呕吐、严重的头痛以及腰背和四肢痛等。

(3)呼吸系统咳嗽的性质、发生与加剧的时间,与气候的变化及体位改变的关系;咳嗽与咳痰持续的时间,痰液的性状、量、黏稠度、颜色及气味等。咯血的量及颜色;呼吸困难的性质、程度及出现时间;胸痛的部位;性质及其与呼吸、咳嗽、体位的关系;有无其他伴随症状,如恶心、发热、食欲不振及体重减轻等,并了解其职业史、吸烟史、结核病接触史等。

(4)循环系统心悸及其发生的诱因、时间、心前区疼痛的性质、程度、出现与持续时间及放射部位,引起疼痛发作的诱因及缓解方法;咳嗽、咯血及呼吸困难的诱因、发作时间;水肿及尿量（包括夜尿量）改变；有无腹胀、肝区疼痛、消化不良、头晕、晕厥等。是否用过洋地黄、利尿剂等，有无风湿热、高血压、动脉硬化等病史。

（5）消化系统平时饮食的质量和习惯，有无暴饮暴食，食量多少，有无冷热不均，有无食欲改变、嗳气、反酸、恶心、呕吐、腹泻、腹胀等，吞咽困难出，现的急缓、程度、持续时间及进展情况与食物性质（流汁、半流汁或普通饮食）及精神因素的关系，呕吐发生的诱因、时间，呕吐物的性质、量、颜色及气味、呕血的量及颜色；腹痛发生的时间、部位、性质及缓解方式，有无规律性与季节性，腹痛与饮食、气候变化及精神因素的关系；大便次数，粪便性状、颜色嗅味，有无里急后重；腹部包块的部位、形状、大小、压痛、生长速度等，黄疸出现的时间、起病急缓及其与腹痛的关系；体力与体重的变化；食物中毒及接触毒物史；饮酒嗜好及量等。

（6）泌尿生殖系统有无排尿困难、尿痛、尿频、尿急、尿量（特别是夜尿量）、颜色及透明度，有无酱油色及洗肉水样尿，有无尿潴留或尿失禁；水肿出现时间、部位及性质；腰部或下腹部疼痛的性质、程度及放射部位；有无咽炎、高血压病史等；第二性征有性生活生育能力、计划生育情况等。

（7）造血系统有无疲乏无力、头晕、眼花、耳鸣、记忆力减退等，皮肤黏膜有无苍白、黄疸、出血点。瘀斑、肝、脾、淋巴结肿大情况及骨骼疼痛；化学药物及放射性物质接触史、家族成员的出血倾向史。

（8）代谢与内分泌系统有无畏寒、怕热、多汗、头痛、乏力、视力障碍、心悸、食欲异常、烦渴、多尿、水肿等；肌肉震颤及痉挛；性格、智力、性器官发育及其他第二性征、性功能改变等；骨骼、甲状腺、体重、皮肤、毛发改变等；有无结核病、手术、产后出血及高血压等病史。

（9）神经系统头痛的部位、时间及性质；有无喷射性呕吐、失眠、嗜睡、记忆力改变、意识障碍、昏厥、痉挛、瘫痪、视力障碍、感觉及运动异常、有无躁狂、抑郁、幻觉（幻听、幻视、幻想）、自杀念头及定向障碍。

（10）关节骨骼系统四肢及关节有无肿痛，运动障碍、形态异常，有无瘫痪、外伤、骨折及关节脱位；脊柱有无形态异常、疼痛、活动受限；有无经常咽痛、发热，长期受潮湿等，曾否在大骨节病等地区居住及其时间，营养状态，是否缺乏维生素 D 及钙质等。

6. 系统回顾的问诊特点

系统回顾由很长的一系列直接提问组成，用以作为最后一遍收集病史资料，避免问诊过程中患者或医生所忽略或遗漏的内容，它可以帮助医生在短时间内扼要地了解患者除现在所患疾病以外的其他各系统是否发生目前尚存在或已痊愈的疾病以及这些疾病与本次疾病之间是否存在因果关系，主要情况应分别记录在现病史和既往史当中。系统回顾涉及的临床疾病很多，医生必须对各系统可能出现的症状和体征的病理生理意义有清晰理解，实际应用时可在每个系统询问 2～4 个症状，如有阳性结果，再全面深入地询问该系统的症状，如为阴性，则过渡到下个系统；在针对具体病人时，可根据实际情况变通调整。

7. 家族史的问诊特点

询问家族史时应注意双亲、兄弟、姐妹及子女等的健康与患病情况，特别注意亲属有无遗传性或传染性疾病。对已亡故的直系亲属，应问明死亡原因与年龄。若在几个家庭成员或几代人皆有相同的疾病发生,可绘出家系图显示详细情况。

遗传病是指近亲代的致病基因传给子代。致病基因导致子代出现形态、构造、生理功能以及生化过程异常的疾病。有人认为遗传病应是出生就发病,或者片面地称为先天性疾病,而事实上并非如此。遗传病有一部分确实是在出生时即表现出异常,如耳聋、多指等,但也有相当一部分遗传病出生时并没有表现异常,随着年龄增长才出现异常表现,如血友病、进行性肌营养不良等,都是在出生后几个月、几岁、十几岁时才发病。遗传性小脑运动失调症可到三十岁时才发病,遗传性疾病并非生后都出现临床症状,也可以晚期发病,而有些疾病则在出生后即有临床症状,但并不是遗传病。

先天性疾病是指胎儿在母体内已形成的疾病,出生时就有。先天性疾病可以是遗传病,也可以不是遗传病。若胎儿在母体内形成疾病时,有遗传因素参与,那么,这种疾病就是遗传病;如果是母体在妊娠期间因外界环境因素影响而使胎儿患病,胎儿患的病属于先天性疾病而不是遗传病,因它不遗传给后代。如母亲在妊娠期被病毒感染,胎儿会患先天性心脏病、先天性白内障等。

家族性疾病。遗传病具有家族性,但一些具有家族性的疾病并不都是遗传病,基因的传递是遗传病的发病基础。由于同一家族由数人组成,因其血源同源于一前人,就可能共同具有某一致病基因。故其疾病的发生就可能具有家族性。但在同一家族中的不同成员,因其生活在同一个生活环境和条件中,可使这一家族中的不同成员发生相同疾病,也可表现出发病的家族性,但不是遗传病,如夜盲症发病常常是具有家族性,但不是遗传病,而是由于这一家族的饮食条件造成维生素 A 缺乏而引起的。

正确理解遗传病、先天性疾病以及家族性疾病的相关概念及其相互之间的关系是掌握好家族史问诊所必需的。

8. 代述问诊的要求

患者作为疾病的直接承受者,对疾病有深切的感受,询问病史时应尽量询问患者本人,以便掌握疾病真实发生、演变过程。但当患者因疾病或其他原因不能客观、准确地陈述病史时,家属代述或补充陈述病史就尤为重要。具体要求如下:

(1)代述问诊应在详细体格检查的基础上进行提问。

(2)代述问诊应在充分了解病史提供者与患者之间关系及对疾病发生过程的了解程度的前提下提问。

(3)问诊务求内容真实,不可诱导,综合分析。

第二节　重点问诊的方法

一旦明确现病史的主要问题,指向了某个或某些器官系统,医生经过临床思维的加工就会形成诊断假设,就应重点对该系统进行全面问诊,常常采用直接提问的方式收集有关本系统中疑有异常的更进一步的资料,对阳性的回答就应继续询问,而阴性症状也应记录下来。阴性症状是指缺少能提示该器官系统受累的症状或其他病史资料。阳性回答应分类并按恰当的发生时间顺序记录,阴性的回答也应加以分类并记录。这对明确诊断或作进一步的鉴别诊断很有意义。较好的完成重点的病史采集后,医生就有条件选择重点的体格检查内容和项目,体格检查的结果将支持、修正或否定病史中建立的诊断假设。

第三节　特殊问诊技巧

(1)有心理疾患的病人,这些患者忧伤、抑郁、愤怒、唠叨时,医生应理解、安抚、鼓励、适当等待或巧妙打断,在排除器质性病变后,考虑精神因素引起的可建议做精神检查。

(2)存在多种症状并存时的病人,医生必须在大量症状中抓住关键,把握实质,找出本次就诊的主要疾病。例如一位老人同时患者高血压、糖尿病、支气管哮喘、前列腺炎、胃炎、有头痛、牙疾,他就诊的原因是头痛,在啰嗦叙述中找到主症。

(3)患者文化程度低下和语言障碍的病人,应尽量语言通俗易懂,减慢提问速度,注意必要的重复及核实。

(4)对医生不信任的病人,不必强行纠正,若观察到说谎可能时,待患者情绪稳定后再询问病史资料。若患者装病或骗保险金而说谎,则另行处理。

(5)危重症病人、残疾病人、老年病人、儿童、精神疾病患者,可能均由家属代述。

(6)以上各类病人问诊时要因人、因环境而异做好问诊,都应有家属陪同,尤其是后5种病人。

第四节　病历书写的基本规则和要求

面临大量的临床资料,如何去粗取精、去伪存真地分析和思考问题,是每位临床医师所必须应对的严峻挑战。症状、体征、化验和辅助检查的结果是一个不可分割的整体,不能只见树木不见森林,抓其一点不及其余,或只见现状不顾历史地分析和判断问题。否则,十有八九会发生错误。临床医师之所以要以临床为主,主要在于他面临的是病人、环境、社会相互作用和动态变化的有机整体。如仅依据某种局部征象或某一检验或辅助检查的结果贸然作出诊断,往往就会顾此失彼,造成抓不住主要矛盾的局面。

临床医师要书写出一份合格的病历,必须要在充分询问病史基础上,结合自身的专业知识,对疾病整体作出客观的认识、分析。病史的记录应在充分掌握病史和进行查体后,对疾病的诊断和鉴别诊断已有一定的考虑甚至已较明确之后,立即加以整理,并系统而有重点、简明而又精确地加以记录。一方面不能将与诊断无关的病人的繁琐赘述,原样地加以记录,另一方面对与诊断及鉴别诊断有关的阴性资料也应加以记载。总之,衡量一份病史是否合格的标准是,病史完成后能不能对病变的部位及其可能的性质有了初步的了解或近似的诊断。

作为一名临床医师,应牢记病历书写的基本规则和要求:

(1)内容真实,书写及时。

(2)格式规范,项目完整。

(3)表述准确,用词恰当。

(4)字迹工整,签名清晰。

(5)审阅严格,修改规范。

(6)法律意识,尊重权利。

总之,临床医师在日常医疗实践工作中不断总结经验和吸取教训,不断纠正错误的临床思维,并促进准确的临床思维的发展和形成。只有把临床实践中的感性认识上升为理性认识,然后用于指导临床实践,这样才能使临床诊断更完善、更准确、更可靠,才能使患者得到及时而有效的治疗。

小 结

1.掌握问诊采写的基本原则:

(1)对主诉的主要症状表述必须明确无误。

(2)对主要症状的特点表述不能模棱两可。

(3)对主要症状的起病及进展情况要基本清楚。

(4)对与主诉或主要症状相伴随的某些症状应有所了解。

2.问诊的常见问题:

(1)叙述重点主次不分。

(2)难以完整叙述整个病情过程。

(3)患者记忆不清。

(4)患者医学知识的缺乏,总之在问诊中遇到问题,医生要有爱心、细心与耐心。

3.家族史的问诊要正确理解遗传病、先天病以及家族性疾病的相关概念及其相互之间的关系,是掌握好家族史问诊所必需的。

4.学会根据具体情况采用不同类型的提问方式:

(1)一般性提问,从礼节性交谈开始。

(2)重点提问,询问逐步深入,有目的、有层次、有顺序。

①直接提问;②直接选择性提问;③避免诱导性或暗示性提问;④避免责难性提问和逼问;⑤尽量少采用连续提问;⑥如非必要,尽量少采用重复提问。

5.特殊问诊是指面对一些特殊的病人,包括有心理疾患、有多重并存症、文化低下、对医生不信任、危重病人、残疾病人、老年病人、儿童病人及精神疾病病人等,对这类病人问诊,最好有家属陪同,很多情况是病人一个就诊,要耐心告知,请家属陪同,进行有效沟通。

6.病历书写的基本规则和要求:

(1)内容真实,书写及时。

(2)格式规范,项目完整。

(3)表述准确,用词恰当。

(4)字迹工整,签名清晰。

(5)审阅严格,修改规范。

(6)法律意识,尊重权利。

第八章 门诊病历书写内容与要点（初诊、复诊）

1. 要求与内容

（1）门（急）诊病历内容包括门（急）诊病历首页（门（急）诊手册封面）、病历记录、化验单（检验报告）、医学影像检查资料等。

（2）门（急）诊病历首页内容应当包括患者姓名、性别、出生年月日、民族、婚姻状况、职业、工作单位、住址、药物过敏史等项目。

门诊病历封面内容应当包括患者姓名、性别、年龄、工作单位或住址、药物过敏史等项目。

（3）门（急）诊病历记录分为初诊病历记录和复诊病历记录。

初诊病历记录书写内容应当包括就诊时间、科别、主诉、现病史、既往史，阳性体征、必要的阴性体征和辅助检查结果，诊断及治疗意见和医师签名等。

复诊病历记录书写内容应当包括就诊时间、科别、主诉、病史、必要的体格检查和辅助检查结果、诊断、治疗处理意见和医师签名等。急诊病历书写就诊时间应当具体到分钟。

（4）门（急）诊病历记录应当由接诊医师在患者就诊时及时完成。

（5）急诊留观记录是急诊患者因病情需要留院观察期间的记录，重点记录观察期间病情变化和诊疗措施，记录简明扼要，并注明患者去向。抢救危重患者时，应当书写抢救记录。门（急）诊抢救记录书写内容及要求按照住院病历抢救记录书写内容及要求执行。

2. 门（急）诊病历书写基本要求

（1）门（急）诊病历首页或封面要逐项填写，要注明科别，如有错误或遗漏应予更正及补充。

（2）每次诊疗均写明年、月、日、时、分。

（3）初诊病历：

①病史内容连贯书写，病历重点为主诉、现病史，而对过去史、家族史等仅扼要记录与此次发病有关的内容。

②系统体格检查（一般状况，心、肺、肝、脾、四肢、神经反射等），逐项简要记载，对病人的阳性体征及有关的阴性体征，应重点记载。对专科情况，应详细记载。

③辅助检查重点进行。

④结合病史、体检、辅助检查，提示初步诊断。

⑤处理包括所有药品（品名、剂量、用法及所给总量）、特殊治疗、生活注意点、休息方式及期限、预约诊疗日期及随访要求等。

（4）复诊病历重点记录上次就诊后病情变化，药物疗效与反应及送检结果。复查上次曾发现的阳性体征及有无新的变化。最后为复诊后的处理。

✑ 小　结

1.门诊病历分初诊、复诊。

2.两种病历都要按要求填写首页。

3.病历上要求主诉、现病史,而对既往史、家族史等仅扼要记录与此次发病有关的内容,结合病史、体检、辅助检查,提示初步诊断。

第九章 住院病历书写内容及要点

住院病历内容包括住院病案首页、入院记录、病程记录、手术同意书、麻醉同意书、输血治疗知情同意书、特殊检查(特殊治疗)同意书、病危(重)通知书、医嘱单、辅助检查报告单、体温单、医学影像检查资料、病理资料等,分述如下。

第一节 病案首页书写格式及要求

1. 病案首页

病案首页正确填写是准确收集病案信息的保证。近年来,病案信息管理工作有了长足的发展,当今的病案信息管理已不只是看管整本病案,而是要开发利用病案记录的内容使其成为有用的信息,参与医院的管理、计划、决策及满足科研的需要。首页内容归纳如下:

(1)凡栏目中有"□"的,应在"□"内填写适当数字。栏目中没有可填内容的,填写"—"。如:联系人没有电话,在电话处填写"—"。

(2)医疗付款方式分为:1、社会基本医疗保险 2、商业保险 3、自费医疗 4、公费医疗 5、大病统筹 6、其他。应在"□"内填写相应阿拉伯数字。

(3)职业:须填写具体的工作类别,如:公务员、公司职员、教师、记者、煤矿工人、农民等,但不能笼统填写工人。

(4)身份证号:住院病人入院时要如实填写身份证号,小孩无身份证号填"—"。其他人一定要填写,不得编,每月抽查填写率。

(5)工作单位及地址:指就诊时病人的工作单位及地址。

(6)户口地址:按户口所在地填写。地址要详细到门牌号码(城市)或村组(农村)。

(7)转科科别:如果超过一次以上的转科,用"→"连接表示。

(8)实际住院天数:入院日与出院日只计算一天,例如:2002 年 6 月 12 日入院,2002 年 6 月 15 日出院,计住院天数为 3 天。

(9)门(急)诊诊断:指病人在住院前,由门(急)诊接诊医师在住院证上填写的门(急)诊诊断。若为门诊诊断,则在"急"字上打一斜杠,若为急诊诊断,则在"门"字上打一斜杠。

(10)入院时情况:请在对应情况的阿拉伯数字前打钩,不能填写数字。

①危:指病人生命指征不平稳,直接威胁病人的生命,需立即抢救。

②急:指急性病、慢性病急性发作、急性中毒和意外损伤等,需立刻明确诊断和治疗。

③一般:指除危、急情况以外的其他情况。

(11)入院诊断:指病人住院后由主治医师首次查房所确定的诊断。

(12)入院后确诊日期:指明确诊断的具体日期。

(13)出院诊断:指病人出院时医师所做的最后诊断。

①主要诊断:指本次医疗过程中对身体健康危害最大,花费医疗精力最多,住院时间最长的疾病诊断。产科的主要诊断是指产科的主要并发症或伴随疾病。

②其他诊断:除主要诊断及医院感染名称(诊断)外的其他诊断。

(14)医院感染名称:指在医院内获得的感染疾病名称,包括在住院期间发生的感染和在医院内获得出院后发生的感染;但不包括入院前已开始或入院时已处于潜伏期的感染。当医院感染成为主要治疗的疾病时,应将其列为主要诊断,同时在医院感染栏目中还要重复填写,但不必编码。医院感染的诊断标准按《卫生部关于印发医院感染诊断标准(试行)的通知》卫医发[2001]2号执行。

(15)病理诊断:指各种活检、细胞学检查及尸检的诊断。

(16)损伤、中毒的外部原因:指造成损伤的外部原因及引起中毒的物质,如:意外触电、房屋着火、公路上汽车翻车、误服青霉素。不可以笼统填写车祸、外伤等。

(17)出院情况:出院五种情况按部标分别用阿拉伯数字代表,保证医学统计的标准化。

①治愈:指疾病经治疗后,疾病症状消失,功能完全恢复。当疾病症状消失,但功能受到严重损害者,只计为好转,

②好转:指疾病经治疗后,疾病症状减轻,功能有所恢复。

③未愈:指疾病经治疗后未见好转(无变化)或恶化。

④死亡:包括未办理住院手续而实际上已收容入院的死亡者。

⑤其他:包括入院后未进行治疗的自动出院、转院以及因其他原因而离院的病人。

(18)ICD-10:指国际疾病分类第十版。

(19)药物过敏:需填写具体的药物名称。

(20)HBsAg:乙型肝炎表面抗原。

(21)HCV-Ab:丙型肝炎病毒抗体。

(22)HIV-Ab:获得性人类免疫缺陷病毒抗体。

(23)输血反应:指输血后一切不适的临床表现。

(24)诊断符合情况:

①符合:指主要诊断完全相符或基本符合(存在明显的相符或相似之处)。当所列主要诊断与相比较诊断的前三个之一相符时,计为符合。

②不符合:指主要诊断与所比较的诊断的前三个不相符合。

③不肯定:指疑诊或仅以症状、体征、检查发现代替诊断,而无法做出判别。

④临床与病理:临床指出院诊断。出院诊断与病理诊断符合与否的标准如下:

出院主要诊断为肿瘤,无论病理诊断为良、恶性,均视为符合。

出院主要诊断为炎症,无论病理诊断是特异性或非特异性感染,均视为符合。

病理诊断与出院诊断前三项诊断其中之一相符计为符合。

病理报告未作诊断结论,但其描述与出院诊断前三项诊断相关为不肯定。

(25)抢救:指对具有生命危险(生命体征不平稳)病人的抢救,每一次抢救都要有特别记录和病程记录(包括抢救起始时间和抢救经过)。

抢救成功次数:如果病人有数次抢救,最后一次抢救失败而死亡,则前几次抢救计为抢救

成功,最后一次为抢救失败。

(26)签名:

①医师签名要能体现三级医师负责制。三级医师指住院医师、主治医师和具有副主任 医师以上专业技术职务任职资格的医师。在三级医院中,病案首页中"科主任"栏签名可以由病区负责医师代签。

②编码员:指负责病案室编目的分类人员。

③质控医师:指病房各科对病案终末质量进行检查的医师。

④质控护士:指病房各科对病案终末质量进行检查的护士。

⑤日期:由质控医师填写。指质控医师和护士对病案终末质量检查时的日期。

(27)手术、操作编码:指 ICD - 9 - CM3 的编码。

(28)手术、操作名称:指手术及非手术操作(包括诊断及治疗性操作)名称。

(29)麻醉方式:如全麻、局麻、硬膜外麻等。

(30)切口愈合等级见表1。

表 1 切口愈口等级表

切口分级	切口等级/愈合类别	解　释
Ⅰ级切口	Ⅰ/甲	无菌切口/切口愈合良好
	Ⅰ/乙	无菌切口/切口愈合欠佳
	Ⅰ/丙	无菌切口/切口化脓
Ⅱ级切口	Ⅱ/甲	沾染切口/切口愈合良好
	Ⅱ/乙	沾染切口/切口愈合欠佳
	Ⅱ/丙	沾染切口/切口化脓
Ⅲ级切口	Ⅲ/甲	感染切口/切口愈合良好
	Ⅲ/乙	感染切口/切口愈合欠佳
	Ⅲ/丙	感染切口/切口化脓

(31)随诊:指需要随诊的病例,由医师根据情况指定并指出随诊时间。

(32)示教病例:指有教学意义的病案,需要做特殊的索引以便医师查找使用。

(33)病案质量:按医院评审标准填写,由对病案终末质量进行检查的医师完成。

(34)输血品种:未输血者在输血品种后写"未输";若本次住院输全血 400mL,则在相应栏填写数值 400,其余空格处填"—"。

(35)联系人姓名、关系:如病人为小孩尽量写父母;如为父母住院,尽量写儿子(女儿);如为夫妻,尽量写妻子或丈夫,不得造假。

第二节　入院记录书写格式及要求

1. 入院记录的定义

指患者入院后,由经治医师通过问诊、查体、辅助检查获得有关资料,并对这些资料归纳分析书写而成的记录,必须经由本院上级医师确认并签名。

2. 入院记录的分类

入院记录可以分为入院记录、再次或多次入院记录、24 小时内入出院记录、24 小时内入院死亡记录。

1)再次或多次入院记录

患者因同一种疾病再次或多次住入同一医疗机构时书写的记录为再次或多次入院记录。要求及内容基本同入院记录。主诉是记录患者本次入院的主要症状(或体征)及持续时间,现病史中要求首先对本次住院前历次有关住院诊疗经过进行小结,然后再书写本次入院的现病史。入院记录、再次或多次入院记录应当于患者入院后 24 小时内完成。

2)24 小时入院死亡记录

患者入院不足 24 小时死亡的,可以书写 24 小时内入院死亡记录。内容包括患者姓名、性别、年龄、职业、入院时间、死亡时间、主诉、入院情况、入院诊断、诊疗经过(抢救经过)、死亡原因、死亡诊断,医师签名等,24 小时内入院死亡记录应当于患者死亡后 24 小时内完成。

3)24 小时入出院记录

患者入院不足 24 小时出院的,可以书写 24 小时内入出院记录,应当于患者出院后 24 小时内完成。

3. 入院记录的内容

1)患者一般情况

包括姓名、性别、年龄、民族、婚姻状况、出生地、职业、入院时间、记录时间、病史陈述者。

2)主诉

主诉指促使患者就诊的主要症状(或体征)及持续时间。

(1)要求:①语言要简洁明了,词语规范严谨,尽量采用医学术语;②一般不超过 20 个汉字为宜;③主诉中数字统一用阿拉伯数字表示。

(2)注意事项:①一般不以诊断或检验结果为主诉内容,但在某种特殊情况下诊断名词或异常检查可以写入主诉,如:"体检时摄片发现颌骨损害三天。",再如"胃癌术后半年要求复查"。②主诉多于一项时,可以按主次或者时间先后分别列出,如:"右后牙痛 4 天,伴发热 2 天。""上腹间歇性疼痛 3 年,呕血便血 1 天。""发热伴尿急尿频 2 天"等。

3）现病史

是指患者本次疾病的发生、演变、诊疗等方面的详细情况，应当按时间顺序书写。内容包括发病情况、主要症状特点及其发展变化情况、伴随症状、发病后诊疗经过及结果、睡眠和饮食等一般情况的变化，以及与鉴别诊断有关的阳性或阴性资料等。

（1）发病情况：记录发病的时间、地点、起病缓急、前驱症状、可能的原因或诱因。

（2）主要症状特点及其发展变化情况：按发生的先后顺序描述主要症状的部位、性质、持续时间、程度、缓解或加剧因素，以及演变发展情况。

（3）伴随症状、特点及变化：记录伴随症状，描述伴随症状与主要症状之间的相互关系。

（4）发病以来诊治经过及结果：记录患者发病后到入院前，在院内、外接受检查与治疗的详细经过及效果。对患者提供的药名、诊断和手术名称需加引号（""）以示区别。

（5）发病以来一般情况：简要记录患者发病后的精神状态、睡眠、食欲、大小便、体重等情况。

（6）并存症与本次疾病无紧密关系、但仍正在治疗的其他疾病情况：若有关联应记入现病史中，若无相关性则可在现病史后另起一段予以记录。

4）既往史

是指患者过去的健康和疾病情况。

（1）既往健康状况；

（2）曾经患过的疾病（各种传染病、地方病、职业病等）及预防接触史；

（3）外伤、手术、输血史；

（4）药物及其他过敏史；

（5）系统回顾。

呼吸系统：慢性咳嗽、咳痰、呼吸困难、咯血、低热、盗汗、与肺结核患者密切接触史等。

循环系统：心悸、气急、咯血、紫绀、心前区痛、晕厥、水肿及高血压、动脉硬化、心脏疾病、风湿热病史等。

消化系统：慢性腹胀、腹痛、嗳气、反酸、呕血、便血、黄疸及慢性腹泻、便秘史等。

泌尿系统：尿频、尿急、尿痛、排尿不畅或淋漓，尿色（洗肉水样或酱油色），清浊度，水肿，肾毒性药物应用史，铅、汞化学毒物接触或中毒史及下疳、淋病、梅毒等性病史。

造血系统：头晕、发力、皮肤或黏膜瘀点、紫癜、血肿，反复鼻衄，牙龈出血，骨骼痛，化学药品、工业毒物、放射性物质接触史等。

内分泌系统及代谢：畏寒、怕热、多汗、食欲异常、烦渴、多饮、多尿、头痛、视力障碍、肌肉震颤、性格、体重、皮肤、毛发和第二性征改变史等。

肌肉骨骼系统：关节肿痛、运动障碍、肢体麻木、痉挛、萎缩、瘫痪史等。

神经系统：头痛、失眠或嗜睡、意识障碍、感觉及运动异常、性格改变、记忆力和智能减退史等。

免疫系统：皮疹、发热、关节肿痛及畸形、肌无力、光敏感、口干、眼干、黏膜溃疡等。

5）个人史

（1）出生地及居留地，有无日本血吸虫病疫水接触史，是否到过其他地方或传染病流行地区及其接触情况，重大精神创伤史。

(2)生活习惯及嗜好：有无嗜好(烟、酒、常用用品、麻醉毒品)及其用量和年限。

(3)职业和工作条件：有无工业毒物、粉尘、放射性物质接触史。

(4)冶游史：有无婚外性行为，有无下疳、淋病、梅毒患病史等。

6)月经、婚育史

(1)初潮年龄，行经期天数/月经周期天数，末次月经时间(或闭经时间)，月经量、颜色，有无血块、痛经、白带等情况。

(2)结婚年龄，配偶健康状况、性生活情况等。

(3)生育情况按下列顺序写明：足月分娩——早产数——流产或人流数——存活数，计划生育措施。

7)家族史

(1)父母、兄弟、姐妹及子女的健康情况，有否患有与患者同样的疾病，如已死亡，应记录死亡原因及年龄。

(2)家族中有无结核、肝炎、性病等传染性疾病。

(3)有无家族性遗传性疾病，如糖尿病、血友病、肿瘤、精神病等。

8)体格检查

应当按照系统循序进行书写。内容包括体温、脉搏、呼吸、血压，一般情况，皮肤、黏膜，全身浅表淋巴结，头部及其器官，颈部，胸部(胸廓、肺部、心脏、血管)，腹部(肝、脾等)，直肠肛门，外生殖器，脊柱，四肢，神经系统等。

9)专科情况

应当根据专科需要记录专科特殊情况，除小儿内科和成人内科(神经内科除外)，其他各科均应书写。

10)辅助检查

指入院前所作的与本次疾病相关的主要检查及其结果。应分类按检查时间顺序记录检查结果，如系在其他医疗机构所作检查，应当写明该机构名称及检查号。

11)摘要

将病史、体格检查、辅助检查等主要资料简要地进行综合摘录，为诊断及鉴别诊断提供根据。

12)拟诊讨论

从"摘要"中所提供的资料分析病例的特点，提出诊断及诊断依据、鉴别诊断及依据、相应的治疗措施。为明确或证实诊断的可靠性，提出下一步将要实施的诊疗计划。讨论时一般按主要意见在前、次要意见在后的顺序。讨论诊断及鉴别诊断时应据病史、体检、辅助检查三方面进行。

13)诊断

名称应确切，分清主次，顺序排列，主要疾病在前，次要疾病在后，然后是并发病、伴发病。诊断应尽可能包括病因诊断、临床病理诊断、解剖部位诊断、功能诊断。对一时难以肯定诊断的疾病，可在病名后加"？"。一时既查不出病因，也难以判定在形态和功能方面改变的疾病，可以暂以某症状待诊(或待查),并应在其下注明三个以内可能性较大或待排除疾病,如发热待诊:①伤寒;②白血病待排。

(1)初步诊断:入院时的诊断一律写"初步诊断"。写在住院病历或入院记录末页的中线右侧。

(2)修正诊断:凡以症状待诊或待查的诊断及初步诊断、入院诊断不完善或不正确,诊断确立后应及时作出"修正诊断",修正诊断写在住院病历或入院记录末页的中线左侧,同时在病程记录中应写明修正的依据,修正者签名并注明日期。

14)书写入院记录的医师签名,审阅者签名

附录

入院病历

姓名:　　　　　　　　　　　　　单位:

性别:　　　　　　　　　　　　　职业:

年龄:　　　　　　　　　　　　　入院日期:

婚否:　　　　　　　　　　　　　记录日期:

籍贯:　　　　　　　　　　　　　病史陈述者:

民族:　　　　　　　　　　　　　通讯地址:

主诉:主要症状及持续时间。

现病史:从发病至本次就诊时主要症状的发生、发展及其变化的全过程。

既往史:一般健康状况,曾患疾病,预防接种,食物、药物过敏、手术史、外伤史。

系统回顾:

呼吸系统:慢性咳嗽、咳痰、呼吸困难、咯血、低热、盗汗、与肺结核患者密切接触史等。

循环系统:心悸、气急、咯血、紫绀、心前区痛、晕厥、水肿及高血压、动脉硬化、心脏疾病、风湿热病史等。

消化系统:慢性腹胀、腹痛、嗳气、反酸、呕血、便血、黄疸及慢性腹泻、便秘史等。

泌尿系统:尿频、尿急、尿痛、排尿不畅或淋漓,尿色(洗肉水样或酱油色),清浊度,水肿,肾毒性药物应用史,铅、汞化学毒物接触或中毒史及下疳、淋病、梅毒等性病史。

造血系统:头晕、发力、皮肤或黏膜省瘀点、紫癜、血肿,反复鼻衄,牙龈出血,骨骼痛,化学药品、工业毒物、放射性物质接触史等。

内分泌系统及代谢:畏寒、怕热、多汗、食欲异常、烦渴、多饮、多尿、头痛、视力障碍、肌肉震颤、性格、体重、皮肤、毛发和第二性征改变史等。

肌肉骨骼系统:关节肿痛、运动障碍、肢体麻木、痉挛、萎缩、瘫痪史等。

神经系统:头痛、失眠或嗜睡、意识障碍、感觉及运动异常、性格改变、记忆力和智能减退史等。

免疫系统:皮疹、发热、关节肿痛及畸形、肌无力、光敏感、口干、眼干、黏膜溃疡等。

个人史:包括出生地、居住地及旅游地、生活与饮食习惯,过去及现在职业,月经史,婚姻及生产史。

家族史:询问病人的父母、兄弟、姐妹及子女的健康状况,患病情况及死亡原因。并注意有无遗传性疾病。

体格检查

体温： 脉搏： 呼吸： 血压：

一般状况发育（正常、不良），营养（良好、中等、不良），意识（如清楚、模糊、昏睡、昏迷、谵妄），体位（自动、被动、强迫），面容与表情（安静、烦躁、焦虑、急性或慢性病容、特殊面容）。皮肤、黏膜色泽（正常、苍白、潮红、紫绀、黄染、色素沉着或缺乏），弹性、温度与湿度（必要时写），皮疹、蜘蛛痣、皮下出血、水肿、溃疡、疤痕、皮下结节或肿块。肿大淋巴结的部位、大小、数目、硬度、压痛、移动度、局部有无瘘管、瘢痕。

头颅外形、压痛、肿块、头皮（色泽、疏密），小儿的囟门大小。

眼，眉毛（脱落），眼睑（水肿、运动、下垂、有无倒睫），眼球（运动、突出或凹陷、震颤、斜视）结合膜（出血、充血、水肿、颗粒、疤痕、苍白、斑翳、角膜反射），瞳孔（大小、形状、对光反应、调节反应、辐辏反射），视力。

耳分泌物，乳突压痛，听力，耳郭牵拉痛。

鼻畸形，分泌物，鼻阻、出血，副鼻窦压痛，鼻翼煽动。

口腔气味，唇（颜色、疱疹、皲裂、口角糜烂），口腔黏膜（糜烂、溃疡、出血、黏膜斑、色素沉着），舌（舌质、位置与运动、舌苔、震颤），扁桃体（大小、充血、溃疡、渗脓或伪膜），悬雍垂（位置），咽部（充血、滤泡增生、咽反射）喉有无声音嘶哑。

颈部外形（对称、包块），强直，颈动脉搏动，颈静脉怒张，肝颈静脉回流征，甲状腺（大小、硬度、结节、压痛、细震颤、血管杂音等）、气管位置。

胸部外形（胸廓是否对称、有无畸形及局部隆起），胸壁（静脉曲张、肿胀、包块、压痛、瘘管及乳房异常）。

肺脏

视诊　呼吸运动（对称、节律、深度）。

触诊　呼吸动度，语颤（增强、减弱），胸膜摩擦感、皮下气肿的握雪感。

叩诊　叩诊音（清音、过清音、浊音、实音、鼓音），肺下界及其移动度。

听诊　呼吸音的性质（支气管呼吸音、肺泡呼吸音），强度（增强、减弱或消失）。异常呼吸音，啰音（干性、湿性、捻发音），胸膜摩擦音，语音传导（听觉语音、胸耳语音）。

心脏

视诊　心前区隆起，心尖搏动（位置、范围、强度），异常的搏动。

触诊　心尖搏动，心前区搏动，细震颤及心包摩擦感。

叩诊　浊音界（按下列格式记录第Ⅱ、Ⅲ、Ⅳ、Ⅴ肋间左、右心浊音界距前正中线的距离，以厘米来表示，并注明锁骨中线距前正中线的厘米数）。

右肋（cm）	肋间	左肋（cm）
××	Ⅱ	××
××	Ⅲ	××
××	Ⅳ	××
××	Ⅴ	××

左锁骨中线距前正中线_____cm。

听诊　频率与节律，心音（强度、主动脉瓣与肺动脉瓣第二音比较、异常心音），杂音（部位、时间、性质、强度、传导），心包摩擦音，心肺性杂音。

外周血管体征

视诊　毛细血管搏动、充盈度。

触诊　节律,动脉壁的紧张度,强度,异常脉(水冲脉、交替脉、奇脉等)。

听诊　射枪音,杜氏双重音,静脉营营音。

腹部

视诊　腹壁紧张度、压痛及反跳痛,包块(位置、深浅、大小、形状、硬度、边缘、表面、压痛、移动度)、肝脏、脾脏及肾脏(大小、质地、表面、边缘、压痛),胆囊(大小、莫菲氏征),膀胱。

叩诊　肝浊音界,液波感,移动性浊音、脾浊音区,膀胱,叩击痛(肝、脾及肾区)。

听诊　肠鸣音(正常、增强、减弱或消失)、振水音、血管杂音、肝脾区摩擦音。

外生殖器与肛门　一般由专科检查。

男性　发育情况,阴茎包皮,睾丸、附睾,精索、鞘膜积液。

女性　必要时,由妇科医生检查。

肛门　痔、肛裂、脱肛、肛瘘、肛门周围脓肿。直肠指诊(狭窄、包块、压痛)。

脊柱与四肢畸形、运动障碍、压痛、叩击痛、关节(红肿、积液),杵状指(趾),匙状甲。静脉曲张,手指震颤,水肿,肌肉萎缩。

神经系统生理反射(肱二头肌腱、肱三头肌腱、膝腱、跟腱、腹壁、提睾反射)两侧正常。减弱或消失、亢进。病理反射(巴宾斯基征、霍夫曼征)阴性、可疑、阳性。脑膜刺激征(凯尔尼格征)阴性、可疑、阳性。必要时作运动、感觉及神经系统其他检查。

专科情况

外科、妇科、眼科、耳鼻喉科、皮肤科、神经内科等病人,需写专科情况。

实验室检查

血

尿

粪

X 线检查

其他检查(包括超声波、同位素、心电图、内窥镜、CT 等)

摘要:用 100～300 字左右简明扼要地综合病史要点,阴性体检结果,重要的阴性结果及有关的化验及特殊检查结果。

拟诊讨论:

初步诊断:

1.(本科主要疾病)

2.(本科次要疾病)

3.(他科疾病)

住院医师签名:

时间　年　月　日

第三节　病程记录书写格式及要求

1. 病程记录的定义

病程记录指继入院记录之后,对患者病情和诊疗过程所进行的连续性记录。内容包括患者的病情变化情况、重要的辅助检查结果及临床意义、上级医师查房意见、会诊意见、医师分析讨论意见、所采取的诊疗措施及效果、医嘱更改及理由、向患者及其近亲属告知的重要事项等。

2. 一般病程记录的内容包括

(1)病人自觉症状,情绪、心理状态、饮食、睡眠、大小便情况,可根据病情需要有针对性的记录。

(2)病情变化,症状、体征的改变或有何新的发现,各项实验室及器械检查结果,以及对这些结果的分析、判断和评价。

(3)各种诊疗操作的记录,如胸腔、腹腔穿刺、骨髓穿刺、腰椎穿刺、内镜检查、心导管检查、起搏器安置、各种造影检查等。

(4)对临床诊断的补充或修正以及修改临床诊断的依据。

(5)上级医师查房的诊治意见。

(6)治疗意见,用药理由及反应,医嘱变更及其理由。

(7)各科会诊意见。

(8)家属及有关人员的反映、希望和意见,医师向家属及有关人员介绍的情况。

(9)住院时间长,病情有重大转折或超过一个月可作阶段小结。

(10)记录时间及签名。

3. 首次病程记录

首次病程记录是指患者入院后由经治医师或值班医师书写的第一次病程记录,应当在患者入院 8 小时内完成。首次病程记录的内容包括病例特点、拟诊讨论(诊断依据及鉴别诊断)、诊疗计划等。

病例特点:应当在对病史、体格检查和辅助检查进行全面分析、归纳和整理后写出本病例特征,包括阳性发现和具有鉴别诊断意义的阴性症状和体征等。

拟诊讨论(诊断依据及鉴别诊断):根据病例特点,提出初步诊断和诊断依据;对诊断不明的写出鉴别诊断并进行分析;并对下一步诊治措施进行分析。

诊疗计划:提出具体的检查及治疗措施安排。

4. 日常病程记录

日常病程记录是指对患者住院期间诊疗过程的经常性、连续性记录。由经治医师书写,也可以由实习医务人员或试用期医务人员书写,但应有经治医师签名。书写日常病程记录时,首先标明记录时间,另起一行记录具体内容。对病危患者应当根据病情变化随时书写病程记录,即一日多次,趋于稳定也要每天至少 1 次,记录时间应当具体到分钟。对病重患者,至少 2 天记录一次。对病情稳定的患者,至少 3 天记录一次。

5. 三级医师查房记录、疑难病例讨论记录及交班记录

病程记录还应包括三级医师查房记录、疑难病例讨论记录及交接班记录,分述如下:

(1)上级医师查房记录是指上级医师查房时对患者病情、诊断、鉴别诊断、当前治疗措施疗

效的分析及下一步诊疗意见等的记录。

主治医师首次查房记录应当于患者入院48小时内完成。内容包括查房医师的姓名、专业技术职务、补充的病史和体征、诊断依据与鉴别诊断的分析及诊疗计划等。

主治医师日常查房记录间隔时间视病情和诊疗情况确定,内容包括查房医师的姓名、专业技术职务、对病情的分析和诊疗意见等。

科主任或具有副主任医师以上专业技术职务任职资格医师查房的记录,内容包括查房医师的姓名、专业技术职务、对病情的分析和诊疗意见等。

(2)疑难病例讨论记录是指由科主任或具有副主任医师以上专业技术任职资格的医师主持、召集有关医务人员对确诊困难或疗效不确切病例讨论的记录。内容包括讨论日期、主持人、参加人员姓名及专业技术职务、具体讨论意见及主持人小结意见等。

(3)交(接)班记录是指患者经治医师发生变更之际,交班医师和接班医师分别对患者病情及诊疗情况进行简要总结的记录。交班记录应当在交班前由交班医师书写完成;接班记录应当由接班医师于接班后24小时内完成。交(接)班记录的内容包括入院日期、交班或接班日期、患者姓名、性别、年龄、主诉、入院情况、入院诊断、诊疗经过、目前情况、目前诊断、交班注意事项或接班诊疗计划、医师签名等。

6. 转科记录

(1)转出记录:病人住院期间出现其他科情况,经有关科室会诊同意转科后,可转入该科。转入其他科时,应由原科医师书写转出记录,可写在病程记录记录页内,不必另立专页。其内容应包括主要病情、诊治经过、提请拟转入科注意事项及签名。

(2)转入记录:如病人由他科转入时,由接收科医师写转入记录,转入记录和入院记录相似,重点应写明转科前的病情、转科原因,转入时体格检查的结果及拟进行的检查项目及治疗意见等。

7. 阶段小结

阶段小结是指患者住院时间较长,由经治医师每月所作病情及诊疗情况总结。阶段小结的内容包括入院日期、小结日期、患者姓名、性别、年龄、主诉、入院情况、入院诊断、诊疗经过、目前情况、目前诊断、诊疗计划、医师签名等。

交(接)班记录、转科记录可代替阶段小结。

8. 抢救记录

抢救记录是指患者病情危重,采取抢救措施时作的记录。因抢救急危患者,未能及时书写病历的,有关医务人员应当在抢救结束后6小时内据实补记,并加以注明。内容包括病情变化情况、抢救时间及措施、参加抢救的医务人员姓名及专业技术职称等。记录抢救时间应当具体到分钟。

9. 有创诊疗操作记录

有创诊疗操作记录是指在临床诊疗活动过程中进行的各种诊断、治疗性操作(如胸腔穿刺、腹腔穿刺等)的记录。应当在操作完成后即刻书写。内容包括操作名称、操作时间、操作步骤、结果及患者一般情况,记录过程是否顺利、有无不良反应,术后注意事项及是否向患者说明,操作医师签名。

10. 会诊记录(含会诊意见)

(1)会诊记录是指患者在住院期间需要其他科室或者其他医疗机构协助诊疗时,分别由申请医师和会诊医师书写的记录,属于病程记录的一部分。

(2)会诊记录应另页书写。内容包括申请会诊记录和会诊意见记录。申请会诊记录应当简要载明患者病情及诊疗情况、申请会诊的理由和目的、申请会诊医师签名等。

(3)会诊分常规会诊、急会诊、扩大会诊、特殊会诊,其会诊意见记录应当由会诊医师根据不同会诊进行分别处理,常规会诊在会诊申请发出后 48 小时内完成,急会诊时会诊医师应当在会诊申请发出后 10 分钟内到场,并在会诊结束后即刻完成会诊记录。

(4)会诊记录内容包括会诊意见、会诊医师所在的科别或者医疗机构名称、会诊时间及会诊医师签名等。申请会诊医师应在病程记录中记录会诊意见执行情况。

(5)扩大或特殊会诊应由住院或经管医师记录所有参加会诊医师的分析、检查、诊断及会诊意见,内容可记入病程记录内。

11. 出院记录

1)要求

病人出院时需写出院记录,应在病人出院前完成。

2)内容

(1)姓名、性别、年龄、入院诊断、入院日期、入院诊疗经过、出院诊断、出院日期、住院日数。

(2)各种特殊检查号码(如住院号、X 线片号、CT 号、病理号、心电图号等)。

(3)简述入院理由、病史及体征,主要检查结果、住院期间病情变化及诊疗经过。

(4)出院时情况,包括症状、体征、重要的检查及治疗结果(痊愈、好转、无效、恶化、合并症、后遗症)。

(5)出院时医嘱、注意事项及要求。

(6)病人出院时,应在其门诊病历上书写"出院记录",内容包括:①入院日期、出院日期、住院日数、住院号和各种检查登记号;②住院经过,包括诊疗经过、主要检查结果;③出院诊断;④出院时情况及医嘱。

12. 死亡记录

1)定义

系指是指经治医师对死亡患者住院期间诊疗和抢救经过的记录。

2)要求

(1)死亡记录应当在患者死亡后 24 小时内完成。

(2)死亡记录由经治医师书写,科主任或具有副主任医师以上专业技术任职资格的医师审查。

3）内容

（1）一般项目、入院日期、死亡时间、入院情况、入院诊断、诊疗经过、死亡原因、死亡诊断、上级医师签名、经治医师签名、日期等。

（2）诊疗经过：指患者住院后病情演变和治疗经过，重点记述病情突然恶化时间，可能的原因，抢救经过，上级医师及会诊医师指导抢救的意见、措施，临终前参加抢救的医护人员姓名及职称。

（3）死亡时间：具体到分钟。

（4）死亡原因：分主要死因、直接死因、辅助死因。

主要死因：指致命性的原发疾病。

直接死因：指致命性原发病的并发症。

辅助死因：指潜在性的疾病，因某种诱因引发的死亡因素。

13. 死亡病例讨论记录

死亡病例讨论记录是指在患者死亡一周内，由科主任或具有副主任医师以上专业技术职务任职资格的医师主持，对死亡病例进行讨论、分析的记录。内容包括讨论日期、主持人及参加人员姓名、专业技术职务、具体讨论意见及主持人小结意见、记录者的签名等。

14. 病重（病危）患者护理记录

病重（病危）患者护理记录是指护士根据医嘱和病情对病重（病危）患者住院期间护理过程的客观记录。病重（病危）患者护理记录应当根据相应专科的护理特点书写。内容包括患者姓名、科别、住院病历号（或病案号）、床位号、页码、记录日期和时间、出入液量、体温、脉搏、呼吸、血压等病情观察、护理措施和效果、护士签名等。记录时间应当具体到分钟。

第四节　围手术期记录

围手术期记录应包括术前小结、术前讨论、麻醉记录单和手术记录单、手术后首次病程记录。

1. 术前小结

术前小节是指在患者手术前，由经治医师对患者病情所作的总结。内容包括简要病情、术前诊断、手术指征、拟施手术名称和方式、拟施麻醉方式、注意事项，并记录手术者术前查看患者相关情况等。

2. 术前讨论记录

术前讨论记录是指因患者病情较重或手术难度较大，手术前在上级医师主持下，对拟实施手术方式和术中可能出现的问题及应对措施所作的讨论。讨论内容包括术前准备情况、手术指征、手术方案、可能出现的意外及防范措施、参加讨论者的姓名及专业技术职务、具体讨论意见及主持人小结意见、讨论日期、记录者的签名等。

3. 麻醉术前访视记录

麻醉术前访视记录是指在麻醉实施前,由麻醉医师对患者拟施麻醉进行风险评估的记录。麻醉术前访视可另立单页,也可在病程中记录。内容包括姓名、性别、年龄、科别、病案号,患者一般情况、简要病史、与麻醉相关的辅助检查结果、拟行手术方式、拟行麻醉方式、麻醉适应证及麻醉中需注意的问题、术前麻醉医嘱、麻醉医师签字并填写日期。

4. 麻醉记录

麻醉记录是指麻醉医师在麻醉实施中书写的麻醉经过及处理措施的记录。麻醉记录应当另页书写,内容包括患者一般情况、术前特殊情况、麻醉前用药、术前诊断、术中诊断、手术方式及日期、麻醉方式、麻醉诱导及各项操作开始及结束时间、麻醉期间用药名称、方式及剂量、麻醉期间特殊或突发情况及处理、手术起止时间、麻醉医师签名等。

5. 手术记录

手术记录是指手术者书写的反映手术一般情况、手术经过、术中发现及处理等情况的特殊记录,应当在术后 24 小时内完成。特殊情况下由第一助手书写时,应有手术者签名。手术记录应当另页书写,内容包括一般项目(患者姓名、性别、科别、病房、床位号、住院病历号或病案号)、手术日期、术前诊断、术中诊断、手术名称、手术者及助手姓名、麻醉方法、手术经过、术中出现的情况及处理等。

6. 手术安全核查记录

手术安全核查记录是指由手术医师、麻醉医师和巡回护士三方,在麻醉实施前、手术开始前和病人离室前,共同对病人身份、手术部位、手术方式、麻醉及手术风险、手术使用物品清点等内容进行核对的记录,输血的病人还应对血型、用血量进行核对。应有手术医师、麻醉医师和巡回护士三方核对、确认并签字。

7. 手术清点记录

手术清点记录是指巡回护士对手术患者术中所用血液、器械、敷料等的记录,应当在手术结束后即时完成。手术清点记录应当另页书写,内容包括患者姓名、住院病历号(或病案号)、手术日期、手术名称、术中所用各种器械和敷料数量的清点核对、巡回护士和手术器械护士签名等。

8. 术后首次病程记录

术后首次病程记录是指参加手术的医师在患者术后即时完成的病程记录。内容包括手术时间、术中诊断、麻醉方式、手术方式、手术简要经过、术后处理措施、术后应当特别注意观察的事项等。

9. 麻醉术后访视记录

麻醉术后访视记录是指麻醉实施后,由麻醉医师对术后患者麻醉恢复情况进行访视的记录。麻醉术后访视可另立单页,也可在病程中记录。内容包括姓名、性别、年龄、科别、病案号,患者一般情况、麻醉恢复情况、清醒时间、术后医嘱、是否拔除气管插管等,如有特殊情况应详细记录,麻醉医师签字并填写日期。

第五节 医嘱、辅助检查报告单及体温单的书写

1. 医嘱是指医师在医疗活动中下达的医学指令

医嘱单分为长期医嘱单和临时医嘱单。

(1)长期医嘱单内容包括患者姓名、科别、住院病历号(或病案号)、页码、起始日期和时间、长期医嘱内容、停止日期和时间、医师签名、执行时间、执行护士签名。

(2)临时医嘱单内容包括医嘱时间、临时医嘱内容、医师签名、执行时间、执行护士签名等。

(3)医嘱内容及起始、停止时间应当由医师书写。医嘱内容应当准确、清楚,每项医嘱应当只包含一个内容,并注明下达时间,应当具体到分钟。医嘱不得涂改。需要取消时,应当使用红色墨水标注"取消"字样并签名。

(4)一般情况下,医师不得下达口头医嘱。因抢救急危患者需要下达口头医嘱时,护士应当复诵一遍。抢救结束后,医师应当即刻据实补记医嘱。

2. 辅助检查报告单

辅助检查报告单是指患者住院期间所做各项检验、检查结果的记录。内容包括患者姓名、性别、年龄、住院病历号(或病案号)、检查项目、检查结果、报告日期、报告人员签名或者印章等。

3. 体温单

体温单为表格式,以护士填写为主。内容包括患者姓名、科室、床号、入院日期、住院病历号(或病案号)、日期、手术后天数、体温、脉搏、呼吸、血压、大便次数、出入液量、体重、住院周数等。

第六节 知情同意书的书写

1. 手术同意书

手术同意书是指手术前,经治医师向患者告知拟施手术的相关情况,并由患者签署是否同意手术的医学文书。内容包括术前诊断、手术名称、术中或术后可能出现的并发症、手术风险、患者签署意见并签名、经治医师和术者签名等。

2. 麻醉同意书

麻醉同意书是指麻醉前,麻醉医师向患者告知拟施麻醉的相关情况,并由患者签署是否同意麻醉意见的医学文书。内容包括患者姓名、性别、年龄、病案号、科别、术前诊断、拟行手术方式、拟行麻醉方式,患者基础疾病及可能对麻醉产生影响的特殊情况,麻醉中拟行的有创操作和监测,麻醉风险、可能发生的并发症及意外情况,患者签署意见并签名、麻醉医师签名并填写日期。

3. 输血治疗知情同意书

输血治疗知情同意书是指输血前,经治医师向患者告知输血的相关情况,并由患者签署是否同意输血的医学文书。输血治疗知情同意书内容包括患者姓名、性别、年龄、科别、病案号、诊断、输血指征、拟输血成分、输血前有关检查结果、输血风险及可能产生的不良后果、患者签署意见并签名、医师签名并填写日期。

4. 特殊检查、特殊治疗同意书

特殊检查、特殊治疗同意书是指在实施特殊检查、特殊治疗前,经治医师向患者告知特殊检查、特殊治疗的相关情况,并由患者签署是否同意检查、治疗的医学文书。内容包括特殊检查、特殊治疗项目名称、目的、可能出现的并发症及风险、患者签名、医师签名等。

5. 病危(重)通知书

病危(重)通知书是指因患者病情危、重时,由经治医师或值班医师向患者家属告知病情,并由患方签名的医疗文书。内容包括患者姓名、性别、年龄、科别,目前诊断及病情危重情况,患方签名、医师签名并填写日期。一式两份,一份交患方保存,另一份归病历中保存。

附录

×××× 医院
手 术 知 情 同 意 书

姓名:　　　性别:　　　年龄:　　　科别:　　　床号:　　　住院号:
民族:　　　　　身份证号码:　　　　　　　住院日期:
病情摘要:
过敏史:
术前诊断:　　　　　　　　　拟定手术医师:
拟定手术方式:　　　　　　　拟定麻醉方式:
拟定手术日期:　　　　　　　临时更改为:
　　根据您的病情,您需要进行上述手术治疗(以下称手术)。该手术是一种有效的治疗手段,一般来说,手术和麻醉过程是安全的,但由于该手术具有创伤性和风险性,因此医师不能向您保证手术的效果。

因个体差异及某些不可预料的因素,术中和术后可能会发生意外和并发症,严重者甚至会导致死亡。现告知如下,包括但不限于:

◆麻醉并发症(另附麻醉知情同意书);

◆术中、术后大出血,严重者可致休克,危及生命安全;

◆术中因解剖位置及关系变异变更术式;

◆术中可能会损伤神经、血管及邻近器官

◆伤口并发症:出血、血肿、浆液肿、感染、裂开、不愈合、瘘管及窦道形成;

◆脂肪栓塞:严重者可导致昏迷及呼吸衰竭,危及生命安全;

◆呼吸系统并发症:肺不张、肺感染、胸腔积液、气胸等;

◆循环系统并发症:心律失常、心肌梗死、心力衰竭、心搏骤停;

◆尿路感染及肾衰;

◆脑并发症:脑血管意外、癫痫;

◆精神并发症:手术后精神病及其他精神问题;

◆血栓性静脉炎,以致肺栓塞、脑栓塞;

◆多脏器功能衰竭,弥散性血管内凝血(DIC);

◆水电解质平衡紊乱;

◆再次手术;

◆手术中有可能使用自费材料、自费药品及自费诊疗项目。

本手术提请患者及亲属注意的其他事项:

　　我已详细阅读以上内容,对医生护士的告知表示完全理解,经慎重考虑,我决定同意做此手术,同意做术中快速冰冻切片,并自愿承担手术中的自费项目费用。

　　我明白在此次手术中,在不可预见的情况下,可能需要其他附加操作或变更手术方案,我授权医师在遇有紧急情况时,为保障我的生命安全实施必要的救治措施,并保证承担全部所需费用。

患者/法定监护人/委托代理人/签名:　　　　　　(签名后请在前面相应身份处打√)

　　　　　　　　　　　　　　　　　　　日期:　　年　　月　　日　　时　　分

经治医师签名:

　　　　　　　　　　　　　　　　　　　日期:　　年　　月　　日　　时　　分

主刀医师签名:

　　　　　　　　　　　　　　　　　　　日期:　　年　　月　　日　　时　　分

××××医院

术 前 小 结

姓名: 性别: 年龄: 科别: 床号: 住院号:

病史要点:

体检要点:

特殊检查:

术前诊断:

拟行手术:

术前准备:

麻醉方式:

术中可能发生情况及术后主要并发症:

主刀医师已查看病人及病历资料同意手术。

主刀医师: 主治医师: 经治医师: (须签名)

填写 年 月 日

××××医院

术 前 讨 论 记 录

姓名: 性别: 年龄: 科别: 床号: 住院号:

讨论时间: 主持者: 记录者:

参加人员(姓名、职称)

讨论记录(术前诊断及依据、手术指征、有无手术禁忌、术前准备、手术及麻醉方式的选择,术中、术后可能出现的意外情况及防范措施)

主持人签名: 记录者签名:

年 月 日 年 月 日

××××医院

麻 醉 知 情 同 意 书

病人姓名　　　性别　　年龄　　科　床　　住院号
术前诊断　　　　　　　　施行手术
拟行麻醉方法
麻醉中及麻醉后可能发生的意外和并发症：

　　病人对麻醉药和其他术中用药的特异反应、过敏反应和毒副作用可导致病人休克，甚至呼吸、心跳停止。

不同的麻醉方法、操作以及监护措施可能引起的并发症和意外：

　　1.颈丛阻滞可能发生喉返神经阻滞、声音嘶哑、呼吸困难、全脊麻等。

　　2.臂丛阻滞可发生膈神经麻痹、局部血肿、气胸。

　　3.腰麻可产生下肢神经异感，术后头痛等。

　　4.硬膜外麻醉可发生全脊髓麻醉、呼吸心跳停止、硬膜外血肿、截瘫、感染、一次性或永久性下肢神经异感、循环呼吸抑制等。

　　5.全身麻醉可发生呕吐、反流误吸、喉痉挛、支气管痉挛、呼吸道感染、循环呼吸抑制、心跳、呼吸停止、全麻后呼吸延迟恢复和清醒延迟、可出现气管插管困难或气管插管损伤牙齿和咽喉部组织等。

　　4.麻醉手术中监护措施如中心静脉穿刺术可能发生气胸、血胸、气栓、心包填塞等以及输血、输液致过敏反应、热源反应。

　　5.手术操作致自主神经反射、严重者可发生呼吸心跳停止。

　　6.急诊手术麻醉的风险性高于择期手术，死亡率、并发症发生率均较高。

　　7.术前绝对禁食。

　　8.拟行麻醉方法因某种原因可能改变方式和方案。

　　9.麻醉中有可能使用自费材料、自费药品及自费诊疗项目，但麻醉中又必须使用。如同意使用签字为证。

　　我们一定以高度的责任心，全力做好麻醉及抢救工作，但上述问题有时仍可能发生。病人家属请予理解。

亲属签字：　　　　　　　　　　　麻醉医师：

　　　年　　月　　日　　　　　　　年　　月　　日

××××医院
操作知情同意书

病人姓名　　　性别　　　年龄　　　科室　　　床号　　　身份证号码
住院号　　　工作单位或家庭住址　　　　　　　　　入院日期
术前诊断

拟定手术/操作方式
对术中、术后或操作中、操作后可能发生的问题加以说明
本手术/操作：
◆有一定生命危险；
◆可能发生各种意外（麻醉意外、心搏骤停、呼吸骤停、大出血等）；
◆可能发生的各种合并症、后遗症（感染、休克、败血症、昏迷、致残等）；
◆可能做术中快速冰冻切片；
◆其他：

病人签名：
病人家属签名：　　　　　（与病人关系：　　）
经治医师签名：　　　　　（职务：　　　　）
　　年　　月　　日

××××医院
手术操作自愿书

　　病人　　　，因患病经你院医师详细检查和诊断后，认为需要施行手术/操作，有关手术中、手术后或操作中、操作后可能发生的各种合并症、后遗症和各种意见，以至危及生命等情况，你院医师已与我们详细讲清，患方完全明白了解，并要求你院医师施行手术/操作并自愿承担上述各种风险。
　　　　此致
医院

病人签名：
病人家属签名：　　　　　（与病人关系：　　）
单位负责人签名：　　　　（职务：　　　　）
　　年　　月　　日

××××医院
介入检查(手术)知情同意书

姓名：　　　性别：　　　年龄：　　　科别：　　　床号：　　　住院号：

民族：　　　　　住院日期：　　　　　　身份证号码：

临床诊断：

拟行介入检查(手术)名称：

本病例严重情况或特殊问题：

麻醉方式：　　　　　　　　检查(手术)医师：

　　根据您的病情，您需要进行上述介入检查(手术)治疗(以下称操作)。该操作是一有效的检查或治疗手段，一般来说，该操作和麻醉是安全的，但由于此项操作具有创伤性和风险性，因此医师不能向您保证该操作效果。

　　因个体差异及某些不可预料的因素，术中和术后可能会发生意外和并发症。现告知如下，包括但不限于：

　　◆出血：穿刺伤口局部血肿、大出血、血管破裂，消化道、泌尿道及脑出血等。

　　◆过敏性反应：术中所用药物可能造成皮肤过敏、呼吸困难、过敏性休克、溶血反应等。

　　◆休克：低血容量性休克、心源性休克等。

　　◆栓塞：全身各脏器(心、脑、肺、肾及四肢)血管的栓塞、再栓塞及导管断入体内等并发症。

　　◆相关脏器介入治疗引起的并发症：如肝脏介入治疗引起消化道出血、黄疸、腹水、肝破裂、肺栓塞、肝肾功能衰竭；肺部疾病介入治疗引起脊髓损害、咯血、气胸、胸水等。

　　◆化疗药物引起的毒副作用：骨髓抑制、胃肠道反应、过敏反应、脏器功能损害等。

　　◆以上原因引起操作不能进行，甚至导致死亡。

　　◆其他如下：

　　我已详细阅读以上内容，对医师护士的告知表示完全理解，经慎重考虑，我决定接受此介入检查(手术)，并自愿承担手术中有可能使用的自费材料、自费药品及自费诊疗项目。

　　我明白在术中，在不可预见的情况下，可能需要其他附加操作或变更诊疗方案，我授权医师在遇有紧急情况下，为保障我的生命安全实施必要的救治措施，并保证承担全部所需费用。

　　我明白在检查(手术)开始之前，我可以随时签署《拒绝医疗同意书》，以取消本同意书的决定。

患者/法定监护人/委托代理人/签名：　　　　(签名后请在前面相应身份处打√)

　　　　　　　　　　　　　　　　　　日期：　　年　　月　　日　　时　　分

经治医师签名：

　　　　　　　　　　　　　　　　　　日期：　　年　　月　　日　　时　　分

主刀医师签名：

　　　　　　　　　　　　　　　　　　日期：　　年　　月　　日　　时　　分

××××医院

内窥镜检查知情同意书

姓名： 性别： 年龄： 科别： 床号： 住院号：

民族： 住院日期： 身份证号码：

临床诊断：

拟行内窥镜检查名称：

本病例严重情况或特殊问题：

本项诊疗检查是一种诊疗手段,一般来说该项检查操作是安全的,但由于操作具有一定的风险性,在诊疗检查操作中和其后可能会发生意外和并发症。现告知如下,包括但不限于:

◆恶心、咽喉损伤、咽喉部感染或脓肿、胸骨后疼痛等;

◆心、肺、脑血管意外造成呼吸、心跳骤停;

◆出血、穿孔(食管、胃肠)、感染、休克;

◆注射性胰腺炎、化脓性胆管炎等;

◆麻醉(药物)意外、碘过敏、ERCP插管不成功;

◆扩张后再狭窄、食管贲门撕裂;

◆腹膜后血肿、结肠浆膜及其他系膜撕裂、造瘘管漏、造瘘管滑脱、吸入性肺炎等;

◆需同时做病理活检的少数病人,可能发生活检后出血,但大多数能自行止血;严重时,需手术止血或行脏器部分切除、全部切除。如果出现呕血、黑便,须立即到医院复诊检查;

◆小儿肠镜检查需全身麻醉者,可能出现麻醉意外,严重者甚至危及生命安全;

◆其他:

我已详细阅读以上内容,对医师护士的告知表示完全理解,经慎重考虑,我决定做此项诊疗检查/手术,并自愿承担手术中有可能使用的自费材料、自费药品及自费诊疗项目。

我授权医师在遇有紧急情况时,为保障我的生命安全实施必要的救治措施,并保证承担全部所需费用。

患者/法定监护人/委托代理人/签名： (签名后请在前面相应身份处打√)

日期： 年 月 日 时 分

经治医师签名：

日期： 年 月 日 时 分

主刀医师签名：

日期： 年 月 日 时 分

×××医院
抗癌药物治疗知情同意书

姓名：　　性别：　　年龄：　　科别：　　床号：　　住院号：

诊断

诊断依据：

患者经院方医师诊断为恶性肿瘤，需要选择抗癌药物治疗(包括化疗与生物治疗等)。

由于抗癌药物治疗效果受患者个体差异和肿瘤异质性等多种因素的影响，故疗效不尽相同，有时无效，甚至病情发展或恶化，常规使用的细胞毒性药物除杀伤肿瘤细胞外，对人体某些正常组织、细胞也可能造成一定程度的损害，偶尔十分严重。常见毒副反应如下：

1. 消化系统反应：包括恶心、呕吐、腹泻、腹痛、肠麻痹、肝功能损害等。严重时可能发生水电解质紊乱和消化道出血。

2. 血液学毒性：主要有白细胞、血小板下降，严重者可能合并全身感染、出血，甚至死亡。

3. 药物过敏反应：如发热、皮疹、过敏性休克等。

4. 心血管系统毒性：如心肌和传导系统损害、心搏骤停、心律失常及动静脉炎等。

5. 皮肤黏膜、毛发毒性：如局部皮肤红肿溃烂、发炎、色素沉着、脱发等。

6. 呼吸系统毒性：呼吸困难，肺纤维化等。

7. 泌尿生殖系统毒性：如化学性膀胱炎、尿道炎、血尿和肾功能障碍等。

8. 神经系统毒性：包括周围神经炎(手足麻木)和精神症状等。

9. 其他：包括某些远期毒性等等。

对上述情况经治医师将尽力防治，但有时仍难以预料和完全避免。依据有关法律，作为患者拥有知情权和接受相关治疗的决定权利。在经治医师已进行全面说明和详细交代的基础上，如果病人或家属(或单位领导)对此能充分理解，自愿在本院接受和配合抗癌治疗，请在知情同意书上签署接受治疗与否的意见并签署姓名。本文书具有法律效力。

病人或家属

　　(或单位领导)意见：_____

　　病人或家属

　　(或单位领导)签名：_____ 经治医师签名：_____

　　　　　　　　　　　　　　　　　　　　　　　年　　月　　日

××××医院
输血知情同意书

姓名：　　性别：　　年龄：　　科别：　　床号：　　住院号：

诊断：

输血史：

输血指征：

输血成分：

输血前检查：

ALT：　　　　　HBsAg：　　　　Anti-HBs：

HBeAg：　　　　Anti-HBe：　　　Anti-HBc：

Anti-HCV：　　　Anti-HIV-1/2：　梅毒：

　　根据您的病情，您需要进行输注血液（全血、成分血）或血液制品治疗。该项治疗是临床治疗的重要措施之一，是临床抢救急危重患者生命及必要治疗的有效手段。由于现有检验手段不能够完全消除一切潜在的有害病原体及存在窗口期问题，故在输注血液或血液制品时均存在一定风险，有可能发生输血反应及感染经血液传播的疾病。现告知如下，包括但不限于：

　　1.感染肝炎（乙肝、丙肝等）；

　　2.感染艾滋病；

　　3.感染梅毒；

　　4.感染疟疾；

　　5.巨细胞病毒或 EB 病毒感染；

　　6.输血引起的其他疾病；

　　7.发生输血反应，出现过敏症状、呼吸困难、发热、疼痛、寒战、恶心、黄疸、肾脏损害、凝血异常、贫血、心脏衰竭等，甚至死亡。

　　我已详细阅读以上内容，对医师、护士的告知表示完全理解，经慎重考虑，我决定：

　　同意　　　　，接受输注一次或多次血液或血液制品治疗。

医师签名：

年　　月　　日

×××× 医院

拒绝诊疗签字书

　　姓名：　　性别：　　年龄：　　科别：　　　床号：　　　住院号：

　　兹证明患者本人　　　　已满18周岁或委托代理人经授权，决定拒绝接受。

　　本医院　　　血液科的　　　头颅CT检查（指明操作/治疗名称）。

　　本人理解此决定与医务人员的意见相悖。本人已经被告知拒绝此操作/治疗以下对本人健康甚至生命的危害（包括但不限于）：

　　1.对本人的生命构成严重威胁，有可能迅速导致本人的死亡；

　　2.将使本人的原有疾病的治疗中断，病情有可能会出现反复甚至有可能加重或进行性加重，将会使以后的治疗变得更加困难甚至无法治愈；

　　3.有可能会导致本人出现各种感染、伤口延迟愈合、疼痛加重；

　　4.有可能会导致本人某个或多个器官功能下降、部分或全部丧失（如大脑、视觉、听觉、嗅觉、味觉、牙齿、脊柱、四肢的全部或部分、皮肤、腺体、生殖系统、内脏的各种功能等）；

　　5.有可能会导致本人外貌的变化，且这种变化是无法预料的；

　　6.将会使原来的各种治疗花费变成浪费。

　　本人已经获得充足时间就自己的状况以及拒绝此操作治疗的决定提出问题，医务人员已经向本人解释了操作治疗在医学上的依据和必要性。

本人自愿承担拒绝此操作/治疗的风险和后果。在此,免除此医疗机构及其医务人员因本人拒绝此操作/治疗而产生不良后果的一切责任。

医师签名:

年　　月　　日

 小　结

1.首页内容繁杂,在填写时要做到认真仔细,准确无遗漏。

2.入院病历一定要按顺序、按要求、规范化,书写不得少项缺项,不得虚写伪造,其后要记录医师签名和审阅者签名。

3.住院病历内容包括住院病案首页、入院记录、病程记录、手术同意书、麻醉同意书、输血治疗知情同意书、特殊检查(特殊治疗)同意书、病危(重)通知书、医嘱单、辅助检查报告单、体温单、医学影像检查资料、病理资料等。一定要按程序、按顺序、按要求、按时间认真书写。

4.围手术期记录应包括:

(1)术前小结;

(2)术前讨论;

(3)麻醉记录单;

(4)手术记录单;

(5)技术后首次病程记录。

5.分清临时医嘱和长期医嘱的区别。

6.医嘱不得涂改。

7.辅助检查报告单均须有报告日期、报告人员签名或者印章等。

8.手术同意书是指手术前,经治医师向患者告知拟施手术的相关情况,并由患者签署是否同意手术的医学文书。

9.病危(重)通知书患方签名、医师签名并填写日期。一式两份,一份交患方保存,另一份归病历中保存。

第十章　外科系统病历书写与注意事项

第一节　神经外科病历书写与注意事项

1. 病史部分

1）主诉

有时是病人自己，外伤患者昏迷时系为他人。在参照普通外科书写要求外，专科注意事项为外伤时间尽量准确到时、分，其他症状亦注意时间性。

2）现病史与相关性既往史、个人史

（1）对头部外伤患者，应重点记载受伤当时的意识状态，有无昏迷及时间长短，头颅着力部位及运动方向，伤后有无头痛、呕吐、抽搐及肢体功能障碍及有无近来遗忘等。

（2）考虑颅内肿瘤的患者，应询问有无头痛或视力、听力下降、步态不稳等，头痛的部位、性质、发作时间及加重和缓解的因素，有无伴随恶心呕吐、视力障碍等症状。病史中有无头部外伤史、高血压、慢性鼻窦炎、中耳炎及屈光不正等。

（3）对于以抽搐为主诉的患者，应重点记载起病时的年龄，发作开始部位，每次抽搐发作的持续时间，是全身性还是局限性，是强直性还是阵挛性；有无意识丧失、口吐白沫、大小便失禁。过去史中有无产伤、颅脑外伤、颅内炎症及家族中有无类似发作等。

（4）对于脑血管疾病的患者要仔细询问诱发因素，头痛发作的特点、意识变化过程及肢体功能状况。过去史中有无高血压等病史。

（5）考虑脊髓病史的患者，应询问起病缓急、肢体感觉、运动异常的先后顺序，有无肌肉萎缩、肌肉震颤和运动不协调等情况。

（6）鞍区肿瘤患者要描述视力、视野的变化，有无内分泌功能障碍，例如有无肢端肥大、过度肥胖、性功能障碍、月经不正常、第二性征异常及尿崩等情况。

3）家族史

肿瘤、脑血管疾病等。

注意询问家族中有无类似疾病及家族倾向性遗传病。

4）首次病程记录突出起病特点

5）诊断要包括部位、性质

鉴别诊断可以从症状、体征及影像学等进行鉴别。

2. 体格检查部分

(1)视力描写以对数视力为准,残存视力可以用眼前指数,手动或光感的距离来表示视力。视野粗测可以用象限描述视野的缺损。鞍区肿瘤患者要求做电脑视野检测。脑桥小脑角肿瘤患者要求做电测听。

(2)有些情况下肢体远端与近端肌力不同,应该分开描述。感觉异常的描述要明确部位,性质及程度等。

3. 辅助检查部分

(1)检验:除常规进行血、尿、粪常规外,对手术病人应查出血、凝血时间,血小板计数,肝肾功能和乙肝六项、丙肝抗体、艾滋病抗体、梅毒抗体等。

(2)对怀疑有颅内感染的病人,如无腰穿禁忌证,可行腰穿及脑脊液常规检查,包括糖、蛋白、氯化物定量及细菌学检查。行脑脊液检查时,要注意蛋白定量监测,尤其是脑积水术前的病人,还要测定颅内压的高低程度。

(3)对鞍区肿瘤的病人,应进行血清催乳素、生长激素、皮质醇、性激素、甲状腺功能和血糖等测定。

(4)对于有癫痫发作的患者应该常规做脑电图检查,必要时做动态脑电图检查。

(5)脑外伤患者首选 CT 检查,脑肿瘤患者选择 MRI 分辨率更好,对于脑血管疾病病人可以行 CTA 或 MRA 检查。考虑转移性肿瘤可以行 ECT 或 PET 等检查。

(6)周围神经病变可以行神经电生理检查。

(7)体检突出阳性体征和有鉴别意义的阴性体征。

4. 书写中常存在的问题

(1)现病史:部分脑外伤患者伤后有昏迷史,且事发现场无亲友,对当时受伤的情况不清晰,询问病史有障碍;

(2)神经系统查体欠仔细;

(3)主要检查如影像学检查要注明时间、地点、检查号;

(4)首次病程记录中病例特点归纳不够精简;

(5)病程记录中对辅助检查只记录结果而未对病情加以分析;

(6)对于有癫痫发作的患者应常规行脑电图检查,必要时行动态脑电图检查。

附录:神经外科病历书写示例

入院记录	
姓名:谢某	出生地:××省××市
性别:男	民族:汉族
年龄:46 岁	入院时间:2010 年 2 月 2 日 09:00
婚否:已婚	记录时间:2010 年 2 月 2 日 09:30
职业:工人	病史陈述人:患者本人

入院时情况:一般　　　　　　　住址:××省××市××路××号

亲属姓名:××　　　　　　　　　临时联系人:××

电话:×××××　　　　　　　　电话:×××××

邮政编码:×××　　　　　　　　邮政编码:×××

住址:××省××市××路××号　　住址:××省××市××路××号

主诉:渐进性肢体远端粗大10年,伴头晕头痛2月余。

现病史:患者于10年来无明显诱因渐进性肢体远端粗大,指趾变粗,下颌突出,头颅、面容宽大,鼻肥大,唇增厚,伴有声音粗沉。2个月前出现头晕头痛,以前额部为主,疼痛明显时可波及整个头部。近两日头痛加剧,同时伴有呕吐,非喷射状,为胃内容物,无咖啡样液体。无昏迷与抽搐,无明显阳痿、早泄。在当地医院行头颅CT示:鞍区占位。未进行治疗,直接前来我院就诊,门诊行头颅MRI检查,结果示:鞍区占位性病变,考虑为垂体腺瘤。遂拟"垂体瘤"收住院。起病以来患者精神状态一般,食欲可,睡眠正常,大小便正常,近期体重无明显变化。

既往史:平素身体健康,否认高血压、糖尿病史;否认肺结核、肝炎等传染病史;有预防接种史,具体不详。无手术、外伤史;无输血史;否认食物、药物过敏史。

个人史:出生于原籍,否认血吸虫疫区疫水接触史,生活习惯良好,无烟酒等不良嗜好,工人,长期从事车间工作,无粉尘及放射性物质接触史,否认性病冶游史。

婚育史:已婚,24岁结婚,配偶身体健康,育有2个小孩,夫妻关系和睦。

家族史:父母体健,兄弟姐妹及其他亲属均体健,无类似疾病史,无其他家族性遗传疾病。

一般体格检查

T:36.0℃　　P:80次/分　　R:20次/分　　BP:115/75mmHg

一般情况:发育正常　营养中等　病容　慢性

皮肤:血管痣(一)咖啡斑(一)皮下结节(一)黄染(一)脱水征(一)疤痕(一)毛发(一)其他(一)

淋巴结:浅表淋巴结未触及。

五官:嘴唇厚,鼻尖粗大。

肺脏:胸廓外形正常,肋间隙正常,乳房正常,呼吸运动正常,语音震颤正常,胸部叩诊音清晰,肺界正常,听诊呼吸音正常,无啰音。

心脏:心脏视诊心前区正常隆起,心尖搏动正常,范围正常。触诊无震颤,无心包摩擦感,叩诊心界正常,听诊心律规则,心率80次/分,无额外心音,无杂音,无心包摩擦音,脉率80次/分,无奇脉。

腹部:腹部视诊外形平坦,腹式呼吸存在,胃肠蠕动波未见,触诊腹壁柔软,无压痛,无反跳痛,肝脏未触及,胆囊未触及,无压痛,脾脏未触及,肾脏未触及,无压痛。

脊柱:脊柱无畸形。

四肢:四肢无畸形,肢体末端增粗、肥大。

性征发育:外生殖器正常。

其他:直肠、肛门正常。

神经系统检查

检查合作情况:合作

神志:清醒

精神状态:正常　情感反应(正常)　定时定向(正常)　计算力(正常)　记忆力(正常)　幻觉(无)　其他(无)

语言:正常

姿势及步态:正常

头颅:正常

脑膜刺激征:颈抵抗(无)　　　Kerning 征(阴性)

颅神经:

Ⅰ.嗅觉:正常

Ⅱ.视力:左眼:0.5　　右眼:30cm 手动

视野:粗测双颞侧偏盲

眼底:双眼底视神经乳头境界清

Ⅲ、Ⅳ、Ⅵ:

眼睑下垂(未及) 眼球凸出(未及) 眼球陷入(未及)

瞳孔	直径(mm)	形状	直接对光反应	间接对光反应	调节反应
左	2.5	圆	＋＋	＋＋	＋＋
右	2.5	圆	＋＋	＋＋	＋＋

(灵敏＋＋迟钝＋丧失 0)

眼姿:正常

眼震:无　　　眼球浮动:无

眼球运动:正常　　复视:无

Ⅴ.面部感觉:正常

角膜反射:正常

张口:正常

Ⅶ.面瘫:无　　面肌抽搐:(无)　　味觉:正常

Ⅷ.Werber 试验:居中　　Rinne 试验:气导＞骨导(左)　　气导＞骨导(右)

前庭功能检查:正常

Ⅸ、Ⅹ.发音:正常　　　　吞咽:正常

　　　软腭及悬雍垂:居中　咽反射:正常

Ⅺ.耸肩(正常)　胸锁乳突肌萎缩(无)

Ⅻ.舌在口中位置(正中)　伸舌偏向(居中) 舌肌萎缩(无)

舌肌震颤(无)　　　舌肌纤颤(无)

感觉系统检查结果:正常

运动系统:(左利)

肌萎缩:无　肌张力:正常

肌力:(0－Ⅴ)左上肢:远端Ⅴ级,近端Ⅴ级;左下肢:远端Ⅴ级,近端Ⅴ级

　　　右上肢:远端Ⅴ级,近端Ⅴ级;右下肢:远端Ⅴ级,近端Ⅴ级

反射:(阵挛＋＋＋＋亢进＋＋＋正常＋＋减退＋消失 0)

浅反射	腹壁反射	上	中	下	足跖反射	提睾反射	肛门反射
左		＋＋	＋＋	＋＋	＋＋	＋＋	＋＋
右	＋＋	＋＋	＋＋	＋＋	＋＋	＋＋	

深反射	肱二头肌	肱三头肌	桡骨膜	膝腱	跟腱	阵挛
左	＋＋	＋＋	＋＋	＋＋	＋＋	＋＋
右	＋＋	＋＋	＋＋	＋＋	＋＋	＋＋

病理反射	Babinsk 征	Chaddocki 征	Hoffman 征	其他
左	—	—	—	无
右	—	—	—	无

强阳性＋＋ 阳性＋ 可疑± 阴性—

不随意运动:无

共济运动:指鼻试验(—) 轮替试验(—)

　　　　跟膝试验(—) Romberg 征(阴性)

自主神经系统:

　　　　汗腺分泌(—) 皮肤(—)

　　　　其他(—)

其他:无

特殊检查

项目	号码	检查日期	结果
头颅 MRI	××××	2010 年 2 月 1 日	鞍区占位,考虑垂体腺瘤

总结(病史摘要及阳性体征)

1.患者,男,渐进性肢体远端粗大 10 年,头晕头痛 2 月余入院。

2.入院查体:神清,双侧瞳孔等大等圆,对光反射灵敏,左眼:0.5,右眼视力为 30cm 手动。四肢肌力正常,四肢末端肥大,鼻肥大,唇厚,皮肤粗黑,毛发增多。生理反射存在,病理反射未引出。

3.头颅 MRI 示:鞍区占位,考虑为垂体腺瘤。

入院诊断:

垂体腺瘤

医师签名:×××

2010 年 2 月 2 日

第二节　眼科病历书写与注意事项

1. 病史部分

1)主诉

患者就诊最主要的原因,包括症状、体征及持续时间,应注明眼别。

2)现病史

包括发病诱因与时间,主要症状的性质,病情经过,做过哪些检查和治疗,治疗效果如何等。一般眼病患者的症状主要有以下几个方面。

(1)发病诱因:有无眼外伤(机械性、化学性、热烧伤、辐射性),致伤物的种类(金属性、非金属性),有无眼内异物。

(2)视力障碍:发生的时间,是突然黑矇还是逐渐缓慢减退,能否矫正,屈光性质及度数。

有无视物变形、复视、雾视、虹视、闪光感或飞蚊症等。有无夜盲,晚间能否走黑路,是否碰墙、绊脚或蹒跚等。

(3)感觉异常:有无怕光、流泪,有无眼球疼痛(转动痛、牵拉痛、胀痛或钝痛)。

(4)外观异常:有无充血、出血、分泌物、肿胀、新生物等。

3)既往史

既往有无类似病史,既往眼病史及其与全身疾病的关系(如高血压、糖尿病、血液病、代谢与内分泌疾病),外伤史、手术史、传染病史和药敏史等,要注意是否戴眼镜(屈光不正史)。

4)个人史

记录可能与眼病相关的特殊嗜好、生活习惯及周围环境。

5)家族史

家庭成员中有无类似患者(与遗传有关的眼病),父母是否近亲结婚等。

2.体格检查部分

重点放在眼科专科上,分述如下:

(1)视力:远视力、近视力、矫正视力、光感、定位及色觉等。如有屈光不正,记录屈光性质及度数。

(2)眼睑:有无充血、水肿、淤血、裂伤、疤痕、气肿、缺损、肿块、压痛及睑缘糜烂,注意眼睑位置、眼裂大小、闭合情况及睫毛情况等。

(3)泪器:有无溢泪,泪点位置和大小;泪囊部皮肤有无红肿,压迫泪囊部有无分泌物自泪点溢出,泪囊部有无肿块、压痛、瘘管;冲洗泪道是否畅通;泪腺有无下垂、肿大及压痛。

(4)结膜:睑结膜有无充血、血管纹理不清、浸润、肥厚、乳头、滤泡、疤痕、异物、结石、溃疡、肉芽组织增生、眼球粘连、新生物及异物;球结膜有无充血、出血、水肿、干燥、粘连、增生、疱疹及外伤等。

(5)巩膜:颜色,有无色素、充公血、结节、疱疹、隆起、压痛、新生物及外伤等。

(6)角膜:形态、大小,有无混浊、浸润、溃疡、血管翳及荧光素染色等情况,有无角膜后沉着物、异物及外伤等。

(7)前房:深浅(轴深或房周深),有无房水混浊、积脓、积血及异物等。

(8)虹膜:颜色、纹理,有无前后粘连、新生血管、脱色、萎缩、结节、缺损、根部断离及震颤。

(9)瞳孔:大小、形状、位置、调节与集合反射,对光反应,有无膜闭或闭锁。

(10)晶状体:有无,位置,透明或混浊情况,有无色素沉着。

(11)玻璃体:有无混浊、积血、积脓、异物、寄生虫、新生血管、变性、脱离及增殖性病变等。

(12)眼底:视盘大小、色泽,边界情况,杯/盘比值,黄斑中心凹反光是否清晰,视网膜色泽情况,有无色素沉着或缺失,有无出血及渗出、脱离等。血管周径有无变细或增粗、迂曲等,有无动静脉交叉压迫,必要时绘图说明。

(13)眼球、眼肌:有无眼球突出、陷没、震颤,有无斜视及眼肌运动障碍等。

(14)测眼压。

3. 辅助检查部分

(1)重点记录与眼病相关的有诊疗意义的检查结果,并注明检查时间及地点。

(2)注意有无系统性疾病在眼部的表现,如白塞氏综合征。

(3)注意并存症的存在及影响,如高血压病、糖尿病。

4. 书写中常存在的问题

(1)对症状描述不详细,而这些症状特点对于鉴别诊断很重要(症状出现有无相关诱因,发病时间的长短,起病急缓情况,有无视力影响,有无相关伴随症状出现,缓解情况,是否为单眼或双眼出现症状),起病后的诊治过程及治疗效果如何,门急诊诊断情况。起病以来基本的五项内容描述不全。

(2)既往眼科相关疾病诊断及治疗史,全身相关重要的病史(如糖尿病及高血压病等)缺乏记录或记录不详。

(3)体格检查中,眼科情况应写为见专科情况。

(4)入院辅助检查未写出有诊疗意义的检查结果。

(5)诊断是否全面,一些重要的全身疾病的诊断常漏诊,鉴别诊断,诊疗计划不够清楚,未写明应继续完善的重要的相关检查内容。出院时的病程记录中应有视力及眼压等重要检查结果记录。

附录:眼科病历书写示例

入院记录

姓名:胡某	出生地:××省××市
性别:男	民族:汉族
年龄:67 岁	入院日期:2010 年 2 月 8 日 09:39
婚姻:已婚	记录日期:2010 年 2 月 8 日 11:32
职业:农民	病史陈述者:患者本人
工作单位:—	住址:××省××市××村××栋××号

主诉:双眼渐进性无痛性视力下降 5 年,加重 3 个月。

现病史:患者于 5 年前无明显诱因出现双眼视力下降,呈渐进性,不伴有眼红、眼胀痛,无畏光、流泪等不适,曾于××县人民医院就诊为"双眼白内障",给予"白内停"眼液点双眼,效果一般,近 3 个月视物模糊感较前加重,并影响生活,而于今日来我院求治,门诊"双眼老年性白内障"为诊断收入院治疗。患者自起病以来,精神、睡眠、饮食正常,大小便正常,体重无明显改变。

既往史:平素身体健康状况一般,否认糖尿病、高血压病史,否认肝炎、肺结核病史,否认其他传染病史,否认输血史,否认药物过敏史,否认药源性疾病,否认食物过敏史,否认食物中毒史,否认外伤手术史,否认其他疾病史,有预防接种史,具体不详。

个人史:出生本地,工作本地,无疫水接触史,无疫区接触史,无工业毒物接触史,无粉尘接触史,无放射性物质接触史,否认吸烟、饮酒,无冶游史。

婚育史:21 岁结婚,育有 2 子 1 女,子女及配偶均体健。

家族史:父母体健。兄弟姐妹及其他亲属均体健。无糖尿病家族史,无血友病家族史,无高血压家族史,无肥胖家族史,无肿瘤家族病史,与患者无类似疾病,无其他家族性遗传病。

体格检查

T:37℃   P:85 次/分   R:20 次/分   BP:120/76mmHg

发育正常,营养一般,精神状态一般,表情自如,自主体位,步态正常,神志清楚,检查合作。皮肤、黏膜色泽正常,无皮疹、出血,浅表淋巴结未触及。头部外形正常,听力粗测正常。眼科检查见专科情况。鼻通气正常,副鼻窦区无压痛,乳突无压痛。口唇无苍白、紫绀,咽部无充血,无淋巴滤泡增生,口腔黏膜光洁,扁桃体未见异常。颈部对称,无抵抗,颈静脉无怒张,气管居中,甲状腺无肿大。胸廓外形正常,胸壁静脉无充盈或曲张,胸壁无皮下气肿,胸骨无叩痛,胸壁无压痛。乳房正常,乳头位于锁骨中线第四肋间。呼吸运动两侧对称,呼吸稍促,肋间隙无增宽或变窄,胸廓扩张度正常,语音震颤无增强或减弱,无胸膜摩擦感。胸部叩诊音清音,肺界正常,肺下界移动度正常。听诊呼吸音正常,无啰音,无胸膜摩擦音。心脏视诊心前区无隆起,心尖搏动位置正常,位于第 5 肋间左锁骨中线内侧 1cm,范围正常。触诊无震颤,无心包摩擦感。叩诊心界正常。听诊心率 85 次/分,心律规则,心音正常,无额外心音,无杂音,无心包摩擦音。脉率 85 次/分,桡动脉节律规则,无奇脉、交替脉,周围血管征阴性。腹部视诊外形平坦,腹式呼吸存在,未见胃肠型及蠕动波,未见腹壁静脉曲张。触诊腹壁无压痛、反跳痛。无液波震颤。肝脏、脾脏肋下未触及,胆囊未触及,胆囊点无压痛,莫非氏征阴性。肾脏未触及,无压痛,输尿管压痛点无压痛,膀胱未触及,无腹股沟疝。腹部叩诊鼓音,肝上界在右锁骨中线第 5 肋间,肝浊音界存在,肝区无叩击痛,肾区无叩击痛,移动性浊音阴性。听诊无振水音,无血管杂音。外生殖器未见异常,直肠、肛门未见异常。脊柱无畸形,棘突无压痛、叩击痛,脊柱活动度正常。四肢无畸形,双下肢轻度水肿,足背动脉搏动正常。神经系统肌张力正常,膝腱反射正常,巴宾斯基征阴性,脑膜刺激征阴性。

专科情况

		右眼	左眼
视力		0.02	0.4
光定位			
色觉		红:可辨;绿:可辨	红:可辨;绿:可辨
眼睑		无血肿,无睑内外翻	无血肿,无睑内外翻
泪器			
	泪腺	无肿胀	无肿胀
	泪点	无异常	无异常
	泪道	泪道冲洗通畅	泪道冲洗通畅
结膜			
	睑	无充血	无充血
	球	无充血	无充血
巩膜		无黄染	无黄染
角膜		清亮	清亮
前房		中等深,房水清亮	中等深,房水清亮
虹膜		纹理清楚	纹理清楚
瞳孔		圆直径 3mm 直接间接对光反射灵敏	圆直径 3mm 直接间接对光反射灵敏
晶状体		核棕红色混浊	核棕红色混浊
玻璃体		窥不清	稍混
眼底		窥不清	模糊,未见明显异常

眼位	无异常,未见斜视	无异常,未见斜视
眼肌	眼球运动自如	眼球运动自如
眼球	无突出萎缩	无突出萎缩
眼眶	无畸形,眼眶无扩大	无畸形,眼眶无扩大
邻近淋巴结	无异常	无异常
眼压	14.6mmHg	19.5mmHg

辅助检查

2010 年 2 月 5 日我院 B 超示双眼玻璃体点状混浊。

入院诊断:

老年性白内障(双)

医师签名:×××

2010 年 2 月 8 日

第三节　耳鼻咽喉——头颈外科病历书写与注意事项

1. 病史部分

1)主诉

注意症状、体征与发病时间、持续时间及发病部位。

2)现病史

(1)起病的时间及缓急。

(2)鼻塞:单侧还是双侧,性质(持续性、间歇性、交替性或进行性加重),程度(轻度——有意识吸气时感不畅、中度——感觉明显偶需张口呼吸、鼻音重、重度——完全张口呼吸)、表现特点及病程时间、伴随症状、近日用药史等。

(3)鼻溢:性质(水样、黏液、黏脓性或血性)、发生时间及诱因、鼻溢量、发作次数及病程时间、伴随症状。

(4)鼻出血:出血侧、出血量、伴随症状、既往鼻病史、饮食习惯、全身相关疾病。

(5)咽痛、咽异常感:性质、程度及出现的时间、加重缓解因素、持续时间。

(6)声嘶:持续时间、性质、伴随症状(咳嗽、咯血、呼吸困难等)。

(7)耳痛:部位、性质、有无放射、持续时间、伴随症状。

(8)耳漏:性质(黏液、脓性、水样或血性)、量多少、时间久暂、有无臭味。

(9)耳聋、耳鸣:患侧、出现时间、加重缓解因素、耳鸣的性质(高频或低频)、全身相关疾病。

(10)颈部包块:病程时间、出现位置、大小、质地、移动度、有无压痛及波动感、随吞咽及伸舌包块是否运动。

(11)有无畏寒、发热、食欲不振和体重减轻等。

3)既往史、个人史

有无吸烟嗜好(吸烟的时间长短及每天几支)、高血压、过敏性疾病、外伤史、手术史、输血史、药物过敏史。

2. 体格检查部分

(1)鼻的检查:外鼻是否有肿胀、畸形、缺损或异常隆起,鼻前庭皮肤有无红肿、糜烂、皲裂、鼻腔黏膜是否完整、有糜烂及无出血点、鼻腔有无新生物。

(2)咽喉的检查:注意口咽部有无充血、肿胀、隆起、干燥、溃疡、脓痂、假膜或异物。扁桃体有无肿大、充血、瘢痕粘连。咽喉壁黏膜、色泽、有无淋巴滤泡。鼻咽部有无新生物。外喉有无畸形、位置是否正中、两侧是否对称。喉的黏膜色泽和有无充血、水肿、增厚、溃疡、瘢痕、新生物或异物存留。

(3)耳的检查:耳郭是否对称、有无畸形、局部隆起、增厚及皮肤红肿、触痛等,耳前有无瘘口、耳后有无包块。耳分泌物有无特殊气味。外耳道有无新生物。鼓膜的颜色、活动度、是否完整、有无穿孔及内陷,鼓室内有无积液,是否有新生物。听力检查中音叉实验鉴别感音性传导性及混合性聋。

(4)头颈部检查:观察颈部位置、双侧是否对称,观察皮肤有无充血、肿胀、瘘管、溃烂,观察有无包块,以及包块的位置、形状、大小和表面皮肤颜色,是否随吞咽上下移动,注意腮腺、颌下腺、甲状腺有无肿大。听诊甲状腺有无收缩期杂音,喉部有无喉鸣音。

(5)全身体格检查:注意面容表情与咽部疾病的关系(面部表情痛苦——扁桃体周脓肿、患儿重病面容——咽后脓肿、儿童张口呼吸——扁桃体、腺样体肥大、进行性消瘦——口咽恶性肿瘤、面色苍白而发青——咽白喉、口角瘢痕——先天性梅毒),注意血压脉搏、肝胆疾病等与鼻出血的关系,注意腹部触诊。注意心血管疾病与耳鸣的关系,重视心血管的检查。

3. 辅助检查部分

血红蛋白、红细胞和白细胞计数及其分类,在诊耳鼻咽喉——头颈疾患中也有重要参考价值特别是鼻出血及急性炎症。注重对鼻窦、乳突、头颈部影像学资料,不要照抄报告,最好要有描述及自己判断,鼻内镜、电子喉镜、耳内窥镜、纯音测听、声阻抗等专科检查不要遗漏并注意分析。

4. 书写中常存在的问题

(1)常见症状描述不详细,如慢性中耳炎的疼痛的持续时间、范围、性质、是否伴有流脓等特点对中耳癌、中耳良性肿瘤的鉴别特别重要;现病史的内容与诊断不相符,如慢性中耳炎都有一个漫长的病史,来医院就诊可能是因为短期出现耳痛流脓听力下降急性炎症,应注意过往诊断治疗史,对于鼻科疾病来说,手术史极其重要,术中就提醒医生应仔细辨别鼻腔标志性解剖结构,以免发生并发症。

(2)既往各系统病史都应询问一遍,特别是糖尿病高血压及其他慢性消耗性疾病。对于双侧甲状腺及喉部大手术应该特别注意,手术前及时发现先控制住血糖血压时再考虑行以上手术。

(3)对于平常易忽略的个人史,如冶游史对于梅毒艾滋病引起的顽固性鼻出血有重要的意义。

（4）系统检查未曾详细体检过，大部分是照抄模板病历；专科情况检查不详细，鼓膜描述不完整，如鼓膜色泽、穿孔部位、大小等；中耳腔黏膜情况；音叉检查被省略，不曾记录。鼻腔及喉部检查也有类似情况（黏膜色泽新生物描述等）。

（5）病程记录手术记录病历讨论等医疗文书未及时完善，且记录的不够详细如对于术后出现的病情变化没有记录及分析，抗生素止咳化痰止血抑酸等治疗的更换没有记录详细。

附录：耳鼻咽喉——头颈外科病历书写示例

入院记录

姓名：吴某	籍贯：××省××市
性别：男	民族：汉族
年龄：54 岁	入院日期：2010 年 2 月 10 日 10:00:00
婚否：已婚	记录日期：2010 年 2 月 10 日 10:56:00
职别或工种：教师	病史陈述者：患者本人
单位：×××	通信地址：××省××市××路××号

主诉：右耳受伤 10 年余，反复流脓 7 年余。

现病史：患者于 10 余年前放鞭炮时右耳气压伤后耳鸣，发现鼓膜穿孔，2～3 年后出现右耳流脓，脓呈白色，量不多，有臭味，伴耳闷不适，伴耳鸣、耳痛，稍感听力下降，无发热、面瘫。无眩晕、无呕吐等症状。至今发作 2～3 次，发作时在校医院行抗炎滴耳治疗后好转，但易复发，此次于 1 月前饮酒后又复出现右耳流脓，在我院门诊就诊行 CT 检查示：右侧慢性中耳炎，并行抗炎滴耳治疗后症状无明显好转，遂于今日来我院行进一步手术治疗。门诊拟"右侧慢性化脓性中耳炎"收入住院。患者自起病以来，一般情况良好，精神佳，大小便正常，饮食睡眠正常，体重无变化。

既往史：平素健康状况一般，磺胺类药物过敏，否认糖尿病史，否认结核病史，否认高血压病史，否认肝炎病史，否认其他传染病史，否认输血史，否认药源性疾病，否认食物过敏史，否认食物中毒史，否认手术史，否认外伤史，否认其他重大疾病史，有预防接种史，具体不详。

个人史：出生本地，工作本地，无疫水接触史，无疫区接触史，无工业毒物接触史，无粉尘接触史，无放射性物质接触史，否认吸烟，饮酒 10 年，平均 2 两/天，未戒酒。无药物嗜好，无冶游史。

婚育史：已婚，27 岁结婚，配偶身体健康，育有 1 个小孩。

家族史：父自然死亡，母亲患有高血压 5 年，服药至今，兄弟姐妹及其他亲属均健。无糖尿病家族史，无血友病家族史，无高血压家族史，无肥胖家族史，无肿瘤家族病史，与患者无类似疾病，无其他家族性遗传病。

体格检查

T：36.0℃　　　P：78 次/分　　　R：20 次/分　　　BP：122/82mmHg

发育正常，营养良好，精神状态正常，表情自如，自主体位，步态正常，神志清楚，检查合作。皮肤、黏膜色泽正常，无水肿，无皮疹，无出血，浅表淋巴结未触及。头部外形正常，听力见专科情况，结膜正常，巩膜无黄染，瞳孔等大等圆，对光反射灵敏，鼻通气通畅，副鼻窦无压痛，乳突无压痛，口唇无苍白、紫绀，咽部无充血，无淋巴滤泡增生，口腔黏膜光洁，扁桃体未见异常。颈部对称，无抵抗，颈静脉无怒张，气管居中，甲状腺未触及肿大。胸廓外形对称，胸壁静脉无充盈或曲张，胸壁无皮下气肿，胸骨无叩击痛，胸壁无压痛。乳房正常，乳头位于锁骨中线第 4 肋间隙。呼吸运动两侧对称，稳定而有节律，呼吸平稳，呼吸节律均匀而整齐，肋间隙无增宽或变窄，胸廓扩张度正常，语音震颤无增强或减弱，无胸膜摩擦感。胸部叩诊音清音，肺界正常，肺下界移动度正常。听诊呼吸音正常，无啰音，无胸膜摩擦音。心脏视诊心前区无隆起，心尖搏动位置正常，第 5

肋间左锁骨中线内侧1cm,范围正常。触诊无震颤,无心包摩擦感。叩诊心界正常。听诊心率78次/分,心律规则,心音S1正常,S2正常,无额外心音,无杂音,无心包摩擦音。桡动脉脉率78次/分,节律规则,无奇脉,无交替脉,周围血管征阴性。腹部视诊外形平坦,腹式呼吸存在,未见胃肠蠕动波,未见腹壁静脉曲张。触诊腹壁无压痛,无反跳痛,无液波震颤,无包块。肝脏未触及,胆囊未触及,胆囊点无压痛,莫菲氏征阴性。脾脏未触及,肾脏未触及,无压痛,输尿管压痛点无压痛,膀胱未触及,无腹股沟疝。腹部叩诊鼓音,肝上界在右锁骨中线第5肋间,肝浊音界存在,肝区无叩击痛,肾区无叩击痛,移动性浊音阴性。听诊无振水音,无血管杂音。外生殖器未见异常,直肠、肛门未见异常。脊柱无畸形,棘突无压痛,无叩击痛,脊柱活动度正常。四肢无畸形,双下肢无水肿,足背动脉搏动正常。神经系统肌张力正常,膝腱反射正常,巴宾斯基征阴性,脑膜刺激征阴性。

专科检查

(一)耳 部　耳 郭:两耳对称,无畸形

外耳道:无异常

鼓 膜:右侧鼓膜紧张部穿孔,约0.2cm×0.3cm大小;左侧鼓膜完整

中耳腔:右侧中耳腔黏膜水肿,左侧未窥及

乳 突:无压痛

咽鼓管:通畅

面 瘫:无面瘫

右(R)	音叉检查:	左(L)
±	RT	+
→	右耳 WT	
—	ST	±
↓	S256	正常
↓	G2048	正常
+	GT	+

(二)鼻 部　外 鼻:无异常

鼻前庭:无异常

鼻中隔:无偏曲

鼻 甲:无异常

鼻 道:无异常

鼻窦压痛:无

(三)咽 部　鼻 咽:无异常

口 咽:无充血肿大

喉 咽:无异常

(四)喉 部　会 厌:无异常

真声带:无异常

假声带:无异常

披 裂:无异常

(五)其 他　头 颈:无异常

辅助检查

2010 年 2 月 9 日本院 CT(70109)示:右侧慢性中耳乳突炎并胆脂瘤或肉芽肿形成。

初步诊断:

右慢性化脓性中耳炎

医师签名:×××

2010 年 2 月 10 日

第四节 心胸外科病历书写与注意事项

1. 病史部分

1)主诉

注意发病部位、伴随症状与发病时间。

2)现病史

(1)先天性心脏病需描述伴随症状,有无发绀、有无心力衰竭、缺氧、呼吸道反复感染、咯血等,生长发育情况。

(2)诊疗经过应详细描述,做过什么检查,并记录检查结果。

(3)应描述有意义的阴性症状。

(4)对先天性心脏病、冠心病、风湿性心脏病要记录特有的症状。

3)既往史、个人史

有无外伤史、手术史、输血史、药物过敏史。

2. 体格检查部分

(1)神志状态,有无鼻翼扇动、紫绀、端坐呼吸。

(2)皮肤有无皮下结节及红斑;浅表淋巴结,尤其是锁骨上淋巴结是否肿大,有无压痛和粘连;有无杵状指(趾)。

(3)气管的位置,有无颈静脉怒张、肝颈静脉回流征,颈部软组织有无水肿、肿胀及皮下捻发感(音)。

(4)心肺检查,应注意呼吸频率、深浅、类型、体位,包括呼吸困难的类型。注意口腔黏膜及扁桃体大小,是否有脓性分泌物等。注意颌下、颈部及锁骨上淋巴结有无异常。胸部应作为重点详细检查,心脏体征应仔细检查和描写,包括心尖搏动部位、心界大小、心尖部心音强弱、杂音部位,杂音是什么性质,处于心跳哪一期,是否伴有震颤,放射部位,应注意 P2 和 A2 的关系。肺部的阳性和阴性体征也应逐项记明,特别要写明啰音的部位、大小、性质,并应与胸膜摩擦音、肠鸣音及其他夹杂音鉴别。住院病人应每天检查,观察变化情况。

(5)腹部四肢检查:检查肝脏要注意下界,也要检查上界(反映肺气肿及肺实变、积液等),

注意有无腹水及肝脾肿大以及下肢、腰骶部浮肿等反映右心功能的情况。

3.辅助检查部分

(1)不可盲目扩大检查指征,不必要行大型设备检查的疾病不开,不可只看报告不看片子,发现报告与临床或片子有出入时要及时与相关科室进行讨论。

(2)应根据病史、体检、实验室检查及特殊检查综合分析,得出诊疗意见。

4.书写中常存在的问题

(1)主诉描写不够准确,归纳性不强,常不能体现病情及诊断。

(2)现病史描述太简单,只写诊疗经过,彩超结果,忽视伴随症状,生长发育情况,描述有意义的阴性症状。

(3)体格检查描述不够详细,只注重心脏听诊,忽视其他伴随体征检查和描述。

(4)主要检查如影像学、痰培养等在病例中未记录,或只写结果而未分析。

(5)更换抗生素却未记录或未记录更换原因。

(6)术前讨论记录发言的人数要五个以上,且能反映本病历前沿与最新进展,主持人总结要精辟。

(7)出院记录中出院注意事项应描述出院注意事项、何时复查以及出院后应交代什么都要写清楚。

附录:心胸外科病历书写示例

入院记录

姓名:黄某	出生地:×××
性别:女	民族:汉族
年龄:13 岁	入院日期:2010 年 2 月 10 日 16:47
婚姻:未婚	记录日期:2010 年 2 月 10 日 20:52
职业:学生	病史陈述者:患者本人
工作单位:—	住址:×××省×××市×××道×××号

主诉:体检发现心脏杂音 5 个月。

现病史:患者 5 个月因感冒发烧去当地医院就诊发现心脏杂音,在当地医院行心脏彩超示:室间隔缺损,患儿无胸闷、气逼,无心悸乏力,无咳嗽、咳痰,无蹲踞现象,无口唇紫绀。生长发育与同龄儿相仿,活动耐力较同龄儿下降。由于经济原因一直未治疗,此次由于"两病"免费救治,为求进一步诊治来我院就诊,门诊拟"先天性心脏病:室间隔缺损"收治入院。入院时,精神,饮食,睡眠可,二便自解。

既往史:既往体健,否认肝炎、肺结核等传染病接触史,否认高血压、糖尿病等慢性病史,否认其他外伤、手术及输血史,否认药物及食物过敏史,预防接种史不详。

个人史:出生景德镇,患儿母亲否认孕早期有病毒感染史,否认疫区疫水接触史,否认工业毒物接触史,否认粉尘接触史,否认放射性物质接触史,无吸烟,无饮酒,否认药物嗜好,否认冶游史。

婚育史：未婚。

月经史：无。

家族史：家庭成员身体健康，家族中无结核、肝炎、性病等传染病史，家族中无遗传性疾病、无先天性心脏病史，无与患者类似病史可供。

体格检查

T：36℃　　　　P：90 次/分　　　R：20 次/分　　　BP：110/69mmHg

发育正常，营养良好，精神状态正常，表情自如，自主体位，步态正常，神志清楚，检查合作。皮肤、黏膜色泽正常，无水肿，无皮疹，无出血，浅表淋巴结未触及。头部外形正常，听力粗测正常，结膜正常，巩膜无黄染，瞳孔等大等圆，对光反射灵敏，鼻通气通畅，副鼻窦无压痛，乳突无压痛，口唇无苍白、紫绀，咽部无充血，无淋巴滤泡增生，口腔黏膜光洁，扁桃体未见异常。颈部对称，无抵抗，颈静脉无怒张，气管居中，甲状腺未触及肿大。胸廓外形对称，胸壁静脉无充盈或曲张，胸壁无皮下气肿，胸骨无叩击痛，胸壁无压痛。乳房正常，乳头位于锁骨中线第 4 肋间隙。呼吸运动两侧对称，稳定而有节律，呼吸平稳，呼吸节律均匀而整齐，肋间隙无增宽或变窄，胸廓扩张度正常，语音震颤无增强或减弱，无胸膜摩擦感。胸部叩诊音清音，肺界正常，肺下界移动度正常。听诊呼吸音正常，无啰音，无胸膜摩擦音。心脏视诊心前区正常隆起，心尖搏动位置向左下移位，范围正常。心前区可触及震颤，以胸骨左缘 3、4 肋间明显，无心包摩擦感，叩诊心脏浊音界向左下扩大。听诊心率 90 次/分，胸骨左缘 3、4 肋间可闻及粗糙的全收缩期杂音，肺动脉瓣听诊区第 2 心音稍增强，无固定分裂，心律齐，脉搏 90 次/分，无枪击音及水冲脉，双下肢无水肿。腹部视诊外形平坦，腹式呼吸存在，未见胃肠蠕动波，未见腹壁静脉曲张。触诊腹壁无压痛，无反跳痛，无液波震颤，无包块。肝脏未触及，胆囊未触及，胆囊点无压痛，莫菲氏征阴性。脾脏未触及，肾脏未触及，无压痛，输尿管压痛点无压痛，膀胱未触及，无腹股沟疝。腹部叩诊鼓音，肝上界在右锁骨中线第 5 肋间，肝浊音界存在，肝区无叩击痛，肾区无叩击痛，移动性浊音阴性。听诊无振水音，无血管杂音。外生殖器未见异常，直肠、肛门未见异常。脊柱无畸形，棘突无压痛，无叩击痛，脊柱活动度正常。四肢无畸形，双下肢无水肿，足背动脉搏动正常。神经系统肌张力正常，膝腱反射正常，巴宾斯基征阴性，脑膜刺激征阴性。

专科情况

心脏视诊心前区正常隆起，心尖搏动位置向左下移位，范围正常。心前区可触及震颤，以胸骨左缘 3、4 肋间明显，无心包摩擦感，叩诊心脏浊音界向左下扩大。听诊心率 90 次/分，胸骨左缘 3、4 肋间可闻及粗糙的全收缩期杂音，肺动脉瓣听诊区第 2 心音稍增强，无固定分裂，心律齐，脉搏 90 次/分，无枪击音及水冲脉，双下肢无水肿。

辅助检查

2010 年 2 月 9 日××医院心脏彩超示：先天性心脏病：室间隔缺损。

入院诊断：

先天性心脏病：室间隔缺损

医师签名：×××

2010 年 2 月 10 日

第五节　普通外科病历书写与注意事项

1. 胆囊结石病历书写

1）主诉

主诉应为症状加时间，如："右上腹腹痛反复发作 3 年，加重 1 天"不应为"B 超发现胆囊结石××天"。

2）现病史

(1)起病时间、缓急、诱因。

(2)疼痛：部位、性质、持续时间、间隔时间，加强或缓解的因素，伴随症状，如有、无放射痛。

(3)是否伴有发热、黄疸，发生的先后顺序。

(4)诊断和治疗经过。

3）既往史、个人史

有无消化道疾病史，如胃十二指肠溃疡，有无腹部手术史，有无高血压、糖尿病、心脏病等影响围手术期安全的内科疾病，家族中有无胆道病史，有无肿瘤病史。

4. 体格检查

(1)精神面容，有无黄疸、贫血。

(2)专科体检：右上腹是否有压痛，反跳痛，莫非氏征，肝区是否有叩击痛。

5）辅助检查

B 超是胆囊结石的最常用地辅助检查，可以通过强回声光团，是否随体位移动，胆囊壁的厚度，胆总管直径等诊断或协助诊断，还可以通过脂肪餐测量胆囊体积变化，判断是否有胆道变异，胆总管是否有结石并且可进行肝脏形态学检查，有很大帮助。必要时术前可加做 MRCP，肝脏功能的检测。

6）书写中常存在的问题

(1)对病史和症状表述不全或过于简单，忽略了右上腹痛诱因的问诊。

(2)对诊疗经过描述不全，对疾病的发展过程无描述，如疼痛发作的频率持续时间变化等，使用药物情况等描述不全。

(3)对并存病或有鉴别意义的症状描述不全。

2. 外科疝病历的书写

1）病史部分

(1)主诉：注意发病部位、伴随症状与发病时间。

(2)现病史

①起病时间；

②发病诱因,如感冒咳嗽、长期重体力劳动等;

③临床症状,主要为腹股沟区包块。

a. 包块的外形(椭圆、梨形或半球形);

b. 包块是否进入阴囊;

c. 包块是否为可复性,与体位及动作(站立、行走、劳动)的关系,平卧是否可以还纳(自行或外力借助);

d. 疝环处是否有胀痛;

e. 包块不能回纳时疝块有无突然增大,多伴有局部明显疼痛,有无腹部绞痛、恶心、呕吐,有无停止排气排便等肠梗阻伴随症状;

f. 诊治经过:过去的诊治经过,有无手术治疗,何时何地在何麻醉下采用哪种手术方式,有无采用及采用何种补片,治疗效果(有无复发、疼痛、睾丸萎缩等并发症);

g. 一般情况:患者的精神、食欲、睡眠,大小便,体重及体力有无改变。

(3)既往史、个人史

①有无吸烟嗜好(吸烟的时间长短及每天几支),有无便秘史,有无小便困难,有无长期慢性咳嗽;男性有无前列腺增生病史。

②手术史:有无其他腹部手术史。

(4)鉴别诊断

①睾丸鞘膜积液:睾丸鞘膜的肿块完全在阴囊内,其上界可以清楚地摸到,腹股沟斜疝来自腹腔,上界无法摸到,透光试验可以鉴别;

②交通性鞘膜积液:起床后数小时肿块才慢慢增大;

③精索鞘膜积液:肿块较小,在腹股沟管内,牵拉同侧睾丸可见肿块活动;

④隐睾:隐睾挤压时可出现特有的胀痛感觉,如患侧阴囊内睾丸确如,则诊断更为明确;

⑤急性肠梗阻:肠管被嵌顿的疝可以伴发急性肠梗阻,但不应因诊断为肠梗阻而忽视疝的存在,宜仔细询问病史,细致地检查腹部和腹股沟区。

2)体格检查部分(以腹部检查为主)

(1)视诊:腹部是否有肠形,腹部或腹股沟区是否有包块,包块的大小、外形、是否进入阴囊,能否还纳,必要时行透光试验。

(2)触诊:腹部有无压痛、反跳痛,包块有无压痛,包块的质地、边界,外环有无增大,用手尖顺外环探查,嘱病人咳嗽手指尖是否有冲击感。包块回纳后按压住内环口,嘱病人站立时包块是否出现;放开按压的手指,嘱病人站立时包块是否出现。双侧睾丸情况,有无隐睾。

(3)叩诊:腹部的普通叩诊。

(4)听诊:包块区的听诊,有无肠鸣音;腹部听诊是否有气过水声。

3)辅助检查部分

入院常规检查,常规 B 超检查了解有无前列腺增生及鞘膜积液,胸片(是否有结核或老慢支),特殊情况下行腹部立位片及 CT 检查了解排除肠梗阻情况。

4)书写中常出现的问题

(1)病程记录的注意事项

①主诉描写不够准确,常不能体现病情及诊断;

②现病史描述太简单,忽视发病诱因及伴随症状,描述有意义的阴性症状;

③体格检格描述不够详细。

(2)手术记录的注意事项

①疝与腹壁下血管的解剖关系;

②术中探查后对疝的分型(最终分型);

③采用何种手术方式;

④手术过程;

⑤补片的品种及规格,放置层次,位置;

⑥引流管有无放置。

(3)术后病程记录注意记录的情况

①如手术进入腹腔,则宜注意患者有无排气排便;

②患者伤口疼痛情况;

③阴囊有无水肿;

④皮下血肿;

⑤引流管的观察;

⑥术后的治疗。

(4)出院小结

①出院诊断疝的分型;

②注意描述术前的检查异常情况;

③疝的治疗经过。(有必要将补片类型写上);

④出院后注意事项(戒烟,大便通畅,前列腺增生的治疗,重体力活动的参与)。

附录:普通外科病历书写示例

入院记录

姓名:刘某	出生地:××省××市
性别:男	民族:汉族
年龄:71 岁	入院日期:2010 年 2 月 10 日 10:30
婚姻:已婚	记录日期:2010 年 2 月 10 日 11:30
职业:无	病史陈述者:患者本人
工作单位:无	住址:××省××市××号

主诉:发现腹股沟区可复性包块 5 年。

现病史:患者自诉 5 年前偶然发现右侧腹股沟区有一包块,乒乓球大小,质软,无压痛,包块于站立咳嗽时增大,平卧后消失,包块未坠入阴囊。不伴畏寒、发热及腹部疼痛等,大小便一直正常。患者一直未治疗,未使用疝气带等。近日来行走时右侧腹股沟区有胀满、疼痛感及牵拉感。2011 年 1 月 16 日在南昌市第二人民医院行右侧腹股沟区彩超检查考虑右侧腹股沟区疝。为进一步诊治,遂来我院就诊,门诊拟"右侧腹股沟疝"收入院。自患病以来,精神、睡眠、食欲一般,大小便正常,体重无明显变化。

既往史:既往有慢性支气管炎病史 20 余年,无药物过敏史,否认糖尿病病史,否认结核病史,否认高血压病史,否认肝炎病史,否认其他传染病史,否认输血史,否认药源性疾病,否认食物中毒史,否认手术外伤史,有预防接种史,具体不详。

个人史:出生于××市,成长工作于××市,无疫水接触史,无疫区接触史,无工业毒物接触史,无粉尘接触史,无放射性物质接触史,吸烟 50 年,每日 20 支,未戒烟,否认饮酒,无药物嗜好,无冶游史。

婚育史:已婚,19 岁结婚,配偶身体健康,育有 5 个小孩,均健在。

家族史:父母已故,死因不详,兄弟姐妹及其他亲属均体健。家族中无类似疾病史,否认高血压、糖尿病家族史,否认其他家族性遗传病。

体格检查

体温:37℃   脉搏:80 次/分   呼吸:20 次/分   血压:117/80mmHg

发育正常,营养良好,表情自如,自主体位,检查合作。皮肤、黏膜色泽正常,无水肿,无皮疹,无出血,浅表淋巴结末触及。头部外形正常,听力粗测正常,结膜正常,巩膜无黄染,双侧瞳孔等大等圆,直径 3.0mm,对光反射灵敏,鼻通气通畅,副鼻窦无压痛,乳突无压痛,口唇无苍白、紫绀,咽部无充血,无淋巴滤泡增生,口腔黏膜光洁,扁桃体未见肿大、充血。颈部对称,无抵抗,颈静脉无怒张,气管居中,甲状腺未触及肿大。胸廓外形对称,胸壁静脉无充盈或曲张,无皮下气肿,胸骨无叩击痛,胸壁无压痛。乳房正常,乳头位于锁骨中线第四肋间隙。呼吸运动两侧对称,稳定而有节律,呼吸平稳,肋间隙无增宽或变窄,胸廓扩张度正常,语音震颤无增强或减弱,无胸膜摩擦感。胸部叩诊清音,肺界正常,肺下界移动度正常。听诊呼吸音正常,无啰音,无胸膜摩擦音。心脏视诊心前区无隆起,心尖搏动位置正常,位于第 5 肋间左锁骨中线内侧 1cm,范围正常。触诊无震颤,无心包摩擦感。叩诊心界正常。听诊心率 80 次/分,心律规则,心音正常,无额外心音,无心脏杂音,无心包摩擦音。桡动脉节律规律,脉搏 80 次/分,无奇脉,无交替脉,无异常周围血管征。腹部视诊外形平坦,腹式呼吸存在,未见胃肠蠕动波,未见腹壁静脉曲张。触诊腹肌软,无压痛,无反跳痛,无液波震颤,无包块,肝脏未触及,胆囊未触及,莫菲氏征阴性,叩诊鼓音,肝区叩击痛阴性,脾脏未触及,肾脏未触及,无压痛,输尿管压痛点无压痛,膀胱未触及。腹部叩诊鼓音,肝上界位于右锁骨中线第 5 肋间,肝浊音界存在,肾区无叩击痛,移动性浊音阴性。听诊肠鸣音正常,无血管杂音。直肠、肛门未见异常。脊柱无畸形,棘突无压痛,无叩击痛,脊柱活动度正常。四肢无畸形,双下肢无水肿,足背动脉搏动正常。神经系统生理反射存在,病理反射未引出。

专科情况

站立位时可触及皮下环增大,右侧腹股沟区可触及约 5cm×4cm 椭圆形包块,未坠入阴囊,柔软,无压痛,咳嗽、行走时包块出现并增大;平卧休息时包块能回纳腹腔;按压内环口包块不出现并出现指尖冲击感阳性。叩诊包块区呈浊音,听诊时有少量肠鸣音。双侧睾丸存在,透光试验阴性,无隐睾。

辅助检查

右侧腹股沟区彩超(2011-01-16 ××医院)示右侧腹股沟区包块,符合疝。

入院诊断:

右侧腹股沟区斜疝(单侧)

医生签名:×××

2010 年 2 月 10 日

第六节 泌尿外科病历书写与注意事项

1. 病史部分

1) 主诉
注意症状、部位、起病时间。

2) 现病史
(1) 起病的时间、缓急及病程时间。

(2) 疼痛:部位,性质,持续时间,加剧或缓解的因素,伴随症状。

(3) 排尿改变:有无尿频、尿急、尿痛、排尿困难;有无尿潴留、尿失禁等。

(4) 尿液改变:有无尿量和颜色改变及持续时间。

(5) 肿块:肿块部位及病程时间。

(6) 全身症状:有无畏寒、发热、食欲不振和体重减轻等。

(7) 男性性功能相关症状:如为男性病应描述有无勃起功能障碍、性欲障碍、有无射精异常及血精等。

3) 既往史、个人史
有无结石病史、有无泌尿系手术病史、有无疫水疫区接触或居留史、有无长期尿路刺激症状。有无高血压、心脏病、糖尿病等影响围手术期安全的内科疾病。

2. 体格检查部分

(1) 神情面容,有无肾绞痛、水肿、贫血等。

(2) 泌尿系脏器触诊:肾脏:嘱患者深吸气一手(左手)托住患者一侧腰部,另一手(右手)在同侧上腹部触诊,正常人一般不易触及,平卧位深吸气时能触及 1/2 以上的肾脏时应怀疑有无肾下垂,并注意与肿大的肝脾相鉴别。膀胱:空虚时阴存于盆腔,不易触及,只有当膀胱积尿,充盈胀大时,才在耻骨上区触及,按压时有尿意,排尿或导尿后缩小或消失,应寻找膀胱尿潴留的原因。前列腺:采用经直肠指诊的方法,触诊时注意其质地、硬度、中央沟、有无压痛及结节等,指诊时检查肛门张力也很重要,因其与尿道括约肌受共同神经支配,可以反映尿道括约肌的状态。

(3) 肾脏和尿路有炎症、结石或其他疾病时,可在相应部位出现压痛及叩痛点。季肋点(第 10 肋骨前端,相当于肾盂位置)、肋脊点(背部第 12 肋骨与脊柱的交角的顶点)、肋腰点(第 12 肋骨与腰肌外侧缘交角的顶点)三个部位是肾脏一些炎症性疾患或结石、积水等常出现的叩压痛部位。上输尿管点(在脐水平线上腹直肌外缘)、中输尿管点(在髂前上棘水平腹直肌外缘,相当于输尿管第二狭窄处)两部位出现压痛或叩痛,提示输尿管结石、结核或化脓性炎症。

(4) 外生殖器检查:男性:注意有无阴茎新生物;有无尿道口狭窄、红肿、分泌物及溃疡;注意鉴别阴囊肿大的原因(鞘膜积液、血肿、脓肿或象皮肿、腹股沟疝等);注意睾丸大小,有无隐睾,有无触痛,质地如何有无硬结等。女性:一般不作常规检查,男性泌尿科医生给女患者检查时,切记要有女医生或护士陪伴,合并有妇科疾病时可请妇产科医生协助检查。

3. 辅助检查部分

(1)B超是泌尿外科最常用的辅助检查,可以诊断或协助诊断大部分泌尿外科疾病。静脉或逆行尿路造影、肾脏造影图可初步判断肾脏功能及有无尿路梗阻或占位。

(2)CT常用于泌尿系肿瘤、畸形、肾积水、外伤等。

(3)注重对泌尿系影像学资料的判读,不依赖影像报告,自己做出判断,参考影响报告。PSA、尿流动力学、肾动态现象及各项男科专科检查不要遗漏并注意分析。

4. 书写中常存在的问题

(1)对泌尿系统的症状描述不够详细(如排尿不畅的患者未问明其全天尿量、有无血尿等)。

(2)现病史中对之前的诊疗经过描述不全,这对于判断患者本次入院的病情及制定诊疗计划尤为重要。

(3)对于患者既往出现的症状问诊不够全面,过于依赖辅助检查,这样不利于早期准确的诊断疾病(如肾结核患者除有影像学的改变之外,多数患者会有较长时间的尿路刺激症状)。

(4)既往史中患者并存的内科疾病、治疗方法及治疗效果易遗漏,这对患者术前评估有决定意义。

(5)患者长期接触史、冶游史等易被忽略(如膀胱肿瘤患者多有长期的化学品接触史,尿道狭窄尤其是狭窄段长患者,在无外伤或手术史的情况下,既往多有长期的尿路感染史)。

(6)泌尿科的主要检查如影像学、尿培养等在病程中未记录,或单纯记录结果而未分析。

(7)病程记录中更换抗生素却未记录或未记录更换原因。

附录:泌尿外科病历书写示例

入院记录

姓名:杨某　　　　　　　出生地:××省××市
性别:男　　　　　　　　民族:汉族
年龄:56岁　　　　　　　入院日期:2010年2月10日09:30
婚姻:已婚　　　　　　　记录日期:2010年2月10日10:00
职业:农民　　　　　　　病史陈述者:患者本人
工作单位:无　　　　　　住址:××省××市××县××镇××村×组×号

主诉:进行性体重下降1月,全程肉眼血尿10天

现病史:患者于1月前无明显诱因出现体重下降约3 kg,当时无腰痛,无发热,无尿频尿急尿痛,患者未在意。10天前出现全程肉眼血尿10天,血尿呈暗红色,无血块,不伴有尿频尿急,无发热,无腹痛、腹泻。不伴有头痛头晕等不适。于2010年2月1日在××县人民医院行泌尿系B超检查示:左肾下极包块(Ca可能,不排外其他)。××县人民医院建议其转至上级医院诊治,遂于2010年2月5日来我院就诊行腹部B超示:①肝内异常光团,考虑血管瘤。②左肾下极稍低回声团考虑占位,建议进一步检查。③胆囊、胰腺、脾脏、右肾、双输尿管、膀胱、前列腺未见明显异常,为求进一步诊治,门诊拟"左肾占位"收入院。患者起病以来,饮食可,睡眠一般,精神可,大便正常,体重减轻约3 kg。

既往史:既往体健,5年前在当地医院行背部脂肪瘤切除术,否认高血压、糖尿病、心脏病史,否认"肝炎"、"结核"等传染病史。否认外伤、输血史,有预防接种史,具体不详,否认食物及药物过敏史。

个人史:出生本地,工作本地,无疫水接触史,无疫区接触史,无工业毒物接触史,无粉尘接触史,无放射性物质接触史,吸烟 30 年,平均 20 支/天,未戒烟。饮酒 20 年,平均 2 两/天,白酒,无药物嗜好,无冶游史。

婚育史:已婚,24 岁结婚,配偶身体健康,夫妻关系和睦,育有 3 个小孩,1 男 2 女,均体健。

家族史:母亲体健,父已故,死因不详,兄弟姐妹及其他亲属均体健。无糖尿病家族史,无血友病家族史,无高血压家族史,无肥胖家族史,无肿瘤家族病史,与患者无类似疾病,无其他家族性遗传病。

体 格 检 查

T:36.2℃　　　P:62 次/分　　　R:20 次/分　　　BP:145/74mmHg

发育正常,营养良好,精神状态正常,表情自如,自主体位,步态正常,神志清楚,检查合作。皮肤、黏膜色泽正常,无水肿,无皮疹,无出血,浅表淋巴结未触及。头部外形正常,听力粗测正常,结膜正常,巩膜无黄染,瞳孔等大等圆,对光反射灵敏,鼻通气通畅,副鼻窦无压痛,乳突无压痛,口唇无苍白、紫绀,咽部无充血,无淋巴滤泡增生,口腔黏膜光洁,扁桃体未见异常。颈部对称,无抵抗,颈静脉无怒张,气管居中,甲状腺未触及肿大。胸廓外形对称,胸壁静脉无充盈或曲张,胸壁无皮下气肿,胸骨无叩击痛,胸壁无压痛。乳房正常,乳头位于锁骨中线第 4 肋间隙。呼吸运动两侧对称,稳定而有节律,呼吸平稳,呼吸节律均匀而整齐,肋间隙无增宽或变窄,胸廓扩张度正常,语音震颤无增强或减弱,无胸膜摩擦感。胸部叩诊音清音,肺界正常,肺下界移动度正常。听诊呼吸音正常,无啰音,无胸膜摩擦音。心脏视诊心前区无隆起,心尖搏动位置正常,第 5 肋间左锁骨中线内侧 1cm,范围正常。触诊无震颤,无心包摩擦感。叩诊心界正常。听诊心率 62 次/分,心律规则,心音 S1 正常,S2 正常,无额外心音,无杂音,无心包摩擦音。桡动脉脉率 62 次/分,节律规则,无奇脉,无交替脉,周围血管征阴性。腹部视诊外形平坦,腹式呼吸存在,未见胃肠蠕动波,未见腹壁静脉曲张。触诊腹壁无压痛,无反跳痛,无液波震颤,无包块。肝脏未触及,胆囊未触及,胆囊点无压痛,莫菲氏征阴性。脾脏未触及,肾脏未触及,无压痛,输尿管压痛点无压痛,膀胱未触及,无腹股沟疝。腹部叩诊鼓音,肝上界在右锁骨中线第 5 肋间,肝浊音界存在,肝区无叩击痛,肾区无叩击痛,移动性浊音阴性。听诊肠鸣音正常,5 次/分,无振水音,无血管杂音。外生殖器未见异常,直肠、肛门未见异常。脊柱无畸形,棘突无压痛,无叩击痛,脊柱活动度正常。四肢无畸形,双下肢无水肿,足背动脉搏动正常。神经系统肌张力正常,膝腱反射正常,巴宾斯基征阴性,脑膜刺激征阴性。

专科情况

双肾区无隆起,无包块,左肾区叩击痛阳性,右肾区无叩痛,肾区未闻及血管杂音,双输尿管走行区无压痛及叩击痛,膀胱不充盈,无压痛,直肠指诊前列腺Ⅰ度大,质韧,中央沟存在,未触及硬性结节,外生殖器发育正常。

辅 助 检 查

2010 年 2 月 5 日在我院行 B 超:①肝内异常光团,考虑血管瘤。②左肾下极稍低回声团考虑占位,建议进一步检查。③胆囊、胰腺、脾脏、右肾、双输尿管、膀胱、前列腺未见明显异常。2010 年 2 月 5 日我院双肾、肾上腺 CT 扫描(增强)示:左肾下极软组织密度影,增强扫描呈明显不均匀强化,考虑为左肾肿瘤,请结合临床。

初步诊断:

左肾占位

医师签名:×××

2010 年 2 月 10 日

第七节 骨科病历书写与注意事项

1. 病史部分

1) 主诉
注意第一症状与主要症状相关的症状、发病时间、解剖位置。

2) 现病史
(1) 与外伤有关的疾病主诉需加上外伤致××,外伤原因、时间、场所,受力状况,受伤时位置、姿势、身体受暴力的方向,有无放射性。

(2) 诊疗经过应详细描述,做过什么检查和治疗,并记录检查结果。

(3) 有外伤出血病人应记录是否行"破伤风"注射史。

(4) 急救过程中是何时在哪个环节中进行包扎或清创或行止血带,特别要明确止血带的时间,以免引起肢体坏死。

(5) 骨折病人,要记录石膏固定时间。

3) 既往史、个人史
有无外伤史、手术史、输血史、药物过敏史,家族史中有无"结核、肿瘤、血友病、麻风、先天性畸形"应予注意。

2. 体格检查部分

(1) 神志状态,是步入病房还是抬入病房、查体合作与否。

(2) 注意检查全身每个关节的活动,有否反常活动,避免漏诊。

(3) 同意合并脑外伤或查体不能配合的患者应详细检查全身每个部位,包括胸腔及腹腔脏器,以免延误诊断。

(4) 全身多处外伤或刀砍伤时,需将患者衣服脱下观察,以免漏诊。

(5) 按骨科视、触、动、量顺序依次检查描述。

(6) 脊柱病人应详细行神经系统检查,包括肛门括约肌反射。

3. 辅助检查部分

(1) 不可盲目扩大检查指征,不必要行大型设备检查的疾病不开,不可只看报告不看片子,发现报告与临床或片子有出入时要及时与相关科室进行讨论。

(2) 应根据病史、体检、实验室检查及特殊检查综合分析,得出诊疗意见。

4. 书写中常存在的问题

(1) 主诉描写不够准确,归纳性不强,常不能体现病情及诊断。

(2) 现病史描述太简单,有外伤出血病人漏记录有无"破伤风"注射史,何时何地行石膏固定,止血带用了多久,治疗过程中用过何种药物,在急救过程中出血约为多少。

(3)体格检格描述颠倒是非,未按骨科视、触、动、量顺序依次检查描述。

(4)对神经系统检查不够详细与全面。

(5)特殊检查未写标记号,外院检查结果未标明哪个医院的检查。

(6)鉴别诊断总觉得没什么好写,将骨折病人想得太简单,往往容易将病理性骨折漏掉。

(7)疑难讨论记录发言的人数要五个以上,且能反映本病历前沿与最新进展,主持人总结要精辟,体现主任水平。

(8)出院记录中出院注意事项应描述出院注意事项、何时复查、何时锻炼以及出院后应交代什么都要写清楚。

附录:骨科病历书写示例

入院记录

姓名:吴某	出生地:××省××市
性别:男	民族:汉族
年龄:56 岁	入院日期:2010 年 2 月 10 日 15:57
婚姻:已婚	记录日期:2010 年 2 月 10 日 16:52
职业:工程师	病史陈述者:患者本人
工作单位:××	住址:××省××市××区

主诉:左股骨干骨折术后一年半,外伤致左大腿疼痛伴活动障碍 2 周。

现病史:患者缘于一年半前外伤致左大腿部疼痛并活动受限,当时急送我院,诊断为左股骨干骨折,行左股骨干骨折切开复位内固定术。患者于 2009 年 10 月门诊复查 X 线片示:左锁骨部内固定物固定良好,未见松动和螺钉断裂。于我院行内固定取出术,术后患者功能良好,2 周前患者不慎扭伤左大腿,出现左下肢疼痛伴活动障碍,于 2010 年 2 月 9 日我院查左股骨正侧位提示:左股骨干骨折。今患者为求进一步治疗入院,门诊诊断为:右股骨干骨折。入院时,精神、饮食、睡眠可,二便自解。

既往史:既往体健,否认肝炎、肺结核等传染病接触史,否认高血压、糖尿病等慢性病史,否认其他外伤、手术及输血史,否认药物及食物过敏史,预防接种史不详。

个人史:出生本地,工作本地,否认疫区疫水接触史,否认工业毒物接触史,否认粉尘接触史,否认放射性物质接触史,无吸烟,无饮酒,否认药物嗜好,否认冶游史。

婚育史:已婚,23 岁结婚,配偶身体健康,育有 2 个小孩,夫妻关系和睦。

家族史:家庭成员身体健康,家族中无结核、肝炎、性病等传染病史,家族中无遗传性疾病史,无与患者类似病史可供。

体格检查

T:37℃　　P:84 次/分　　R:20 次/分　　BP:131/79mmHg

发育正常,营养中等,精神状态正常,急性病容,被动体位,平车推入病房,神志清楚,检查合作。皮肤、黏膜色泽正常,无水肿,无皮疹,无出血,浅表淋巴结未触及。头部外形正常,听力粗测正常,结膜正常,巩膜无黄染,瞳孔等大等圆,对光反射灵敏,鼻通气通畅,副鼻窦无压痛,乳突无压痛,口唇无苍白、紫绀,咽部无充血,无淋巴滤泡增生,口腔黏膜光洁,扁桃体未见异常。颈部对称,无抵抗,颈静脉无怒张,气管居中,甲状腺未触及肿大。胸廓外形对称,胸壁静脉无充盈或曲张,胸壁无皮下气肿,胸骨无叩击痛,胸壁无压痛。乳房正常,乳头位于锁骨中线第 4 肋间隙。呼吸运动两侧对称,稳定而有节律,呼吸平稳,呼吸节律均匀而整齐,肋间隙无增宽或变窄,胸廓扩张度正常,语音震颤无增强或减弱,无胸膜摩擦感。胸部叩诊音清音,肺界正常,肺下界移动度正常。听诊呼吸音正常,无啰音,无胸膜摩擦音。心脏视诊心前区无隆起,心尖搏动位置正常,第5肋间左锁骨中线内侧1cm,范围正常。触诊无震颤,无心包摩擦感。叩诊心界正常。听诊心律规则,心率84次/分,心音S1正常,S2正常,无额外心音,无杂音,无心包摩擦音。桡动脉节律规则,脉搏84次/分,无奇脉,无交替脉,周围血管征阴性。腹部视诊外形平坦,腹式呼吸存在,未见胃肠蠕动波,未见腹壁静脉曲张。触诊腹壁无压痛,无反跳痛,无液波震颤,无包块。肝脏未触及,胆囊未触及,胆囊点无压痛,莫菲氏征阴性。脾脏未触及,肾脏未触及,无压痛,输尿管压痛点无压痛,膀胱未触及,无腹股沟疝。腹部叩诊鼓音,肝上界在右锁骨中线第5肋间,肝浊音界存在,肝区无叩击痛,肾区无叩击痛,移动性浊音阴性。听诊无振水音,无血管杂音,肠鸣音5次/分。外生殖器未见异常,直肠、肛门未见异常。

专科情况

　　脊柱生理弯曲存在,棘突及椎旁无压痛和叩痛,腰椎活动度佳。双上肢肌力及活动正常,双上肢Hoffmann征阴性。大腿外侧部可见10cm的手术疤痕,左大腿肿胀、疼痛,可及骨擦感,左膝关节及左小腿均见一约10cm的手术疤痕,左膝关节活动受限,右下肢肌力、血运及感觉正常,双下肢直腿抬高试验阴性,髌阵挛和踝阵挛阴性,膝腱反射正常,巴宾斯基征阴性。

辅助检查

2010年2月9日我院X片(号0435)示:左股骨干骨折。

入院诊断:

左股骨干骨折术后再骨折

医师签名:×××

2010年2月10日

第八节　妇科病历书写与注意事项

1. 病史部分

　　妇科病史有不同于其他各科的某些特点,盆腔检查更是妇科所特有的检查方法。在书写妇科病历中,不仅要书写有关妇科病史的采集方法,还需重点列举妇科疾病常见症状的鉴别要点。

　　采集病史时,既要避免暗示和主观臆测,又要考虑患者的隐私权,不宜反复追问与性生活有关的细节。对未婚患者,遇有不愿说出真情者,有时要经过肛指检查和必要的化验检查,明确病情后再补充询问与性生活有关的问题。对不能口述者的危重患者可询问其家属或亲友,在初步了解病情后立即抢救,以免延误治疗。

1)一般项目

　　包括患者姓名、性别、年龄、籍贯、职业、民族、婚姻、住址、入院日期、病史记录日期、病史陈述者。若非患者陈述,应注明陈述者与患者的关系。

2)主诉

妇科常见症状有外阴瘙痒、阴道出血、白带增多、闭经、下腹痛、下腹部包块乙级不孕等。若患者有停经、阴道出血及腹痛三种主要症状,则还应按其发生时间的顺序将主诉书写为:停经40日,阴道出血2日,腹痛6小时。若患者无任何自觉症状,仅系妇科普查时发现早期子宫颈癌,主诉应写为:普查发现"子宫颈癌"10日。

3)现病史

现病史指本次疾病最早发病起至此次就诊时疾病的发生、发展、演变和诊疗的全过程。为病史的主要组成部分,应详加记述。一般应以主诉症状为核心,按时间顺序依次书写。首先问明有无发病诱因,发病的具体时间和起病缓急,主要症状的部位、性质、持续时间及严重程度;然后了解病情的发展与演变,是持续性或间歇性,是进行性加剧抑或逐渐缓解,发病后的诊断及治疗经过、治疗效果及副反应等。除主要症状外,还要详细询问有无伴随症状及其出现的时间、特点和演变过程,特别是与主要症状之间的相互关系。此外,对患者的一般情况,如精神、睡眠、饮食、大小便、体重变化以及有无寒战、发热等,均应问明并予记录。对有鉴别意义的有关症状,即使为阴性也应写入现病史中。与本次疾病虽无紧密关系,但仍需治疗的其他疾病情况,可在现病史后另起一段扼要记录。

4)既往史

既往史指患者过去的健康和疾病情况,包括以往健康状况、疾病史、传染病史、预防接种史、手术外伤史、输血史、药物过敏史。为防止遗漏,可按全身各系统依次询问。患者曾患的疾病,特别是妇科疾病、结合病史以及腹部手术史等。应记录疾病名称、患病时间及诊疗转归。

5)月经史

月经史包括初潮年龄、月经周期及经期持续时间、经量、经期伴随症状。如14岁初潮,月经周期28~30日,每次持续5日,可简写为14 5/28~30;经量可问每日更换卫生巾次数,有无血块,经前和经期有无不适,如乳房胀痛、水肿、精神抑郁或易激动,有无痛经及疼痛部位、性质、程度以及痛经起始和消失时间。常规询问并记录末次月经日期起始日期、经量和持续时间,若其流血情况不同于以往正常月经时,还应问明前次月经起始日期。绝经后患者应询问绝经年龄,绝经后有无阴道出血、白带增多或其他不适。

6)婚育史

婚次及每次结婚年龄,是否近亲结婚(直系血亲及三代旁系血亲),男方健康状况,有无冶游史、性病史以及双方同居情况等。生育情况包括足月产、早产及流产次数以及现存子女数,分别以阿拉伯数字顺序标识。如足月产1次,无早产,流产1次,现存子女1人,可简写为1-0-1-1,或仅用孕2产1(G2P1)表示。记录分娩方式,有无难产史,新生儿出生情况,有无产后大量出血或产褥感染史。自然流产或人工流产情况。末次分娩或流产日期。采用何种计划生育及其效果,有无副作用或并发症。不孕症患者,须了解性生活情况及丈夫精液检查情况。

7)个人史

记录出生地及长期居住地、生活习惯及有无烟、酒、药物等嗜好,职业与工作条件,有无工业毒物、粉尘、放射性物质接触史,有无冶游史。

8)家族史

父母、兄弟、姐妹及子女健康状况。家族成员中有无遗传性疾病(如血友病、白化病等)、可能与遗传有关的疾病(如糖尿病、高血压、癌肿等)以及传染病(如结核)等。

2. 体格检查部分

1)全身体格检查

全身体格检查应当按照系统循序进行书写(除病情危重外)。内容包括体温、脉搏、呼吸、血压、一般情况、皮肤、黏膜、全身浅表淋巴结、头部及其器官、颈部、胸部(胸廓、肺部、心脏、血管)、腹部(肝、脾等)、直肠肛门、外生殖器、脊柱、四肢、神经系统等情况。特别注意营养、发育、毛发分布及疏密、浅表淋巴结、尤其是左锁骨上淋巴结和腹股沟淋巴结以及甲状腺是否肿大，乳腺发育是否良好,皮肤有无凹陷、有无肿块、分泌乳汁或液体。

2)腹部检查

检查腹部形态,有无肌紧张、压痛、反跳痛(尤其是下腹),有无肿块(部位、大小、形状、质地、活动度、压痛)及移动性浊音。合并妊娠或腹水,应检查腹围、子宫底高度、胎位、胎儿大小等。

3)妇科检查

妇科检查包括外阴、阴道、宫颈、宫体及双侧附件。

外阴:婚产式(未婚、已婚未产或经产式)、发育情况、阴毛多少及分布情况、阴蒂、前庭大腺、会阴、尿道口情况,皮肤和黏膜色泽及质地、有无畸形、皮炎、溃疡或赘生物。

阴道:通畅度、深度、弹性、有无畸形、溃疡、疤痕、肿块、黏膜情况,阴道穹窿情况、分泌物(量、色、性状及气味)、有无出血。

宫颈:大小、颜色、形状、硬度、外口是否光滑,有无裂痕、赘生物、囊肿、糜烂(轻、中、重度)、接触性出血、举痛、摇摆痛等。

宫体:位置、大小、形状、软硬度、活动度,有无压痛、畸形。

附件:有无肿块、增厚或压痛。若有肿块,其大小、质地、形状、位置、活动度,有无压痛,与子宫及盆壁的关系等,左右两侧分别查明并记录。

3. 辅助检查部分

(1)白带常规检查:检测各种病原微生物导致的阴道炎,如霉菌、滴虫、线索细胞、pH 值、清洁度、衣原体等。

(2)脱落细胞学:这是防癌普查的主要方法,对诊断宫颈癌前病变、早期宫颈癌有重要价值。

(3)盆腔和阴道 B 超:可早期发现子宫肌瘤、卵巢囊肿等病变。

(4)电子阴道镜:将外阴、阴道、子宫颈等放大 4~50 倍,可发现某些肉眼不能发现的微小病变,对宫颈癌前病变的早期发现和诊断有重要价值。

(5)常规妇检:由妇科医生进行阴道检查、双合诊,可以对病人的妇科情况做一个全面的评估。

（6）宫、腹腔镜检查：对不明确病因或是需要进一步确诊的妇科症状，检查能及早明确指导治疗。

4. 病历书写中常存在的问题

1）病史采集不详细

病史是病历的重要组成部分，应客观真实地反映患者疾病发生发展的全过程。部分医师可能出现主诉及现病史中病因描述不明，鉴别诊断资料不足。对既往史、月经生育史等内容不够重视，既往史描述大多与本次发病无直接关联或记录不够具体详细，对妇科疾患中极其重要的月经、婚姻、妊娠史不仔细询问，甚至有的内容不询问而胡乱编造等，这些都会使病史的可靠性大打折扣，给治疗造成不利影响。

2）体格检查记录不客观

体格检查记录中存在的问题主要表现在记录内容千篇一律，不能真实反映患者病情。妇科疾患常涉及患者的某些隐私，应与患者进行良好的沟通取得其配合后方可进行。有些医生根本未给患者做妇科内外生殖器方面的检查却仍在记录中写为妇检无异常，有的干脆照抄一些辅助检查，如超声检查的结果等，使病史的真实性受到很大影响。

附录：妇科病历书写示例

入院病历

姓名：薛某	出生地：××省××市
性别：女	民族：汉族
年龄：42 岁	入院日期：2010 年 2 月 10 日 9:57
婚姻：已婚	记录日期：2010 年 2 月 10 日 10:52
职业：工人	病史陈述者：患者本人
工作单位：××	住址：××市××区××路××号

主诉：体检发现子宫肌瘤 2 年，行经量多 3 月

现病史：患者 2008 年 11 月 10 日因单位健康体检，于××省妇××院查 B 超发现子宫增大，提示子宫肌瘤 4cm×3cm，无月经改变，无腹痛，未予治疗，每 3 月复查 B 超，子宫肌瘤大小无明显变化。2009 年 11 月 13 日行经量多，约平常经量 3～4 倍，色暗红，伴血块，行经 10 日方止。经净于××省××院查 B 超提示，多发性子宫肌瘤 5cm×4cm，3cm×3cm。2009 年 12 月及 2010 年 1 月，月经周期正常，但经量仍多伴经期延长，无尿频尿急及便秘腹泻，无白带异常，不伴腹痛，稍感乏力，2010 年 2 月 9 日查 B 超示子宫肌瘤 5cm×5cm，3cm×3cm。求进一步治疗入住我院。病程中无发热，大小便正常，睡眠可，精神可，食纳一般。

既往史：既往体健，否认肝炎、肺结核等传染病接触史，否认高血压、糖尿病等慢性病史，否认其他外伤、手术及输血史，否认药物及食物过敏史，预防接种史不详。

个人史：出生本地，工作本地，否认疫区疫水接触史，否认工业毒物接触史，否认粉尘接触史，否认放射性物质接触史，无吸烟，无饮酒，否认药物嗜好，否认冶游史。

婚育史：已婚已育，1－0－2－1，配偶身体健康，育有 2 个小孩，夫妻关系和睦。

月经史：初潮 14 岁，每次持续时间 7 天，近三月来每次持续时间约 10 天，周期 28～30 天，月经量中，颜色鲜红，无血块，无痛经，白带正常。末次月经时间：2012 年 1 月 15 日。

家族史:家庭成员身体健康,家族中无结核、肝炎、性病等传染病史,家族中无遗传性疾病史,无与患者类似病史可供。

体格检查

T:37℃　　P:脉搏 100 次/分　　R:18 次/分　　BP:110/70mmHg

发育正常,营养中等,精神状态正常,急性病容,被动体位,平车推入病房,神志清楚,检查合作。皮肤、黏膜色泽正常,无水肿,无皮疹,无出血,浅表淋巴结未触及。头部外形正常,听力粗测正常,结膜正常,巩膜无黄染,瞳孔等大等圆,对光反射灵敏,鼻通气通畅,副鼻窦无压痛,乳突无压痛,口唇无苍白、紫绀,咽部无充血,无淋巴滤泡增生,口腔黏膜光洁,扁桃体未见异常。颈部对称,无抵抗,颈静脉无怒张,气管居中,甲状腺未触及肿大。胸廓外形对称,胸壁静脉无充盈或曲张,胸壁无皮下气肿,无压痛,胸骨无叩击痛。乳房正常,乳头位于锁骨中线第 4 肋间隙。呼吸运动两侧对称,稳定而有节律,呼吸平稳,呼吸节律均匀而整齐,肋间隙无增宽或变窄,胸廓扩张度正常,语音震颤无增强或减弱,无胸膜摩擦感。胸部叩诊音清音,肺界正常,肺下界移动度正常。听诊呼吸音正常,无啰音,无胸膜摩擦音。心脏视诊心前区无隆起,心尖搏动位置正常,第 5 肋间左锁骨中线内侧 1cm,范围正常。触诊无震颤,无心包摩擦感。叩诊心界正常。听诊心律规则,心率 100 次/分,心音 S1 正常,S2 正常,无额外心音,无杂音,无心包摩擦音。桡动脉节律规则,脉搏 100 次/分,无奇脉,无交替脉,周围血管征阴性。腹部视诊外形平坦,腹式呼吸存在,未见胃肠蠕动波,未见腹壁静脉曲张。触诊腹壁无压痛,无反跳痛,无液波震颤,无包块。肝脏未触及,胆囊未触及,胆囊点无压痛,莫菲氏征阴性。脾脏未触及,肾脏未触及,无压痛,输尿管压痛点无压痛,膀胱未触及,无腹股沟疝。腹部叩诊鼓音,肝上界在右锁骨中线第 5 肋间,肝浊音界存在,肝区无叩击痛,肾区无叩击痛,移动性浊音阴性。听诊无振水音,无血管杂音,肠鸣音 5 次/分。外生殖器未见异常,直肠、肛门未见异常。

专科情况

外阴发育正常,已婚经产型,阴毛分布均匀,两侧大小阴唇对称,尿道口正常,前庭大腺不肿大。阴道通畅,黏膜色泽淡红,分泌物色白量少质清无异味。宫颈轻度糜烂、肥大、质硬,颈口呈横形裂,无接触性出血,无举痛。宫体增大约 8cm×8cm×7cm,质硬,界清,表面凹凸不平,略偏于左侧,与盆壁无粘连,活动,无压痛。双侧附件区未及明显包块,无压痛。

实验室及其他检查

血常规:血红蛋白 81g/L,白细胞 8.6×10⁹/L,中性粒细胞 78%,淋巴细胞 22%。出血、血凝时间均为 1min,血沉 20mm/h。

尿常规:蛋白微量,白细胞 1~2/HP,红细胞 0~4/HP。

肝、肾功能:正常。

心肺 X 线透视:正常。

入院诊断:
1. 多发性子宫肌瘤
2. 继发性贫血

医师签名:×××
2010 年 2 月 10 日

第九节　移植科病历书写与注意事项

1. 病史部分

1）主诉

注意主要症状、伴随症状及病变部位。

2）现病史

(1)起病的时间及缓急。

(2)病程演变经过。

(3)透析的类型及频率。

(4)是否使用促红素。

(5)是否合并其他脏器的病变。

3）既往史、个人史

有无吸烟嗜好、过敏性疾病、结核病接触史、输血史和股静脉插管史。

2. 体格检查部分

1）全身检查

皮肤黏膜是否苍白、有无出血点，体温是否正常。

2）心肺检查

应注意呼吸频率、深浅、类型、体位，包括呼吸困难的类型。注意口腔黏膜及扁桃体大小，是否有脓性分泌物等。注意颌下、颈部及锁骨上淋巴结有无异常。肺部是否有啰音，要写明啰音的部位、大小、性质。住院病人应每天检查，观察变化情况。心脏体征包括心尖搏动部位、心界大小、心尖部心音强弱、杂音。

3）腹部检查

检查肝脏的大小，注意有无腹水、肝脾肿大以及下肢、腰骶部浮肿等。

4）四肢检查

检查是否存在静脉插管，有无人工动静脉内瘘。

3. 辅助检查部分

血红蛋白、红细胞和白细胞计数及其分类。血生化检查注意血糖、血脂及电解质情况。乙肝、丙肝、梅毒及 HIV 检查情况；PRA 及 HLA 检查结果。心电图、胸片、胃镜检查结果。

4. 书写中常出现的问题

(1)主诉描写不够精确，不能很好地做出诊断。

(2)现病史描述有些简单,不能很好地将患者病情演变情况——反映。

(3)体格检查不够具体,只针对专科情况有详细描述。

(4)特殊检查未标明医院及检查号。

(5)未记录供体的一般情况,如年龄、性别、是否合并有其他基础病变(乙肝、丙肝、梅毒及HIV)等。缺少供体器官的部位(左、右)、大小、质地(软、中、硬)、颜色、血管数量、有无畸形及冷热缺血时间等信息。

(6)未记录血流开放时血压情况,血流开放后供体器官充盈情况、颜色,胆汁(尿液)流出的时间。

附录:移植科病历书写示例

入院记录

姓名:孙某　　　　　　　　出生地:××省××市

性别:女　　　　　　　　　民族:汉族

年龄:37 岁　　　　　　　　入院日期:2010 年 7 月 15 日 10:21

婚姻:已婚　　　　　　　　记录日期:2010 年 7 月 15 日 11:08

职业:教师　　　　　　　　病史陈述者:患者本人

工作单位:××大学　　　　住址:××市××区××村

主诉:反复发作性浮肿、蛋白尿 11 年,加重伴尿少 6 个月。

现病史:患者 1999 年 1 月出现咽痛发热,2 天后出现眼观血尿,呈淡红色。有颜面浮肿,腰部酸胀,尿量少约 300mL/d。到当地医院检查:蛋白＋＋,红细胞＋＋＋,白细胞＋、颗粒管型＋。血压正常。诊断为急性肾炎。给予青霉素、链霉素、泼尼松及利尿剂等治疗。1 周后眼观血尿消失,1 月后浮肿消退,但尿蛋白＋＋~＋＋＋,有少量红、白细胞。加用环磷酰胺效果不显。改用中西医结合治疗 3 个月,尿蛋白微量,随之出院。此后浮肿反复出现,复查尿蛋白＋~＋＋＋。2010 年 1 月起颜面及双下肢浮肿,食欲明显下降,乏力,消瘦,面色蜡黄,时有不自主的四肢末梢肌肉抽搐,行走时心慌不适,尿量逐渐减少至 400mL/d 左右。无皮下出血、鼻出血及病理性骨折。外院检查血红蛋白 65g/L,血肌酐 928.2μmol/L,血尿素氮 38.9mmol/L,二氧化碳结合力 9.4mmol/L(21vol%),曾用潘生丁、螺内酯、甘露醇等治疗。因疗效差,于 2010 年 2 月到我院肾内科就诊。查尿蛋白＋＋＋,血肌酐 1193.4mmol/L,尿素氮 29.3mmol/L。拟诊为"慢性肾衰竭(尿毒症期)"并于 2 月 11 日行左前臂动—静脉内瘘术。2 月 6 日开始血透,每周 2 次,维持至今。现患者要求行肾移植入院,门诊拟"慢性肾衰竭(尿毒症期)"收治。患者自起病以来,精神、睡眠较差,大便正常,小便少(<400mL/d),体重约增加 1kg。

既往史:平素健康状况一般,否认糖尿病、高血压病史;否认结核、肝炎及其他传染病病史;否认输血史;否认药物、食物过敏史;否认手术史、外伤史;否认其他重大疾病史,有预防接种史,具体不详。

个人史:出生本地,工作本地,无疫水接触史、疫区接触史,无工业毒物接触史,无粉尘接触史,无放射性物质接触史,否认吸烟,否认饮酒。无药物嗜好,无冶游史。

婚育史:23 岁结婚,育有一子一女,丈夫及子女均体健。

月经:初潮 14 岁,每次持续时间 3~5 天,周期 28~30 天,末次月经时间 2010 年 7 月 18 日,月经量中,颜色鲜红,无血块,无痛经,白带正常。

家族史:父母、兄弟姐妹及其他亲属均体健。无糖尿病家族史,无血友病家族史,无高血压家族史,无肥胖家族史,无肿瘤家族史,与患者无类似疾病,无其他家族性遗传病。

体格检查

T：36.8℃　　　P：90次/分　　　R：20次/分　　　BP：150/90mmHg

发育正常，营养欠佳，慢性病容，贫血貌。自动体位。神志清晰，检查合作。皮肤全身皮肤无黄染，弹性差，无水肿、紫癜。两侧颌下均可扪及1个约0.8 cm×0.8 cm×0.7 cm淋巴结，表面光滑，可移动，无触痛。全身其他部位均未扪及肿大淋巴结。头颅无外伤、畸形，发黑，有光泽，分布均匀。无秃发及疮疖。双眼睑及球结膜轻度水肿。眼球无突出，运动自如。巩膜无黄染，角膜透明。双侧瞳孔等大同圆，对光反应灵敏。粗测视力正常。双侧耳郭无畸形，外耳道无溢脓，乳突部无压痛，听力粗测正常。鼻部无畸形，鼻翼无扇动。鼻前庭无异常分泌物，通气良好。鼻窦无压痛。口臭轻，口唇淡红，无疱疹及皲裂。牙齿正常。口腔黏膜无溃疡，无出血及色素沉着。舌质淡红，舌苔白腻。伸舌居中，无震颤。扁桃体窝无扁桃体，咽部无充血。颈部对称，运动自如，颈无抵抗，无异常搏动及颈静脉怒张，气管居中。甲状腺不肿大，无震颤及血管杂音。未触及肿块。胸廓形态正常，双侧对称。肋间平坦，运动正常。肋弓角90°。胸壁无肿块及扩张血管。双侧乳房对称，未见异常。呈腹式呼吸，节律及深浅正常，呼吸运动双侧对称。语音震颤两侧相等，无胸膜摩擦感。肺下界在肩胛下角线等10肋间，呼吸移动度4.5cm。呼吸音正常，语音传导双侧对称，无干、湿啰音及胸膜摩擦音。心尖搏动在左第5肋间锁骨中线内，心前区无隆起。心尖无抬举性搏动、震颤及摩擦感。心脏略向左下扩大。锁骨中线距前正中线9cm。心率90次/分，心律齐，各瓣音区心音无异常，心尖部有Ⅱ级吹风样收缩期杂音，不传导。P2＞A2，无心包磨擦音。腹壁对称，平坦，无静脉曲张及蠕动波。脐部下凹。腹壁柔软，无压痛及反跳痛。未扪及肿块、异常搏动及波动。肝、胆囊、脾、肾均未触及。肝浊音上界位于右锁骨中线第5肋间，上下全长10cm。脾浊音界位于第9～11肋间，宽5.5cm。肝、脾区无叩击痛。无过度回响及移动性浊音。听诊肠蠕动音弱，0～1/min，胃区无振水声，肝、脾区无摩擦音，未闻及血管杂音。外阴及肛门正常，未见肛裂、瘘管、外痔及皮疹。直肠指诊未触及明显异常。脊柱无畸形、压痛及叩击痛。四肢无畸形、水肿，双下肢无静脉曲张，各关节无红肿、触痛及功能障碍。股动脉及肱动脉搏动正常。无枪击音，桡动脉搏动正常。四肢运动及感觉良好。肱二头肌腱反射、肱三头肌腱反射、腹壁反射、提睾反射、膝腱及跟腱反射均存在。巴宾斯基征及凯尔尼格征阴性。

专科情况

双侧肋脊角对称，无隆起，无压痛及叩击痛，肾脏未扪及。沿双侧输尿管走向区域无压痛，无条索状物。耻骨上膀胱区无局限性隆起，无压痛。触诊膀胱空虚。尿道外口无红肿及分泌物。

辅助检查

××市××医院(6月21日)血常规：Hb 50g/L，RBC 1.7×10^{12}/L，WBC 3.7×10^9/L，N 86％，L 14％。血肌酐919.4μmol/L(10.4mg/dL)，尿素氮28.6mmol/L(80mg)。类风湿因子阴性，抗核抗体阴性，狼疮细胞阴性。尿常规：蛋白＋＋＋，RBC 10～25/HP，WBC 10～15/HP。尿比重1.010。

我院(4月20日)血型：A型RH(＋)。HLA：A 2,28；B 14,19；DR 41,46。PRA：Ⅰ类0％，Ⅱ类0％。乙肝两对半：全阴性。

入院诊断：
1.慢性肾衰竭(尿毒症期)
2.肾性贫血
医师签名：×××
2010年7月15日

第十节 烧伤科病历书写与注意事项

1. 病史部分

1）主诉

患者自诉或他人代诉,注意烧伤的原因和时间、部位。

2）现病史

根据主诉及相关病史鉴别询问。

(1)烧伤外科病历的基本要求同一般病历。

(2)受伤时间：×月×日×时因何原因致伤,伤后距入院已×天×小时。

(3)烧伤致伤因子有以下几种。

热力：火焰,高温液体、气流或蒸气、固体,致伤物当时的温度是多少。

化学物质：酸、碱、磷和其他物品,其名称、浓度。是混合液者,其主要成分及含量是多少。

电流：电流的强度、电压,与身体接触部位等。

其他：热力或烟雾所致吸入性损伤。

(4)致伤物与受伤部位的作用时间,现场抢救措施(火焰烧伤时应包括灭火方式)。

(5)受伤环境：现场的卫生状况,通风情况(如在密闭的室内还是在井下),当时病人所处的状态、衣着等。

(6)伤后病情演变情况：伤前健康状况,伤后有无口渴、烦躁、心慌、气急等症状,其出现的时间；饮水量和性质,尿量,尿的颜色；有无恶心、呕吐,发生的频数,呕吐物的量和性质；有无意识障碍,其发生的时间。

3）治疗情况

治疗情况包括转运理由、时间、工具、病人体位,转运前和转运途中病情如何,施行了哪些急救处理；输液量、液体性质、用药名称,创面是否处理(用何种方法),处治后病情变化情况(或效果)。

4）既往史、个人史、家族史

患者有无糖尿病、高血压、血液系统、心血管系统疾病。

2. 体格检查部分

1）全身系统检查

(1)应根据致伤物的性质、作用部位、损伤程度做全面的体格检查,包括呼吸、脉搏、血压、舌象等；尤其是大面积烧伤或特殊原因烧伤,如瓦斯爆炸伤、火药爆炸伤等,应仔细地、有重点地检查呼吸、运动和循环系统,检查胸、腹脏器和病人的精神状态等。

(2)与诊断有关的和与病情发展的阶段有关的重要阴性体征要检查、记录。

2）专科体检

(1)正确了解创面所在部位,有无水泡,水泡大小、泡壁大小、厚薄、水泡的完整性,泡液量及性质;裸露创面的颜色、干湿度、弹性变化,有无栓塞血管;如为深度烧伤,其焦痂的影响如何(呼吸受限、肢端循环障碍等)。

(2)创面有无异物、污染情况如何,是否有分泌物,分泌物的量、颜色、气味,创面周围有无炎症浸润;焦痂的完整性,其下有无积脓、积液;如为肉芽创面,其肉芽健康状况(清洁度、颜色、水肿等);肉芽是否平整,有无凹陷性"坏死斑"等。

(3)注意复合伤、多发伤的局部检查,如创口部位、大小、深度,与周围组织和器官的关系;异物的性质、大小、存在的部位等。

(4)确定烧伤面积、深度,并绘制成简图。

3. 辅助检查部分

血红蛋白、红细胞和白细胞计数及其分类。

4. 书写中常存在的问题

(1)现病史记录中常存在对患者入院前的处理,尤其是输液量的描述不够(大面积烧伤时,输液量的描述对指导后续输液有较重要作用),对大面积烧伤患者体液不足的症状描述不深入、全面等问题。

(2)专科查体方面疏忽对体液、循环容量不足方面的查体描述,全身多处烧伤合并眼耳部烧伤患者易遗漏眼部及耳部的查体描述。

(3)在更换抗生素时,出现未记录或未记录更换原因。

(4)输血记录易不合规范,如对输血起止时间、效果评价及输血量等未做记录或记录不全,甚至还出现首页输血量与实际输血量计算不一致。

附录:烧伤科病历书写示例

入院记录

姓名:王某　　　　　　　　　出生地:××省××市

性别:男　　　　　　　　　　民族:汉族

年龄:30 岁　　　　　　　　　入院日期:2010 年 2 月 12 日 20:21

婚姻:已婚　　　　　　　　　记录日期:2010 年 2 月 12 日 21:08

职业:工人　　　　　　　　　病史陈述者:患者本人

工作单位:××市林业队　　　住址:××市××区××村

主诉:头面部、背部及四肢等处火焰烧伤后 9 小时。

现病史:患者于 2010 年 2 月 12 日中午 12 时 30 分左右,在救山林大火时被烧伤头面部、背部及四肢等处,救火时曾吸入浓烟,伤后被送入××医院,在该院已注射"TAT",并行气管切开,创面外涂湿润膏,未作其他处理,直接长途转送来我院,路上已输液(量不详)。患者自烧伤至入我院,无昏迷,无恶心呕吐,无明显发热,已进食,小便一次,大便未解。

既往史:既往体健,否认肝炎、肺结核等传染病史。否认重大外伤及手术史。否认药物及食物过敏史,无输血史,按期预防接种。

个人史:生于本地,未去过疫区,无疫水及工业毒物接触史,无不良嗜好史。

婚姻史:已婚,25 岁结婚,配偶身体健康,夫妻关系和睦。

家族史:家庭成员身体健康,家族中无结核、肝炎、性病等传染病史,家族中无遗传性疾病史可供。

体格检查

T:36.7℃   P:78 次/分   R:23 次/分   BP:130/80mmHg

患者发育正常,营养良好,急性病容,表情痛苦,自主体位,抬入病房,神志清楚,查体合作。皮肤、黏膜色泽正常,无水肿,无皮疹,无出血。浅表淋巴结未触及。头部肿胀明显,听力稍下降。结膜正常,巩膜无黄染,瞳孔等大等圆,对光反射灵敏。鼻通气通畅,副鼻窦无压痛,左乳突无压痛,右乳突无压痛,口腔黏膜正常。扁桃体正常。颈部无抵抗感,气管居中,甲状腺正常,颈静脉正常。胸廓外形正常,胸壁静脉无充盈或曲张,胸壁无皮下气肿,胸壁无压痛。肋间隙正常,乳房正常。呼吸运动正常,呼吸深度正常,呼吸节律正常,胸廓扩张度正常,语音震颤正常,无胸膜摩擦感。胸部叩诊音清音,肺界正常,肺下界移动度正常,听诊呼吸音正常,无啰音,无胸膜摩擦音。心脏视诊心前区正常隆起,心尖搏动正常,范围正常。触诊无震颤,无心包摩擦感,叩诊心界正常。听诊心率78 次/分,心律规则,心音有力,无额外心音,无杂音,无心包摩擦音。桡动脉脉率78 次/分,节律规则,无奇脉,无交替脉,无周围血管征。腹部视诊外形平坦,腹式呼吸存在,胃肠蠕动波未见,腹壁静脉曲张未见,无皮疹、色素、腹纹、瘢痕、脐疝。触诊腹壁柔软,无压痛,无反跳痛,无液波震颤,无包块。肝脏未触及,胆囊未触及,无压痛,莫菲氏征阴性。脾脏未触及,肾脏未触及,无压痛,输尿管压痛点无压痛。叩诊肝上界在右锁骨中线 5 肋间,肝浊音界正常,肾区叩击痛阴性,无移动性浊音。听诊肠鸣音正常,无振水音,无血管杂音。外生殖器正常。直肠、肛门正常。脊柱无畸形,棘突无压痛,无叩击痛,脊柱活动度正常,四肢无畸形,神经系统肌张力正常,膝腱反射正常,巴宾斯基征阴性。

专科检查

创面见于头面部、背部及四肢等处,烧伤面积约 31%,鼻毛烧焦,头面部肿胀明显呈鲤鱼嘴,创面有水疱,部分疱皮破溃,基底红白相间,痛觉迟钝,部分基底蜡白,痛觉消失。声音稍嘶哑。

辅助检查

已开三大常规及乙肝六项等检查,待结果。

烧伤日期:2010 年 2 月 12 日 12 时 30 分。

烧伤原因:火焰烧伤

其他损伤:吸入性损伤

入院诊断:

烧伤(Ⅲ度)

医师签名:×××

2010 年 2 月 12 日

第十一节　整形科病历书写与注意事项

1. 病史部分

1)主诉

要求患者叙述创伤的原因、畸形或功能障碍、累及时间等。其他内容同普通外科病历,但应注意询问下列各项:

(1)要问清要求做什么,达到什么程度。

(2)创伤要问清陈旧性和新鲜性。陈旧性问及时间和原因,新鲜性要问及受伤原因、时间,急救处理及治疗经过等。

(3)后天畸形依其原因可分为以下几种。

①烧伤后畸形:烧伤原因、日期、深度、面积、部位、早期治疗,Ⅲ度烧伤植皮时间,创面与供皮区愈合情况,出院时功能恢复程度。

②创伤后畸形:负伤原因,早期处理经过,有无感染,创口愈合时间及愈合情况。

③感染后畸形:感染原因、时间、治疗经过及愈合情况。

④肿瘤:发病年龄,职业,发病时间及经过。

(4)先天畸形:家族中有无类似畸形,母亲在怀孕期及围产期有无异常情况,如风疹等病毒性感染。

2)以往手术情况

若患者以往施行过手术,应询问手术前病变,手术次数、时间、经过、麻醉,手术后创面愈合及效果(包括有无并发症)。

3)预期效果

询问患者对功能、外貌要求恢复到何种程度。

2. 体格检查部分

除与普通外科检查相同外,应特别注意下列各项。

1)一般检查

(1)注意全身皮肤的质与量:质的方面如皮肤色泽、毛发分布、皮下组织多寡、有无皮肤病等;量的方面如健康皮肤的面积大小等。

(2)注意全身各处疤痕的分布、面积大小,有无增生与形成疤痕疙瘩倾向,以及可供利用的供皮区等。

(3)先天性畸形者应特别注意有无内脏及其他部位畸形。

2)局部检查

(1)局部畸形的范围与其性质(如组织移位、增生或缺损等)。

(2)局部病变对周围组织功能与形态的影响,各种运动姿态下详细检查(包括尺量、测量角度、两侧对比等)关节 、肌肉、神经功能障碍程度。

(3)有无感染病灶。

局部情况宜绘图说明,如有条件应照相。

3. 辅助检查部分

除常规检查及测定出血、血凝时间外,凡需在全身麻醉下进行手术、广泛肉芽创面皮肤移植患、年老体弱需行较大手术,以及长期住院曾施行多次手术者,均应查肝、肾功能,必要时做心电图、肌电图、X线等检查。

4. 书写中常存在的问题

(1)病历记录、病程记录及手术记录同普通外科常规。但病史记录要清楚叙述解剖位置、损伤范围、功能程度,对手术要求。手术记录中,除包括简述病史与本次手术目的,并附简图说明外,尚须注明各项测量的数据,例如病变的大小与深度,病变切除或疤痕松解后的创面大小及肢体活动程度,切取皮片的部位、面积与厚度。任意皮瓣的瓣长、蒂宽方向、转移的角度及血运情况。吻合血管的游高皮瓣血管蒂长度、口径、血管吻合方法等。

(2)手术前、分期手术过程中及手术后局部情况,应绘简图和照相。照相的体位,必须能完全表达畸形的主要部位与功能活动时的障碍。每次照相的体位、角度应相同,以便治疗前后对比。

(3)病程记录应包括:肢体固定的方法与时间、供皮区愈合天数及有无感染,植皮存活率(植皮存活率=存活面积÷植皮面积×100%),开始功能锻炼时间,理疗体疗情况,出院时功能恢复及疤痕改变情况。

(4)对专科体检描述应详细,专科体检必须能完全表达畸形的主要部位与功能活动时的障碍程度,有条件者术前及术后应照相。照相的体位,必须能完全表达畸形的主要部位与功能活动时的障碍。每次照相的体位、角度应相同,以便治疗前后对比。

(5)术前小结检查结果应详细列出各项异常结果,老年患者、有长期吸烟史者术前应检查肺功能;手术风险及术后并发症应详细列举。

(6)病程中应详细叙述上级医师查房意见,更换抗生素时需记录更好原因。每次换药、拆线时需详细描述创面情况。

(7)如有术后做病理检查需注意增加修正诊断。

(8)出院医嘱应详细嘱托患者出院后需注意的事项,如创面的保护及术后的功能锻炼等。

附录:整形科病历书写示例

入院记录

姓名:肖某	出生地:××省××市
性别:男	民族:汉族
年龄:22岁	入院日期:2010年2月17日10:00:00
婚否:未婚	记录日期:2010年2月17日12:21:00
职业:农民	病史陈述者:患者本人
工作单位:无	通信地址:××省××县××乡××村××号

主诉:右手指瘢痕牵拉影响功能20年余。

现病史:患者缘于1990年不慎被炉火烧伤右手及右面部,在当地诊所行换药、抗感染治疗后创面逐渐愈合,现因瘢痕增生牵拉影响右手指功能,遂前来我科就诊,要求整复,门诊拟"右手指瘢痕牵缩畸形"收入住院。患者自起病以来,精神状态良好,大小便正常,近来体重正常增长。

既往史:平素健康状况一般,否认糖尿病、结核病、高血压病、肝炎病及其他传染病病史,无输血史、药物过敏史、药源性疾病、食物过敏史、食物中毒史。于2006年在湖南省茶陵县汇仁医院行"右手环指瘢痕松解+全厚植皮术",否认其他外伤史及重大疾病史,有预防接种史,具体不详。

个人史:出生外地,无疫水接触史,无疫区接触史,无工业毒物接触史,无粉尘接触史,无放射性物质接触史,否认吸烟,否认饮酒。无药物嗜好,无冶游史。

婚育史:未婚未育。

家族史:父母体健,兄弟姐妹及其他亲属均体健。无糖尿病家族史,无血友病家族史,无高血压家族史,无肥胖家族史,无肿瘤家族病史,与患者无类似疾病,无其他家族性遗传病。

体格检查

T:37.0℃　　P:88次/分　　R:20次/分　　BP:138/82mmHg

发育正常,营养一般,精神状态正常,表情自如,自主体位,步态正常,神志清楚,检查合作。皮肤、黏膜色泽正常,无水肿,无皮疹,无出血,浅表淋巴结未触及。右面颊部可见烧伤后瘢痕。头部外形正常,听力粗测正常,结膜正常,巩膜无黄染,瞳孔等大等圆,对光反射灵敏,鼻通气通畅,副鼻窦无压痛,乳突无压痛,口唇无苍白、紫绀,咽部无充血,无淋巴滤泡增生,口腔黏膜光洁,扁桃体未见异常。颈部对称,无抵抗,颈静脉无怒张,气管居中,甲状腺未触及肿大。胸廓外形对称,胸壁静脉无充盈或曲张,胸壁无皮下气肿,胸骨无叩击痛,胸壁无压痛。乳房正常,乳头位于锁骨中线第4肋间隙。呼吸运动两侧对称,稳定而有节律,呼吸平稳,呼吸节律均匀而整齐,肋间隙无增宽或变窄,胸廓扩张度正常,语音震颤无增强或减弱,无胸膜摩擦感。胸部叩诊音清音,肺界正常,肺下界移动度正常。听诊呼吸音正常,无啰音,无胸膜摩擦音。心脏视诊心前区无隆起,心尖搏动位置正常,第5肋间左锁骨中线内侧1cm,范围正常。触诊无震颤,无心包摩擦感。叩诊心界正常。听诊心率88次/分,心律规则,心音S1正常,S2正常,无额外心音,无杂音,无心包摩擦音。桡动脉脉率88次/分,节律规则,无奇脉,无交替脉,周围血管征阴性。腹部视诊外形平坦,腹式呼吸存在,未见胃肠蠕动波,未见腹壁静脉曲张。触诊腹壁无压痛,无反跳痛,无液波震颤,无包块。肝脏未触及,胆囊未触及,胆囊点无压痛,莫菲氏征阴性。脾脏未触及,肾脏未触及,无压痛,输尿管压痛点无压痛,膀胱未触及,无腹股沟疝。腹部叩诊鼓音,肝上界在右锁骨中线第5肋间,肝浊音界存在,肝区无叩击痛,肾区无叩击痛,移动性浊音阴性。听诊肠鸣音4次/分,无振水音,无血管杂音。外生殖器未见异常,直肠、肛门未见异常。脊柱无畸形,棘突无压痛,无叩击痛,脊柱活动度正常。右手指瘢痕挛缩畸形,余肢无畸形,双下肢无水肿,足背动脉搏动正常。神经系统肌张力正常,膝腱反射正常,巴宾斯基征阴性,脑膜刺激征阴性。

专科情况

右小指掌指关节及指间关节完全消失,与掌面完全粘连,指甲缺如。右环指近端指间关节与掌面粘连,自远端关节处有一淡红色条索状增生瘢痕与掌面粘连,与掌面屈曲成90°,远端关节以上指节缺如。右食、中指轻度屈曲。第2、3、4指蹼间不同程度粘连,第3指蹼痕自近端关节以下完全粘连,示、中、环指主动和被动活动均受限,不能完全伸直。右面颊部可见10cm×5cm大小淡红色浅表瘢痕,略凸出皮面,质软。

辅助检查

入院后已开血常规、血型,大小便常规,肝肾功能,凝血四项、乙肝六项、丙肝抗体、X线胸片、心电图等检查,结果暂未回报。

入院诊断:
1.右手指瘢痕挛缩畸形(烧伤后)
2.右面部浅表性瘢痕(烧伤后)
医师签名:×××
2010年2月17日

第十二节　疼痛科病历书写与注意事项

1. 病史部分

1）主诉

注意询问患者疼痛部位及时间。

2）现病史

（1）起病的时间、缓急及病程时间。

（2）疼痛要素：诱因，部位，性质，持续时间，程度，加剧或缓解的因素，伴随症状。

（3）肌力改变：有无垂腕、足下垂；有无尿潴留、尿失禁等。

（4）相关神经支配区的感觉改变。

（5）全身症状：有无畏寒、发热、食欲不振和体重减轻等。

3）既往史、个人史

有无腰背外伤史、结石病史、泌尿系手术病史、结核病史。有无影响非甾体类药物应用的心脏及消化道病史，有无影响围手术期安全的高血压、心脏病、糖尿病等内科疾病。既往药物及其他治疗的依从性。

2. 体格检查部分

（1）神情面容，体位、步态，淋巴结肿大等。

（2）脊柱四肢体格检查：脊柱形态，活动度，脊柱棘突、棘间、棘旁、横突压痛，脊柱叩痛以及放射痛，四肢形态，关节活动度，关节周围压痛情况，颈压顶试验、椎间孔挤压试验、臂丛牵拉试验情况，梨状肌牵拉试验、骨盆挤压试验阴性、"4"字试验、直腿抬高试验以及加强试验情况，双侧上下肢肌力、双侧肱二头肌腱、肱三头肌腱、桡骨膜反射，双膝反射、跟腱反射情况，躯干及四肢皮肤感觉情况，外周动脉搏动情况，肛门会阴区感觉有无异常，病理性反射。

（3）神经系统体格检查：外周受累神经是否皮肤有皮疹、痛觉过敏、皮肤感觉减弱，是否肌力下降。检查受累颅神经表现，累及三叉神经可能有痛觉过敏，有扳机点，累及面神经有面瘫表现。检查中枢神经受累（颅脑、脊髓），双侧肱二头肌腱、肱三头肌腱、桡骨膜反射，双膝反射，跟腱反射亢进，霍夫曼试验、巴氏征等阳性，踝阵挛阳性。

3. 辅助检查部分

X 射线是疼痛科最常用的辅助检查，可以诊断或协助诊断脊柱关节疾病。CT 常用于腰椎间盘突出、脊柱结核、脊柱肿瘤等。MRI 常用颈胸腰椎、关节相关脊柱诊断，如颈胸腰椎间盘突出症、椎管内占位、脊柱结核、脊柱感染、关节感染等，全身核素骨扫描诊断对全身性骨转移癌有帮助。

注重对影像学资料的判读，但不依赖影像报告，自己做出判断，参考报告。

4.书写中常存在的问题

(1)对疼痛的症状描述不够详细(如疼痛的性质、部位等)。对病人的全身情况关注不够全面(如体重下降情况,对诊断有重要意义)。有意义的阴性病史了解不够详细,影响疼痛性疾病的诊断及鉴别诊断。对于现病史、体查及辅助检查的对应性关注不够,易导致误诊。

(2)既往史中对患者有无心脏病及消化道病史的了解不够,导致非甾体类药物的应用盲目性。对患者并存的内科疾病、治疗方法及治疗效果易遗漏,这对患者术前评估有决定意义。

(3)对疼痛科的主要检查有遗漏,如影像学、生化结果及分析等在病程中未记录,或单纯记录结果而未分析。

(4)病程记录对于镇痛处理的具体方案描述不详细。

附录:疼痛科病历书写示例

入院记录

姓名:杨某　　　　　　　出生地:×××

性别:女　　　　　　　　民族:汉族

年龄:49 岁　　　　　　　入院日期:2011 年 2 月 1 日 10:00:00

婚姻:已婚　　　　　　　记录日期:2011 年 2 月 1 日 17:32:00

职业:农民　　　　　　　病史陈述者:患者本人

工作单位:无　　　　　　住址:××省××市××县××村×组×号

主诉:腰及右臀腿痛半年,加重 2 月。

现病史:患者自半年前因持重物后出现腰、右臀及大小腿后外侧放射痛,呈酸胀样,程度呈中重度,并麻木感。不能行走、久坐、久站,卧床休息后减轻,咳嗽、打喷嚏、解大小便时疼痛加重,不影响睡眠,与天气变化无关。曾在当地医院行牵引及服用中药治疗,疼痛有所缓解。2 月前因持重物后再次出现腰右臀及大小腿后外侧放射痛,性质同前。2010 年 12 月 8 日在本院行 CT 检查:$L_{4\sim5}$ 椎间盘中央偏右后突,$L_5 \sim S_1$ 椎间盘中央后突出,腰椎退变。为进一步诊治,门诊以"腰椎间盘突出、脊神经根炎"收入院,起病以来患者无发热、咳嗽、脊背四肢晨僵、盗汗,大小便正常,饮食、睡眠正常,体重无明显减轻。

既往史:既往体健,2010 年 5 月查胃镜示"慢性胃炎",间断服用"斯达舒"。否认结核、肝炎病史,否认高血压、冠心病史,预防接种史不详,否认传染病接触史,否认输血史,否认手术、外伤史,否认药物及食物过敏史。

个人史:出生并久居当地,否认疫区疫水接触史,否认工业毒物及粉尘接触史,否认放射性物质接触史,不吸烟,不饮酒,否认药物嗜好,否认冶游史。

婚育史:82 年结婚,育有 2 男,足月产 2 胎,早产 0 胎,人工流产 0 胎,剖宫产 0 胎,现存 2 个,夫妻关系和睦。

月经史:初潮 14 岁,平均每次持续 3~4 天,周期 30 天,末次月经 2000 年 10 月 3 日,无痛经史,既往月经性状及白带正常。

家族史:家庭成员身体健康,否认糖尿病家族史,否认血友病家族史,否认高血压、冠心病家族史,否认肥胖家族史,否认肿瘤家族病史,否认其他家族性及遗传性疾病史。

体 格 检 查

T:36.8℃　　　　P:68次/分　　　　R:20次/分　　　　BP:118/68mmHg

发育正常,营养中等,自主体位,步态跛行,神志清楚,查体尚合作。皮肤、黏膜色泽正常,无水肿,无皮疹,无出血。全身浅表淋巴结未触及肿大。头部五官无畸形,眼睑无水肿,结膜无充血,巩膜无黄染,双侧瞳孔等大等圆,对光反射灵敏,耳郭无畸形,乳突无压痛,听力正常,鼻通气通畅,鼻翼无扇动,无脓性分泌物,鼻窦无压痛。口唇黏膜无苍白,牙龈正常,伸舌居中,咽不红,扁桃体不肿大。颈软,无抵抗,两侧对称,无颈静脉怒张,无颈动脉异常搏动,肝颈静脉回流征阴性,气管居中,甲状腺无肿大。双侧乳房对称,未及明显包块。胸廓无畸形,胸壁静脉无充盈或曲张,无皮下气肿,胸壁无压痛,双侧肋间隙无增宽或变窄,胸廓扩张度正常,触觉语颤两侧对称,无胸膜摩擦感,叩诊呈清音,肺下界移动度正常,呼吸音呈清音,未闻及干湿性啰音,无胸膜摩擦音。心前区无异常隆起,心尖搏动位于第五肋间左锁骨中线内 0.5cm 处,无震颤。叩诊心界正常,心率 68 次/分,律齐,各瓣膜听诊区 S1、S2 正常,未闻及异常杂音,无心包摩擦音。桡动脉脉率 68 次/分,节律规则,无奇脉,无交替脉,无周围血管征。腹部平坦,未见胃肠型、蠕动波,无皮疹、色素,腹肌软,无压痛、反跳痛,无液波震颤,肝胆脾未触及,莫菲氏征阴性,双肾区无叩击痛,移动性浊音阴性,肠鸣音 3～5 次/分,未闻及气过水音、振水音、血管杂音。直肠、肛门及外生殖器未见异常。脊柱四肢及神经系统检查见专科情况。

专科情况

脊柱颈胸段未查见异常,腰椎前屈后伸时右臀腿痛,双侧竖脊肌肌张力高,L_4～S_1 棘间、棘旁压痛,并右臀腿痛放射痛,梨状肌牵拉试验阴性,骨盆挤压试验阴性,右"4"字试验阳性,右侧直腿抬高试验阳性(＜40°),加强试验阳性,双下肢肌力正常,双侧膝反射正常,双侧跟腱反射正常,右侧小腿外侧皮肤感觉减弱,肛门会阴区感觉无异常,病理反射阴性。

辅 助 检 查

2010 年 12 月 8 日在本院行 CT 检查(21352):$L_{4～5}$椎间盘中央偏右后突,L_5～S_1 椎间盘中央后突出,腰椎退变。腰椎正侧位片(266017):腰椎退变,$L_{4～5}$不稳。

初步诊断:
1.腰椎间盘突出症
2.右脊神经根炎
医师签名:×××
2011 年 2 月 1 日

第十三节　康复科病历书写与注意事项

1. 病史部分

1)主诉

应明确发病原因、症状、体征、发病、时间长短。

2)现病史

全面描述外院诊疗情况,特别是与本科室康复有关的内容,如手术方式,内固定材料等,还有病人一般情况,需要人照料、二便情况等具体情况,病人及家属康复需求等。

3）既往史、个人史

对既往史、月经生育史及家族史等询问。

2. 体格检查部分

体格检查尤其是专科情况，具体全面描述与康复评定相关内容，以便对康复疗效进行评价。对神志、言语认知、体位等描述欠佳，具体内容较少，皮肤情况与专科情况不一致，如软组织损伤情况，专科情况描述太简单，不够全面，有时不规范，与康复评定内容脱节，如就写认知障碍，没体现在哪些方面，关节活动有时就写障碍，不够具体化。

3. 辅助检查部分

有时缺最近影像报告，或缺其他辅助检查结果。

4. 书写中常存在的问题

（1）现病史中主要症状描述不全，层次不清，不能较全面反映主要疾病发展过程，对在外院检查、诊断、治疗情况描述不详，尤其手术情况。一般情况如二便和体重问诊不详细，病人康复目标不够明确。

（2）入院记录主诉没有标点，现病史体重无详细描述，有时月经史描述不规范。

（3）病程记录对病情分析欠佳，诊疗计划为加以分析，辅助检查有时未记录并分析和处理，对病程较久的病人记录简单重复。

（4）转入（出）记录和阶段小结未按病历书写要求，缺少项目及内容。

（5）存在语法错误。

附录：康复科病历书写示例

入院记录

姓名：江某	单位：××省××市××办公室
性别：男	职别：公务员
年龄：48 岁	入院日期：2010 年 10 月 10 日 09：15：33
婚否：已婚	记录日期：2010 年 10 月 10 日 11：09：00
籍贯：××省××市	病史陈述者：患者本人
民族：汉族	通信地址：××省××市××街××号

主诉：右侧肢体活动障碍伴言语不利半年。

现病史：患者于 2010 年 4 月 8 日下午 4 时左右无明显诱因突感右侧肢体活动障碍，伴头昏、头痛、口齿不清、恶心、呕吐，无昏迷，无大小便失禁，急送××市人民医院。行头颅 CT 示：左侧基底节区脑出血；于当晚行左颅骨钻孔引流术，术后止血、降颅压等支持对症处理。5 月 4 日右侧肢体及言语功能逐渐好转，5 月 18 日求治于我科。复查头颅 CT：左基底节区血肿基本吸收。诊断为脑出血，右偏瘫。行右侧肢体功能训练，步态平衡训练，电脑中频治疗，针灸治疗，作业训练，手功能训练，本体感觉训练及药物改善循环，营养神经（鼠神经生长因子），降血压及降血糖等处理。右侧肢体功能障碍明显好转，右手能写字，能自行拿杯子喝水，进食，系鞋带，独立步行，现患者为进一步康复治疗来我科求治,门诊拟"右侧偏瘫、脑出血术后",起病来患者精神、饮食、睡眠均差,大小便可,体重下降 6kg。

既往史:发现高血压病 10 年,不规律服药,拜心同及缬沙坦将血压处理,发现糖尿病 6 年,现行胰岛素降血糖处理。否认传染病接触史,否认心血管疾病、代谢性疾病、血液病史等。否认外伤、手术、输血史,否认药物及食物过敏史。有预防接种史,具体不详。

个人史:出生本地,工作本地,否认疫区疫水接触史,不吸烟,不饮酒,否认冶游史。

婚育史:27 岁结婚,育有一女,妻子及女儿身体健康,夫妻关系和睦。

家族史:父母体健,兄弟姐妹及其他亲属均体健。否认糖尿病、血友病、高血压、肥胖、肿瘤等家族病史,无其他家族性遗传病。

体格检查

T:36.5℃   P:90 次/分   R:20 次/分   BP:112/70mmHg

发育正常,营养良好,表情自如,扶入病房,神志清楚,查体合作。皮肤、黏膜色泽正常,无水肿,无皮疹,无出血。浅表淋巴结未触及。头部外形正常,双耳听力下降,右耳为甚,结膜正常,巩膜无黄染,瞳孔等大等圆,左 3mm,右 3mm,对光反射灵敏,鼻通气通畅,副鼻窦无压痛,左右乳突无压痛,口腔黏膜正常,扁桃体正常。颈部无抵抗感,甲状腺正常,气管居中,颈静脉正常。胸廓外形正常,胸廓扩张度正常,胸壁静脉无充盈或曲张,胸壁无皮下气肿,无压痛。肋间隙正常,乳房正常。呼吸运动正常,呼吸深度正常,呼吸节律正常,语音震颤正常,胸部叩诊音清晰,肺界正常,肺下界移动度正常,听诊呼吸音正常,无啰音,无胸膜摩擦音。心脏视诊心前区正常隆起,心尖搏动正常,范围正常。触诊无震颤,无心包摩擦感,叩诊心界正常。听诊心率 90 次/分,心律规则,心音 S1 有力,S2 有力,无额外心音,无杂音,无心包摩擦音。桡动脉脉率 90 次/分,节律规则,无奇脉,无交替脉,周围血管征阴性。腹部视诊外形平坦,腹式呼吸存在,胃肠蠕动波未见,腹壁静脉曲张未见,无皮疹、色素、腹纹、瘢痕、脐疝。触诊腹壁柔软,无压痛,无反跳痛,无液波震颤,无包块。肝脏未触及,胆囊未触及,无压痛,莫菲氏征阴性。脾脏未触及,肾脏未触及,无压痛,输尿管压痛点无压痛。叩诊肝上界在右锁骨中线 5 肋间,肝浊音界正常,肾区叩击痛阴性,无移动性浊音。听诊肠鸣音 4 次/分,无振水音,无血管杂音。外生殖器未查。直肠、肛门未查。脊柱无畸形,棘突无压痛,无叩击痛,脊柱活动度正常。四肢及神经系统见专科情况。

专科情况

患者神志清楚,吞咽正常,言语欠流利,表达障碍,找词障碍,听理解尚可。右肩关节半脱位,右肱骨头为肩峰下半指,右手无明显肿胀,右跟腱无明显挛缩,右侧浅感觉及本体感觉较左侧差。布氏分级:右上肢 5 期,右手 5 期,右下肢 5 期。右下肢轻度划圈状,右肩周肌肌张力低下,右手能写字,能自行拿杯子喝水,进食,系鞋带,巴氏指数 85 分。右侧肢体浅感觉及本体感觉基本正常,右上肢生理反射存在,霍夫曼反应阴性,坐位平衡 3 级,站立平衡 2 级,双侧巴宾斯基征阴性。

辅助检查

××市人民医院行头颅 CT 示(2010 年 4 月 8 日):左侧基底节区脑出血。

入院诊断:

1. 右偏瘫

2. 脑出血术后

3. 糖尿病

4. 高血压病

医师签名:×××

2010 年 10 月 10 日

第十四节　皮肤科病历书写与注意事项

1. 病史部分

1) 主诉

注意病变部位及主要症状。

2) 现病史

(1) 可能的病因,如饮食、接触史、药物、感染等。

(2) 初发病损的类型、形态、部位、皮损发生的顺序、进展速度及演变情况等。

(3) 局部和全身的自觉症状及程度。

(4) 病情与季节、气候、饮食、环境、职业等有何关系。

(5) 治疗经过和疗效,有无不良反应。

3) 既往史

曾患何种皮肤病,有无药物过敏及其他变态反应性疾病,有无性病史。

2. 体格检查部分

1) 皮肤破损情况

皮损是皮肤科重要临床表现,精确辨认皮损特点是诊断皮肤病重要依据。

(1) 原发损害:包括斑疹、丘疹、结节、水疱、风团、囊肿等。

(2) 继发损害:有鳞屑、痂皮、表皮剥脱、抓痕、糜烂、皲裂、苔藓化、疤痕、溃疡等。

(3) 皮损特征的描述:部位、大小、数目、颜色、形态、表面干燥或湿润、边缘隆起或凹陷、境界是否清楚、全身分布情况、排列情况等。

2) 触诊

坚实或柔软,如在皮下是否活动或与周围组织粘连,是否浸润肥厚,附近淋巴结有无肿大、触痛、皮温变化等。

3. 辅助检查部分

玻片压诊、皮肤划痕实验、同形反应(Kober 现象),尼氏征(Nikolsky 征)等。

4. 病历书写中常存在的问题

(1) 现病史可见皮损进展描述不充分,部位不全,治疗经过相对简单。

(2) 既往史常漏掉内科疾病及其目前治疗情况,是否与本科疾病相关。

(3) 皮肤科检查对皮损的描述有时不全。

(4) 病程记录中,相关科室疾病记录不全。

附录:皮肤科病历书写示例

入院记录

姓名:黄某	出生地:××省××县
性别:女	民族:汉族
年龄:35 岁	入院日期:2010 年 10 月 15 日 09:00
婚姻:已婚	记录日期:2010 年 10 月 15 日 13:45
职业:农民	病史陈述者:患者本人
工作单位:无	住址:××省××县××乡××村××号

主诉:颜面及四肢红斑不痒 3 月,低热 3 天。

现病史:患者于 3 月前无明显诱因左上肢出现红斑,2 周后面部散在红斑,无瘙痒,无关节痛,未治疗。8 月 1 日四肢出现散在红斑,对称分布,肌肉酸痛,就诊我科血液科,考虑"血小板减少症",给予"复方皂矾丸、血康口服液"口服 1 周后,红斑无明显消退。8 月 15 日就诊我科,考虑"结缔组织病",给予"雷公藤多甙、秋水仙碱"等治疗 1 周后,红斑稍淡化,无新发皮疹。3 天前出现发热,体温达 38.5℃,无胸闷气紧,无关节肿痛,为进一步诊治,今门诊拟"系统性红斑狼疮"收入院。自病以来,精神一般,饮食睡眠可,大小便正常,体重无明显变化。

既往史:平素健康状况一般,否认糖尿病史,否认高血压病史,否认肝炎病史,否认输血史,否认药物过敏史,否认药源性疾病,否认食物过敏史,否认食物中毒史,否认手术史,否认外伤史,否认其他重大疾病史,有预防接种史,具体不详。

个人史:出生本地,农民,无疫水接触史,无疫区接触史,无工业毒物接触史,无粉尘接触史,无放射性物质接触史,否认吸烟,否认饮酒。无药物嗜好,无冶游史。

婚育史:已婚,20 岁结婚,配偶身体健康,育有 2 个小孩。孕 5,足月产 2 胎,流产 3 胎,现存 2 个。

月经史:初潮 13 岁,每次持续时间 6 天,周期 29 天,末次月经时间 2010 年 8 月 10 日,月经量中,颜色鲜红,无血块,无痛经,白带正常。

家族史:父母体健,兄弟姐妹及其他亲属均体健。无糖尿病家族史,无血友病家族史,无高血压家族史,无肥胖家族史,无肿瘤家族史,与患者无类似疾病,无其他家族性遗传病。

体格检查

T:36.7℃   P:73 次/分   R:20 次/分   BP:116/74mmHg

发育正常,营养良好,精神状态正常,慢性病容,自主体位,步态正常,神志清楚,检查合作。皮肤、黏膜见专科情况。头部外形正常,听力正常,结膜正常,巩膜无黄染,瞳孔等大等圆,对光反射灵敏,鼻通气通畅,副鼻窦无压痛,乳突无压痛,口唇无苍白、紫绀,咽部无充血,无淋巴滤泡增生,口腔黏膜光洁,扁桃体未触及肿大。胸廓外形对称,胸壁静脉无充盈或曲张,胸壁无皮下其中,胸骨无叩击痛,无胸壁压痛。乳房正常,乳头位于锁骨中线第 4 肋间隙。呼吸运动两侧对称,稳定而又节律,呼吸平稳,呼吸节律均匀而整齐,肋间隙无增宽或变窄,胸廓扩张度正常,语音震颤无增强或减弱,无胸膜摩擦感。胸部叩诊音清音,肺界正常,肺下界移动度正常。听诊呼吸音正常,无啰音,无胸膜摩擦音。心脏视诊心前区无隆起,心尖搏动位置正常,第 5 肋间左锁骨中线内侧 1cm,范围正常。触诊无震颤,无心包摩擦感。叩诊心界正常。听诊心率 73 次/分,心律规则,无奇脉,无交替脉,周围血管征阴性。腹部视诊外形平坦,腹式呼吸存在,未见胃肠蠕动波,未见腹壁静脉曲张。触诊腹壁无压痛,无反跳痛,无液波震颤,无包块。肝胆脾未触及,胆囊点无压痛,莫非氏征阴性。肾脏未触及,无压痛,输尿管压痛点无压痛,膀胱未触及,无腹股沟疝。腹部叩诊鼓音,肝上界在右锁骨中线第 5 肋间,肝浊音界存在,肝区无叩击痛,肾区无叩击痛,移动性浊音阴性。听诊肠鸣音 5 次/分,无振水音,无血管杂音。外生殖器未见异常,直肠、肛门未见异常。脊柱无畸形,棘突无压痛,无叩击痛,脊柱活动度正常。四肢无畸形,双下肢无水肿,足背动脉搏动正常。神经系统肌张力正常,膝腱反射正常,巴宾斯基征阴性,脑膜刺激征阴性。

专科情况

颜面及四肢弥漫分布大小不等的暗红斑,部分红斑呈环状,压之不退色,对称分布,腰背部散在边缘不清浅红斑,肢端未见红斑,无雷诺现象。腔口黏膜未见溃疡,浅表淋巴结未触及肿大。

辅助检查

三大常规,肝肾功能等已开出,待结果。

初步诊断:

系统性红斑狼疮

医师签名:×××

2010 年 10 月 15 日

第十一章 内科系统病历书写与注意事项

第一节 神经内科病历书写与注意事项

1. 病史部分

1)主诉

患者主要症状、伴随症状、发病时间、发病部位。

2)现病史

(1)起病的时间及缓急。

(2)发病状态:是在哪种状态下发病,如睡中醒来、激动时、一般活动时、重体力活动时,是否有其他诱因,二便情况。

(3)主要症状:头痛、头昏及眩晕的性质和持续时间,抽搐(起始部位和持续时间,间断发作还是持续发作,发作次数、发作间期情况)、神志(清楚、嗜睡、昏迷)、精神(兴奋、沉默、欣快、抑郁、多语、激动)、语言(清楚、含糊、失语、缄默)、肢瘫(左上、下肢,右上、下肢,四肢)、视力障碍(单、双眼,视物障碍,复视,眩晕)、吞咽障碍(构音不清、饮水呛咳、声音嘶哑)、运动不稳及协调情况、大小便(正常、潴留、失禁)、其他。

伴随症状:发热、视物模糊、恶心、呕吐(是否喷射性)、呕吐物内容、颜色。

(4)各种症状病后何时出现及演变情况。

(5)入院前于何处就诊,处理情况(包括实验室检查结果、用药品种及疗效等):头颅 CT 或 MRI、血液检查、处理等。

3)既往史、个人史

高血压:如有,应注明患病年限,平时血压(mmHg),最高血压(mmHg)、治疗情况(长期服药、间断服药、偶尔服药、未治疗)。

心脏病:如有,应注明类型(冠心病、心肌梗死、房颤、风心病、其他类型)、患病年限、治疗情况(长期服药、间断服药、偶尔服药、未治疗)。

糖尿病:如有,注明患病年限;糖尿病类型(Ⅰ型、Ⅱ型)及治疗方法。

高脂血症:如有,注明情况及用药情况。

脑血管病:如有,注明缺血性、出血性、患病年限、部位、服药情况、生活自理情况。

其他:外耳流脓、脑膜炎、惊厥史、(偏)头痛史头颈部放疗史。

个人史:中毒、吸毒、疫苗接种、口服避孕药物、疫水接触史。

2. 体格检查部分

(1)意识状态:清楚、谵妄、嗜睡、昏睡、昏迷(浅、中、深)。

(2)言语情况:构语障碍与否、是否失语(完全、不完全)、失语(运动性、感觉性、混合性)。

(3)智能:合作患者记录其计算力、记忆力、定向力、理解判断力、颅神经、视力、视神经、视野、眼底、未窥入、视乳头边界、A-V、眼球位置及眼肌麻痹情况(如异常具体描述)瞳孔、眼裂、复视、角膜反射、张口、咬肌、额纹、闭目、示齿、面肌抽搐、Ⅷ位听神经、听力、眼球震颤、软腭活动、悬雍垂、咽反射、副神经、耸肩运动、舌肌、纤颤检查结果。

(4)运动系统:记录患者肌力(肩关节、肘关节、腕关节、指关节、髋、膝、踝、趾肌力级数)、肌张力、肌萎缩、不自主运动、共济运动、步态、指鼻试验、跟膝胫试验、快速轮替试验、Romberg氏症的检查结果。

(5)感觉系统:记录浅感觉、深感觉、皮层感觉情况,是否有脑膜刺激征、项强直、横指、Kernig sign 表现。

表 2 神经反射

浅反射	腹壁反射			提睾反射	足跖反射
	上	中	下		
左					
右					

深反射	桡反射	三头肌	二头肌	Hoffman	Rossolimo	膝反射	跟腱反射
左							
右							

注: 正常(++)亢进(+++)阵挛(++++)减弱(+)消失(-)

病理反射	Babinski	Pussep	Gordon	Oppenheim	掌颌反射	吸吮反射
左						
右						

3. 辅助检查部分

血生化、心电图、头颅 CT/MRI 等。

4. 病历书写中常存在的问题

(1)汇报人经常会忽略病史,特别是脑血管病描述不详细,对神经系统的症状及可能的伴随症状描述不详细,而这些症状特点对于鉴别诊断很重要。

(2)神经系统查体欠仔细,主要检查如影像学未注明时间、地点、检查号。

(3)首次病程记录归纳不够,检查只写结果而未分析,更换药物未写更换原因。

附录:神经内科病历书写示例

入院记录

姓名:徐某　　　　　　　出生地:××省××市

性别:女　　　　　　　　民族:汉族

年龄:81 岁　　　　　　　入院日期:2010 年 12 月 18 日 16:10

婚姻:已婚　　　　　　　记录日期:2010 年 12 月 18 日 16:40

职业:农民　　　　　　　病史陈述者:患者本人

工作单位:无　　　　　　住址:××省××市××路××号

主诉:突发头昏伴左侧肢体无力 5 小时。

现病史:患者缘于 2010 年 12 月 18 日 11 时无明显诱因突发头昏,左侧肢体无力,瘫倒在地,被家人扶住,无外伤,伴有视物模糊,感恶心,无呕吐,无头痛,无复视,无发热,无吞咽困难,无四肢抽搐,无大小便失禁。家人遂将其送入我院急诊科就诊,行头颅 CT 检查示右侧基底节区脑出血,诊断为"脑出血",予以脱水降颅压、止血等治疗后,病情无明显变化。现为进一步诊治,拟"脑出血"收入我科住院治疗,起病后,患者神志清楚,反应可,食欲、睡眠可,大小便正常,体重无明显变化。

既往史:既往有高血压史 6 年余,未监测血压及规律服药,否认"糖尿病、中风"史,否认"肝炎、结核"及其他传染病史。否认药物过敏史。否认药源性疾病史,否认食物过敏史,否认食物中毒史,否认手术外伤史。预防接种史不详。

个人史:出生本地,工作本地,无疫水接触史,无疫区接触史,无工业毒物接触史,无粉尘接触史,无放射性物质接触史,无吸烟、饮酒。无药物嗜好,无冶游史。

婚育史:已婚,20 岁结婚,配偶身体健康,夫妻关系和睦。育有 3 个小孩,孕 3,足月产 3 胎,早产 0 胎,流产 0 胎,现存 3 个。

月经史:初潮 14 岁,每次持续时间 5 天,周期 30 天,绝经年纪 48 岁,月经量中,颜色鲜红,无血块,无痛经,白带正常。

家族史:父母已故,兄弟姐妹及其他亲属均体健。无糖尿病家族史,无血友病家族史,无高血压病家族史,无肿瘤家族史,家族中无类似患者,无遗传性及家族性疾病患者。

体格检查

T:36.5℃　　　P:90 次/分　　　R:20 次/分　　　Bp:160/95 mmHg

发育正常,营养中等,精神状态稍差,表情自如,自主体位,平车推入病房,神志清楚,检查合作。皮肤、黏膜色泽正常,无水肿,无皮疹,无出血,浅表淋巴结未触及。头部外形正常,听力粗测正常,结膜正常,巩膜无黄染,瞳孔等大等圆,对光反射灵敏,鼻通气通畅,副鼻窦无压痛,乳突无压痛,口唇无苍白、紫绀,咽部无充血,无淋巴滤泡增生,口腔黏膜光洁,扁桃体未见异常。颈部对称,无抵抗,颈静脉无怒张,气管居中,甲状腺未触及肿大。胸廓外形对称,胸壁静脉无充盈或曲张,胸壁无皮下气肿,胸骨无叩击痛,胸壁无压痛。乳房正常,乳头位于锁骨中线第 4 肋间隙。呼吸运动两侧对称,稳定而有节律,呼吸平稳,节律均匀而整齐,肋间隙正常,胸廓扩张度正常,语音震颤正常,无胸膜摩擦感。胸部叩诊音清,肺界正常,肺下界移动度正常。听诊呼吸音清,未闻及干湿性啰音,无胸膜摩擦音。心脏视诊心前区无隆起,心尖搏动位置正常,第 5 肋间隙左锁骨中线内侧 1cm,范围正常。触诊无震颤,无心包摩擦感。叩诊心界正常,听诊心率 90 次/分,心律规则,心音 S1 正常,S2 正常,无额外心音,无杂音,无心包摩擦音。桡动脉脉率 90 次/分,节律规则,无奇脉,无交替脉,周围血管征阴性。腹部视诊外形平坦,腹式呼吸存在,未见胃肠蠕动波,未见腹壁静脉曲张,触诊腹壁无压痛,无反跳痛,无液波震颤,无包块。肝脏、胆囊为触及,胆囊点无压痛,莫菲氏征阴性。脾脏未触及,无腹股沟疝。腹部叩诊鼓音,肝上界在右锁骨中线第5肋间,肝浊音界存在,肝区无叩击痛,肾区无叩击痛,移动性浊音阴性。听诊肠鸣音4次/分,无振水音,无血管杂音。外生殖器未见异常,直肠、肛门未见异常。脊柱无畸形,棘突无压痛,无叩击痛,脊柱活动度正常。四肢无畸形,双下肢无水肿,足背动脉搏动正常。神经系统检查见专科情况。

专科情况

　　神志清楚,精神及智能正常,记忆力、计算力、定向力正常,言语流利,右利手。嗅觉正常。双眼视力、视野粗测正常。眼底视乳头边界清楚,色泽正常,双侧瞳孔等大等圆,直径2.5mm,光反射灵敏。双侧眼球活动正常,面部感觉正常,咀嚼肌有力。双侧角膜反射灵敏,两侧额纹对称、左鼻唇沟浅,双眼闭合紧,双耳听力正常;发音正常,软腭活动对称,咽反射存在。转头、耸肩有力,伸舌偏左,舌肌无萎缩。四肢肌肉无萎缩,左侧上肢肌力1级,下肢肌力2级。肌张力正常,无不自主运动。右侧肢体肌力5级,左偏身深浅感觉减退。四肢腱反射对称存在,反射不高;左侧巴宾斯基征阳性,右侧巴宾斯基征阴性,颈无抵抗,Kernig、Brudzinski和Lasegue征均阴性,右指鼻试验阴性、跟膝胫试验阴性,快速轮替试验阴性,双侧深感觉正常。

辅助检查

2010年12月18日我院头颅CT(026387)示右侧基底节区出血,出血量大约为15mL。

初步诊断:

1.右侧基底节区出血

2.高血压病

医师签名:×××

2010年12月26日

第二节　呼吸科病历书写与注意事项

1.病史部分

1)主诉
患者(来访者)自述自己的症状或(和)体征、性质以及持续时间等内容。

2)现病史
(1)起病的时间及缓急。

(2)咳嗽:性质,发生与加剧的时间,气候变化对症状的影响,体位改变与咳嗽、咳痰的关系,持续的时间。

(3)咳痰:性质、24小时数量、黏稠度、颜色及气味。

(4)咯血:量和颜色,持续时间。

(5)呼吸困难:性质、程度及出现的时间、体位。

(6)胸痛:部位、性质,与呼吸、咳嗽和体位的关系。

(7)有无畏寒、发热、食欲不振和体重减轻等。

3）既往史、个人史

有无吸烟嗜好（吸烟的时间长短及每天几支）、过敏性疾病、结核病接触史和有害粉尘吸入史。

2. 体格检查部分

（1）神志状态，有无鼻翼扇动、端坐呼吸。

（2）皮肤有无皮下结节及红斑。浅表淋巴结，尤其是锁骨上淋巴结是否肿大，有无压痛和粘连，有无杵状指（趾）。

（3）气管的位置，有无颈静脉怒张、肝颈静脉回流征，颈部软组织有无水肿、肿胀及皮下捻发感（音）。

（4）心肺检查，应注意呼吸频率、深浅、类型、体位，包括呼吸困难的类型。注意口腔黏膜及扁桃体大小，是否有脓性分泌物等。注意颌下、颈部及锁骨上淋巴结有无异常。胸部应重点详细检查，肺部的阳性和阴性体征均应逐项具体记明，特别要写明啰音的部位、大小、性质，并应与胸膜摩擦音、肠鸣音及其他夹杂音鉴别。住院患者应每天检查，观察变化情况。由于心、肺密切相关，心脏体征也应仔细检查和描写，包括心尖搏动部位、心界大小、心尖部心音强弱、杂音。应注意 P2 和 A2 的关系。慢支、肺气肿、肺心病时应注意剑突下搏动、心音及杂音情况。

（5）腹部四肢检查：检查肝脏要注意下界，也要检查上界（反映肺气肿及肺实变、积液等），注意有无腹水及肝脾肿大以及下肢、腰骶部浮肿等反映右心功能的情况。

3. 辅助检查部分

血红蛋白、红细胞和白细胞计数及其分类，在诊断肺部疾患中有重要参考价值。注重对肺部影像学资料，不要照抄报告，最好要有描述及自己判断，肺功能、支气管镜、血气结果等专科检查不要遗漏并注意分析。

4. 书写中常存在的问题

（1）对各呼吸系统的症状描述不详细，而这些症状特点对于鉴别诊断很重要（如气喘的发病时间、有无哮鸣音、体位、自然缓解等对 COPD 和支气管哮喘、心源性哮喘的鉴别特别重要），诊断现病史和诊断不符合（如慢阻肺急性发作只描述急性发作情况，而忽略长期病史），过去的治疗史尤其化疗及抗菌药物、糖皮质激素等使用描述不详细，这些不利于诊疗计划的制订。

（2）吸烟史不具体，职业史不详细（职业史对诊断尘肺、过敏性肺泡炎等尤其重要），冶游史被忽略（冶游史可协助诊断肺孢子菌肺炎）。

（3）肺部查体易出现肺部啰音的分布及性质不描述，异常支气管呼吸音及语音共振情况缺乏描述，触诊及叩诊欠仔细。

（4）呼吸科的主要检查如影像学、痰培养等在病例中未记录，或只写结果而未分析。

（5）更换抗生素却未记录或未记录更换原因。

附录:呼吸内科病历书写示例

入院记录

姓名:谭某　　　　　　　部队或单位:无

性别:男　　　　　　　　职别或工种:其他

年龄:64 岁　　　　　　　入院日期:2011 年 03 月 18 日 09:26:07

婚否:已婚　　　　　　　记录日期:2011 年 03 月 18 日 14:38:00

籍贯:××省××市　　　　病史陈述者:患者本人

民族:汉族　　　　　　　通信地址:××省××县××村

主诉:反复咳嗽 30 余天,咯血 12 天。

现病史:缘于 30 多天前无明显诱因开始出现咳嗽,咳少量白痰,无畏寒、发热、胸闷、胸痛等症状,未予以治疗。12 天前开始出现咯血,始为整口血,色鲜红,每天量约 20mL 左右,伴有胸闷,无发热、胸痛症状,曾于当地中医院治疗,行胸部 CT 检查示右肺片状密度增高影,予以抗感染、止血、化痰对症治疗(具体用药不详),咯血量减少,多痰中带血,色暗红,但复查胸部 CT 示右肺病灶无明显吸收,为求进一步诊治,遂入我科。病程中患者精神、食欲、睡眠较差,大小便正常,体重无明显变化。

既往史:平素健康状况一般,否认糖尿病病史,否认结核病史,否认高血压病史,否认肝炎病史,否认其他传染病史,否认输血史,否认药物过敏史,否认药源性疾病,否认食物过敏史,否认食物中毒史,否认手术史,否认外伤史,否认其他重大疾病史,有预防接种史,具体不详。

个人史:出生本地,工作本地,无疫水接触史,无疫区接触史,无工业毒物接触史,无粉尘接触史,无放射性物质接触史,吸烟 50 年,平均 15 支/天,未戒烟。否认饮酒。无药物嗜好,无冶游史。

婚育史:已婚,爱人体健,育子女 3 人。

家族史:父母已故,死因不详,无糖尿病家族史,无血友病家族史,无高血压家族史,无肥胖家族史,无肿瘤家族病史,与患者无类似疾病,无其他家族性遗传病。

体格检查

T:36.5℃　　　P:81 次/分　　　R:20 次/分　　　BP:143/81mmHg

发育正常,营养良好,精神状态正常,表情自如,自主体位,步态正常,神志清楚,检查合作。皮肤、黏膜色泽正常,无水肿,无皮疹,无出血,浅表淋巴结未触及。头部外形正常,听力粗测正常,结膜正常,巩膜无黄染,瞳孔等大等圆,对光反射灵敏,鼻通气通畅,副鼻窦无压痛,乳突无压痛,口唇紫绀,咽部无充血,无淋巴滤泡增生,口腔黏膜光洁,扁桃体未见异常。颈部对称,无抵抗,颈静脉无怒张,气管居中,甲状腺未触及肿大。胸廓外形对称,胸壁静脉无充盈或曲张,胸壁无皮下气肿,胸骨无叩击痛,胸壁无压痛。乳房正常,乳头位于锁骨中线第 4 肋间隙。呼吸运动两侧对称,稳定而有节律,呼吸平稳,呼吸节律均匀而整齐,肋间隙无增宽,胸廓扩张度正常,语音震颤减弱,无胸膜摩擦感。胸部叩诊音清音,肺界正常,肺下界移动度正常。听诊呼吸音正常,双肺未闻及啰音,无胸膜摩擦音。心脏视诊心前区无隆起,心尖搏动位置正常,第 5 肋间左锁骨中线内侧 1cm,范围正常。触诊无震颤,无心包摩擦感。叩诊心界正常。听诊心率 81 次/分,心律规则,心音 S1 正常,S2 正常,无额外心音,无杂音,无心包摩擦音。桡动脉脉率 81 次/分,节律规则,无奇脉,无交替脉,周围血管征阴性。腹部视诊外形平坦,腹式呼吸存在,未见胃肠蠕动波,未见腹壁静脉曲张。触诊腹壁无压痛,无反跳痛,无液波震颤,无包块。肝脏未触及,胆囊未触及,胆囊点无压痛,莫菲氏征阴性。脾脏未触及,肾脏未触及,无压痛,输尿管压痛点无压痛,膀胱未触及,无腹股沟疝。腹部叩诊鼓音,肝上界在右锁骨中线第 5 肋间,肝浊音界存在,肝区无叩击痛,肾区无叩击痛,移动性浊音阴性。听诊无振水音,无血管杂音。外生殖器未见异常,直肠、肛门未见异常。脊柱无畸形,棘突无压痛,无叩击痛,脊柱活动度正常。四肢无畸形,双下肢无水肿,足背动脉搏动正常。神经系统肌张力正常,膝腱反射正常,巴宾斯基征阴性,脑膜刺激征阴性。

辅助检查

2011 年 3 月××省××县医院胸部 CT:右肺中叶条片状密度增高影。

入院诊断:
1. 右肺癌
2. 肺部感染
医师签名:×××
2010 年 3 月 18 日

第三节　心内科病历书写与注意事项

1. 病史部分

1)主诉

患者(来访者)自述症状或(和)体征、性质,以及持续时间等内容。

2)现病史

(1)心内科病人常见的症状是胸闷、胸痛、心慌、心悸、活动后气短、呼吸困难、水肿、头痛、头晕、晕厥、出汗等,但不同的疾病其症状特点、伴随症状不同,写主诉时要充分体现,如早搏、阵发性室上性心动过速、窦性心动过速均可表现为心慌、心悸,但阵发性室上性心动过速突出表现为突发突止,因此其特点就是发作性,而早搏、窦性心动过速这种特点就不明显,写主诉时应该体现出来。

(2)相同的主要症状,但伴随症状不同,疾病就不相同。如呼吸困难,若伴随水肿、不能平卧,可能就是心功能不全,而呼吸困难伴随咳嗽咳痰可能就是慢性支气管炎,如果心慌、心悸伴随晕厥可能就是缓慢性心律失常或室性心动过速,如果胸闷胸痛伴出汗可能就是高危胸痛如心绞痛、心肌梗死、主动脉夹层等,因此要注意症状的组合。

(3)相同的主要症状,如果持续的时间不同,疾病可能也不同。如果病人诉说胸闷胸痛几十年,而心电图没有变化,常常不是心肌缺血;或胸闷胸痛持续几天,而病人就诊时又很安静、平和也常常表明患者不是高危胸痛(急性冠脉综合征、肺栓塞、主动脉夹层、气胸),因此现病史中要注重症状的持续时间。

(4)注意描写症状变化的特点,如主动脉夹层病人的胸痛持续时间不长,较剧烈,极少反复,硝酸盐类药物对症状没有影响,而冠心病心绞痛病人的胸痛常反复出现,对硝酸盐类药物敏感,胸膜炎病人、部分肺栓塞、心包炎病人的胸痛与呼吸、体位有关。

(5)要表明药物疗效应记录有肯定疗效或教科书、指南规定的药物,而不是其他无关药物,除非患者出现药物不良反应。尤其不要突出一些非经典中成药物的作用。

3) 既往史、个人史

(1) 既往史注意高血压、糖尿病、高脂血症、卒中、慢性肺病、病态妊娠史。

(2) 个人史记录不良生活史,如酗酒、吸烟、劳累过度、工作紧张等。

(3) 家族史记录心脑血管尤其是早发心脑血管疾病家族史,糖尿病家族史、直系亲属病态妊娠史等。

2. 体格检查部分

体格检查要突出与心血管疾病诊断相关的体征,如体位、有无紫绀、颈部血管有无杂音、有无异常搏动、甲状腺大小、颈静脉有无充盈、怒张、肺部体征、心脏体征、腹部血管杂音、肝脏大小、四肢血管情况、双下肢周径是否一致、下垂部位有无水肿等。

3. 辅助检查部分

造影、超声、X 线、CT、MRI、血糖、血脂、肝肾功能、肌钙蛋白、血气等。

4. 书写中常存在的问题

(1) 主诉描写不够准确,常不能体现病情及诊断。

(2) 现病史描述太简单,只写诊疗经过及辅助检查结果,忽视伴随症状及有意义的阴性症状。

(3) 体格检查描述不够详细,只注重心脏体检,忽视其他伴随体征检查和描述。

(4) 主要检查如影像学等资料在病历中未记录,或只写结果而未对病情加以分析。

(5) 出院记录中应描述出院注意事项、何时复查都要描述清楚。

附录:心血管内科病历书写示例

入院记录

姓名:×××	出生地:××省××市
性别:女	民族:汉族
年龄:42 岁	入院日期:2010 年 12 月 08 日 11:11
婚姻:已婚	记录日期:2010 年 12 月 08 日 14:07
职业:农民	病史陈述者:患者本人
工作单位:无	住址:××省××市××县××镇××村××号

主诉:发现血压高 4 年,反复乏力 3 年。

现病史:患者于 2006 年健康体检是发现血压 150/100mmHg,无头晕、眼花不适,未予重视,以后血压常在 150~160/95~100mmHg 左右,未予以治疗。2007 年 9 月后常在步行一段距离后出现乏力,双下肢明显,若干天后可自行缓解,伴口周发麻、口干、尿意频繁并大量排尿。曾反复至我院急诊科留观,经服药输液(具体用药不详)等治疗后好转出院。起病以来,无头昏、视物模糊、心慌、胸闷、恶心呕吐,无发作性心动过速、头痛、出汗、面色苍白,无浮肿、尿痛、血尿等,无视力改变,今为进一步治疗再来我院,病程中精神食欲可,大便正常,体重无明显改变。

既往史:否认糖尿病病史,否认高脂血症病史,否认肝炎病史,否认其他传染病史,否认输血史,否认药物过敏史,否认药源性疾病,否认食物过敏史,否认食物中毒史,否认手术史,否认其他重大疾病史,有预防接种史,具体不详。

婚育史:已婚,22 岁结婚,育有 2 个小孩,1 男 1 女,配偶及子女身体健康。

月经史:初潮 16 岁,末次月经 2010 年 12 月 4 日,每次持续时间 7 天,周期 30 天,近 3 年若无发病月经规律,若发病月经不规则,经量一般,暗红色,无痛经,无白带,无异味。

家族史:父亲 1984 年因支气管炎去世,母亲 2007 年因腹泻去世,具体诊断不详,兄弟姐妹及其他亲属均体健。无早发冠心病病史,无高血压家族史,无糖尿病家族史,无血友病家族史,无肥胖家族史,无肿瘤家族病史,与患者无类似疾病,无其他家族性遗传病。

体格检查

T:36.5℃　　　P:82 次/分　　　R:20 次/分　　　BP:151/81mmHg

发育正常,营养一般,精神状态一般,表情自如,自主体位,步态正常,神志清楚,检查合作。皮肤、黏膜色泽正常,无皮疹、出血,浅表淋巴结未触及。头部外形正常,听力粗测正常。眼科检查见专科情况。鼻通气正常,副鼻窦区无压痛,乳突无压痛。口唇无苍白、紫绀,咽部无充血,无淋巴滤泡增生,口腔黏膜光洁,扁桃体未见异常。颈部对称,无抵抗,颈静脉无怒张,气管居中,甲状腺无肿大。胸廓外形正常,胸壁静脉无充盈或曲张,胸壁无皮下气肿,胸骨无叩痛,胸壁无压痛。乳房正常,乳头位于锁骨中线第四肋间。呼吸运动两侧对称,呼吸稍促,肋间隙无增宽或变窄,胸廓扩张度正常,语音震颤无增强或减弱,无胸膜摩擦感。胸部叩诊音清音,肺界正常,肺下界移动度正常。听诊呼吸音正常,无啰音,无胸膜摩擦音。心脏视诊心前区无隆起,心尖搏动位置正常,位于第 5 肋间左锁骨中线内侧 1cm,范围正常。触诊无震颤,无心包摩擦感。叩诊心界正常。听诊心率 82 次/分,心律规则,心音正常,无额外心音,无杂音,无心包摩擦音。脉率 82 次/分,桡动脉节律规则,无奇脉、交替脉,周围血管征阴性。腹部视诊外形平坦,腹式呼吸存在,未见胃肠型及蠕动波,未见腹壁静脉曲张。触诊腹壁无压痛、反跳痛。无液波震颤。肝脏、脾脏肋下未触及,胆囊未触及,胆囊点无压痛,莫非氏征阴性。肾脏未触及,无压痛,输尿管压痛点无压痛,膀胱未触及,无腹股沟疝。腹部叩诊鼓音,肝上界在右锁骨中线第 5 肋间,肝浊音界存在,肝区无叩击痛,肾区无叩击痛,移动性浊音阴性。听诊无振水音,无血管杂音。外生殖器未见异常,直肠、肛门未见异常。脊柱无畸形,棘突无压痛、叩击痛,脊柱活动度正常。四肢无畸形,双下肢轻度水肿,足背动脉搏动正常。神经系统肌张力正常,膝腱反射正常,巴宾斯基征阴性,脑膜刺激征阴性。

辅助检查

2010 年 12 月 7 日心电图:①窦性心律;②各导联 T 波低平、双向,V1~V6、Ⅱ、Ⅲ、AVF 导联见 U 波。电解质:血钾 2mmol/L。

入院诊断:

高血压病Ⅰ级

医师签名:×××

2010 年 12 月 8 日

第四节　消化科病历书写与注意事项

1.病史部分

1)主诉
患者(来访者)自述症状或(和)体征、性质,以及持续时间等内容。

2)现病史
(1)起病的缓急及病程。

(2)腹痛:诱发因素、部位、性质和程度、发作时间与体位关系。

(3)呕血:排除咽部出血和咯血、诱因、颜色、呕血量、一般情况(是否口渴、头晕、心悸等)、是否伴上腹痛等不适。

(4)便血:诱因、颜色、出血量、与大便的关系,是否伴腹痛、里急后重、梗阻、全身出血等。

(5)恶心与呕吐:诱因、时间、呕吐物特征,伴随症状等。

(6)腹泻:诱因、次数及量、颜色及臭味,加重或缓解因素,是否伴发热、腹痛等,一般情况(是否失水、消瘦、抽搐等)。

(7)黄疸:诱因,持续时间与波动情况,皮肤瘙痒情况,是否伴腹痛、发热等。

(8)有无便秘、畏寒、发热、食欲不振和体重减轻等。

3)既往史、个人史
有无饮酒嗜好,有无高血脂,有无消化道出血、胆道结石、结核病史等。

2.体格检查部分

1)视诊
体型及营养状态,是否贫血貌,是否肝病面容,皮肤及巩膜是否黄染,有无肝掌及蜘蛛痣,有无腹壁静脉曲张,皮肤黏膜是否有瘀点、瘀斑。

2)触诊
浅表淋巴结尤其是左锁骨上淋巴结是否肿大,有无压痛和粘连。腹部检查应作为重点详细检查,腹部的阳性和阴性体征均应逐项具体记明,写明有无胃肠型及蠕动波,腹肌是否紧张,有无压痛、反跳痛,莫非氏征是否阳性,双下肢是否水肿,肠鸣音是否亢进或减弱。特别要明确有无腹部包块,包块的部位、大小、边界、质地、活动度,肝脾脏有无肿大,其边界、质地、有无压痛等,移动性浊音是否阳性。有时需行常规肛诊,明确有无痔疮、肿瘤等引起消化道出血或梗阻的情况等。住院病人应每天检查,观察变化情况。

3)听诊
检查心肺是否异常,排除一些可能由心肺疾病引起消化道症状的可能性,如因右心衰致肝肿大、腹水、下肢水肿等致消化道症状者。如明确有无咳嗽、咳痰等肺部结核情况,辅助诊断是否存在消化道结核可能性。如明确有无胸腔积液等,应进一步明确急性胰腺炎的病情等。

3. 辅助检查部分

三大常规,肝肾功能、血脂、血淀粉酶、ESR、CRP 在诊断腹部疾患均有重要参考价值。注重自身对腹部影像学资料的读片能力,不要完全照报告结果诊治疾病,对有异议的结果需再次请影像科阅片。胃镜、大肠镜、小肠镜、ERCP、ESD、支架置入术、球囊扩张术等结果不要遗漏并注意在病程中分析,明确与疾病诊治之间的关联。

4. 书写中常存在的问题

(1)对各消化系统的症状问诊过少,描述不细,如腹痛的诱因、部位、性质、诱发及缓解因素,伴随症状等对消化性溃疡、胆道结石、急性胰腺炎的鉴别特别重要。

(2)对疾病现病史需开始描述记录的时间常有错误,如肝硬化病人突发呕血时,仅从此次呕血时开始记录,忽略了既往长期的慢性病史。

(3)对发病后的药物使用及实验室、影像学检查描述太过详细或简单,这些症状特点对于鉴别诊断、病情转归、治疗经过很重要。

(4)是否长期药物服用史、是否有饮酒嗜好及饮酒的量,既往发现病毒性肝炎的病史等常不能准确描述。

(5)查体过程中对于是否贫血貌及皮肤黏膜黄染不描述或前后不一致,腹肌是否紧张及肠鸣音次数不描述,腹肌及肝脾的触诊及叩诊、腹部包块的情况描述欠仔细;双下肢是否水肿不记录。

(6)消化科的主要检查如肝功能、血常规、肿瘤指标、影像学、内镜检查等在病例中未记录,或只写结果而未分析。

附录:消化内科病历书写示例

入院记录

姓名:赵某	出生地:××省××市
性别:男	民族:汉族
年龄:28 岁	入院时间:2010 年 03 月 30 日 10:46
婚姻:已婚	记录时间:2010 年 03 月 30 日 16:52
职业:无	病史陈述者:患者本人
工作单位:无	住址:××省××市××路××号

主诉:持续性上腹胀痛伴呕吐 9 小时。

现病史:患者缘于 9 小时前无明显诱因突发上腹剧烈疼痛,呈持续性胀痛,阵发性加剧,向腰背部放射,屈曲位稍缓解,进食后加重。伴恶心、呕吐数次,呕吐呈非喷射性,呕吐物为所进食物,量多,具体不详,无呕吐咖啡色液体及胆汁,无反酸、嗳气,无畏寒、发热,无黄疸,厌油,无胸闷、气促。遂至我院急诊,查血淀粉酶 537U/L,腹部 CT 提示"急性胰腺炎",给予奥美拉唑抑酸、醋酸奥曲肽抑制胰酶分泌、美洛西林抗感染等治疗(具体用量不详)后,症状无明显缓解,为求进一步诊治,急诊科拟"急性胰腺炎"收入我科。患者自起病来,精神、睡眠、食欲差,大便未解,小便正常,体重无明显变化。

既往史:否认高血压、糖尿病病史,否认高脂血症病史,否认肝炎病史,否认其他传染病史,否认输血史,否认药物过敏史,否认药源性疾病,否认食物过敏史,否认食物中毒史,否认手术史,否认其他重大疾病史,有预防接种史,具体不详。

个人史:出生本地,工作本地,无疫水接触史,无疫区接触史,无工业毒物接触史,无粉尘接触史,无放射性物质接触史,否认吸烟、饮酒,无冶游史。

婚育史:已婚,24 岁结婚,育有 2 个小孩,配偶及子女身体健康。

家族史:父母兄弟姐妹及其他亲属均体健。无早发冠心病病史,无高血压家族史,无糖尿病家族史,无血友病家族史,无肥胖家族史,无肿瘤家族病史,与患者无类似疾病,无其他家族性遗传病。

体格检查

T:36.2℃　　P:86 次/分　　R:20 次/分　　BP:166/100mmHg

发育正常,营养良好,体型肥胖,急性病容,表情痛苦,蜷缩体位,抬入病房,神志清楚,检查合作。皮肤、黏膜色泽正常,无皮疹、出血,浅表淋巴结未触及。头部外形正常,听力粗测正常。结膜正常,巩膜无黄染,瞳孔等大等圆,对光反射灵敏。鼻通气正常,副鼻窦区无压痛,乳突无压痛。口唇无苍白、紫绀,咽部无充血,无淋巴滤泡增生,口腔黏膜光洁,扁桃体未见异常。颈部对称,无抵抗,颈静脉无怒张,气管居中,甲状腺无肿大。胸廓外形正常,胸壁静脉无充盈或曲张,胸壁无皮下气肿,胸骨无叩痛,胸壁无压痛。乳房正常,乳头位于锁骨中线第四肋间。呼吸运动两侧对称,呼吸稍促,肋间隙无增宽或变窄,胸廓扩张度正常,语音震颤无增强或减弱,无胸膜摩擦感。胸部叩诊音清音,肺界正常,肺下界移动度正常。听诊呼吸音正常,无啰音,无胸膜摩擦音。心脏视诊心前区无隆起,心尖搏动位置正常,位于第 5 肋间左锁骨中线内侧 1cm,范围正常。触诊无震颤,无心包摩擦感。叩诊心界正常。听诊心率 86 次/分,心律规则,心音正常,无额外心音,无杂音,无心包摩擦音。脉率 86 次/分,桡动脉节律规则,无奇脉、交替脉,周围血管征阴性。腹部视诊外形膨隆,腹式呼吸存在,未见胃肠型及蠕动波,未见腹壁静脉曲张。触诊腹壁软,上腹压痛,无反跳痛。无液波震颤。肝脏、脾脏肋下未触及,胆囊未触及,胆囊点无压痛,莫非氏征阴性。肾脏未触及,无压痛,输尿管压痛点无压痛,膀胱未触及,无腹股沟疝。腹部叩诊鼓音,肝上界在右锁骨中线第 5 肋间,肝浊音界存在,肝区无叩击痛,肾区无叩击痛,移动性浊音阴性。听诊肠鸣音 2 次/分,无振水音,无血管杂音。外生殖器未见异常,直肠、肛门未见异常。脊柱无畸形,棘突无压痛、叩击痛,脊柱活动度正常。四肢无畸形,双下肢轻度水肿,足背动脉搏动正常。神经系统肌张力正常,膝腱反射正常,巴宾斯基征阴性,脑膜刺激征阴性。

辅助检查

2010 年 3 月 30 日我院腹部 CT 示:急性胰腺炎。血淀粉酶:396U/L;血常规:WBC 8.5×10⁹/L,NEU% 77%。

入院诊断:

轻症急性胰腺炎

医师签名:×××

2010 年 3 月 30 日

第五节　内分泌科病历书写与注意事项

内分泌科各种疾病有各自特殊性,选择几种常见病进行分述。

1. 糖尿病

1)病史部分

(1)主诉

患者(来访者)自述自己的症状或(和)体征、性质,以及持续时间等内容。

(2)现病史

①起病的时间及缓急,起病年龄。

②尿量与排尿次数,注意有无尿急、尿痛、排尿不尽感,与尿路感染、前列腺增生鉴别。

③饮水量、进餐量、体重下降程度。

④糖尿病慢性并发症情况。有无肢体麻木、视物模糊、水肿,大便性状(有无便秘、腹泻),有无胸闷、气闭、胸痛,有无性功能减退等。

⑤糖尿病急性并发症情况。有无恶心、呕吐、腹痛、发热,有无头痛、大小便失禁、肢体无力等。

⑥注意饮食、加餐情况,治疗情况,有无低血糖发作。

(3)既往史、个人史、家族史

有无高血压病、冠心病、胰腺炎病史,有无胰腺手术史,有无巨大胎儿分娩史,有无糖皮质激素长期服用史(注意询问是否有支气管哮喘史、风湿免疫性疾病史)及某些抗精神病药物服用史(如氯氮平等),药物过敏史,有无糖尿病家族史。

2)体格检查部分

(1)神志状态,有无深大呼吸,体型。

(2)皮肤是否菲薄,有无满月脸、水牛背、紫纹,有无颧弓突出、下巴前伸,四肢关节是否粗大。

(3)甲状腺是否肿大,如肿大,注意质地、表面情况、与周边关系,有无结节,是否有震颤、血管杂音。

(4)心肺检查,心脏体征应注意心界大小、心尖部心音强弱、杂音。

(5)腹部四肢检查,注意有无腹水及肝脾肿大,下肢有无浮肿,注意足背动脉搏动情况。

3)辅助检查部分

尿常规可以了解是否合并肾病、有无酮体及尿路感染。血糖谱监测,糖化血红蛋白可反应平时血糖控制情况。眼底照相、尿白蛋白检查、神经传导速度、心电图、血管超声检查等可以了解慢性并发症情况。注重肺部影像学检查,警惕肺结核。

4)书写中常存在的问题

(1)症状描述不详细,过去的治疗史、糖皮质激素服用史不详细,不利于诊疗计划的制订。

(2)患者血糖波动未记录原因,应注意患者进餐、运动情况。

(3)主要检查如糖化血红蛋白、尿白蛋白等在病例中未记录,或只写结果而未分析。

(4)更换降糖方案却未记录或未记录更换原因。

2. 甲状腺疾病

1)病史部分

(1)主诉

患者(来访者)自述自己的症状或(和)体征、性质,以及持续时间等内容。

(2)现病史

①起病的时间及缓急,起病年龄。

②应注意食欲、睡眠、大便、体重等改变:甲亢多表现为怕热、多汗、多食易饥、失眠多梦、大便次数增多、体重下降,甲低则表现为怕冷、皮肤干燥、食欲下降、嗜睡、大便干结或便秘、体重增加。

③心率改变:甲亢往往心率快,表现为心慌、心悸;甲低则心率减慢。

④同时应注意体温变化:甲亢可有低热,甲低往往表现为低体温。如合并高热,应注意甲状腺是否疼痛,需警惕亚急性甲状腺炎及化脓性甲状腺炎。

⑤甲状腺区疼痛,是否放射至耳后、枕后,如合并发热,需怀疑亚急性甲状腺炎。

⑥月经改变:甲亢患者往往月经减少、闭经;甲低患者则往往月经量增多。

⑦甲亢患者需询问是否有软瘫发作情况,尤其青年男性患者。

(3)既往史、个人史、家族史

有无心脏病病史,有无甲状腺手术、碘131治疗史,有无减肥药服用史,注意妊娠分娩史,药物过敏史,有无甲状腺疾病家族史。

2)体格检查部分

(1)神志状态,体型,有无甲亢面容或甲低面容。

(2)皮肤潮湿或干燥。

(3)眼球是否突出,眼征检查。甲状腺是否肿大,如肿大,注意质地、表面情况、与周边关系,有无结节,是否有震颤、血管杂音。

(4)心肺检查,心脏体征应注意心界大小、心率、心律、心尖部心音强弱、杂音。

(5)腹部四肢检查:注意有无腹水及肝脾肿大,下肢有无浮肿,注意是否胫前黏液水肿,有无手抖及周围血管征。

3)辅助检查部分

甲功检查、吸碘率测定、甲状腺核素扫描可了解甲状腺功能。甲状腺超声检查可了解甲状腺血流情况、是否有结节或腺瘤。抗甲状腺药物治疗需行血常规、肝功能检查。若怀疑亚急性甲状腺炎需行血沉检查。心电图检查可了解有无合并甲亢性心脏病。

4)书写中常存在的问题

症状描述不详细,过去的治疗史、用药史不详细,不利于诊疗计划的制订。

3. 矮小症

1)病史部分

(1)主诉

患者(来访者)自述症状或(和)体征、性质,以及持续时间等内容。

(2)现病史

①问诊时注意母亲妊娠史(孕期病史,饮酒、吸烟史、感染史、用药史)。

②患儿出生情况,是否足月,出生时胎位、体重、身长、分娩方式及过程,有无产伤及窒息等。

③生后活动能力(哭、吃奶),注明是否为未成熟儿、低体重儿,出生后的生长发育(包括身高、体重、哭、坐、笑、出牙、走路、说话、换牙等的具体时间)、喂养和食欲情况及智力发育、营养状况。

④有无多饮、多尿、头痛、视力或视野障碍及其他视、听、嗅觉障碍,生长延缓或停顿的年龄。

⑤第二性征发育情况。

⑥患儿有无不良精神心理因素;以往测量的身高记录,绘制生长曲线。

(3)既往史、个人史、家族史

有无外伤、重症感染;有否其他慢性疾病,如心脏病、肝病、肾病、糖尿病等;注意问父母及所有家庭成员身高情况;父母青春发育史。

2)体格检查部分

(1)注意精神、智力、反应及计算能力的描述。

(2)身高、体重、坐高、指距、上下身高比例;头围,发育是否匀称。

(3)颜面、皮下脂肪、肌肉发育、皮肤、色素情况。

(4)肌张力,骨关节、韧带活动。

(5)头面部、躯干、四肢有无特殊,全身各器官尤其性器官及第二性征检查。

3)辅助检查部分

肝肾功能、血糖、甲状腺功能、骨龄片、生长激素兴奋试验、IGF-1、染色体、性激素、血皮质醇等检查在明确矮小症原因中有重要作用。

4)书写中常存在的问题

问诊时对患儿的生长发育情况描述不详细,遗漏心理因素。体格检查坐高、指距、上下身高比例及器官畸形描述不全面。

4. 巨人症和肢端肥大症

1)病史部分

(1)主诉

患者(来访者)自述症状或(和)体征、性质,以及持续时间等内容。

(2)现病史

①注意头痛部位、性质、持续时间；头晕、视力减退或视野障碍程度。

②注意有无多饮、多尿、反应力及记忆力的下降。

③食欲(量)、体力、睡眠、性格、体毛、性欲、性功能的变化。

④鞋号、帽度的改变和时间。

⑤有无关节疼痛(腰背部等)、恶心、呕吐。

⑥怕冷或怕热、多汗、高血压等症。

⑦月经改变、生产史。

(3)既往史、个人史、家族史

注意有无垂体卒中史及家族史。

2)体格检查部分

(1)注意血压、身高、体型、视力、视野。

(2)有无眉弓突出、前额斜长，鼻舌增大、唇厚，齿稀疏，反咬颌，下颌延长，指趾粗大，手脚大等典型肢端肥大症外貌。

(3)有无胫前黏液性水肿、泌乳、骨压痛等。

(4)注意声音、喉结、甲状腺、皮肤、皮下组织、毛发。

(5)注意第二性征、外生殖器。

(6)脊柱、四肢及心、肝、肺、脾、肾等器官情况，测量头围。

3)辅助检查部分

生长激素葡萄糖抑制试验、IGF－1、垂体 MRI 对诊断有重要作用，血泌乳素、性激素、血皮质醇、甲状腺激素等检查可了解垂体前叶功能。睡眠呼吸监测可明确有无睡眠呼吸暂停。视野测定可判断肿瘤是否压迫视神经。空腹、餐后血糖检查可了解患者是否有糖代谢紊乱。

4)书写中常存在的问题

问诊时对该病可能出现的合并症(如糖尿病、垂体前叶功能减退)及家族史不详细；体格检查易遗漏泌乳、外生殖器检查。

5. 垂体瘤

1)病史部分

(1)主诉

患者(来访者)自述症状或(和)体征、性质，以及持续时间等内容。

(2)现病史

①性欲、性功能、第二性征(腋毛、阴毛、胡须、乳房等)及月经的变化，有无泌乳。

②反应力、记忆力的减退，嗜睡、怕冷、便秘以及皮肤、体力、食欲的改变。

③有无肥胖、食欲增加，体温调节异常，多饮、多尿等症。

④有无怕热、多汗、心慌、体重减轻；有无身高、手、足、容貌的改变。

⑤头痛的部位、性质、持续时间缓解方式等及视野、视力的变化。

⑥应激时精神差、血压下降、恶心、呕吐甚至休克等。

⑦饥饿时低血糖，食量和体力下降。

⑧有无骨痛、关节痛、身高变矮、血尿、尿中排石等。

⑨问诊中需注意以上症状的发生时间及病情程度。

（3）既往史、个人史、家族史

注意有无泌尿系结石病史，注意有无垂体卒中史及家族史。

2）体格检查部分

①注意精神、反应、智力、语言、语音、血压、体温。

②皮肤、色素、浮肿等及其他全身系统检查；注意有无满月脸、水牛背、向心性肥胖，皮肤有无紫纹。

③注意甲状腺检查，视野、视力检查。

④第二性征、外生殖器检查，有无泌乳。

⑤并尿崩症者尚要注意脱水情况。

3）辅助检查部分

垂体 MRI 对诊断垂体瘤有重要作用；生长激素葡萄糖抑制试验、血泌乳素检查可性激素、血腺垂体分泌的促肾上腺皮质激素、皮质醇、甲状腺激素、大小剂量地塞米松抑制试验等检查可明确定性诊断。视野测定可判断肿瘤是否压迫视神经。

4）书写中常存在的问题

问诊时遗漏多发性内分泌腺瘤相关资料，如低血糖、骨痛、关节痛及家族史等。对该病可能出现的合并症，如糖尿病、垂体前叶功能减退等记录不详细。体格检查遗漏泌乳、外生殖器检查等。

6. 代谢性骨病

1）病史部分

（1）主诉

患者（来访者）自述症状或（和）体征、性质，以及持续时间等内容。

（2）现病史

①骨痛部位、持续时间、疼痛性质、病程，间断性或持续性。

②骨痛对劳动力、活动能力、生活自理情况的影响，对体位的影响。

③每次骨折发生的具体原因，导致骨折的力量的轻重程度。

④有无身高生长停滞或变矮、皮下有无异常包块。

⑤有无反复血尿、恶心呕吐、多饮多尿、手足抽搐、癫痫等。

⑥有无软瘫乏力、神志改变、体重下降。

⑦有无骨骼畸形、多发性病理骨折。

⑧有无性欲、性功能减退、怕热、多汗、心慌、体重改变。

⑨儿童应注意母孕、分娩、喂养、生长、牙齿生长等情况。

（3）既往史、个人史、家族史

各种其他内分泌病及内科多种疾病（可致继发性骨质疏松症），嗜酒及咖啡，长期服用糖皮质激素、抗癫痫药及镇静安眠药史，服过期四环素史、职业史、中毒史等，是否长期卧床、缺乏日照。

2)体格检查部分

(1)有无骨骼畸形,牙齿松动、脱落;骨骼的形状及压痛(肋缘外翻、Harrison 沟、膝内翻、膝外翻、手足镯样改变等)。

(2)甲状腺区有无肿大及占位、皮下有无异常包块。

(3)肾区有无叩击痛,输尿管压痛点有无压痛。

(4)胸廓、髋部有无压痛;棘突、脊椎有无压痛、叩击痛。

(5)注意皮肤、色素、疤痕、毛发及浮肿等;皮肤温度和指甲。

(6)第二性征、外生殖器检查;注意身高、体重、头围(<3 岁)。

(7)有无满月脸、水牛背、向心性肥胖,皮肤有无紫纹。

(8)有无沃斯特克氏征(Chvostek Sign)和陶瑟征(Trousseau Sign)。

3)辅助检查部分

钙、磷及骨转换标志物检查可了解钙磷代谢及病情活动情况。骨密度检查可了解是否骨质疏松,X 线检查可了解有无骨质疏松、骨软化、骨骼畸形及有无泌尿系结石。甲状旁腺 B 超、甲状旁腺 MRI 扫描、颈部 CT 扫描可明确有无甲状旁腺腺瘤。全身骨显像可明确有无骨肿瘤。

4)书写中常存在的问题

问诊时遗漏可导致继发性骨质疏松的疾病症状特点,对个人史(服药史、职业、生活习惯等)问诊不够详细;体格检查遗漏甲状腺及皮肤色素等检查。

附录:内分泌科病历书写示例

入院记录

姓名:王某	出生地:××省××市
性别:男	民族:汉族
年龄:67 岁	入院日期:2010 年 4 月 27 日 09:39
婚姻:已婚	记录日期:2010 年 4 月 27 日 11:32
职业:农民	病史陈述者:患者本人
工作单位:无	住址:××省××县××镇××村××号

主诉:发现血糖高 14 年。

现病史:患者于 1996 年无明显诱因出现消瘦,体重下降近 20 斤,当时无明显口干、多饮、多食、多尿等症状,检查 FBG11.6mmol/L,尿糖(+++),KET(—),诊断"糖尿病",给予"盐酸二甲双胍 0.25g tid,达美康 80mg tid"治疗。但患者未控制饮食,平时爱吃肉类食物,且用药不规律,血糖控制欠佳,FBG 8~10mmol/L,餐后 2 小时血糖 12~14mmol/L。于 2000 年后改为"盐酸二甲双胍 0.5g tid,美吡哒早 10mg,中 5mg,晚 5mg"治疗,患者仍未控制饮食,亦未定期监测血糖。2004 年 3 月因肝功能异常在我科住院,诊断"2 型糖尿病,脂肪肝,高脂血症",改用"格华止 0.5g tid,瑞易宁 5mg qd"降血糖,并给予护肝治疗,血糖控制在 FBG 6~7mmol/L,餐后 2 小时血糖 7~12mmol/L 出院,但患者出院后未严格控制饮食,血糖波动较大,于 2005 年 1 月改用"诺和灵 30R 早 20U,晚 16U 餐前半小时皮下注射"降血糖治疗,血糖控制在 FBG 6~7mmol/L,餐后 2 小时血糖<10mmol/L。但患者仍未控制饮食,近期血糖波动较大,为进一步诊治,收入我院。起病以来,

患者精神及睡眠可,有时右上肢麻木,无疼痛。大便正常,1次/日,无腹泻与便秘交替,小便正常,夜尿0～1次/天,无骨痛、关节痛,无骨折,无双下肢水肿,无视物模糊,近3年体重无明显改变。

既往史:幼时患"支气管哮喘",近20年未发作。有高脂血症病史。否认肝炎、结核史,否认高血压、心脏病史,无外伤手术史,无输血史。否认药物及食物过敏史,预防接种史不详。

个人史:农民,无久居外地史。无毒物、放射线接触史,不抽烟,不嗜酒,否认冶游史。

婚育史:已婚,育3子2女,爱人小孩身体健康。

家族史:父亲患"肝硬化",母亲患"高血压",一兄患糖尿病,否认家族性遗传病史。

体 格 检 查

T:36℃   P:76次/分   R:18次/分   BP:120/80mmHg

Ht:168cm   Wt:70kg   BMI:24.8kg/m²

发育良好,营养中等,体型偏胖,自主体位,步入病房,语言流利,应答切题,查体合作。皮肤黏膜无黄染,未见皮疹及色素沉着。浅表淋巴结未及。头颅五官端正。双眼睑无水肿,睑结膜无充血。球结膜无水肿,巩膜无黄染,双瞳孔等大等圆,直径约3mm,对光反射存在,眼球运动灵活,眼球无突出。外耳道通畅,无异常分泌物,双乳突无压痛,听力正常。鼻腔无异常分泌物。鼻腔通畅,鼻中隔不偏,各副鼻窦无压痛。伸舌居中,口腔内见溃疡,咽不红,双侧扁桃体不大。颈软,颈静脉无怒张,肝颈静脉回流征阴性。气管居中,甲状腺不大。胸廓对称,胸骨无压痛,双肺呼吸音清,未闻及干湿啰音。心前区无隆起,心界不大,心率76次/分,律齐,各瓣膜区未及病理性心脏杂音。腹部平坦,全腹无压痛及反跳痛,未及腹部包块。肝脾肋下未及,莫菲氏征阴性。双肾区无叩痛,移动性浊音阴性,腹部未及血管杂音,肠鸣音不活跃。双下肢不肿。双侧乳房Ⅴ期,无触发性泌乳,阴毛Ⅴ期。脊柱呈生理性弯曲,脊突无压痛、叩击痛,手指、足趾、关节无畸形,双下肢不肿,四肢活动自如,双侧膝腱反射正常。双足背动脉搏动正常。双侧巴宾斯基征阴性,双侧克尼格氏征阴性。

辅 助 检 查

2010年4月25日我院做心电图,显示窦性心律,心电图正常;B超肝胆脾胰双肾未见异常。

入院诊断:
2型糖尿病
医师签名:×××
2010年4月27日

第六节 肾内科病历书写与注意事项

1. 病史部分

1)主诉

患者(来访者)自述症状或(和)体征、性质,以及持续时间等内容。

2)现病史

(1)起病的时间及缓急。

(2)水肿:部位、性质(凹陷、非凹陷)、缓解或加重因素。

(3)尿量:24 小时尿量、夜尿情况。

(4)尿路刺激症状:尿频尿急尿痛。

(5)血尿:程度、持续时间、是否伴腰痛、尿痛、发热。

(6)皮疹:部位、性质、光敏感。

(7)关节痛:对称/游走、持续时间、晨僵。

(8)血压:血压波动情况、服药情况、药物效果。

(9)诱因:上呼吸、皮肤感染、腹泻、发热、进食鱼胆、百草枯等。

(10)治疗情况:既往服药情况,如激素的使用要具体到每日用量、减量等,尿毒症患者初次透析时间等,肾炎患者有无肾穿刺结果。

3)既往史、个人史

有无高血压、糖尿病、肝炎等,有无化学物品接触,家族多囊肾病史等。外院转入尿毒症患者注意股静脉或颈内静脉留置导管的描述,有内瘘的患者要特别描述。

2. 体格检查部分

(1)神志状态,有无端坐呼吸、深大呼吸、贫血患者睑结膜苍白。

(2)颜面红斑,浅表淋巴结有无压痛和粘连,有无杵状指(趾)。

(3)气管的位置,有无颈静脉怒张、肝颈静脉回流征。

(4)心肺检查:注意胸腔积液、心包积液的体征描述、部分尿毒症患者心界扩大的体征。

(5)腹部四肢检查:注意有无腹水及肝脾肿大以及下肢、腰骶部浮肿等反映右心功能的情况。

3. 辅助检查部分

B超、血气分析、肾功能、电解质、血细胞分析。

4. 书写中常存在的问题

(1)输血记录时间不符。

(2)病危病人没有每日主任查房记录。

(3)出院小结中出院情况与末次病程记录有重复粘贴。

(4)肾穿刺患者首页无病理诊断。

(5)个人史中缺冶游史。

(6)主要检查如影像学、痰培养等在病例中未记录。

(7)更换抗生素却未记录或未记录更换原因。

附录:肾内科病历书写示例

入院记录

姓名:熊某	部队或单位:无
性别:男	职别或工种:学生
年龄:19 岁	入院日期:2010 年 11 月 19 日 15:00:00
婚否:未婚	记录日期:2010 年 11 月 19 日 17:20:00
籍贯:江西抚州	病史陈述者:患者本人
民族:汉族	通信地址:××省××市××区××镇××路××号

主诉:反复浮肿 2 年,再发 1 周。

现病史:患者 2008 年 12 月无明显诱因出现眼睑浮肿,当时无发热咽痛,无腹痛,无皮疹,未解肉眼血尿,后浮肿自行消退,故未予以重视。2009 年 1 月 22 日患者醉酒后再次出现眼睑浮肿,晨重暮轻,于 1 月 29 日到××市人民医院检查,查尿蛋白质(++);24 小时尿蛋白定量:4.69g;血生化示总蛋白:36.5g/L,白蛋白:15.6g/L,总胆固醇:11.51mmol/L,甘油三酯:2.83mmol/L,钙:1.79mmol/L,考虑"肾病综合征",给予白蛋白利尿消肿,黄葵、金水宝、福辛普利减轻蛋白尿,丹参酮、愈风宁心滴丸等改善循环治疗。住院期间,患者因发现肺结核(活动期),故出院转至胸科医院行抗结核治疗。2009 年 4 月 22 日再次出现颜面浮肿,肌酐 140μmol/L,来我院予曲安西龙 13 片,1 次/日治疗,浮肿减轻,2 个月后蛋白尿转阴后,减为 10 片/天。半个月后复查:尿蛋白(+),继续服用激素 10 片 1 次/日,后蛋白尿转阴,激素逐步减量。2010 年 11 月 10 日服用曲安西龙 1 片/天,突然出现双下肢凹陷性水肿,无咳嗽、咳痰,无低热盗汗。××市人民医院检查肌酐正常,尿蛋白(++),为进一步治疗,遂再次入我院,门诊以"肾病综合征"再次收住我科治疗。患者自起病以来,精神食欲欠佳,睡眠佳,大便次数增多,黄稀便,小便每日约 2000mL,色深黄,无尿频、尿急、尿痛等,体重增加约 2kg。

既往史:有肺结核病史,联合抗结核治疗 9 月治愈。青霉素过敏,否认糖尿病、高血压病史,否认肝炎病史,否认其他传染病史,否认输血史,否认药物过敏史,否认药源性疾病,否认食物过敏史,否认食物中毒史,否认外伤手术史,否认其他疾病史,有预防接种史,具体不详。

个人史:出生本地,工作本地,无疫水接触史,无疫区接触史,无工业毒物接触史,无粉尘接触史,无放射性物质接触史,否认吸烟、饮酒,无冶游史。

婚育史:未婚未育。

家族史:父母体健,兄弟姐妹及其他亲属均体健,无糖尿病家族史,无血友病家族史,无高血压家族史,无肥胖家族史,无肿瘤家族病史,与患者无类似疾病,无其他家族性遗传病。

体格检查

T:36.5℃　　　P:88 次/分　　　R:20 次/分　　　BP:120/80mmHg

发育正常,营养良好,精神状态正常,表情自如,自主体位,步态正常,神志清楚,检查合作。皮肤、黏膜色泽正常,颜面轻度浮肿,可见大量痤疮,无出血,浅表淋巴结未触及。头部外形正常,听力粗测正常,结膜正常,巩膜无黄染,瞳孔等大等圆,对光反射灵敏,鼻通气通畅,副鼻窦无压痛,乳突无压痛,口唇无苍白、紫绀,咽部无充血,无淋巴滤泡增生,口腔黏膜光洁,扁桃体未见异常。颈部对称,无抵抗,颈静脉无怒张,气管居中,甲状腺未触及肿大。胸廓外形对称,胸壁静脉无充盈或曲张,胸壁无皮下气肿,胸骨无叩击痛,胸壁无压痛。乳房正常,乳头位于锁骨中线第 4 肋间隙。呼吸运动两侧对称,稳定而有节律,呼吸平稳,呼吸节律均匀而整齐,肋间隙无增宽或变窄,胸廓扩张度正常,语音震颤无增强或减弱,无胸膜摩擦感。胸部叩诊音清音,肺界正常,肺下界移动度正常。听诊呼吸音正常,无啰音,无胸膜摩擦音。心脏视诊心前区无隆起,心尖搏动位置正常,第 5 肋间左锁骨中线内侧 1cm,范围正常。触诊无震颤,无心包摩擦感。叩诊心界正常。

听诊心率 88 次/分，心律规则，心音 S1 正常，S2 正常，无额外心音，无杂音，无心包摩擦音。桡动脉脉率 88 次/分，节律规则，无奇脉，无交替脉，周围血管征阴性。腹部视诊外形平坦，腹式呼吸存在，未见胃肠蠕动波，未见腹壁静脉曲张。触诊腹壁无压痛，无反跳痛，无液波震颤，无振水音，无包块。肝脏未触及，胆囊未触及，胆囊点无压痛，莫菲氏征阴性。脾脏未触及，肾脏未触及，无压痛，输尿管压痛点无压痛，膀胱未触及，无腹股沟疝。腹部叩诊鼓音，肝上界在右锁骨中线第 5 肋间，肝浊音界存在，肝区无叩击痛，肾区无叩击痛，移动性浊音阴性。听诊肠鸣音正常，无血管杂音。外生殖器未见异常，直肠、肛门未见异常。脊柱无畸形，棘突无压痛，无叩击痛，脊柱活动度正常。四肢无畸形，双下肢轻度水肿，足背动脉搏动正常。神经系统肌张力正常，膝腱反射正常，巴宾斯基征阴性，脑膜刺激征阴性。

辅助检查

2010 年 11 月 10 日抚州市第一人民医院肌酐正常，尿蛋白（＋＋）。

入院诊断：
原发性肾病综合征
CKD I 期（慢性肾脏疾病）
医师签名：×××
2010 年 11 月 19 日

第七节　血液科病历书写与注意事项

1. 病史部分

1）主诉
患者（来访者）自述自己的症状或（和）体征、性质，以及持续时间等内容。

2）现病史
病史常可提供许多重要线索，而非实验诊断所能代替。从贫血的角度出发，在询问病史时要特别注意对主要症状相伴随的某些症状叙述，伴随症状的特点及变化，对具有鉴别诊断意义的重要阳性和阴性症状（或体征）。

以贫血为例：

（1）贫血是否伴低热或高热、皮肤黏膜出血，是否伴骨痛，关节疼痛、肝脾、淋巴结肿大或其他部位浸润性包块等。

（2）贫血发展过程、严重程度、治疗过程、检查结果、治疗效果。

（3）注意有无出血倾向。异常的出血现象，一般多为全身性，出血的程度和引起出血的创伤程度不成比例，如鼻出血、牙龈出血或月经过多，常可能是出血性疾病的首发症状

（4）注意原发病表现，如消化性溃疡、肿瘤、钩虫病或痔疮导致的黑便、血便或腹部不适，月经过多，肿瘤性疾病消瘦，血管内溶血的血红蛋白尿或酱油色尿等。

（5）临床出现发热、腰痛及黄疸要注意溶血。注意口腔及黏膜病变，如感染、牙龈增生、黏膜溃疡等。

（6）注意皮肤病变，某些淋巴瘤会出现瘙痒、红斑的症状，高铁血红蛋白症会引起紫绀。

（7）有无原因不明发热或反复感染不易控制者，要考虑粒细胞缺乏或功能缺陷，如恶性淋巴瘤、白血病。

（8）特殊神经精神症状。儿童、青少年多见易兴奋、激动、注意力不集中、烦躁、发育迟缓、体力下降、头痛呕吐、视乳头水肿，出现颅内高压症状，常被误认为颅内肿瘤。这些现象常与细胞内含铁的酶缺乏有关。

（9）异食癖。嗜食生米、泥土、花生壳等，儿童多见。缺铁影响脑组织的氧化代谢与神经传导，而且与行为有关的线粒体内单胺氧化酶活性降低。

（10）上皮细胞损害引起症状：口角炎、舌炎、舌乳头萎缩，皮肤干燥，毛发干燥、无光泽、易脱落，甲扁平、反甲。反甲是指趾呈勺状，缺乏半胱氨酸所致。吞咽困难：贫血同时伴有吞咽困难称为 Plummer-Vinson 综合征，是缺铁特殊表现之一。由于咽部、食管黏膜炎症、萎缩、变性在环状软骨后引起蹼样组织形成有关。特点是吞咽时有食物黏附在咽喉部、有梗阻感。

3）既往史、营养史、月经生育史、危险因素暴露史及家族史

既往史可提供贫血的原发病线索。营养史、月经生育史对缺铁、缺叶酸或维生素 B_{12} 等造血原料所致的贫血、失血性贫血有辅助诊断价值。家族史提供血液病的遗传背景。危险因素暴露史对造血组织受损和感染相关性血液病的诊断至关重要。

（1）有无月经过多、妊娠、生育、哺乳、营养状况，有无偏食习惯等。

（2）在生活及工作环境有无化学、毒物，如以苯及衍生物为主油漆、塑料、染料剂、杀虫剂等，放射性物质、铝、砷等接触史。

（3）是否服用过引起贫血药物，氯霉素、磺胺、保泰松、解热镇痛药、他巴唑等。

（4）有无慢性炎症感染、肾病、肝病、恶性肿瘤、胶原性疾病、内分泌疾病。有无感染引起再障，如风疹病毒、EB 病毒、流感病毒、人类微小病毒 B_{19} 感染、肝炎病毒等。

（5）有无遗传性血液疾病家族史。

2. 体格检查部分

全面体格检查，为诊断提供重要线索血液科的体检应重点注意与造血系统疾病相关的体征。

（1）注意皮肤黏膜苍白，苍白是贫血时皮肤黏膜主要表现，结膜、甲床、口唇最为突出。但需要注意环境的温度、个人皮肤色素及水肿等因素影响皮肤的色。再障病人皮肤蜡黄色，溶血者皮肤苍黄而巩膜黄染，肾性贫血者浮肿而苍白。注意皮肤黏膜出血点、紫癜或瘀斑、尤其是眼底、中枢神经系统出血，注意皮肤、黏膜、巩膜有无黄染。

（2）注意有无胸骨下段局部压痛、牙龈肿胀、增生，皮肤、黏膜或毛发干燥、黏膜溃疡、舌乳头萎缩、舌炎等，牛肉舌见于营养性贫血。

（3）注意有无浸润体征，如皮肤绿色瘤、皮下肿物、淋巴结肿大、肝肿大或脾肿大等。

（4）注意心脏是否有杂音、心率或心律改变，必要时行肛诊检查。

（5）注意血友病引起关节或深部肌肉血肿等。

3. 辅助检查部分

血液系统疾病的诊断常依赖于血常规、骨髓细胞穿刺学等检查。

4. 书写常存在的问题

(1)首页填写不够规范,如抢救病人的次数,抢救成功次数填写不正确。抢救成功是以病人抢救后生命体征平稳 24 小时后计算一次,每一次抢救都要有抢救记录的病程,包括抢救起始时间和抢救过程。

(2)住院时院内感染情况有时漏填,尤其再次感染的病人。出院记录中,对检查结果如胸片、CT、B 超等检查号未注明。

(3)记录描述不翔实。如现病史中主要症状描述不全,层次不清,不能反映主要疾病发展过程,缺少必要的主要症状相伴随的某些症状的叙述,伴随症状的特点及变化,缺少对具有鉴别诊断意义的重要阳性和阴性症状或体征的描述。对在外院检查、诊断、治疗情况描述不详。对反复住院化疗的白血病患者再次入院记录,现病史中对上一次出院后到此次入院的病情、症状叙述不够翔实。转入记录不能反映病情、治疗情况和目前状况,未记录下一步诊疗计划等。

(4)对既往史、月经生育史、营养状况、有无偏食习惯、危险因素暴露史及家族史等询问不详细。

(5)诊断名称书写不够准确:一是有些医师把疾病名称写成症状、体征、检查结果,如胸腔积液、脑出血等。二是有些把诊断不明确的疾病如"贫血待查"、"发热待查",只写一个疾病诊断。三是诊断选择缺陷,有的排列无序,主次颠倒,没有按照国际疾病分类的规则书写,造成对疾病编码不准确。

(6)对病情变化和各项异常检查结果缺乏分析,如特殊染色体、融合基因的改变意义,更改重要医嘱缺少记录,如抗真菌药物,第三、四代抗生素的使用等。

(7)对上级医师查房记录,重点不突出,过于简单,常缺乏实质性分析内容。

(8)电子病历中的存在"克隆"现象。

附录:血液科病历书写示例

入院记录

姓名:殷某　　　　　　部队或单位:无

性别:男　　　　　　　职别或工种:农民工

年龄:19 岁　　　　　　入院日期:2010 年 08 月 16 日 10:40:00

婚否:未婚　　　　　　记录日期:2010 年 08 月 16 日 17:32:00

民族:汉族　　　　　　病史陈述者:患者本人

籍贯:××省××县　　　通信地址:××省××县××镇××村

主诉:牙龈、皮肤出血 20 天,发热 1 天。

现病史:患者于 20 天前无明显诱因出现牙龈出血,量不多,能自止,同时出现全身皮肤瘀点、瘀斑,以四肢明显,无畏寒、发热,无头昏、乏力,无鼻出血,无浓茶样小便,无血尿及黑便,无骨、关节疼痛。患者于 8 月初到××市人民医院就治,查血常规示 WBC 1.02×10^9/L,HGB 99g/L,PLT 1×10^9/L,NEU 0.2×10^9/L。骨髓常规示再障待排,骨髓活检示骨髓组织减少伴脂肪组织增多,其中见少量原始造血细胞轻度增生,给予输血等对症支持治疗后出院。1 天前患者出现发热,最高体温:38.6℃,伴有畏寒,感头昏乏力,无咽痛,无咳嗽、咳痰,无腹痛、腹泻,无尿频、尿痛,

---

为进一步诊治来我院就诊,门诊拟"再生障碍性贫血"收入住院。患者自起病以来,精神、睡眠一般,食欲尚可,大小便正常,体重无明显变化。

既往史:平素健康状况一般,否认糖尿病病史,否认结核病史,否认高血压病史,否认肝炎病史,否认其他传染病史,有输血史,无输血反应,否认药物过敏史,否认药源性疾病,否认食物过敏史,否认食物中毒史,否认手术史,否认外伤史,否认其他重大疾病史,有预防接种史,具体不详。

个人史:出生本地,工作外地,无疫水接触史,无疫区接触史,无化学物质及工业毒物接触史,无粉尘接触史,无放射性物质接触史,否认吸烟,否认饮酒。无药物嗜好,无冶游史。

婚育史:未婚未育。

家族史:父母、兄弟姐妹及其他亲属均体健。无糖尿病家族史,无血友病家族史,无高血压家族史,无肥胖家族史,无肿瘤家族病史,与患者无类似疾病,无其他家族性遗传病。

体格检查

T:37.7℃　　　P:95 次/分　　　R:20 次/分　　　BP:90/64mmHg

发育正常,营养一般,贫血面容,表情自如,自主体位,步态正常,神志清楚,检查合作。皮肤、黏膜色泽正常,无水肿,无皮疹,有出血,双侧上肢及下肢散在可见数个瘀斑,压之不退。浅表淋巴结未触及。头部外形正常,听力粗测正常,结膜苍白,巩膜无黄染,瞳孔等大等圆,对光反射灵敏,鼻通气通畅,副鼻窦无压痛,乳突无压痛,口唇苍白,无紫绀,咽部无充血,无淋巴滤泡增生,口腔黏膜光洁,扁桃体未见异常。颈部对称,无抵抗,颈静脉无怒张,气管居中,甲状腺未触及肿大。胸廓外形对称,胸壁静脉无充盈或曲张,胸壁无皮下气肿,胸骨无叩击痛,胸壁无压痛。乳房正常,乳头位于锁骨中线第 4 肋间隙。呼吸运动两侧对称,稳定而有节律,呼吸平稳,呼吸节律均匀而整齐,肋间隙无增宽或变窄,胸廓扩张度正常,语音震颤无增强或减弱,无胸膜摩擦感。胸部叩诊音清音,肺界正常,肺下界移动度正常。听诊呼吸音正常,无啰音,无胸膜摩擦音。心脏视诊心前区无隆起,心尖搏动位置正常,第 5 肋间左锁骨中线内侧 1cm,范围正常。触诊无震颤,无心包摩擦感。叩诊心界正常。听诊心率 95 次/分,心律规则,心音 S1 正常,S2 正常,无额外心音,无杂音,无心包摩擦音。桡动脉脉率 95 次/分,节律规则,无奇脉,无交替脉,无异常周围血管征。腹部视诊外形平坦,腹式呼吸存在,未见胃肠蠕动波,未见腹壁静脉曲张。触诊腹壁无压痛,无反跳痛,无液波震颤,无包块。肝脏未触及,胆囊未触及,胆囊点无压痛,莫菲氏征阴性。脾脏未触及,肾脏未触及,无压痛,输尿管压痛点无压痛,膀胱未触及,无腹股沟疝。腹部叩诊鼓音,肝上界在右锁骨中线第 5 肋间,肝浊音界存在,肝区无叩击痛,肾区无叩击痛,移动性浊音阴性。听诊肠鸣音 4 次/分,无振水音,无血管杂音。外生殖器未见异常,直肠、肛门未见异常。脊柱无畸形,棘突无压痛,无叩击痛,脊柱活动度正常。四肢无畸形,双下肢无水肿,足背动脉搏动正常。神经系统肌张力正常,膝腱反射正常,巴宾斯基征阴性,脑膜刺激征阴性。

辅助检查

2010 年 8 月 16 日××市人民医院血常示:WBC 1.02×10^9/L,HGB 99g/L,PLT 1×10^9/L。骨髓常规示再障待排,骨髓活检示骨髓组织减少伴脂肪组织增多,其中见少量原始造血细胞轻度增生。

入院诊断:

重型再生障碍性贫血

感染性发热

医师签名:×××

2010 年 10 月 8 日

第八节 感染科病历书写与注意事项

1. 病史部分

1）主诉

患者（来访者）自述自己的症状或（和）体征、性质，以及持续时间等内容。

2）现病史

（1）起病的时间及缓急，是否存在诱因，如劳累、饮酒和海鲜食用史。

（2）乏力。

（3）纳差：食欲下降，是否存在油腻感。

（4）黄疸：发生时间和变化。

（5）伴随症状：有无畏寒、发热，有无恶心、呕吐，有无腹痛、腹胀等。

（6）阴性症状：有无头晕、心慌，有无皮肤瘙痒、大便颜色变浅及鉴别有关症状。

（7）诊疗经过：尽可能了解详细的诊疗经过及药物使用情况。

（8）起病以来：患者精神、食欲和睡眠，大、小便，体重的变化情况。

3）既往史、个人史、家族史

既往有无乙肝病毒携带史，慢性感染史，高血压、糖尿病和食物及药物过敏史。有无家族聚集史（如乙肝病毒），有无烟酒嗜好，有无血吸虫疫水接触史，有无乙肝疫苗接种史。

2. 体格检查部分

（1）精神状态，面容及表情。

（2）皮肤、黏膜和巩膜有无黄染、贫血貌。双手有无肝掌，胸前有无蜘蛛痣，注意颌下、颈部及锁骨上淋巴结有无异常。

（3）颈部注重甲状腺的检查，注意有无重大，警惕甲状腺功能亢进所致的肝功能损害。

（4）心脏体检心率、心律及有无心脏杂音。

（5）肺部检查是否存在双下肺呼吸音减弱（肝炎较重时和肝硬化患者低蛋白血症所致的胸腔积液较易出现该现象），肺部听诊有无干湿性啰音。

（6）腹部应重点检查：目前入院记录应按照视、触、叩、听的顺序。

视诊：腹部视诊外形，腹壁静脉曲张情况。

触诊：腹壁是否有压痛、反跳痛。肝脾是否肿大，如有肿大需进一步明确肝脏质地、边界，胆囊点有无压痛，莫非氏征。

叩诊：腹部叩诊鼓音，肝上界在右锁骨中线第5肋间，肝浊音界存在，肝区有无叩击痛，移动性浊音阴性。

听诊：是否有肠鸣音。

（7）双下肢有无水肿。

3. 辅助检查部分

（1）影像学资料：上腹部 CT 提示肝脏是否为炎症、肝硬化、或原发性肝癌。

（2）肿瘤标记物：如甲胎蛋白，是否存在原发性肝癌后肝细胞损害修复程度。

（3）三大常规：血常规是否存在"三系减少"，脾功能亢进的情况；尿常规对于判断何种类型的黄疸提供辅助证据；大便常规。

（4）肝功能、凝血酶原时间：评价肝脏损害程度。

（5）各种病毒性肝炎抗体：明确肝炎类型。

（6）HBV-DNA 定量：可明确当前发病是否为乙肝病毒复制所致，还可进行指导抗病毒治疗。

4. 书写中常存在的问题

（1）记录中常对患者发病起因，主要症状，伴随症状及具有鉴别意义的阴性症状和体征描述不详细，对各种阳性体征出现的时间顺序未正确体现。

（2）既往史中未了解是否有家族聚居史，是否曾感染乙肝病毒，有无定期监测肝功能和乙肝病毒变化情况，是否有抗病毒治疗，有无饮酒史，体型是否肥胖。

（3）体检项目中未详细记录肝炎的阳性体征，如皮肤、黏膜和巩膜黄染，肝掌、蜘蛛痣，移动性浊音，双下肢水肿情况等。

（4）对于辅助检查结果只记录结果而没有分析意见。

（5）在应用抗病毒药物治疗时，未详细记录上级医师的意见。

（6）未及时记录上级医师对治疗的调整指示。

附录：感染科病历书写示例

入院记录

姓名：田某	出生地：××省××县
性别：男	民族：汉族
年龄：31 岁	入院日期：2010 年 11 月 21 日 11:49
婚姻：已婚	记录日期：2010 年 11 月 21 日 13:12
职业：农民	病史陈述者：患者本人
工作单位：无	住址：××省××县××乡××号

主诉：乏力、纳差、尿黄 7 天，眼黄 3 天。

现病史：患者缘于 7 天前劳累后感全身疲软乏力，食欲下降，尿黄，无畏寒、发热，无腹痛、腹胀，无恶心、呕吐，无油腻，无头晕、心慌。患者当时未在意，在家休息后无明显缓解，3 天前开始出现眼黄，无皮肤瘙痒，无大便颜色变浅。于 11 月 18 日至××县人民医院门诊查肝功能提示明显异常，乙肝病毒载量高，给予静滴药物护肝、退黄治疗（具体不详）。体力、食欲无明显改善，尿黄似浓茶样，出现全身皮肤黄染，黄疸进一步加深，患者及家属考虑病情较重，遂于今日来我院就诊，门诊以"病毒性肝炎（乙型）慢性重度"收入院进一步诊治。自起病以来，患者精神一般，食欲下降，睡眠尚可，大便通畅，小便色黄，量可，体重较前无明显下降。

既往史:平素身体健康状况一般,既往发现乙肝病毒感染 10 余年,未定期监测肝功能和乙肝病毒变化情况,否认糖尿病、高血压病史,否认伤寒、结核等重大传染病史,否认手术、外伤及输血史,否认食物及药物过敏史,有预防接种史,具体不详。

个人史:出生本地,工作本地,无乙肝疫苗接种史,无血吸虫疫水接触史,无疫区接触史,无工业毒物接触史,无粉尘接触史,无放射性物质接触史,否认吸烟、饮酒,无冶游史。

婚育史:22 岁结婚,育有 2 子,子女及配偶均体健。

家族史:父母体健。有乙肝病毒家族聚居史,母亲及弟弟均为乙肝病毒感染者,无糖尿病家族史,无血友病家族史,无高血压家族史,无肥胖家族史,无肿瘤家族病史,与患者无类似疾病,无其他家族性遗传病。

体格检查

T:37.0℃   P:74 次/分   R:20 次/分   BP:116/75mmHg

发育正常,营养中等,精神状态一般,慢性肝病面容,自主体位,步态正常,神志清楚,检查合作。皮肤、黏膜中度黄染,无蜘蛛痣,无肝掌,无皮疹,出血,浅表淋巴结未触及。头部外形正常,结膜正常,巩膜中度黄染,瞳孔等大等圆,对光反射灵敏。鼻通气正常,副鼻窦区无压痛,乳突无压痛,听力粗测正常。口唇无苍白、紫绀,咽部无充血,无淋巴滤泡增生,口腔黏膜光洁,扁桃体未见异常。颈部对称,无抵抗,颈静脉无怒张,气管居中,甲状腺无肿大。胸廓外形正常,胸壁静脉无充盈或曲张,胸壁无皮下气肿,胸骨无叩痛,胸壁无压痛。乳房双侧对称,乳头位于锁骨中线第四肋间。呼吸运动两侧对称,呼吸稍促,肋间隙无增宽或变窄,胸廓扩张度正常,语音震颤无增强或减弱,无胸膜摩擦感。胸部叩诊音清音,肺界正常,肺下界移动度正常。听诊呼吸音清晰,无干湿啰音,无胸膜摩擦音。心脏视诊心前区无隆起,心尖搏动位置正常,位于第 5 肋间左锁骨中线内侧 1cm,范围正常。触诊无震颤,无心包摩擦感。叩诊心界正常。听诊心率 74 次/分,心律规则,心音无增强或减弱,无额外心音,无杂音,无心包摩擦音。脉率 74 次/分,桡动脉节律规则,无奇脉、交替脉,周围血管征阴性。腹部视诊外形平坦,腹式呼吸存在,未见胃肠型及蠕动波,未见腹壁静脉曲张。触诊腹壁无压痛、反跳痛。无液波震颤。肝脏肋下未触及,脾脏肋下 1cm 可触及,质中,无压痛,边界清,活动可,胆囊未触及,胆囊点无压痛,莫非氏征阴性。肾脏未触及,无压痛,输尿管压痛点无压痛,膀胱未触及,无腹股沟疝。腹部叩诊鼓音,肝上界在右锁骨中线第 5 肋间,肝浊音界存在,肝区无叩击痛,肾区无叩击痛,移动性浊音阴性。听诊无振水音,肠鸣音正常,无血管杂音。外生殖器未见异常,直肠、肛门未见异常。脊柱无畸形,棘突无压痛、叩击痛,脊柱活动度正常。四肢无畸形,双下肢无水肿,足背动脉搏动正常。神经系统肌张力正常,膝腱反射正常,巴宾斯基征阴性,脑膜刺激征阴性。

辅助检查

2010 年 11 月 18 日××县人民医院检查肝功能:ALT 411u/L,AST 378u/L,TBIL 75μmol/L,DBIL 36.4μmol/L,ALB 36.5g/L;乙肝五项:HBsAg +,HBeAg +,HBcAb +,HBV−DNA 定量 4.32×10^{8}copies/mL。

入院诊断:

病毒性肝炎(乙型)慢性重型

医师签名:×××

2010 年 11 月 21 日

第九节　肿瘤科病历书写与注意事项

1. 病史部分

1）主诉

非首诊的肿瘤患者，这次就诊前的治疗过程用简明语言表述，且表明本次治疗的目的。

2）现病史

（1）起病的时间及缓急，有无手术或其他治疗过程。

（2）呼吸系统症状：咳嗽咳痰、咯血、胸痛、呼吸困难等。

（3）消化系统症状：食欲减退、呕吐、呕血、腹部疼痛，大便习惯和大便形状的改变，黄疸、消瘦情况等。

（4）泌尿系统症状：血尿是最常见主诉，也可见尿路梗阻、腹部包块等。

（5）头颈肿瘤症状：颅脑肿瘤以颅内高压、头疼和神经定位症状来诊；鼻咽癌以血涕、颈部淋巴结肿大多见。

（6）其他症状：包括不明原因的低热、消瘦等症状也常见。

3）既往史、个人史、家族史

有无吸烟嗜好（吸烟的时间长短，每日吸烟量）、毒物接触史、乙肝病史，直系亲属是否有肿瘤病史。

2. 体格检查部分

（1）一般情况，PS 评分。

（2）有无皮下结节及包块；浅表淋巴结、胸部肿瘤及胃肠道肿瘤关注锁骨上淋巴结是否肿大；头颈部肿瘤重点检查颈部淋巴结，并分区；淋巴瘤需检查全身淋巴结。

（3）头颈部肿瘤：重点检查肿瘤对五官和颅神经功能的影响，如是否有鼻出血，是否有眼球运动受限等，另外重点关注颈部淋巴结。

（4）胸部肿瘤：注意双侧胸廓是否对称，是否有叩诊实音，胸壁是否有压痛，呼吸音是否减弱，饮食是否有阻挡，尤其注意锁骨上淋巴结是否肿大。

（5）腹部肿瘤：腹部是否膨隆，触诊是否有包块，包块的大小、部位、活动度，是否有压痛反跳痛，叩诊移动性浊音是否阳性，肝脏下界，是否肿大，有无包块，肝脏质地，有无脾肿大，如为腹膜后肿瘤需进行腹部深部触诊。

3. 辅助检查部分

一般检查中的血常规及肝肾功能，对判断患者机体功能以及能否接受放化疗有着重要的意义。不同的肿瘤检查对应的标志物，对诊断、疗效评估、预后判断有一定的价值，如肝癌检查 AFP。影像学检查是对肿瘤的大小、部位、外侵程度的判读，是肿瘤诊断、分期、疗效评估的重要资料。病理学和组织细胞学报告是肿瘤明确诊断最为重要的检查结果。

4. 书写中常存在的问题

(1)主诉内容过多。由于肿瘤病人治疗过程很长,采用的治疗手段多样,主诉很容易超过字数。

(2)现病史描述不准确。患者经常多家医院诊治,现病史常常不能准确描述患者的诊治经过和疗效评估。

(3)吸烟史、乙肝病史、既往的慢性病史记录不具体。

(4)过于依赖影像学检查,容易忽略查体。

(5)辅助检查未注明病理学和组织细胞学结果。

附录:肿瘤内科病历书写示例

入院记录

姓名:陈某　　　　　　　职业:×××

性别:女　　　　　　　　工作单位:××省××市××路×号

年龄:38 岁　　　　　　　常住地址:××省××市××路×号

婚否:已婚　　　　　　　入院日期:2010 年 11 月 15 日 09:20

民族:汉族　　　　　　　记录日期:2010 年 11 月 15 日 10:00

出生地:××省　　　　　病史陈述者:患者本人

主诉:发现盆腔包块 2 年余,左侧附件子宫内膜样腺癌术后 1 月余。

现病史:患者自诉缘于 2008 年因早孕药流到医院检查,B 超发现盆腔一包块,具体大小不详,无腹痛、腹胀,无恶心、呕吐等不适。此后复查 B 超发现包块增大,未引起重视,未治疗。此次于 2010 年 11 月 1 日到当地医院检查,盆腔包块约 7cm,查 CA125 2598.0U/mL。2010 年 11 月 8 日 ××大学附属医院腹部 MRI(编号:10106588):左侧附件区多囊实性占位,MT 可能,请结合临床。右侧附件区囊性灶考虑卵巢影。盆底少量积液。左侧附件区见 9.5cm×5.5cm 大小占位,边界清晰,T1W1 等信号,T2W1 混杂高信号,增强后可见壁结节样强化。右侧附件区一枚约 22mm 大小囊性结节,未见明显强化。子宫及宫颈未见明显异常。盆腔及腹股沟未见肿大淋巴结。2010 年 11 月 12 日在××大学附属医院行全子宫双附件大网膜切除并腹主动脉淋巴清扫术。术中未见腹水,子宫大小外观正常,左侧卵巢肿瘤大小约 10cm×8.0cm×6.0cm,表面光滑,包膜完整,与肠管粘连,予以分离;右侧卵巢稍大,内见一直径约 2.5cm 囊肿,予以剥离,双侧输卵管外观正常。子宫直肠窝见一结节,直径约 0.3cm,予以切除;小肠系膜见一米粒大小结节,予以切除;盆腔淋巴结未扪及肿大,腹主动脉旁扪及淋巴结,直径约 0.5cm;胃表面光滑,大网膜未见结节。术后无肉眼病灶残留。术后病理示:(左附件)子宫内膜样腺癌,中分化,部分区分化较差,肿块大小 11cm×7cm×6cm;脉管、神经无癌侵犯。腹主动脉淋巴结 1、2、3、4 组(0/14)均未见癌转移。免疫组化(HI 10-7993)结果示:癌细胞 ER+、PR+、CA125 部分+、Vim 部分+、CEA-、黏液染色 PAS,D-PAS 均示缺乏大量细胞内黏液。术后恢复可,今为进一步治疗而入我院,门诊以"左附件子宫内膜样腺癌"收住我科住院。患者现精神、食欲、睡眠可,大小便正常,体重未见明显改变。

既往史:患"眩晕病"3 年,否认糖尿病病史,否认结核病史,否认高血压病史,否认肝炎病史,否认其他传染病史,否认输血史,否认药物过敏史,否认药源性疾病,否认食物过敏史,否认食物中毒史,否认手术史,否认外伤史,否认其他重大疾病史,有预防接种史。

个人史:出生原籍,无疫水接触史,无疫区接触史,无工业毒物接触史,无粉尘接触史,无放射性物质接触史,否认吸烟,否认饮酒。无药物嗜好,无冶游史。

婚育史:24岁结婚,配偶身体健康,育有1个小孩。孕2,足月产1胎,早产0胎,流产1胎,现存1个。

月经史:初潮13岁,每次持续时间5～7天,周期28天,末次月经2010年12月5日,月经量中,颜色鲜红,无血块,无痛经,白带正常。

家族史:父亲体健,2005年母亲患有直肠癌,现一般情况可。兄弟姐妹及其他亲属均体健。无糖尿病家族史,无血友病家族史,无高血压家族史,无肥胖家族史,与患者无类似疾病,无其他家族性遗传病。

体格检查

T:36.2℃   P:80次/分   R:20次/分   BP:132/82mmHg

发育正常,营养良好,精神状态正常,表情自如,自主体位,步态正常,神志清楚,检查合作。皮肤、黏膜色泽正常,无水肿,无皮疹,无出血,浅表淋巴结未触及。头部外形正常,听力粗测正常,结膜正常,巩膜无黄染,瞳孔等大等圆,对光反射灵敏,鼻通气通畅,副鼻窦无压痛,乳突无压痛,口唇无苍白、紫绀,咽部无充血,无淋巴滤泡增生,口腔黏膜光洁,扁桃体未见异常。颈部对称,无抵抗,颈静脉无怒张,气管居中,甲状腺未触及肿大。胸廓外形对称,胸壁静脉无充盈或曲张,胸壁无皮下气肿,胸骨无叩击痛,胸壁无压痛。乳房正常,乳头位于锁骨中线第4肋间隙。呼吸运动两侧对称,稳定而有节律,呼吸平稳,呼吸节律均匀而整齐,肋间隙无增宽或变窄,胸廓扩张度正常,语音震颤无增强或减弱,无胸膜摩擦感。胸部叩诊音清音,肺界正常,肺下界移动度正常。听诊呼吸音正常,无啰音,无胸膜摩擦音。心脏视诊心前区无隆起,心尖搏动位置正常,第5肋间左锁骨中线内侧1cm,范围正常。触诊无震颤,无心包摩擦感。叩诊心界正常。听诊心率80次/分,心律规则,心音S1正常,S2正常,无额外心音,无杂音,无心包摩擦音。桡动脉脉率80次/分,节律规则,无奇脉,无交替脉,周围血管征阴性。腹部视诊外形平坦,可见长约20cm术后瘢痕,腹式呼吸存在,未见胃肠蠕动波,未见腹壁静脉曲张。触诊腹壁无压痛,无反跳痛,无液波震颤,无包块。肝脏未触及,胆囊未触及,胆囊点无压痛,莫菲氏征阴性。脾脏未触及,肾脏未触及,无压痛,输尿管压痛点无压痛,膀胱未触及,无腹股沟疝。腹部叩诊鼓音,肝上界在右锁骨中线第5肋间,肝浊音界存在,肝区无叩击痛,肾区无叩击痛,移动性浊音阴性。听诊无振水音,无血管杂音。外生殖器未见异常,直肠、肛门未见异常。脊柱无畸形,棘突无压痛,无叩击痛,脊柱活动度正常。四肢无畸形,双下肢无水肿,足背动脉搏动正常。神经系统肌张力正常,膝腱反射正常,巴宾斯基征阴性,脑膜刺激征阴性。

专科检查

神清,浅表淋巴结,双肺呼吸音清。心律齐。腹平软,可见长约20cm术后瘢痕,愈合良好,肝脾肋下未及,全腹无压痛及反跳痛,无移动性浊音,肠鸣音正常,双下肢无水肿。

辅助检查

2010年11月12日××大学附属肿瘤医院术后病理示:(左附件)子宫内膜样腺癌,中分化,部分区分化较差,肿块大小11cm×7cm×6cm;脉管、神经无癌侵犯。腹主动脉淋巴结1、2、3、4组(0/14)均未见癌转移。免疫组化(HI10-7993)结果示:癌细胞ER+、PR+、CA125部分+、Vim部分+、CEA-,黏液染色PAS、D-PAS均示缺乏大量细胞内黏液。

入院诊断:

左附件子宫内膜样腺癌

医师签名:×××

2010年11月15日

第十节　急诊门诊病历书写主要提示及注意事项

1. 病史部分

1) 封面内容

患者的姓名、性别、婚否、出生年月、职业、住址（或单位）、药物过敏史。有些患者病情危重无法言语，由他人代诉，要写明代诉人与患者关系，如无亲缘关系要问清相处时间的长短，发病当时是否可以言语，有无呕吐、出血等。

2) 病历记录页内容

(1)就诊的具体科室，如：急诊内科、急诊外科或急诊儿科等。

(2)就诊的时间，具体到分钟。

(3)主诉记录本次急诊就诊的主要症状或体征加时间。患者情况可能有很多，但要抓住就诊时的主要情况，特别是危及生命的情况。

(4)现病史记录主要症状或体征特点及其发展变化情况，伴随症状，发病后主要症状或体征的诊疗经过及结果，以及与鉴别诊断有关的阳性或阴性资料。

(5)既往史记录既往的疾病，特别是和与此次疾病有关的病史。

3) 诊断及处理

(1)对于急诊门诊就诊患者如能明确诊断，应写在急诊门诊病历上。一时不能明确的诊断，应写出初步诊断，或最可能的几个诊断，如第一、第二、第三诊断等。

(2)详细记录患者的治疗情况。

(3)患者去向，要在病历上记录清楚。急诊患者病情多样，有的要立即进入抢救室进行抢救，有的要收入住院，有的要在观察室留院观察，有的门诊开药便可以回家或社区治疗，这些都要在病历上清晰地反映出来。

(4)鉴于急诊患者病情变化的多样性，除去疾病后续治疗的交代外，应向急诊患者或家属交代病情变化、转归及注意事项，嘱回家患者有情况应随时就诊。

(5)在诊疗结束后，接诊医师应清晰的签上全名。

2. 体检部分

1) 一般检查

对于急诊患者来说体温、脉搏、呼吸、血压这四项生命体征的记录非常重要，是反映急、危、重患者病情的客观指标。因为急危重患者的病情随时都会有变化，甚至发生生命危险。如果没有客观地记录急诊患者就诊时的生命体征，既不利于急诊患者的诊治，还有可能会成为医疗纠纷的隐患。

还应对神志、呼吸困难、紫绀、贫血、皮疹等进行记录。急诊患者就诊时神志（意识状态）要清楚、准确描写，这是诊断病情的依据。呼吸困难及紫绀的出现，反映急诊患者病情危重，要详细记录。皮肤、黏膜的变化，如黄染、苍白、皮疹等，对急诊患者病情的诊断均有帮助，也要记录清楚。

2）头颈部

瞳孔、巩膜、气管、颈静脉的情况是急诊患者就诊时比较重要的体征，能帮助诊断和判断病情。

3）肺部和心脏

任何急诊门诊患者就诊时都必须描写肺部和心脏的体征，这是急诊患者重要的体征，但在紧急情况下重点写肺部和心脏的听诊。凡因肺部或心脏疾病就诊的患者，必须按照视、触、叩、听顺序详细描写肺部、心脏体征。

4）腹部

腹肌、压痛、腹部包块、肝、脾、肠鸣音等体征是急诊患者就诊时要描写的。凡因腹痛来就诊的患者，腹部视、触、叩、听体征要详细描写。

5）直肠肛门与外生殖器

若急诊门诊就诊患者的疾病与之无关，可以不写或少写，有关则详细描写。

6）脊柱、四肢

若急诊门诊就诊患者的疾病与之无关，可以不写或少写，有关则详细描写。

7）神经系统

昏迷患者重点写生理反射及病理反射的情况，神经系统疾病就诊者，详细描写神经系统体征。

3. 辅助检查部分

记录患者就诊时已经做了的检查，要写清检查的内容、时间、检查单位（省、市、县或社区），还应写清检查编号，对已经开出的检查也应该详细记录。

4. 书写中常出现的问题

（1）就诊时间记录不准确。急诊患者就诊时间要具体到分钟，因为急诊患者的病情危重、瞬息万变，有的病情加剧或死亡，明确的时间对疾病的诊治非常重要。

（2）未写明诊断结果。鉴于急诊患者病情的复杂性及易变性，急诊患者在最初诊断一时不能明确时，要将主要的诊断写出，并将可能的诊断附加写上，随着病情的发展变化结合辅助检查结果，明确诊断后，写出修正诊断。

（3）患者信息不准确。在书写急诊门诊病历时，患者的姓名要真实准确，有的急诊患者就诊时处于昏迷状态，患者姓名有可能是亲朋代写的，未必准确，最好要求提供患者的身份证（当时未带，随后补上），真实的姓名对患者转入住院、开具证明、保存资料都非常重要。

同时还应对急诊患者的地址详细记录，具体到门牌号，要有联系人，写清联系人的电话号码。因为急诊患者病情的易变性、不确定性，并且有的患者独自就诊，在病情变化后，及时和家属联系，才能取得家属的帮助与理解。

附录:急(门)诊病历示例

急(门)诊病历

一、初诊记录

就诊时间:××年××月××日

主诉:反复上腹部隐痛3年,加重3个月。

现病史:自1996年7月开始,常于饭前感上腹部隐痛,多因饮食不节诱致。伴反酸、嗳气、纳差,饭后可缓解。无发热、黄疸、呕血及黑便史。近3个月发作较频繁,疼痛无规律性,疼痛次数增多、加重,进食后不缓解。

既往史:过去健康,无肝病及胃病史。

体检:P 75次/分,BP 120/80mmHg(16/10.7kPa),巩膜无黄染,锁骨上淋巴结未触及,上腹正中轻压痛,莫菲征阳性,未触及包块,无移动性浊音,肠鸣音正常。

初步诊断:

腹痛待查

1. 慢性胃炎

2. 慢性胆囊炎

处理措施:

1. 大便潜血检查

2. 胃镜检查胃、十二指肠溃疡

3. 胆囊B型超声波检查

4. 雷尼替丁 0.15g×7d

医师签名:×××

××年××月××日

二、复诊记录

就诊时间:×××年××月××日

病史同前,服药后症状减轻,食欲稍增加,反酸、吸气减轻,精力比前好。

体检:巩膜不黄,腹软,平坦,上腹轻压痛。

辅助检查:大便潜血阴性,胃镜示慢性浅表性胃窦炎症,胆囊B型超声波检查在正常范围。

诊断:

慢性胃炎

处理:

1. 雷尼替丁 0.1 g bid×14d

2. 胃复安 10 mg tid×14d

3. 枸橼酸铋钾 120 mg tid×14d

医师签名:×××

××年××月××日

第十一节　急诊留观病历书写主要提示及注意事项

1. 病历部分

急诊留观病历是急诊科病历一种,留观是患者或不够住院条件、或病床已满无法入院、或病情不允许搬动时的临时处理,为患者的后续处理提供依据,因此留观病历一定要及时、真实、完整。

1)一般项目

首页中的一般项目应包括:患者的姓名、性别、年龄、民族、婚姻状况、职业、住址(或单位)、床号、留观号。

2)留观时间

留观时间,具体到分钟,因为留院观察患者的病情变化可能会很快,时间不详细会影响救治,埋下隐患。

3)主诉

这次急诊就诊的主要症状或体征和时间。患者病情可能有很多,很复杂,但要抓住主要矛盾,也就是此次就诊时的主要病情,特别是危及生命的情况,不要被其他次要的病情所迷惑,延误诊断治疗。

4)现病史

主要症状或体征特点及其发展变化情况,伴随症状,发病后主要症状或体征的诊疗经过及结果,以及与鉴别诊断有关的阳性或阴性资料。要写清主要病情,择其主要记录,并和主诉相符,是主诉的详细描写。同时要描写患者的二便、睡眠及进食情况,特别要记录患者是否有呕吐及二便失禁,这对鉴别诊断、判断病情有帮助。

5)既往史

过去的疾病史,特别描写与此次疾病有关的病史。

6)药物过敏史

详细写明过去药物过敏的种类及当时过敏的现象。

7)诊断及修正诊断、医师签名、记录时间

(1)初步诊断:最可能的诊断。

(2)修正诊断:明确诊断后及时进行修正诊断。

(3)医师签名:接诊医师签名。

(4)记录时间:具体到分钟。

2. 体检部分

1)生命体征四项

急诊留观病历体温、脉搏、呼吸、血压这四项患者的生命体征一定要写完整,一项都不能缺。因为留观的患者病情复杂、变化大,不可知因素多,生命体征的详细记录可以作为判断病情变化的重要依据。

2)一般情况

神志、呼吸困难、紫绀、贫血、皮疹、浅表淋巴结这些情况能反映急诊患者的病情,应详细记录,特别是神志,要按照意识状态分清、写明。呼吸困难及紫绀的表现也要描写清楚。若有贫血、皮疹体征,也应记录清楚。

3)头部

瞳孔、巩膜、结膜、鼻唇沟、伸舌、扁桃体、咽喉部等头部体征,在留观病历中要描写清楚,重点是瞳孔的变化,这对急危重症患者病情的判断十分重要,应及时、客观地记录。

4)颈部

气管、甲状腺、颈静脉、肝颈静脉逆流征这些重要的颈部体征,在留观病历中要记录。气管是否移位、颈静脉是否怒张,这些体征对急诊患者尤为重要,应详细记录。

5)胸部

(1)肺部:按照肺部的视、触、叩、听顺序描写,但胸廓是否对称、呼吸音是否正常、是否有啰音是急诊留观患者重点观察的肺部体征,若患者是以呼吸系统疾病就诊的,肺部体征要详细描写。

(2)心脏:按照心脏的视、触、叩、听顺序描写,重点在于心率、心律及心脏杂音的描写。若患者是以循环系统疾病来就诊的,心脏体征要详细描写。

6)腹部

按照腹部的视、触、叩、听顺序描写,重点在于腹肌,压痛,腹部包块,肝、脾、肠鸣音等体征,但若患者是以腹痛来就诊的,腹部体征要详细描写。

7)直肠肛门与外生殖器

是否正常,急诊留观病历这项同样要写。

8)脊柱、四肢

主要描写脊柱的生理弯曲、椎体的压痛,活动度。四肢重点记录肌力、活动度、关节及双下肢是否有水肿等体征。

9)神经系统

记录生理反射及病理征。若患者是以神经系统疾病来就诊的,神经系统体征要详细描写。

3. 辅助检查部分

(1)急诊患者必检项目:血常规,肝、肾功能,心肌酶,血糖,电解质,心电图。因为急诊患者病情复杂、多变、危重,通过上述的基本检查,对患者的病情可以有一个稍全面的了解,对疾病的诊断及治疗十分必要。

(2)根据病情检查项目:X线片、B超、CT、MRI、腰椎穿刺等,应结合患者的具体情况作出与之有关的检查,但这些检查都必须是能发急诊报告的,帮助医师对急诊患者进行快速诊治。

4. 书写中常出现的问题

(1)鉴于急诊患者病情的危重性、易变性,不确定因素的多样性,急诊患者就诊时间及接诊医师记录时间要具体到分钟。

(2)急诊患者病情复杂、易变,在最初的就诊时,诊断有可能不能明确,将可能的诊断都应写上,主诉、现病史相吻合的诊断写在最前面,明确诊断后再写修正诊断。

(3)急诊患者就诊时,可能主诉较多,情况较复杂,要抓住此次就诊的主要病情来写,特别是危及生命的情况,并且主诉、现病史、体格检查及辅助检查要相符合。

(4)留观病历的资料要客观、真实,当时因患者病情原因不能提供客观、真实的资料,随后一定要补全。急诊留观病人要在病历上留下患者家属的联系方式及家属的姓名,便于患者病情突变时及时联系家属。

附录:急诊留观病历示例

入院记录

姓名:×××　　　　　　职业:退休教师

性别:男　　　　　　　　住址:××市××路××号

出生日期:××××年××月　　联系电话:××××× ××

就诊时间:2003 年 3 月 8 日 10:30pm

主诉:阵发性心前区不适 5 年,加重 4 小时。

现病史:患者于 5 年前时常在劳累后心前区不适,伴心悸、气短,曾在单位卫生所就诊,查心电图等诊断为"冠心病,心绞痛",经用"复方丹参片"、"消心痛"等药物治疗.症状有所减轻。于就诊前 4 小时,在晚餐后突然心前区剧烈疼痛,呈持续性并向左肩部放射,伴呼吸困难、大汗淋漓、恶心呕吐,呕吐物为胃内容物,无发热、腹痛、腹泻及意识障碍,舌下含服"消心痛"、"速效救心丸"等药物,症状无缓解,遂来院急诊求治。

既往史:无明确的高血压、糖尿病病史,其父因高血压脑卒中而去世。吸烟三十年,每日 20 支,偶饮酒,量不多。

过敏史:无。

体格检查

T:36.5℃　　P:96 次/分　　R:34 次/分　　BP:70/50mmHg

发育正常,营养好,神志清,急性痛苦病容,端坐体位,全身皮肤黏膜无黄染及出血点。双侧瞳孔等大等圆,对光反射存在,口唇轻度发绀,颈软,气管居中,颈静脉无怒张,肝颈静脉回流征阳性,胸廓正常。双肺呼吸运动增强,语颤减弱,双肺叩呈清音,听诊双肺可闻及中、小水泡音及散在哮鸣音,心界稍向左扩大,心率108 次/分,律不齐,心尖区第一心音减弱,各瓣膜区未闻及杂音。腹平软,全腹无压痛及反跳痛,肝、脾未触及,移动性浊音阴性,肠鸣音正常。脊柱四肢无畸形,神经系统检查无异常,肛门及外生殖器未检。

实验室检查:血常规 Hb 162g/L, WBC 12.4×10g/L。心电图示急性广泛前壁心肌梗死,心率失常,频发室性早搏。胸透显示心影向左下扩大,双肺纹理明显增重。

初步诊断:

1.急性广泛前壁心肌梗死

2.频发室性早搏

3.急性左心功能不全

4.心源性休克

处理原则:

1.绝对卧床休息,病危抢救,向家属交代病情。

2.持续低流量吸氧。

3.持续心电、血压、血氧饱和度检测。

4.建立两路静脉通路,给予扩容、升压、纠正心律失常等治疗,以达到扩张冠状血管、减轻肺淤血的目的。

5.可积极准备,考虑急诊介入治疗。

医师签名:×××

2003 年 3 月 8 日

第十二章 口腔颌面系统病历书写与注意事项

第一节 儿童口腔病历书写要点与注意事项

1. 病史部分

门诊病历手册的首页有患儿的一般情况:包括姓名、性别、出生年月(年龄)、出生地、民族、籍贯、家长姓名及职业、住址、邮编、电话、门诊号、X线片号等。不能缺项或漏项。

1)主诉

(1)儿童主诉大多数为父母代述,如儿童具备一定自我表达能力,可按其所述病变部位、主要症状和发病时间书写。

(2)复诊时,主诉牙(病)治疗后的自觉症状。

2)现病史

(1)主诉牙(病)病史的病程及主诉牙(病)的发生、发展、曾经治疗及目前情况。

(2)复诊:主诉牙(病)上次治疗后的反应。

3)既往史

(1)婴幼儿出生及喂养情况:足月/早产、母乳/人工乳/混合乳。

(2)儿童饮食习惯和卫生习惯及刷牙习惯等。

(3)儿童生长发育史及有无系统性疾病病史。

(4)儿童口腔卫生习惯及接收口腔疾病预防保健措施的状况等。

(5)家族遗传史。询问患者直系亲属中是否有人患过癌、糖尿病、结核病,先天性畸形等疾病,尤其在涉及遗传因素的口腔疾病时,需记录清楚。如:釉质结构异常、遗传性牙本质发育不全、先天性缺牙等。

(6)无陈述时记录(一)。

2. 体格检查部分

儿童口腔科有三个特点:

(1)儿童检查时的不合作性造成检查困难,因此要耐心检查。

(2)儿童常处在混合牙列期,乳恒牙混合生长。由于同名乳牙与恒牙形态接近,在检查中很容易辨错,因此要细心检查。

(3)既然是儿童口腔科,必然涵盖口腔内科、口腔修复科、口腔外科、口腔正畸科和口腔预防科等技术和方法,同时又具儿童特点,因此要精心检查。

1）牙体牙髓病专业检查

（1）牙齿部位的记录符号 Palmer-Zsigmondy 记录法：以"＋"符号将牙弓分为上下、左右四区。依照牙位排列顺序，自前至后，用数字代表，分别记载于各区内。恒牙用阿拉伯数字代表，乳牙用罗马数字或大写英文字母代表。还有一种 FDI 公式记录法：个位数从 1 至 8 代表牙齿排列顺序，恒牙十位数从右上颌起顺时针依次为 1、2、3、4，乳牙十位数从右上颌起顺时针依次为 5、6、7、8。举例说明，记录右上乳 5（有以 $\dfrac{V}{\ }$ 、$\dfrac{E}{\ }$ 、55 三种记录方法，本书采用第三种）。

（2）牙齿色泽、形态、数目及位置是否正常，有无畸形，有无缺失牙及多生牙，有无拥挤、稀疏、错位、倾斜、阻生等情况。

（3）牙体缺损及病变：记录病变牙位、范围及程度等，必要时进行温度、电活力或局部麻醉试验，以查明病变部位及性质。

（4）修复情况应记录有无充填物、充填体密合度，有无继发性龋。

（5）咬合关系应记录正常、反、锁（跨）、超、深覆、对刃、开合等。

（6）牙外伤应详细记载和描述牙齿的折断（包括横断、冠折、缺角），是否露髓、牙齿是否移位、脱出等。陈旧性牙折断还需注意观察牙齿色泽，牙脱落是否看到脱落的牙齿，牙床处是否出血，牙根的发育情况，牙齿的疾病状况（包括未受损的牙齿）都应该有详细的描述，必要时应该拍牙片予以证实。

（7）牙列缺损应辨别缺牙是否生理性替换还是病理性缺牙，是否龋源性，检查拔牙创口愈合情况。

（8）正确记录非主诉牙或其他患牙牙位及龋坏牙面。

（9）正确记录其他专业阳性所见。

（10）复诊应记录详细记录主诉牙（病）本次检查所见。

2）牙周病专业检查

（1）牙龈组织变化：牙龈形态、色泽及坚韧度是否正常，是否易出血。注意有无炎症、溃烂、肿胀、坏死、增生、萎缩、瘘管。

（2）牙周袋深度：辨别牙周袋（骨上袋、骨下袋）两种，记录其部位及范围，并测量其深度，以毫米计算，盲袋内有无分泌物。

（3）牙石、软垢度数：辨别牙石（龈上及龈下）两类，注意其部位及程度，龈上牙石可分为少量（＋），中等量（＋＋），大量（＋＋＋）。

（4）牙齿松动度：辨别生理性松动和病理性松动两类。正常生理性松动度不计度数，大于生理性松动度而不超过 1mm 者及颊舌向松动为Ⅰ°松动，松动度相当于 1～2mm 者及颊舌向及近远中向松动为Ⅱ°松动，松动度大于 2mm 者及颊舌、近远中向及垂直向松动Ⅲ°松动。

（5）正确记录其他口内、口外、修复科阳性所见。

（6）正确填写必要的专科检查用表。包括探诊深度、龈退缩、出血指数、松动、牙石、根分歧病变、颌关系、菌斑指数、签名日期、治疗设计。

（7）复诊应记录详细记录本次检查所见。

3) 黏膜病专业检查

(1) 唇及黏膜有无色泽、形态异常,有无疱疹、皲裂、脱屑、角化、充血、出血、溃疡、糜烂、结痂、硬结、畸形等,记录其部位、大小性质、表面及基底情况。

(2) 舌体大小、颜色,有无硬结、溃疡、肿块、印迹,是否松软、肿胀,有无舌苔及其颜色、厚薄,舌背有无裂纹、角化,乳头有无异常,舌的运动及感觉功能有无障碍,舌系带是否过短。

(3) 腭部有无瘘管、充血、角化、糜烂、溃疡、肿块、畸形等,软腭运动有无障碍。

(4) 涎腺及其导管有无肿胀、压痛、阻塞、充血、溢脓、外瘘等。

(5) 与黏膜有关的皮肤、黏膜及全身情况。正确记录必要的辅助检查及特殊检查。

3. 辅助检查部分

(1) X线片,牙片袋上注明病人姓名、病历号。正确描述根吸收、根尖周、根分歧、恒牙胚,根管充填等情况。

(2) 正确记录必要的血液检查、涂片检查及活体组织病理检查。

(3) 正确记录牙髓活力测定、温度测定、电活力测定,判断牙髓活力状态。

4. 诊断与治疗计划部分

1) 诊断

(1) 诊断依据充分、诊断名称正确。

(2) 主诉牙(病)的诊断。

(3) 其他病的诊断。

(4) 诊断不明确时应记录"印象"或"待查"(待查必须注明倾向性意见)。

(5) 三次就诊仍不能确诊应及时请上级医师会诊并作详细记录。

2) 治疗设计

(1) 主诉牙(病)的治疗计划。

(2) 非主诉牙(病)的治疗指导原则。

(3) 治疗计划合理,必要时附以图示。

(4) 必要时在专科病历中详细记录治疗计划。

5. 其他部分

(1) 正确施以医嘱并记录,主诉牙(病)每次治疗或阶段治疗结束后定出预约复诊日期。记录中应详细记录治疗牙位、治疗过程、治疗操作、用药(材料)及手术经过。疑难病治疗超过疗程,应有上级医师会诊的详细记录,必要时由会诊医师填写会诊意见。同时还应详细记录用药情况,并与处方相一致,合理用药,正确用药。

(2) 必要时需由患者签署治疗(手术)同意书或在病历上签字。经治医师、指导医师签全名,签名字迹清晰。

6. 书写中常存在问题

儿童牙列有乳牙列期、混合牙列期及恒牙列期三个不同的牙列阶段,混合牙列书写常会因牙位认错而导致书写错误。因此混合牙列期要注意乳、恒牙的鉴别,详细检查并记录牙齿萌出情况、牙体及牙周情况。儿童的临床病史采集大多以家长讲述为主,其叙述具有一定片面性,因此在病史采集中除详细询问外,要检查后再书写,以防家长口述替代真实病情。

1)病史部分

(1)病历书写字体不工整,页面不整洁,常见字、错别字,有严重涂改(涂改用红笔签字并注明日期)。

(2)病历描述语言不通顺,运用术语不正确,绘图标记不准确,使用英语不正确。

(3)主诉牙(病)的首诊均按初诊要求书写病志,复诊指主诉牙(病)的继续治疗。

2)口腔检查部分

由于儿童牙科的对象年龄比较小,拒绝或不配合检查会导致病历书写失误、失真、失准。

(1)牙体牙髓病专业检查

对主诉病牙一定要记录牙位、龋坏牙面、龋蚀度数、探诊、牙髓活力测验、温度试验、叩诊及松动度等,做到准确无误。

在检查有无探痛、叩痛时,他们往往不能正确表达,故常要求医生通过观察其表情反应来确定。例如:检查露髓点有无探痛时,可探及露髓点观察其表情变化,若患儿立刻扭转头去或将医生的检查器械推开并哭吵,则说明有探痛;又如在叩诊检查时,患儿往往数个牙都有叩痛,此时,医生可用镊子柄或口镜柄置于患牙上,嘱其咬紧,若患儿不能咬紧或咬后即刻松开,则说明有叩痛,若患儿能咬紧,并持续一段时间,则说明其叩痛为假阳性。

牙外伤患儿初期因牙髓呈现"休克"状态,临床温度、电活力检查呈阴性,但是不能因为阴性结果而不做记录。初诊和每次复诊都应仔细检查并记录温度、电活力试验。牙外伤患儿除全面详细记录损伤牙之外,还应详细记录周围邻牙的情况,以查明病变部位及性质。

(2)牙周病专业检查

正确记录牙周专业阳性或阴性所见。记录牙垢、牙石度数、牙龈组织变化、牙周探诊、牙齿松动度、咬合创伤存在与否、牙列缺损等。还应准确记录 X 线片及其他辅助检查所见。

(3)黏膜病专业检查

口腔黏膜检查时要注意病损部位、大小、性质、表面及基底情况。同时询问或检查与黏膜专科有关的皮肤及全身情况。复诊病人要记录疗效反应,服药后病情有无异常等。

3)辅助检查部分

(1)X 线片、牙片袋上注明病人姓名、病历号,单个牙片标定牙位。正确描述根吸收、根尖周、牙周膜、根分歧、恒牙胚,根管充填等情况。牙外伤患儿 X 线片者还应特别注意年轻恒牙牙根发育情况和邻牙发育情况。

(2)正确记录必要的血液检查、涂片检查及活体组织病理检查。

(3)正确记录牙髓活力测定、温度测定、电活力测定,判断牙髓活力状态。

4)诊断

(1)主诉牙(病)的诊断。

(2)其他病的诊断或二级诊断。

(3)诊断不明确时应记录"印象"或"待查"(待查必须注明倾向性意见)。

(4)三次就诊仍不能确诊应及时请上级医师会诊并作详细记录。

5)治疗设计

(1)正确记录主诉牙(病)的治疗计划,非主诉牙(病)的治疗指导原则,必要时在专科病历中详细记录治疗计划。

(2)治疗计划合理,必要时附以图示。

6)临床技术操作

(1)详细记录治疗牙位、治疗过程、治疗操作、用药(材料)及手术经过。

(2)疑难病治疗超过疗程,应有上级医师会诊的详细记录,必要时由会诊医师填写会诊意见。

(3)详细记录用药情况,并与处方相一致。

7)其他

(1)正确施以医嘱并记录,主诉牙(病)每次治疗或阶段治疗结束后定出预约复诊日期。

(2)必要时需由患者签署治疗(手术)同意书或在病历上签字。经治医师、指导医师签全名,签名字迹清晰。

附录1:典型病例

入院记录

患者姓名:张×	性别:男
出生日期:2003 年 03 月 06 日	出生地:南昌市
民族:汉族	就诊科室:儿童口腔科
家长姓名:张三	家长职业:教师
家庭住址:南昌市	就诊时间:××年×月×日
病历号:2009	联系电话:×××××××
	X线片号:001

主诉:右下后牙肿痛1周。

现病史:患儿一周前发现右下后牙牙龈肿疼,近半年右下后牙一直有冷热疼,自发疼史,时好时坏,多次就诊未能治愈。本周因食物嵌塞加重疼痛伴肿胀,要求治疗。

既往史:有"哮喘"病史。

检查:84MOD 龋坏,髓腔暴露,探诊(一),叩诊(十),冷热诊(一),牙龈缘有一 5mm×5mm 脓肿,轻压有脓溢出,伴Ⅰ°松动。36O 龋坏,探达牙本质层,质软,探诊(十十),冷热诊(十),叩诊(一),松动度(一),牙龈正常。16、26、46 完全萌出,窝沟深,软垢覆盖牙面,未探及龋坏。11、21、31、41 正常萌出,其余乳牙正常,牙龈颜色正常,无牙石,口腔卫生良好。74OD 和 75MO 可见玻璃离子充填体,充填体边缘密合,无继发龋,牙龈正常,探诊(一),冷热诊(一),叩诊(十)。

X线片:84 牙根分歧及根尖周有大面积低密度影像,根周骨硬板消失。4 牙根形成 1/3,牙囊点状不连续。74 龋坏近髓角,根周骨硬板连续。74OD 和 75MO 充填体边缘密合,未见悬突。

诊断:1.84 慢性牙槽脓肿

　　　2.36 深龋。

治疗计划:1.拔除 84,做丝圈保持器。

　　　　2.充填治疗 36。

　　　　3.16、26、46 行窝沟封闭术。

　　　　4.预防宣教。

　上述已告知患者,在知情同意书上签字。

　处置:1.16、26、46 行窝沟封闭术。

　　　2.二次去腐法充填治疗 36。首先去腐质,如果很深,可以保留髓室顶部分软化牙本质,氢氧化钙间接盖髓,2 个月复诊再去腐质。

　　　3.局麻下拔除 84,止血,医嘱告之。

　医嘱:不适随诊,一周复诊。

　　　　　　　　　　　　　　　　　　医师签名:×××

　　　　　　　　　　　　　　　　　　　　××年 ×月× 日

附录 2:儿童外伤评估表

儿童外伤评估表

姓名_____　　　　　　　　　学号_____

年龄_____　　性别___　　民族___　　专业_____

受伤地点_____　　　　　　　表号_____　日期_____

受伤日期_____

受伤时间_____

病史

　主诉_____　　　　　　　　既往外伤史_____

　既往内科病史_____

　既往牙科病史_____

　如何受伤的_____

　破伤风注射:没有　有　　　　　上次注射时间_____

口外评估		口内评估	
中枢神经系统		硬组织	
意识丧失	失忆	牙槽骨骨折	上腭骨骨折
瞳孔不等大	头痛	具体描述_____	
瞳孔固定	恶心		
脑脊液耳漏	定向障碍	软组织	
脑脊液鼻漏	嗅觉丧失	唇	系带
眼球震颤	癫痫发作	颊黏膜	舌
眩晕		牙龈	上腭
具体描述_____		具体描述_____	

硬组织

    颅骨骨折   颧骨骨折

    下颌骨骨折   感染

    上颌骨骨折

    具体描述_____

软组织

    撕裂   擦伤

    挫伤   感染

    肿胀   嵌入的食物

    具体描述_____

咬合关系

    磨牙   尖牙

    覆盖__mm   覆𬌗   %

    开𬌗_____

    创伤引起的分类偏差_____

    具体描述_____

放射学检查

    根尖片   𬌗翼片

    侧方前部𬌗片   曲面断层片

    其他

牙齿检查

    牙齿折断   分类Ⅰ   分类Ⅱ   分类Ⅱ   分类Ⅳ

画出外伤情况

41   12   31   32

12   11   21   22

受伤的牙齿_____

牙齿移位

    挫入   部分脱出

    脱出   侧向移位

    完全脱出

颜色

    正常   变暗   变浅

牙齿反应——牙髓和牙周膜

牙位			
露髓			
出血			
热测			
冷测			
污染			
叩诊			
松动度			
电活力测			

```
总结和诊断
    牙冠_____              牙槽突_____
    牙髓_____              牙根移位_____
    牙根_____              充填体_____
    牙碎片_____
    根尖周组织_____
    治疗                          定期复查
    软组织_____            2 周      3 周      6 周
    牙髓_____              3 个月    6 个月
    充填_____              其他_____
    固定_____
    全身用药_____
```

第二节　口腔预防病历书写要点与注意事项

1. 病史部分

病人一般信息:包括姓名、性别、出生年月(年龄)、职业、住址、电话、不能缺项或漏项。

1)主诉

要求口腔检查(口腔预防科大都是个体或集体主动要求进行口腔检查),该病历书写重点在检查医嘱或诊疗计划。

2)现病史

有无牙龈出血、牙痛。

3)既往史

有无糖尿病、高血压、胃病、血液疾病、放射化疗史。

2. 体格检查部分

颜面部左右是否对称,皮肤颜色是否正常,张口度及张口型是否正常。如果异常,张口度以厘米为单位进行测量、张口型偏斜程度。口腔黏膜色泽是否正常,有无糜烂溃疡、结节、瘢痕、肿物。全口牙色泽是否正常,有无缺失,无龋坏。16 颊侧软垢覆盖牙面 1/3,是否探颊侧出血,是否探及明显牙周袋,腭侧探及 5mm 深牙周袋,松动Ⅰ°。36 舌侧龈缘有少量牙石,根分叉探及情况,根分叉病变Ⅰ°,松动Ⅰ°。32、31、41、42 牙根暴露 1/3,上覆牙石,均有颊舌向松动,Ⅰ°松动。

3. 诊断与治疗计划部分

1）诊断

以牙周炎为例，根据检查写出诊断，如：成人牙周炎，8 水平阻生导致龈乳头炎等。

2）治疗设计

（1）进行口腔卫生宣教。

（2）进行全口龈上洁治术。

4. 其他部分

检查者和记录者签名，记录检查日期。

5. 书写中常存在问题

（1）病史部分的书写流程同口腔科的标准病历，注意现病史、家族史、既往史的询问。

（2）口腔健康调查表填写时必须使用标准代码。不作检查的项目，表内方格可以空着，否则表格内各项方格都必须填有英文字母或阿拉伯数字。代码填写必须清晰、规范，数字应以印刷体书写，英文字母应大写。如连续几个牙位的检查符号相同时，则中间可以用直线代替，但直线两侧符号必须一致，如 0——0。

（3）口腔健康调查表中牙位表述是应用国际牙科联盟（FDI）两位数字系统，两位数字代表特定的牙齿，第一位数字代表口腔的象限，第二位数字代表牙位。

（4）病历的一般资料、主诉、病史、检查、诊断、治疗、签名不可缺少一项。

（5）预防科的检查应该是口腔颌面部的全面检查，在做记录时既要记录阳性体征，也要记录阴性体征。

（6）口腔健康调查表的填写必须使用 2B 的铅笔。

附表：口腔健康调查/口腔检查记录表

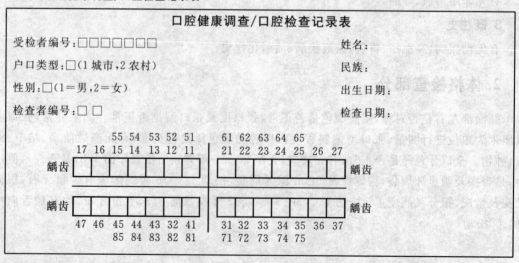

龋齿的检查指标		
乳牙	恒牙	
A	0	无龋
B	1	有龋
C	2	已充填有龋
D	3	已充填无龋
E	4	因龋缺失
—	5	因其他原因失牙
F	6	窝沟封闭
G	7	非龋全冠
—	8	未萌牙
W	T	牙外伤
N	9	不作记录

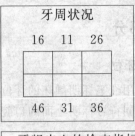

牙周状况

| 16 | 11 | 26 |
| 46 | 31 | 36 |

牙龈出血的检查指标	
0	无
1	有
9	不作记录
X	缺失牙

第三节　牙体牙髓书写要点与注意事项

1. 病史部分

门诊病历手册的首页有患儿的一般情况:包括姓名、性别、出生年月(年龄)、出生地、民族、籍贯、职业、住址、邮编、电话、门诊号、X 线片号等,不能缺项或漏项。

1)主诉

本次就诊的牙病的部位,症状和发病时间。使用患者的语言,简明扼要地记录。

2)现病史与既往史

(1)患者牙科病史:患者主诉牙或非主诉牙疾病历史,包括其以前的疼痛经历及曾接受过的治疗。

(2)系统性疾病的疾病史、手术史及治疗经过,主诉牙(病)的发生、发展、曾经治疗及目前情况。

(3)牙位记录方法

① Palmer—Zsigmondy 记录法:目前我国最常用的是以"+"符号将牙弓分为上下、左右四区。每区以阿拉伯数字 1~8 分别依次代表中切牙至第三磨牙;以罗马数字 I~V 或英语字母 A~E 分别依次代表每区的乳中切牙至第二乳磨牙。

②FDI 公式记录法:国际牙科联合会系统记录牙位时,第一位数表示象限和乳牙或恒牙,即以 1 表示恒牙右上区,2 表示恒牙左上区,3 表示恒牙左下区,4 表示恒牙右下区,5 表示乳牙右上区,6 表示乳牙左上区,7 表示乳牙左下区,8 表示乳牙右下区;第二位数表示各牙与中线相关的位置,愈近中线牙数字愈小。

③通用编号系统牙位记录法:通用编号系统记录牙位,每一颗牙均有其独立的编号。恒牙采用阿拉伯数字从 1~32 记录;右上第三磨牙编号为 1,依次由右向左,到左上第三磨牙定为

16,再向左下第三磨牙定位17,然后依次由左向右,到右下第三磨牙定为32。

2.体格检查部分

1)记录测试牙的牙位

(1)在牙列图上使用红笔标明龋坏的牙位、程度。

(2)使用蓝笔及不同符号标明全面的口腔检查情况。

2)口腔检查

(1)测试牙的冷诊、热诊、叩诊、闷诊、电活力测定检查。

(2)疼痛:疼痛的性质,部位,加剧或缓解疼痛的因素。

(3)肿胀:肿胀的部位,范围,是否有波动感。

(4)瘘管:记录有无瘘管,及其部位。

(5)颊侧、舌侧、近远中四个位点的牙周袋深度。

(6)测试牙的松动度。

3.辅助检查部分

1)X线表现

(1)测试牙的牙体、牙周及尖周病变的检查。

(2)测试牙的牙体、牙周及尖周病变的治疗效果。

2)辅助检查

正确记录必要的血液检查、涂片检查及活体组织病理检查。

4.诊断与治疗计划部分

1)诊断

(1)牙髓诊断:记录牙髓诊断情况,如活力正常、充血、可逆性牙髓炎、不可逆性牙髓炎、牙髓坏死、内吸收。

(2)根尖周诊断:记录根尖周诊断情况,如正常、急性根尖脓肿、慢性根尖脓肿、肉芽肿、囊肿、其他(活检报告)。

(3)诊断不明确时应记录"印象"或"待查"(待查必须注明倾向性意见)。

(4)三次就诊仍不能确诊应及时请上级医师会诊,并作详细记录。

2)治疗设计

(1)根据检查和诊断,依病情的轻重缓急,针对主诉牙(病)制定治疗的先后顺序,规律地做出治疗计划。根据需要在专科病历中详细记录治疗计划。

(2)治疗计划合理,必要时附以图示。

3)临床技术操作

(1)详细记录治疗牙位、治疗过程、治疗操作、用药(材料)及手术经过。

(2)在根管治疗中,依次记录治疗牙的牙位、根管、临时长度、参照点、工作长度、初尖锉、主尖锉、充填材料、封闭剂及充填技术。

(3)疑难病治疗超过疗程,应有上级医师会诊的详细记录,必要时由会诊医师填写会诊意见。

(4)详细记录用药情况,并与处方相一致,合理用药,正确用药。

5. 其他部分

(1)记录就诊日期、操作、麻醉用药及费用。正确施以医嘱并记录,主诉牙(病)每次治疗或阶段治疗结束后定出预约复诊日期。记录中应详细记录治疗牙位、治疗过程、治疗操作、用药(材料)及手术经过。疑难病治疗超过疗程,应有上级医师会诊的详细记录,必要时由会诊医师填写会诊意见。同时,详细记录用药情况,并与处方相一致,合理用药,正确用药。

(2)必要时需由患者签署治疗(手术)同意书或在病历上签字,经治医师、指导医师签全名,签名字迹清晰。

6. 书写中常存在问题

1)病史部分

(1)主诉是促使患者就诊牙病的主要症状及其性质、部位、程度及持续时间的简单扼要的概括,不能用诊断或检查来代替主诉。例如:右上大牙龋坏 6 月余。"龋"是诊断用语,不是症状。

(2)全身系统性疾病病史是病人现在或曾经患过的系统性疾病情况,与口腔科疾病无关或有所关联的独立疾病。应特别注意记录过敏史、出血及止血情况。

2)口腔检查部分

(1)对主诉病牙一定要记录牙位、龋坏牙面、龋蚀度数、探诊、牙髓活力测验、温度试验、叩诊及松动度等,不能漏检,做到准确无误。

(2)与鉴别诊断有关的阳性或阴性资料,均不能漏记。

3)辅助检查

(1)X 线片,牙片袋上注明病人姓名、病历号,单个牙片标定牙位。

(2)正确描述牙体牙髓、根尖周、牙周膜、根分歧、根管充填等情况。

附录 1:典型病例

牙体牙髓科病历		
(初诊)		No._____
		术者_____
姓 名_____ 家庭地址_____	年龄_____	
性 别_____ 电 话_____	职业_____	

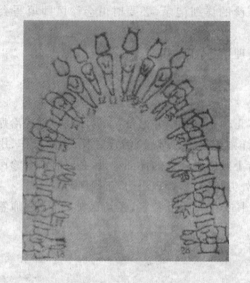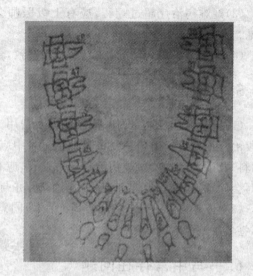

使用红笔标明：　　　　龋坏程度

使用蓝笔标明：　　　　A:银汞合金　　　　GIC:玻璃离子　　　　MC:金属冠

　　　　　　　　　　　F:金合金　　　　　GI:金嵌体　　　　　J:临时冠

　　　　　　　　　　　P:瓷　　　　　　　RI:树脂嵌体　　　　Br:桥

　　　　　　　　　　　CR:复合树脂　　　 GC:金冠　　　　　　Sp:不锈钢

　　　　　　　　　　　=:缺失（过早脱落）　　　　　　　　　 Ft:瘘管

　　　　　　　　　　　≡:智齿　　　　　　　　　　　　　　　H:釉质发育不全

　　　　　　　　　　　☼:阻生　　　　　　　　　　　　　　　HM:先天性缺失

　　　　　　　　　　　○:已萌出　　　　　　　　　　　　　　>:已开放

　　　　　　　　　　　△:开始萌出　　　　　　　　　　　　　*:闭合

日期	牙位	治疗计划

日期	牙位	操作	麻醉	费用

附录 2

牙体牙髓科病历

（初诊）

No. _____

术者 _____

姓　名 _____　　　家庭地址 _____　　　年龄 _____

性　别 _____　　　电　话 _____　　　职业 _____

主诉：

X 线表现：

肿胀：

瘘管：

疼痛：

　　局部疼痛　　　　　　　　　　　放射性疼痛

　　持续时间：数秒　　　数分钟　　　数小时或更长　　　持续疼痛

　　疼痛加剧　　　　　　　　　　　疼痛减轻

　　　热刺激　　　　　　　　　　　　热刺激

　　　冷刺激　　　　　　　　　　　　冷刺激

　　　平躺时　　　　　　　　　　　　药物

　　　压力

　　　咀嚼

　　　甜食

备注：使用：n＝正常　　　　－＝无反应　　　　＋，＋＋＝不正常，阳性的

诊断测试

牙位	日期	冷诊	热诊	叩诊	闷诊	电活力	松动度（mm）	牙周袋深度				（在治疗期间）渗出液
								颊	近	舌	远	

牙髓诊断　　　　　　　　　　根尖周诊断

　　活力正常　　　　　　　　　　正常　　　急性根尖脓肿

　　充血　　　　　　　　　　　慢性根尖脓肿

　　可逆性牙髓炎　　　　　　　　肉芽肿、囊肿

　　不可逆性牙髓炎　　　　　　　其他　　　活检报告

　　内吸收

全身系统性疾病的现病史与既往史：

患者牙科病史：

治疗计划：

牙髓治疗数据									
牙位	根管	临时长度	参照点	工作长度	初尖锉	主尖锉	充填材料	封闭剂	充填技术

日期	牙位	操作	麻醉	费用

第四节 牙周病历书写要点与注意事项

1. 病史部分

门诊病历手册的首页有患儿的一般情况：包括姓名、性别、出生年月（年龄）、出生地、民族、籍贯、职业、住址、邮编、电话、门诊号、X线片号等，不能缺项或漏项。

1）主诉

牙周病症状以牙龈出血、牙齿松动、牙痛、牙龈肿胀为主，患者往往不会用专业术语叙述。

2）现病史

现病史是对主诉的进一步陈述，是本次疾病自发病到就诊前对疾病的起始、演变、诊疗等全过程的详细记述，其主要内容包括下列几方面。

（1）起病情况：发病时间、起病的缓急情况、前驱症状、发病的症状及其严重程度，发病的可能病因或诱因。如牙痛是自发痛或外伤痛，牙龈出血量、颜色、时间等，有无诱因。

（2）主要症状和特点及演变情况：要按其发生的先后次序有层次的描述主要症状的性质、部位、程度、持续时间等特点，以及演变发展情况。

（3）伴随症状：询问了解主诉以外的其他伴随症状，能为准确诊断提供依据，因为不同的疾病可能有相同或类似的主诉。

（4）发病以来诊治情况及结果：无论在本院或外院所做的检查，诊断治疗结果均要详细记述。

(5)与鉴别诊断有关的阳性或阴性资料,均不能漏记。

(6)与本病有关的过去发病情况及诊治经过需详细记述。

(7)与本病无关的其他疾病尚需治疗者,需在现病史中另起一段扼要地叙述。

(8)吸烟与牙周病的发生、发展及疗效密切相关,所以对吸烟的患者,应记录其烟龄及每日吸烟量。

3)既往史

记述本病发病前曾经患过或诊治过的疾病情况,一般与本病无关或有所关联的独立的疾病。

在询问病史时,不可忽视系统病史,特别是与牙周病有关的系统性疾病,如血液病(急性白血病、血小板减少性紫癜等)、心血管疾病、糖尿病、病毒性肝炎、肺结核或其他内分泌疾病、免疫功能缺陷以及某些遗传性疾病等。询问患者直系亲属中是否有牙周病史、家族遗传史,无陈述时记录(一)。

2. 体格检查部分

(1)按一定的检查顺序详细记录口内情况,包括黏膜、牙龈色形质、口腔卫生指数、出血指数、牙龈退缩情况、牙周袋深度、根分叉病变、牙松动度、缺失牙及食物嵌塞、牙体牙髓情况、咬合情况等。

(2)按一定的检查顺序详细记录口外情况。

3. 辅助检查部分

(1)X线片、牙片袋上注明病人姓名、病历号。正确描述根吸收、根尖周、根分歧、恒牙胚、根管充填等情况。

(2)正确记录必要的血液检查、病理检查。

4. 诊断与治疗计划部分

1)诊断

根据病史及临床症状和体征给出正确诊断,使用正确的诊断词。对于非牙周疾病,也需给出相应诊断。

2)治疗设计

应制定牙周治疗计划,如口腔卫生宣教、牙龈上下洁治、刮治、纠正牙周病促进因素、拔除无保留价值的患牙、相关牙体牙髓治疗、牙周手术治疗、修复缺失牙、维护阶段等。必要时在专科病历中详细记录治疗计划。对病人进行当日处理,治疗完成后应详细医嘱告知病人。

5. 其他部分

1)正确施以医嘱并记录,主诉牙(病)每次治疗或阶段治疗结束后定出预约复诊日期。详细记录治疗牙位、治疗过程、治疗操作、用药(材料)及手术经过。疑难病治疗超过疗程,应有上级医师会诊的详细记录,必要时由会诊医师填写会诊意见。详细记录用药情况,并与处方相一致,合理用药,正确用药。

(2)必要时需由患者签署治疗(手术)同意书或在病历上签字。经治医师、指导医师签全名,签名字迹清晰。

6. 书写中常存在问题

1)病史部分

(1)牙周病患者常见的就诊原因有刷牙或进食时出血、牙龈肿痛、牙齿松动、牙齿移位、牙龈退缩、咀嚼无力及疼痛、口臭等。记录时不能用诊断或检查来代替主诉,记录时要求重点突出,要有高度概括性,文字要简明扼要。如刷牙出血2月余,右下后牙牙龈肿痛3天等。

(2)牙周病的起病情况要正确描述。如"晨起刷牙时牙龈出血半年余"与"右上后牙自发性出血不止2小时"可能是两种完全不同的疾病。

(3)根据牙周病的主要症状和特点,努力找出症状出现和缓解的病因。

(4)根据牙周病的伴随症状进行仔细鉴别。如晚期牙周炎和牙根纵裂都可以主诉咬合疼痛,这就需要进一步询问有无牙齿松动、牙龈出血,并对咬合疼的不同表现仔细鉴别。

(5)对于牙周病发病以来诊治情况及结果,如外院治疗,无论是病人所持书面资料或患者口述提供的材料均需加引号,便于与本院资料加以区别。

2)口腔检查部分

按一定的检查顺序正确记录牙垢、牙石度数、牙龈组织变化、牙周探诊、牙齿松动度、咬合创伤存在与否、牙列缺损、牙体牙髓等情况。

3)辅助检查

(1)X线片,牙片袋上注明病人姓名、病历号,单个牙片标定牙位。

(2)其中X线检查书写要规范,异常或对诊断有意义正常影像都需描述,牙槽骨、牙周膜、牙体、根尖周、缺失牙等。

4)诊断

诊断依据充分,诊断名称正确。诊断不明确时应记录"印象"或"待查"(待查必须注明倾向性意见)。三次就诊仍不能确诊应及时请上级医师会诊并作详细记录。

5)治疗设计

牙周系统病历是针对病情较重、较特殊或病例收集专门设计的一种病历,除上述内容外,对牙周专项检查部分可使用牙周炎专用表或图进行描述,必要时还可以画出牙周袋深度及牙槽骨吸收的示意图,使病情一目了然。其记录更为合理和详细,较准确的反应患者对治疗的反应及患者的态度,为制定最佳的治疗计划提供依据。复诊病历可适当简化,记录患者主观感觉、症状的改变、医师处理、医嘱等。

附录 1：典型病例

牙周病历

一般资料

患者姓名：　　　　　　　　性别：年龄：单位或住址：

职业：　　　　　　　　　　联系电话：

药物过敏史：

就诊时间：年　月　日　　　就诊科室：牙周科　　咨询电话：×××

主诉：

现病史：

口腔病史：

　　系统性疾病史：血液病(白血病、血小板减少性紫癜、再生障碍性贫血、血友病)(　)；糖尿病(　)；肝炎(　)；高血压病(　)；心血管疾病(　)；肺结核(　)；艾滋病(　)；其他(　)

　　吸烟情况：吸烟(是/否)；有(　)年烟龄；约(　)支/日；

　　家族史：

　　检查：

　　口腔卫生状况(清洁　一般　较差　极差)；软垢指数(　)；牙石指数(　)

　　牙龈状况　粉红色(　)暗红色充血(　)；质地坚韧/松软；边缘菲薄/红肿增生

　　附着丧失　有(　)无(　)

　　口腔黏膜其他病损：

　　口腔内其他牙体牙髓病损、缺牙、修复情况：

　　辅助检查：

　　诊断：

　　治疗计划：

　　处理：

　　　　　　　　　　　　　　　　　　　　　　　　医师签名：

　　　　　　　　　　　　　　　　　　　　　　　　　　年　月　日

附录 2:牙周检查记录表

牙周检查记录表

姓名 _____ 性别 _____ 年龄 _____ 病历号 _____ X线片号 _____

检查日期: ____ 年 ____ 月 ____ 日

菌斑																		菌斑 ___ %
探诊出血																		BOP ___ %
溢脓																		B
牙齿松动度																		L
根分叉病变																		B
AL（附着丧失）																		L
																		B
龈缘-CEJ																		L
																		B
PD（探诊深度）																		L
																		B
牙位	8	7	6	5	4	3	2	1	1	2	3	4	5	6	7	8		
PD（探诊深度）																		L
																		B
龈缘-CEJ																		L
																		B
AL（附着丧失）																		L
																		B
根分叉病变	—	—											—	—	—			L
牙齿松动度																		B
溢脓																		L
探诊出血																		B
菌斑																		L

咬合关系:错𬌗拥挤　深覆𬌗　深覆盖

　　　　对刃𬌗　反𬌗

其他:

诊断:

检查者签名:_____

记录者签名:_____

第五节 口腔黏膜病历书写要点与注意事项

1. 病史部分

1）主诉

注意主诉症状的特征、程度、性质,如疼痛是阵发性剧痛、持续性烧灼痛或痒痛等,发作时间的规律性、加剧或减轻的因素、部位及时间。

2）现病史

(1)注意患者年龄、起病时间、病程长短(几天、1 年或数年)。

(2)同时发生皮肤或身体其他部位。比如口腔黏膜与皮肤、口腔黏膜和鼻腔、口腔黏膜与外阴黏膜。

(3)发病频率以及本次发病时间。

(4)全身系统有无症状,如皮疹、发热、关节酸痛等。

(5)有无服药史,过敏史疗效,是否用过免疫抑制剂。

3）既往史

是否患有高血压、糖尿病、系统性红斑狼疮。是否有妊娠或疾病感染,有无遗传性疾病病史,有无家族史及患病状况,有无个人烟酒史嗜好,病程长的应了解患者治疗史记录及治疗中病情变化。

2. 体格检查部分

1）局部检查

(1)唇红:注意唇线的对称性,唇的张力和形态,上下唇的封闭情况,唇红的色泽,有无皲裂、脱屑及痂壳,口角区黏膜有无糜烂或渗出物。少数病人唇红可见皮脂腺颗粒或唇黏液腺增生。

(2)唇、颊黏膜:注意唇系带的位置及唇前庭部位黏膜形态。在上下牙的咬合线相对位置常可见到前后纵向的组织皱襞,色灰白而微水肿,称为颊白线,是牙齿长期机械刺激所致,有时演变为部位较宽的白色水肿。正对上颌第二磨牙牙冠处,颊黏膜隆起称为腮腺乳头,有时因创伤而显红肿。其周围常有皮脂腺颗粒,称为迷脂症。最后磨牙的远侧称为磨牙后垫,聚集了较多颊腺。

(3)口底及舌腹:口底黏膜菲薄,有时可隐约见到舌下腺及血管。舌系带位于口底中份,舌下腺的导管及颌下腺的 Wharton 管均沿系带两侧或舌下肉阜形成多数开口,扪诊时可压出唾液。舌腹黏膜亦薄,常可见舌腹静脉的曲张或小的出血点。

(4)舌:病人伸舌检查时应注意其对称性及有无歪斜或震颤;舌背乳头有无增生或萎缩(如丝状乳头、菌状乳头);舌苔的形态及颜色。

用纱布包绕舌前份,用手握持并向前拉出,可较清楚地检查舌背基部及舌侧面基部,前者分布有 8～12 个轮廓乳头,有时被病人误认为肿瘤,或者可见舌侧中份的纵行排列的叶状乳头,常有水肿或炎症,其后有数目不等凹陷状或颗粒状淋巴滤泡,也常有炎症或水肿,而成为病人就诊主诉。

(5)腭:硬腭前份有腭皱襞,硬软腭交界处有腭凹,磨牙区有时可见稍突起的腭隆突,软腭应注意其活动性及腭垂(悬雍垂)的形态。

(6)咽:咽部的咽前后柱常见充血,扁桃体肿大发炎,而本部位的炎症又常同时并发舌根部的淋巴滤泡炎症,并渐演变为迁延的慢性炎症。

(7)牙龈:牙龈的形态,色泽,有无起疱及上皮剥脱,白色斑纹的分布等均与口腔黏膜病有密切关系。

2)系统检查

全身反应有无斑疹,四肢及关节有无红、痛,眼角膜有无充血,手指脚趾、甲的颜色。

3. 辅助检查部分

(1)血液检查:除血常规外,可考虑进行凝血功能检查,血清铁、叶酸、维生素 B_{12}、红细胞沉降率、血糖等的测定。

(2)免疫学检查:近几年免疫学开展的项目较多,除血清免疫球蛋白含量测定、淋巴细胞转化试验、E 花环形成试验外,抗核抗体、类风湿因子试验、T 细胞及其亚群测定、B 细胞测定等均已较普遍作为口腔黏膜病的辅助检查方法。

(3)活体组织检查:口腔黏膜病活检目的一是确定诊断,二是排除恶变。因此不是每例必做的常规,病变范围较小的损害一般采用切除活检。因此,切取的部位、大小和深度均应合适,标本应含有与正常组织相连的损害边缘,深度至少达到网状层或黏膜下层。

(4)脱落细胞学检查:主要了解上皮细胞的种类和性质,也可作为病毒性疾患及天疱疮的辅助诊断。

(5)微生物学检查:临床常用白色念珠菌的直接涂片检查,必要时也可作培养鉴定。

(6)免疫组织化学检查:是利用特异免疫反应定位组织中某类抗原成分分布的一门较新技术,具有敏感、快速且能在组织细胞原位检测目标抗原的优点,有助于某些黏膜疾病的诊断、鉴别、分型分期及转归的判断。

(7)分子生物学技术:分子生物学技术如聚合酶链反应(PCR)、印迹杂交等已较普遍地应用于病原微生物的检测和鉴定,目前也用于某些黏膜的病因和发病机制的研究。

4. 诊断与治疗计划部分

1)诊断

(1)诊断依据充分、诊断名称正确。诊断依据将病史中所有符合诊断条件的症状、有意义的既往史、个人史、家族史、有意义的体检内容、辅助检查列出。

(2)主诉牙(病)的诊断和其他病的诊断。

(3)诊断的疾病与具有相同症状或体征的疾病进行鉴别其他病的诊断。

(4)诊断不明确时应记录"印象"或"待查"(待查必须注明倾向性意见)。

(5)三次就诊仍不能确诊应及时请上级医师会诊并作详细记录。

2）治疗设计

设计合理的治疗计划，按检查治疗顺序排列，治疗按主要治疗和辅助治疗的顺序排列，即主诉牙（病）的治疗计划和非主诉牙（病）的治疗指导原则。必要时在专科病历中详细记录治疗计划。

5. 其他部分

（1）正确施以医嘱并记录，主诉牙（病）每次治疗或阶段治疗结束后定出预约复诊日期。详细记录治疗牙位、治疗过程、治疗操作、用药（材料）及手术经过。疑难病治疗超过疗程，应有上级医师会诊的详细记录，必要时由会诊医师填写会诊意见。详细记录用药情况，并与处方相一致，合理用药，正确用药。

（2）必要时需由患者签署治疗（手术）同意书或在病历上签字。经治医师、指导医师签全名，签名字迹清晰。

6. 书写中常存在问题

（1）书写中专业术语不标准，描述不到位。

（2）现病史时间与既往史难以界定。如复发性阿佛他溃疡，从幼年时代开始，出现口腔溃烂。年龄增大后，复发频率降低，近期又增多。现病史从何时算起，可以从本次发病算起。幼年可以写在既往史中。

（3）观察不细，病损认识不清。描述时用词错误，如糜烂与溃疡、白斑与白色斑纹、丘疹与斑纹或疱疹。

（4）没有或缺少全身或询问全身疾病的记录。

（5）辅助检查未出现在病历记录中。

附录

对口腔黏膜与口腔黏膜病的基本知识

1. 黏膜及口腔黏膜

黏膜（mucosa）是指口腔、鼻腔、肠管、阴道等与外界相通体腔的湿润衬里。口腔黏膜（oral mucosa）在功能或结构上具有皮肤和消化道黏膜的某些特点。如在组织学上口腔黏膜与皮肤具有很相似的组织学结构，由上皮组织和结缔组织组成，二者的交界处呈波浪状。但与皮肤相比，口腔黏膜又具有它独特的特点，比如它湿润而且光滑，呈粉红色，而且除皮脂腺外，没有其他的皮肤附件。

2. 口腔黏膜病

口腔黏膜病（mucosa diseases）是指发生在口腔黏膜及软组织上的类型差异、种类众多的疾病总称。

（1）主要发生在口腔黏膜上的疾病，如复发性阿佛他溃疡。

（2）同时发生于皮肤或单独发生于口腔黏膜上的皮肤疾病。如扁平苔藓，这类疾病可以与皮肤病同时发生，但是，发生于口腔者可能与发生于皮肤的病损有明显的差异，前者常为细条状，可出现糜烂，而后者呈紫红色多角形扁平丘疹，常有瘙痒感。

（3）合并起源于外胚层和中胚层的某些疾病。如合并外阴、肛门、眼结膜、虹膜的多形性红斑、白塞病等。

（4）全身性或系统性疾病的口腔表征。如维生素缺乏症、血液病、克罗恩病等。

3. 对口腔黏膜病症状的描述

1）斑

斑（macule）为黏膜上较局限的颜色异常的损害，其大小不定，不高出黏膜表面，不变厚，亦无硬结改变。斑的颜色，常较周围正常黏膜深，可呈红色、红棕色或棕黑色。红斑为黏膜固有层血管扩张、增生和充血形成。若加压不退色为出血，可见于艾迪生病（Addison disease），或黏膜固有层有陈旧性出血的含铁血黄素存在，使表面发黑；黏膜内有些金属颗粒沉积，如银、铋等，也可形成黑斑。斑的外形，有圆形、椭圆形等。

2）丘疹

丘疹（papule）是黏膜上一种小的实体性突起，针头大小至 5mm 直径不等。基底形状为圆形或椭圆形，表面形状可为尖形、圆形、扁平形。显微镜下可见上皮变厚，浆液渗出，炎性细胞浸润。口腔黏膜的丘疹，一般都由大量排列不一的针头大小的病损组成，颜色呈灰白色或为红色，消退后不留痕迹。扁平苔藓在口腔的表现为典型的丘疹，它排列成带状、斑块和环状。

3）丘斑

丘斑（patch）是一种界限清楚，大小不等，稍隆起而坚实的病损，为白色或灰白色，表面比较平滑或粗糙，可看到有沟裂将病损分隔开来。口腔黏膜白斑和癌，可呈现丘斑形病损；慢性盘状红斑狼疮也可有这种损害。

4）疱

疱（vesicle）由黏膜内贮存液体而成，呈圆形，突起，直径 2～5mm，表面为半球形。疱在不同的形成、愈合时期，可为单个或多个的病损。若疱的部位在皮内，称为上皮内疱，因只有上皮的一部分形成被膜，且被膜或疱壁很薄而柔软；若疱的部位在皮下，称为基层下疱（或上皮下疱），疱壁由上皮的全层构成，因此，疱壁较厚。疱内的液体可以是透明的或微红的，这主要根据疱基底炎性反应的严重程度而定。疱壁一旦破裂，则形成糜烂或溃疡。疱性损害，可见于病毒感染、药物反应、烫伤和疱性皮肤病等。

5）大疱

大疱（bulla）是一种大的水疱型病损，直径 5mm 以上。大疱壁的薄厚，取决于大疱的部位是皮下还是皮内。大疱被膜的紧张或松弛度，取决于疱内液量多少。大疱性病损，可直接发生或由数个邻接的小疱融合而成。典型的大疱，见于天疱疮或类天疱疮。有时大疱也可见于典型的疱性疾病，如多形性红斑，疱疹性口炎。药疹一般是由疱和大疱两者组成。

6）脓疱

脓疱（pustule）也是一种疱型病损，其内由脓性物取代了透明的疱液。除脓性口炎外，口腔黏膜的脓疱是较少见的。

7）溃疡

溃疡（ulcer）是黏膜上皮的完整性发生持续性缺损或破坏，因其表层坏死脱落而形成凹陷。浅层溃疡只破坏上皮层，愈合后无瘢痕，如轻型口疮。深层溃疡则病变波及黏膜下层，愈合后遗留瘢痕，如复发坏死性黏膜腺周围炎。溃疡底部是结缔组织和有多核白细胞渗出的纤维蛋白。基底可呈黄色并化脓，或发红或呈灰白色。溃疡的外形一般是圆的，但也可出现狭长带状溃疡，特别见于机械性或化学性损伤的反应。溃疡的边缘可能不整齐呈潜掘形，如结核性溃疡，或者突起和硬化，如恶性肿瘤。溃疡也可由疱或大疱破裂后形成，其周围可有大小不等的红斑，常引起疼痛。

8）糜烂

糜烂（erosion）是黏膜的一种表浅缺损，为上皮的部分损伤，不损及基底细胞层。其大小形状不定，边界不清，表面光滑。黏膜糜烂常见于上皮内疱破溃后，如单纯疱疹、天疱疹，或由机械创伤所造成，并可呈边缘模糊的线形。因为上皮部分缺失而呈红色，其下方结缔组织的多血管状态也更明显易见。糜烂可能有痛感。

9）结节

结节（nodule）是一种突起于口腔黏膜的实体病损。它是一个结缔组织成分的团块，迫使其表面上皮向外突起，形成表浅损害，大小不等，一般直径为 0.5～2.0cm，形状不定。颜色从粉红色至深紫色，如纤维瘤或痣。

10）肿块

口腔黏膜的肿块（tumor）是一种起自黏膜向外突起的实体性生长物,其大小、形状、颜色不等。肿块按组织病理学可分为真性肿块和各种肿块样病变,后者如脓性肉芽肿与血管性肉芽肿,或囊肿性损害。真性肿块可以是良性的或恶性的,某些临床特点有一定的意义,如良性肿块的表面较规则,触诊时比较活动;恶性肿块常较固定,表面常不规则并有溃疡。但仅凭临床标准对肿块样病变进行确诊,是有困难的,必须取活体组织做组织学检查。

11）萎缩

萎缩（atrophy）可呈现发红的病变,表面所覆盖的上皮变薄,结缔组织内丰富的血管分布清楚可见,病变部位略呈凹陷,其特有的一些上皮结构消失,被一薄层上皮所取代。如舌乳头的萎缩,可使舌面光滑而发红。

12）皲裂

皲裂（rhagades）为黏膜表面的线状裂口,由炎性浸润使组织失去弹性变脆而成,如核黄素缺乏引起的口角皲裂。皲裂线仅限于上皮内,痊愈后不留瘢痕。若深达黏膜下层,能引起出血、灼痛,愈合后瘢痕。

13）假膜

假膜（pseudomembrane）为灰白色或黄白色膜,由炎性渗出的纤维素、坏死脱落的上皮细胞和炎性细胞聚集在一起形成,它不是组织本身,故可以擦掉或撕脱。溃疡表面常有假膜形成。

14）坏死和坏疽

坏死（necrosis）是体内局部细胞的病理性死亡,较大范围的坏死,又受腐物寄生菌作用而发生腐败,称为坏疽（gangrene）。黏膜组织坏死或坏疽时形成腐肉而脱落,遗留深溃疡。坏死组织腐败后产生的硫化氢与红细胞崩解后的铁,形成硫化铁沉淀,使组织变黑,坏死腐败时有恶臭。坏死性龈口炎、复发坏死性黏膜腺周围炎、白血病的牙龈、口腔黏膜的坏死性溃疡,皆属坏死的范畴;坏死性口炎（走马牙疳）为坏疽。

除了解临床病损的类型以外,病损的分布部位也是重要的,这有助于临床诊断。例如,在口腔后部咽部的疱疹,可能为疱疹性咽峡炎,但若侵及口腔前份及牙龈时,则多可提示为疱疹性口炎。唇黏膜严重的疱性或大疱性损害,可考虑为多形性红斑。

第六节　口腔正畸病历书写要点与注意事项

1. 病史部分

门诊病历手册的首页有患儿的一般情况:包括姓名、性别、出生年月（年龄）、出生地、民族、籍贯、家长姓名及职业、住址、邮编、电话、门诊号、X线片号等。不能缺项或漏项。

1）主诉

患者所述部位、症状、发病时间或者患者的要求等。

2）现病史

主诉病病史的发生、发展、曾经治疗及目前情况。

3）既往史

既往与正畸相关病史,生长发育、全身性疾病等情况,家族遗传史,家族是否有类似畸形及遗传性疾病,无陈述时记录（一）。

2. 体格检查部分

1)正确描述正畸专业所见

(1)牙列时期所在时期及临床牙位记录。①确定患者𬌗的发育阶段及牙列式。②检查牙弓的形态和排列。上下牙弓关系、近远中关系、垂直关系、水平关系等,对异常情况作出正确描述。③检查牙齿的发育情况。是否有个别牙错位、缺失、增多、形态异常、发育异常等,进行详细记录。

(2)磨牙关系:前牙覆𬌗、前牙覆盖、前牙开𬌗、牙列拥挤、个别牙错位(唇向错位、颊向错位、舌向错位、腭向错位、近中错位、远中错位、高位、低位、转位、易位、斜轴)。

(3)上下颌及牙列中线是否偏斜。上下颌骨及齿槽座情况;面部健康情况。如检查口腔卫生状况、有无龋齿、唇腭裂;牙龈的色泽,有无充血、水肿和增生现象;上下颌形态、大小、位置;牙槽、基骨及腭盖情况;舌系带长短及附着情况等都需要准确记录。

面部检查主要有①正面观:检查并记录患者颜面部是否对称,正面类型、对称性、唇齿位、颏位和微笑曲线。②侧面观:检查并记录患者侧面型、鼻唇角、唇位、颏唇沟和下颌角。

(4)咬合关系应记录正常、反、锁(跨)、超、深覆、对刃、开合等。双侧颞下颌关节是否有疼痛、弹响、开口度及开口型变化情况。

(5)记存模型分析应对记存模型拥挤度、Bolton 指数、𬌗曲线曲度、牙弓对称性、牙弓长度和宽度、牙槽弓的长度和宽度、基骨弓的长度和宽度、腭穹高度进行分析,为临床治疗方案提供理论依据。

(6)按要求填写口腔一般情况。检查栏内必须填写"详见正畸专科病历"。

3. 辅助检查部分

(1)X线检查是正畸治疗中常用的辅助检查,它包括:牙片、咬合片、颞下颌关节开闭口位片、全颌曲面断层片、X线头影测量定位片、头颅正位片、手腕部 X 线片、头颅 CT 片确定骨骼发育情况等。

(2)X线片,牙片袋上注明病人姓名、病历号,单个牙片标定牙位,以免混淆造成误诊。

4. 诊断与治疗计划部分

1)诊断

诊断依据充分、诊断名称正确。记录主诉牙(病)的诊断及其他病的诊断。诊断不明确时应记录"印象"或"待查"(待查必须注明倾向性意见)。三次就诊仍不能确诊应及时请上级医师会诊并作详细记录。

2)治疗设计

治疗设计合理,必要时附以图示如活动矫治器。治疗设计应详细记录患者或患儿家长要求、治疗目的;医师签名。设计方案并取得患者或其监护人的同意。临床技术操作应详细记录治疗过程。预约或阶段治疗结束后定出复诊日期。

3）临床技术操作

详细记录治疗牙位、治疗过程、治疗操作、用药（材料）及手术经过。疑难病治疗超过疗程，应有上级医师会诊的详细记录，必要时由会诊医师填写会诊意见。详细记录用药情况，并与处方相一致，合理用药，正确用药。

5. 其他部分

正确施以医嘱并记录，主诉牙（病）每次治疗或阶段治疗结束后定出预约复诊日期。必要时需由患者签署治疗（手术）同意书或在病历上签字。经治医师、指导医师签全名，签名字迹清晰。

6. 书写中常存在问题

（1）病历书写字体不工整，页面不整洁、错别字、有严重涂改（涂改用红笔签字并注明日期）。

（2）病历描述语言不通顺，运用术语不正确，绘图标记不准确，使用英语不正确。

（3）主诉牙（病）的首诊未按初诊要求书写病历。

（4）治疗过程中忽视患者社会行为及治疗心理意识。患者前来正畸治疗的原因、对治疗结果的预期程度、对畸形的自我评价、对新事物的接受能力、口腔卫生习惯、配合医疗的程度都建直接影响到治疗效果。因此，在病史书写中要正确而又全面记录。

（5）不了解患者的不良习惯。患者的不良习惯可直接导致牙列畸形，比如咬指甲、吮指、吐舌、咬唇、口呼吸打鼾、呼吸困难、不正常的吞咽习惯、语言及发音问题等都应在病史书写中准确描述。

附录 1:典型病例

口腔正畸科门诊病历格式
病历首页

就诊科室:正畸科

姓名_____ 性别_____ 年龄_____
出生年月_____ 职业_____ 婚姻_____
通信地址_____ 邮编_____
联系电话_____
药物过敏史_____

病历号____ X线号____ 记存模型号_____ 面相号____
就诊日期____年__月__日起___年__月__日止

正畸专科病历

| 姓名 | 性别 | 年龄 | 出生年月 | 民族 | 籍贯 | 职业 | 婚姻 |

通讯地址   邮编:

监护人: 联系电话1.   2.   邮箱:

门诊编号: 记存模型编号: X线编号: 面相号: 就诊日期   年   月   日

主诉:

全身疾病史(包括现病史及既往史):请对以下情况认真作答,异常请打"√"

遗传性疾病		类风湿性关节炎		血压高或低	
心脏病		冠状动脉供血不足		动脉硬化	
心绞痛		中风		先天性心脏缺损	
心脏杂音		风湿性心脏病		甲亢	
糖尿病		肾脏疾病		佝偻病	
过度出血或出血倾向		贫血或出血性疾病		肺炎、肺结核	
胸部疼痛、呼吸急促		胃溃疡		肝脏疾病、HBV+	
免疫系统性疾病		AIDS HIV+		经常头痛、感冒	
眼、耳、鼻或喉疾病		鼻炎、鼻中隔偏曲、		扁桃体及腺样体增生	
哮喘,水痘或荨麻疹		癫痫等神经性疾病		精神健康障碍或抑郁	
视觉、听觉、味觉障碍		言语障碍		厌食、贪食症	
骨质疏松症		皮肤疾病		肿瘤及放化疗史	

你是否服用药物,营养补充剂,草药和非处方药？_____ 药物名称_____

你现在或曾经有过滥用药物的问题？____药物名称_____

曾经是否住院____住院原因_____曾经是否手术____手术原因_____

曾经是否输过血_____输血原因_____

(女性)是否怀孕____是否准备怀孕____

家族病史:请对以下情况认真作答,异常请打"√"

出血性疾病		类风湿性关节炎		严重过敏	
糖尿病等代谢性疾病		心脏疾病		特殊的牙列问题	
有无类似畸形					

过敏病史:请对以下情况认真作答,异常请打"√"

局麻药物		阿司匹林		青霉素等抗生素	
磺胺类药物		布洛芬等		橡胶	
金属		聚乙烯		丙烯酸树脂	
食物		动物		其他	

口腔病史:请对以下情况认真作答,异常请打"√"

乳牙早脱		乳牙迟脱		恒牙早萌	
乳牙滞留		乳恒牙先天缺失		咬指甲	

吮指	咬唇	不正常的吞咽习惯	
吐舌	口呼吸打鼾	呼吸困难等	
语言及发音问题	牙齿有冷热疼痛	上下颌骨骨折	
牙齿冠根折断	囊肿	口腔感染	
死髓牙根管治疗	牙龈出血	口腔异味	
牙龈退缩	食物嵌塞	口腔溃疡及疱疹	
松动破损的充填体	修复体	咀嚼困难	
面部及耳朵周围肌肉是否有疼痛	关节紊乱疾病治疗史	牙周疾病治疗史	
正畸检查及治疗史			

社会行为及治疗心理意识
对新事物的接受能力： 强 中 弱
对畸形的自我评价： 在意 中 不在意
愿意配合程度： 愿意 中 不愿意
是否反对正畸矫治器： 反对 不反对
对矫治器的要求及选择类型： 唇侧矫治器 舌侧矫治器 隐形矫治器
前来正畸治疗的原因是：
刷牙次数及刷牙时间：
对治疗结果的预期程度：

牙、颌、面专科检查
牙𬌗的发育阶段： 乳牙𬌗 替牙𬌗 恒牙𬌗
牙列式：
牙和牙弓
个别牙错位： 牙的发育异常： 牙弓形态和排列异常情况：
上下牙弓关系异常：
近远中关系异常：
垂直关系异常：
水平关系异常：
颌面部软硬组织
上下颌形态、大小、位置： 牙槽、基骨及腭盖情况：
舌系带长短及附着情况： 舌体的大小及形状：
牙龈的色泽： 有无充血 水肿和增生现象： 口腔卫生状况：
面部有无外伤瘢痕：
其他：龋齿、唇腭裂、舌腭扁桃体：

面部检查					
正面观			侧面观		
正面型	短面　均面　　长面		侧面型	凹　　直　　凸	
对称性	对称　不对称		鼻唇角	大　　正常　　小	
下面高	长　　正常　　短		唇位	前　　正常　　后	
唇齿位	正常　唇闭合不全		颏唇沟	浅　　正常　　深	
颏位	偏左　正常　　偏右		颏位	前　　正常　　后	
微笑	正常　露龈　　过度		下颌角	大　　正常　　小	
功能检查					
发音：s.z　　f.v　　th.sh.ch　　t.d　　l.n					
咀嚼：正常　　偏侧咀嚼			吞咽：　正常　　伸舌		
下颌运动：张口度：　正常　　受限			开口型：正常　　异常		
颞颌关节有无压疼、弹响及运动异常：					
记存模型分析					
拥挤度：　　　　　上颌　　　　下颌					
Bolton 指数：　　　前牙比　　全牙比					
𬌗曲线曲度：					
牙弓对称性：					
牙弓长度：　　　　前段　　中段　　后段					
牙弓宽度：　　　　前段　　中段　　后段					
牙槽弓的长度：					
牙槽弓的宽度：					
基骨弓的长度：					
基骨弓的宽度：					
腭穹高度					
X 线检查					
1)牙片：					
2)咬合片：					
3)颞下颌关节开闭口位片：					
4)全颌曲面断层片：					
5)手腕部 X 线片：					
6)X 线头影测量定位片：					
7)头颅正位片：					
8)头颅 CT 片：					

附录 2

正畸治疗知情同意书

亲爱的患者：

作为您的医生，我们将用最合适于您的矫治方法和优质的医疗服务为您治疗。然而，正畸治疗是一个技术复杂、疗程较长的过程，疗效的好坏直接与您的配合相关。为了取得良好、稳定的疗效，在正畸治疗中，您需要了解和注意以下问题：

一、正畸治疗开始前要进行全面的检查：需要拍 X 线片、照颌面相、取记存模型，问相关的遗传、先天病史，健康情况。

二、充分和医生配合，听从医生的指导，是治疗成功的关键。

1.听从医生的口腔卫生指导和饮食指导。

2.按预约时间定期复诊。若长期不复诊，牙齿将不会移动或出现异常变化，不能取得预期效果。超过三个月无故不复诊者，视为自动终止治疗。

3.如果您的治疗需要使用其他正畸装置，如头帽、面弓、唇弓、橡皮圈、前牵引面具、颏兜等，请按医生指导正确使用，防止受伤。

4.如果您确实不能配合治疗，经常损坏矫治器或口腔卫生很差，我们将不得不终止治疗。费用不予退赔。

三、大部分患者需要拔牙治疗。其主要作用是解除牙齿拥挤，改善面部的外形。拔牙的间隙一般都会被关闭。拔牙不会引起牙齿松动。

四、正畸治疗开始 1～2 周内有不适感属正常现象。矫治器初次戴用后，牙齿出现轻度不适疼痛、轻度松动及口腔黏膜溃疡，属正常反应，一般将在一周之内消除。如有其他严重不适，请与医生联系。

五、正畸治疗过程中需保持良好的口腔卫生。每次进食后要仔细刷牙，否则堆积在牙齿上的食物残渣可能造成牙龈炎、牙周炎、牙齿脱钙龋齿，影响治疗及口腔健康。有些患者需定期洁牙，保持牙周健康。正畸治疗期间所有的牙体牙周治疗需要另外收费。

六、正畸治疗中的饮食注意事项。正畸治疗中不能啃食硬物及黏性食物，大块食物及较硬的水果需切成小块后食用，否则将造成矫治器松动或脱落，延长疗程。若发现带环松脱、弓丝折断等情况而影响到口腔功能时，应及时与医生联系，确定是否需要来院处理。重新黏结或制作矫治器需要另外收费。

七、正畸治疗中某些事先不可预知或不可避免的问题。

1.有些牙齿由于早期受到碰撞或咬合创伤而不自知，造成慢性牙髓坏死。

2.具有严重牙周病时，则牙齿可能脱落。

3.处在生长发育期的少年儿童的颌骨生长方向和生长型，受其内因、环境及其他多因素影响，医生并不能完全控制，这可能导致治疗效果不令人满意，或表现复杂。严重的骨骼发育异常可能需结合正颌外科手术进一步治疗。

4.颞颌关节问题。由错合畸形引起的颞颌关节问题，经治疗后颞颌关节问题可能有缓解或完全消除，不是由错𬌗畸形引起的颞颌关节问题，正畸治疗可能对其不起作用。

5.有些患者由于单侧拔牙、上下牙齿比例不协调，治疗结束时可能中线不齐、咬合关系欠佳或牙弓内有少许间隙。

6.少数患者的牙齿可能由于存在的难以发现的根骨粘连而无法移动，以致无法完成治疗计划。

八、正畸治疗后需充分保持、防止复发。患者去除固定矫治器后,需按医生指导戴用保持器,以巩固疗效,防止复发。一般需要保持 1～2 年,有些患者需要更长时间,甚至终身保持。

九、所有的病历、模型、各种检查资料由医院保管。为了对患者进行全面的诊断、设计及治疗中观察研究之用,我们对每位患者记录病历、取模、照相、摄 X 光片以及进行其他必要检查。这些资料由医院保管,患者不得随意带走。

十、疗程。正畸治疗是用生理性的力使牙槽骨进行改建,牙齿移动,因此疗程较长。简单的乳牙列期治疗一般需半年左右,恒牙期的全面治疗一般需两年的时间,有些疑难患者可能需要更长时间,另外,疗程的长短与您的配合密切相关,如果您不配合,疗程将延长。

十一、治疗费用。正畸治疗是您对健康和美丽的投资。治疗费用与畸形程度、矫治器种类、疗程长短有关。

十二、实行预约制度。

1.复诊:必须严格按照遵循医嘱,准时复诊。

2.改约:患者不应随意更改复诊时间,如果是不可抗拒的因素需要改约,患者应至少提前三天与主治医师联系,取得同意后方可另约时间复诊,

3.逾期缺诊,未经医师同意缺诊会影响治疗效果,延长治疗时间,超过预约复诊时间三个月不来复诊,作自动放弃治疗处理,造成的不良治疗效果由患者负责。

十三、医师的设计方案综合考虑了患者要求、健康、美观、功能、稳定自身条件等因素,可能不能完全满足您的所有要求或特殊喜好,但我们会尽最大的努力为您提供目前医疗水平所能达到的最好治疗结果。

经过仔细全面的临床检查、模型分析、X 线分析和其他辅助检查,考虑到您的要求制订以下治疗计划:

1.方案一:

2.方案二:

3.方案三:

医生和患者及家长协商同意实施方案为:＿＿＿＿＿＿＿＿＿,此方案可能出现或不能解决的问题有:

1.

2.

3.

如果您同意以上治疗计划,阅读并理解以上注意事项及可能出现的问题,愿意配合治疗,按期交纳治疗费用,请签字:

患者/父母或监护人(未成年人):　　　　　签字日期:　　年　　月　　日

　医生:　　　　　　　　　　　　　　　签字日期:　　年　　月　　日

　　　　　　　　　　　　　　　　　　　　　　　　　　　×××医院正畸科

治疗过程记录			
日期		收费	签名

第七节 口腔修复病历书写要点与注意事项

1. 病史部分

门诊病历手册的首页一般情况：包括姓名、性别、出生年月（年龄）、出生地、民族、籍贯、家长姓名及职业、住址、邮编、电话、门诊号、X 线片号等。不能缺项或漏项。

1) 主诉

患者就诊的主要症状、部位及持续时间。

2) 现病史

有无修复治疗史，修复治疗的原因、修复时间及目前情况。

3) 既往史

患者饮食习惯、卫生习惯及刷牙习惯，有无家族史。询问患者直系亲属中是否有人患过癌、糖尿病、结核病，先天性畸形等疾病，尤其在涉及遗传因素的口腔疾病。有无系统性疾病病史，患者接受口腔疾病预防保健措施的状况等。

2. 体格检查部分

1) 口腔外部检查

(1) 颌面：□左右对称 □左侧较大 □右侧较大

(2) 笑线：□高 □中 □低

(3) 侧面轮廓：□直面型 □凸面型 □凹面型 □颌骨前突 □颌骨后缩

(4) 颞下颌关节双侧髁突大小：□对称 □左侧较大 □右侧较大

触诊：□无疼痛 □疼痛

关节弹响：□无 □有

(5) 开口度：□Ⅰ □Ⅱ □Ⅲ

(6) 咀嚼肌扪诊：□无压痛 □有压痛，位置_____

(7) 咀嚼肌收缩：□左右对称 □左侧明显 □右侧明显。

2) 口腔内检查

(1) 口腔卫生：□良好 □一般 □较差 □严重

(2)牙体/列缺损范围：

(3)牙周检查：松动□Ⅰ　□Ⅱ　□Ⅲ

松动□Ⅰ　□Ⅱ　□Ⅲ

松动□Ⅰ　□Ⅱ　□Ⅲ

(4)正中𬌗关系检查：上下牙列 □有广泛接触　□无广泛接触,上下颌牙列中线　□一致 □下牙列左偏____mm　□下牙列右偏___mm　前牙覆𬌗___mm　覆盖___mm。

(5)息止𬌗间隙：___mm。

(6)正中咬合、前伸𬌗、侧方𬌗：□有干扰　□无干扰。

(7)缺牙区情况：缺牙间隙大小____mm,位置_____,□骨尖　□倒凹　□骨隆突　拔牙创愈合____；邻牙____；对𬌗牙____。

(8)无牙颌口腔专项检查：

①上下颌弓牙槽嵴大小_____、形态_____和位置_____。

②牙槽嵴吸收_____。

③口腔黏膜：□炎症　□溃疡　□瘢痕

④舌体大小_____,形态_____,活动_____。

⑤唾液分泌量_____,黏稠度_____。

(9)原有修复体检查及原有修复体存在位置。

原有修复体质量：密合情况_____,咬合关系_____,外形_____,人工牙色泽_____,排列_____,义齿对牙龈黏膜_____,义齿功能效率_____,是否重做：□是/□否　重做原因：_____。

3. 辅助检查

(1)根尖片：固定修复前,根管治疗后,牙齿外伤后,牙齿拔除二至三个月后,预观察基牙根尖,牙根根充是否完善,牙根长短,挤压是否隐裂折断及拔牙窝吸收情况,常需拍摄根尖片。

(2)X线曲面断层片：缺牙较多余留牙多数情况较差,全口义齿修复前,患者上下牙列重度磨耗等,预观察多数牙牙根情况,牙槽骨情况,以及患者关节情况等,常需拍摄此片。

(3)CT：对于主诉关节异常,牙齿重度磨耗需咬合重建的患者常需拍摄。

4. 诊断与治疗计划部分

(1)诊断：诊断依据充分、诊断名称正确,记录主诉牙(病)的诊断及其他病的诊断。诊断不明确时应记录"印象"或"待查"(待查必须注明倾向性意见)。三次就诊仍不能确诊应及时请上级医师会诊并作详细记录。

(2)治疗设计：记录主诉牙(病)的治疗计划及非主诉牙(病)的治疗指导原则。治疗计划合理,必要时附以图示,也可在专科病历中详细记录治疗计划。

5. 其他部分

(1)正确施以医嘱并记录,主诉牙(病)每次治疗或阶段治疗结束后定出预约复诊日期。详细记录治疗牙位、治疗过程、治疗操作、用药(材料)及手术经过。疑难病治疗超过疗程,应有上级医师会诊的详细记录,必要时由会诊医师填写会诊意见。应详细记录用药情况,并与处方相一致,合理用药,正确用药。

(2)必要时需由患者签署治疗(手术)同意书或在病历上签字。经治医师、指导医师签全名,签名字迹清晰。

6. 书写中常存在问题

(1)病历首页中需规范填写的项目未写全。

(2)语言描述不准确,有错别字、漏字、笔误、标点符号不规范,字迹潦草无法辨认,关键字写错,"左右"不清。给人以不准确、治疗不当之感觉。涂改不仅影响病历的整洁,而且影响病历的真实性。

(3)记录语言不规范,没有用医学专门术语,句子逻辑关系差,概念不准。记录不规范,没按病历的要求书写,病程记录内容空洞,似记流水账(如患者感觉牙齿不好看要求镶牙)。缺乏对疾病的分析见解和逻辑性,不能动态地反映疾病演变过程;病程记录前后矛盾,漏洞百出。

(4)未按规定将与病人有关的各种检查报告收入病历中。鉴别诊断依据不足、体检内容、专科检查内容不全。病历中有些检查(如全景片或者 CT 片)分析少,是否有依据在病历中无从考查;部分辅助检查没在病程记录中反映。

(5)书写病历时,在做到简明准确的同时又要内容齐全。凡是口头向患者交代的问题(如诊疗计划内容,预后及不及时修复或者治疗的不良后果等)都应该记录在案,如"建议患者做根管治疗","已告知患者,若不做冠修复/根管治疗,预后将不好","患者坚持拔牙,拒绝根管治疗","患者目前不想做冠桥修复治疗"等。

附录1　典型病例

口腔修复科病历

姓名:　　　　　　性别:　　　　　　年龄:

出生年月:　　　　职业:　　　　　　婚姻:

通信地址:　　　　邮编:　　　　　　联系电话:

药物过敏史:　　　病历号:　　　　　X 线号:

记存模型号:　　　面相号:　　　　　就诊日期:　　年　月　日

主诉:现有义齿咀嚼无力要求重新镶牙。

现病史:全口牙齿拔除 5 年,曾戴用全口总义齿,观义齿磨耗明显,咀嚼无力,要求重新修复。

检查:全口牙缺失,牙槽嵴平整,上下牙槽嵴欠丰满,无明显骨尖,骨突;上颌牙槽嵴低平,无明显骨尖,骨突。上殆弓小于下殆弓;颌间距离偏大,唾液量可。患者面部呈苍老面容,下颌张闭口时无明显习惯性前伸动作,颞颌关节无明显弹响疼痛。

诊断:上、下牙列缺失。

处理:拟全口义齿修复缺失牙。今日取二次印模,灌注模型,辅自凝暂基托,确定正中关系及垂直关系,试排牙。

复诊:上次无不适,检查同前。

处理:今日试排牙,正中关系正确,丰满度病人满意,调整个别前牙位置,约日复诊。

复诊:同前。

处理:今日戴牙,调合,缓冲,检查正中关系及垂直距离正常,病人表情自然,丰满度正常,病人满意,抛光待走,口述注意事项。

医师签名:×××

××年××月××日

第八节　口腔种植病历书写要点与注意事项

1. 病史部分

门诊病历手册的首页一般情况:包括姓名、性别、出生年月(年龄)、出生地、民族、籍贯、家长姓名及职业、住址、邮编、电话、门诊号、X线片号等。不能缺项或漏项。

1)主诉

患者就诊的主要症状、部位及持续时间的简明扼要地概括。本次就诊的口腔疾病的部位,症状和发病时间。主诉使用患者的语言记录。

2)现病史

主诉牙(病)病史的病程及主诉牙(病)的发生、发展、曾经治疗及目前情况。

复诊:主诉牙(病)上次治疗后的反应。

3)既往史

(1)本病发病前曾经患过或诊治过的疾病情况,一般与本病无关或有所关联的独立的疾病。

(2)患者全身性疾病等情况,精神心理状态。

(3)患者有无系统性疾病病史。

(4)在询问病史时,不可忽视家族遗传病史,特别是与牙周病有关的系统性疾病,如血液病(急性白血病、血小板减少性紫癜等)、心血管疾病、糖尿病、病毒性肝炎、肺结核或其他内分泌疾病、免疫功能缺陷以及某些遗传性疾病等。

(5)询问患者直系亲属中是否有人患过癌、糖尿病、结核病,先天性畸形等疾病,尤其在涉及遗传因素的口腔疾病时,需记录清楚。

(6)无陈述时记录(一)。

2. 体格检查部分

1）口颌系统检查

（1）口腔颌骨情况：牙列缺损按肯氏分类和亚类记录。有无牙缺失、牙列缺损及其分类。口腔内是否有龋齿，如有对其进行牙体牙髓检查。有无充填物、充填体密合度，有无继发性龋。是否有牙周疾病，如有对其进行牙周病检查。记录颌弓水平关系和颌弓垂直关系（颌间距离）。

（2）记录牙合与咬合关系，如有错殆进行分类检查。

（3）记录牙弓关系。

（4）有无颞颌关节紊乱症，检查并进行分类。

（5）有无夜磨牙症状，并查找原因。

（6）有无修复体，修复体类型及使用功能。

（7）牙槽嵴情况，检查其丰满度。

2）记录模型检查

有无记录模型，对记录模型进行牙体、牙周、牙列、咬殆关系分析，为临床治疗方案提供理论依据。

3. 辅助检查部分

（1）X线片，牙片袋上注明病人姓名、病历号，单个牙片标定牙位。有牙片、咬殆片、全景片、CBCT。正确描述根吸收、根尖周、牙周膜、根分歧、根管充填等情况。术前、术后都应拍X线片。

（2）正确记录必要的血液检查、涂片检查及活体组织病理检查。

4. 诊断与治疗计划部分

1）诊断

诊断依据充分、诊断名称正确。记录主诉牙（病）的诊断及其他病的诊断。诊断不明确时应记录"印象"或"待查"（待查必须注明倾向性意见）。

2）治疗设计

主诉牙（病）的治疗计划及非主诉牙（病）的治疗指导原则。治疗计划合理，必要时附以图示，也可在专科病历中详细记录治疗计划。

3）临床技术操作

（1）详细记录治疗牙位、治疗过程、治疗操作、用药（材料）及手术经过。

（2）手术记录包括种植情况、种植体类型、种植方法、种植体稳定情况、骨缺损情况、骨质情况、是否植骨、手术切口等情况。

（3）种植手术术中参加手术医务人员都应做记录。

5. 其他部分

（1）正确施以医嘱并记录，主诉牙（病）每次治疗或阶段治疗结束后定出预约复诊日期。详细记录治疗牙位、治疗过程、治疗操作、用药(材料)及手术经过。疑难病治疗超过疗程,应有上级医师会诊的详细记录,必要时由会诊医师填写会诊意见。详细记录用药情况,并与处方相一致,合理用药,正确用药。

(2)必要时需由患者签署治疗(手术)同意书或在病历上签字。经治医师、指导医师签全名,签名字迹清晰。

6. 书写中常存在问题

(1)病历书写字体不工整,页面不整洁,涂改未用红笔签字或未注明日期。

(2)病历描述语言不通顺,运用术语不正确,绘图标记不准确,使用英语不正确。

(3)既往史中,未特别注意术前全面检查,包括患者全身情况、精神心理状态、传染病、有无过敏反应、系统性疾病和遗传病史等信息。

(4)口颌系统检查:口颌系统检查应全面,未做到准确无误,出现漏检。

附录1:典型病例

1. 一般情况

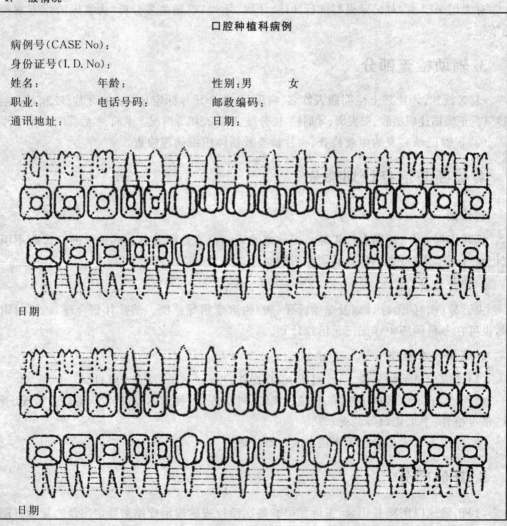

口腔种植科病例

病例号(CASE No):

身份证号(I.D. No):

姓名:　　　　年龄:　　　　　　性别:男　　　　女

职业:　　　　电话号码:　　　　　邮政编码:

通讯地址:　　　　　　　　　　　　日期:

日期

日期

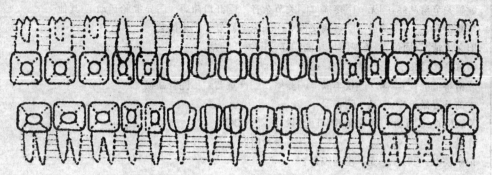

日期

2. 术前检查记录

术前检查记录

传染病：□无 □AIDS □传染性肝炎 □TB □其他

精神心理状态：□良好 □中 □差

全身情况：□良好 □中 □差

过敏反应：□无 □青霉素 □磺胺类 □普鲁卡因 □其他

病史：现患疾病：□无 □心脏病 □高血压 □血液疾病 □气管炎 □肝炎 □肾脏疾病
　　　　　　　□甲状腺机能异常 □肾上腺皮质功能异常 □糖尿病 □肿瘤 □过敏反应
　　　　　　　□全身免疫性疾病 □其他

　　口颌系统检查

无牙颌：□上颌 □下颌 □双颌

失牙时间：

失牙原因：□外伤 □龋坏 □牙周病 □其他

颌弓水平关系：□正常 □上颌前突 □下颌前突 □其他

颌弓垂直关系(颌间距离)□中等 □过大 □过小

牙列缺损：□/□(肯氏分类：Ⅰ,Ⅱ,Ⅲ,Ⅳ)(亚类:1,2,3,4)

缺失牙：

残根：

龋齿：

牙髓根尖疾患：

松动牙(牙位加动度)：

牙周疾病(牙位加病)： A.结石 B.龈萎缩 C.牙周袋

𬌗与咬合 A:□ B:□

　A:□中性𬌗 □远中𬌗 □近中𬌗 □不明

　B:□尖牙保护牙□双侧平衡𬌗□单侧平衡𬌗 □铰链型牙□不明

个别牙错𬌗(牙位加类型)：

　□近中 □远中 □唇向 □舌向 □扭转 □斜轴 □伸长 □低位

牙弓关系：□正常拥挤 □前牙反𬌗 □前牙切𬌗

　　　　　□前牙深覆𬌗 □后牙反𬌗 □锁𬌗

夜磨牙：□无 □轻微 □严重

颞颌关节紊乱症:□无　□疼痛　□关节杂音　□开口障碍　□异常殆运动 □其他

修复情况:□固定义齿　□可摘义齿　□未完全修复　□未修复

旧义齿情况:固位：美观□　功能□好　□中　□差

满意度:□很好　□　好　□一般　□不满意

牙槽嵴情况:□丰满　□较丰满　□萎缩　□严重萎缩　□骨缺损

术前是否做治疗:□是　□否

X线检查:□牙片　□咬殆片　□全景片　□CBCT

片号:　　　　　　　　　摄片时间:

记录模型:□有　□无　模型编号:

治疗计划:

检查医师:

3. 手术记录

3. 手术记录

种植情况:

手术 日期	牙位	种植体 类型	长度	直径	种植 方法	切口	骨缺损 情况	是否 植骨	是否完 全就位	即刻稳 定性	骨质 情况	弯曲 度

种植体类型:□ITI　□Bego　□Osstem　□CDIC　□其他

种植方法:□即刻　□延期（拔牙后　　月）

切口:□直线切口　□角形　□梯形　□环形

种植体是否完全就位:□是　□否

即刻稳定性:□很稳固　□　稳固　□较差（Periotest 测定值）

骨质情况:□D1　□D2　□D3　□D4

骨缺损情况:□唇侧　□舌侧　□腭侧　□无

是否植骨:□有　□无

手术方法:A:翻瓣□是　□否

　　　　　B:分期　□一期法　□二期法

伴随手术:□无　□软组织成形术　□前庭沟成形　□骨劈开手术

　　　　　□骨挤压术　□组织诱导再生　□上颌窦提升术　□植骨　□其他

使用其他材料:□无 □HA　□BGC □骨粉　□自体骨　□其他

术中并发症:□无 □穿侧方骨壁 □损伤下颌神经　□穿鼻底 □穿上颌窦底

　　　　　□牙槽骨骨折 □大出血 □种植体折断 □其他

术后摄 X 线片:片号:　　　摄片日期:　　年　月　日

补充说明:

术后医嘱:

处方:

注意事项:

记录人员:

手术医生:

病例记录时间:　　年　月　日

4. 种植手术中护士工作记录

种植手术中护士工作记录

姓名　　　　　　　　性别　　　　　年龄

病历号　　　　　　　日期　　　　年　月　日

诊断:　　　　　　　　　拟行手术:

参加手术人员:

手术医师:　　　　　　助手医师:

助手护士:　　　　　　巡回护士:

手术开始时间:　　　　　结束时间:　　　手术历时:

术中使用器械药品:

名称	数目(量)	名称	数目(量)
消毒手术包		2%利多卡因	
消毒种植器械		盐酸肾上腺素	
锥状种植体		硫酸庆大霉素	
柱状种植体		0.9%生理盐水	
一次性注射器		75%酒精	

术中情况及处理(包括巡回护士配合要点):

记录人:

年　　　月　　　日

5. 手术后复查记录

<table>
<tr><th colspan="7">手术后复查记录</th></tr>
<tr><td colspan="7">术后复查：</td></tr>
<tr>
<th>复查
时间</th>
<th>次数
（第 次）</th>
<th>种植体
牙位</th>
<th>伤口
愈合</th>
<th>咬牙合
创伤</th>
<th>是否
保留</th>
<th>备注</th>
</tr>
<tr><td></td><td></td><td></td><td></td><td></td><td></td><td></td></tr>
<tr><td></td><td></td><td></td><td></td><td></td><td></td><td></td></tr>
<tr><td></td><td></td><td></td><td></td><td></td><td></td><td></td></tr>
<tr><td></td><td></td><td></td><td></td><td></td><td></td><td></td></tr>
<tr><td colspan="7">
种植体牙位：
伤口愈合：□良好 □基本愈合 □感染 □裂开
种植体松动度：0～Ⅲ与 Perlotest 测定值
是否有咬殆创伤：□无 □轻度 □重
种植体是否保留：□保留 □脱落 □需拔除 □更换（注明型号）
暂时修复体：□无 □全口义齿 □固定义齿 □可摘局部义齿
            □塑料单冠 □塑料联冠 □其他
暂时修复体制作时间： 年 月 日
暂时修复处理：□无 □未处理 □调殆 □更换
口腔卫生情况：□良好 □中等 □差 □极差
X 线片号：· 摄片日期 年 月 日
补充说明：

处方：

注意事项：

                                               检查医师：
                                               年 月 日
</td></tr>
</table>

6. 修复前纪录

<table>
<tr><th colspan="9">修复前记录</th></tr>
<tr><td colspan="9">复查时间：</td></tr>
<tr>
<th>复查
时间</th>
<th>牙位</th>
<th>植入后
时间</th>
<th>种植体
动度</th>
<th>附着龈高
度（mm）</th>
<th>牙龈
指数</th>
<th>菌斑
指数</th>
<th>并发症</th>
<th>备注</th>
</tr>
<tr><td></td><td></td><td></td><td></td><td></td><td></td><td></td><td></td><td></td></tr>
<tr><td></td><td></td><td></td><td></td><td></td><td></td><td></td><td></td><td></td></tr>
<tr><td colspan="9">
种植体松动度：0～Ⅲ与 Perlotest 测定值
牙龈指数：□牙龈颜色正常，有点彩   □牙龈颜色基本正常，轻度充血
            □牙龈充血，点彩消失，探出血   □牙龈红肿，指压出血
</td></tr>
</table>

菌斑指数:□无菌斑 □薄层菌斑 □中等量菌斑 □大量菌斑,牙石

种植体并发症:□无 □较松动 □疼痛 □感染

　　　　　　□脱落 □折断 □其他

暂时修复体:□无 □全口义齿 □可摘局部义齿

　　　　　　□固定义齿 □单冠 □联冠 □其他

口腔卫生情况:□良好 □中等 □差 □极差

X线片号: 摄片日期 年 月 日

补充说明:

　　　　　　　　　　　　　　　　　　　　检查医师:

　　　　　　　　　　　　　　　　　　　　年 月 日

7. 种植义齿修复记录

修复体设计:

A 支持方式:□种植体支持 □种植体—天然牙联合支持 □种植体—黏膜混合支持

B 固位方式:□螺丝固位 □黏结固位 □附着体固位 □其他

C 修复类型:□全口覆盖义齿 □全口固定义齿 □局部可摘义齿

　　　　　　□单冠 □联冠 □固定桥 □混合式 □其他

同期其他修复体及部位:□无 □全口义齿 □固定义齿

　　　　　　　　　　　　□可摘义齿 □单冠 □联冠 □其他

基牙情况:

修复设计图

基牙 牙位	牙体 缺损	动 度	固位体	连接 形式

牙位:

牙体缺损:□无 □有

松动度:0~Ⅲ 与 Perlotest 测定值

固位体:□全冠 □部分冠 □嵌体 □卡环 □其他

连接形式:□硬性连接 □可摘连接 □栓道式 □其他

修复体材料:□塑料　□金属　□金一塑　□其他

修复体牙尖斜度:□解剖式　□半解剖式　□非解剖式　□其他

殆型:(修复后):□尖牙保护殆　□组牙功能殆

X线片号:　　　　　　　　　摄片日期　　　年　　　月　　　日

补充说明:

检查医师:

年　　　月　　　日

8.种植义齿修复记录

种植义齿修复记录

复查时间	修复后时间(年)	牙位	种植体动度	附着龈高度(mm)	龈指数	菌斑	并发症	骨吸收垂直与水平度(mm)			
								远中垂直	远中水平	近中垂直	近中水平

种植体松动度:0～Ⅲ与 Perlotest 测定值

龈指数:□牙龈颜色正常,有点彩　　□牙龈颜色基本正常,轻度充血

　　　　□牙龈充血,点彩消失,探出血□牙龈红肿,指压出血

菌斑指数:□无菌斑　　□薄层菌斑　　□中等量菌斑　　□大量菌斑,牙石

种植体并发症:□无　　□较松动　　□疼痛　　□感染　□脱落　□折断　□其他

口腔卫生情况:□良好　　□中等　　□差　　□极差

修复体情况:□良好　　□磨耗　　□支架折断　　□瓷面脱落　　□食物嵌塞　　□其他

咀嚼功能:□能咬硬物　　□一般食物　　□饮食　　□无法使用

病员满意度:□很满意　　□满意　　□一般　　□不满意

术后摄 X 线片片号:　　　　　　摄片日期:　　　年　　　月　　　日

补充说明:

术后医嘱:

处方:

注意事项:

检查医师:

年　　　月　　　日

9. 人工种植牙知情同意书

人工种植牙知情同意书

1.我已详细获知××省口腔医院人工种植牙有关事宜,不明之处已向经治医师了解。医生已向我详细解释了人工种植牙的全部过程,并针对我缺牙情况提供了多种可行的设计方案供我选择。我已知道有其他方法如活动修复及固定修复等可以修复缺失牙齿,并已考虑过或试用过这些方法,但现在,通过医生的解释及本人对这方面知识的理解,权衡各种修复方式的利弊后,我决定并请求用牙种植方式来支持修复我的失牙。

2.我已将自己的健康状况如实告知医生,对隐瞒病情而导致的不良后果,责任自负。我理解种植手术存在穿破上颌窦、鼻腔,损伤下牙槽神经管及邻近软硬组织,以及其他手术意外等风险。我知道对于任何患者,成功的牙种植修复除了正确的治疗方案选择,精细的手术操作外,还与患者自身体质及牙龈和骨愈合能力有关。我还了解到吸烟、酗酒或偏食都可能影响牙龈愈合和可能限制种植颚成功。我同意遵循医嘱要求的饮食建议和植牙后护理。我知道定期的口腔专业护理及依据医嘱执行推荐之口腔护理对增强种植的长期成功机会极为重要。根据医生的判断,如果种植体不能正常行使功能,不管何种原因,本人将同意拔除种植体。根据医生的决定,换用传统的修复方法或另外的种植体取代。

3.我授权医生可以在治疗过程中,拍摄口腔局部照片,录像,以收集资料用于学术研究和交流。但不公开患者身份。

4.我理解在术中、术后可能会出现原治疗方案设计未预料到的情况,医生可根据具体情况,与我协商后,更改设计方案。

5.我知道种植牙是一项高额自费治疗项目,我同意医生采用的治疗方案,接受并同意支付所需治疗费用。

(1)缺失( )共缺牙 颗,拟种植 颗,修复义齿 颗。

(2)种植系统:□ITI □Bego □Replace □Anthogyr □其他

6.医院承诺提供以下保障:

(1)万一种植失败,以前种植修复所付费用不予返还,重新种植可免除治疗费用,只需种植体材料费及特殊材料费。

(2)上部结构提供一年免费保修(患者使用不当除外)。

7.备注:_____

以上我已仔细阅读,不明之处已向经治医师了解。

医师签名: 患者或监护人签名:

 年 月 日 年 月 日

10. 牙种植手术同意书

牙种植手术同意书

姓名 性别 年龄 病历号

诊断为_____,经医生研究后提出需作_____

_____手术治疗,定于___年___月___日手术。术前向我们说明了有关手术的各种问题,如:手术和麻醉方式及其必要性、危险性,以及可发生的其他问题等;我们考虑以后,表示愿意与医院医生合作,对术中、术后可出现的问题均能够谅解,同意接受手术治疗。

1. 术后严格遵守医嘱,按时复查。

2. 对术后感染、排异等导致种植失败,能够谅解。

3. 种植手术有穿破上颌窦、鼻底及损伤下牙槽神经的可能。

4. 如果术中发现骨质、骨量条件差,可能终止手术。

5. 其他意外情况能够谅解。

手术医生(签字)　　　　　　　　　　　同意手术人(签字)
与病人关系

　　　　　　年　　月　　日　　　　　　　　　年　　月　　日

第九节　口腔颌面外科病历书写要点与注意事项

1. 病史部分

口腔颌面外科病历有两部分:一是门诊病,二是住院病历。两者首页的共同点是:包括姓名、性别、出生年月(年龄)、出生地、民族、籍贯、家长姓名及职业、住址、邮编、电话、门诊号、X线片号等,不能缺项或漏项。

1)主诉

本次就诊的口腔疾病的部位,症状和发病时间。主诉使用患者的语言记录。

2)现病史

(1)患者发病时间及缓急,有无疼痛,除口腔局部炎症外,有无全身感染。营养状况及不良习惯口腔卫生情况、疾病史、手术史及治疗经过。

(2)发病状态和病情演变过程。患者发病部位、病损性质、疼痛分类。曾行何种处理。经抗感染治疗具体药名、用法、时间及效果等。

3)既往史

患者一般情况包括营养状况、饮食、睡眠、大小便、卫生习惯、刷牙习惯及吸烟和饮酒嗜好(如吸烟、饮酒年限,×包/天,×两/天)等。

(3)患者有无系统性疾病病史,如肝炎病史、结核病史、心脏病史、高血压病史等。

(4)询问患者直系亲属中是否有人患过癌、糖尿病、结核病,先天性畸形、癌症等疾病,尤其在涉及遗传因素的口腔疾病时,需记录清楚。

(5)患者是否有外伤病史、手术病史、药物食物过敏史,输血史。

(6)患者出生于原籍(地方),有无到过疫病流行区,是否有传染病接触史,生活环境,是否有工业毒物及放射性物质接触史。

2. 体格检查部分

1)一般体格检查

重点描述患者头颈部淋巴结、头颅、眼、耳、鼻、咽喉等部位的检查结果。对眼的检查包括眶距、眼睑闭合、眼球运动、睫毛、瞳孔大小、形状,对光反射以及视力等。在检查耳部时,要仔细检查并记录有无耳漏、流血等。鼻腔描述过程中须详细记录鼻腔有无阻塞、异常分泌物及性状。

2)专科检查

(1) 颌面部:视诊观察颜面表情。颌面是否对称,面上、中、下三部的正侧比例是否协调,有肿胀、肿块、瘘管、畸形或缺损。触诊是在视诊的基础上对病变进一步检查,以了解病变区域的皮肤温度、硬度,病变的范围及深度,有无压痛、波动感。对口底和下颌下区病变应记录双手触诊情况。颌面部有瘘管、窦道时,应通过探诊了解其深度、方向,是否贯通口腔,能否触及骨面或可移动的死骨块、异物等,必要时可行亚甲蓝窦道造影。

(2)口腔软组织包括口唇、颊、颚、舌及口底等部位,口腔颌面外科病中应诊查唇、颊、颚部黏膜色泽、形态、功能、病变范围及程度,腮腺导管开口处有无异常,软腭、舌颚弓、咽颚弓的运动,有无肌肉瘫痪。舌体乳头形态、舌系带位置、舌的运动,对舌肌病变触诊以了解病变范围、硬度及浸润情况。口底触诊主要有无肿块及硬结,颌下腺导管开口情况。按照一定顺序,逐步展开、详细记录。防止遗漏或缺项。

(3)涎腺:注意观察两侧是否对称,检查导管及分泌情况。涎腺记录以腮腺和颌下腺为主,如有肿块,应记录其大小、质地、活动度、压痛等情况。

(4)颞下颌关节:在颞下颌关节检查中,应记录下颌角、下颌支、下颌体的大小、长度用尺测量,并左右两侧比较。注意颜面下 1/3 左右是否对称、协调,有无明显缩短或增长,颏部中点是否居中。

(5)牙齿及牙周检查:记录牙齿数目、形态、排列和接触关系,牙体缺损部位、范围及程度。

(6)淋巴结情况:了解耳前、耳后、颊、颊下、颌下及颈部各组淋巴结的数目、大小、质地、活动度、压痛等情况。

(7)颈部检查:除观察颈部有无畸形、肿胀、肿块外,应对病变区仔细确诊,以了解病变的性质、深度及与颈部重要结构的关系,肿块的大小、位置、质地、活动度、有无压痛及搏动等。

3. 辅助检查部分

(1)实验室检查:血常规检查白细数目,以判断有无感染,血红蛋白数目,以判断是否贫血。

(2)X 线曲面断层片:检查有无上下颌骨破坏。

(3)颌面及颈部 CT 检查:判断肿瘤范围、大小,颈部淋巴结大小,评估有无转移,也可了解肿瘤或淋巴结与颈部血管的关系。

(4)颌面部 MRI 检查:清楚显示肿瘤与肌肉、血管的关系,对舌根肿瘤可窥全貌。

(5)正确记录必要的血液检查、涂片检查及活体组织病理检查。

4. 诊断与治疗计划部分

(1)诊断:诊断依据充分、诊断名称正确。记录主诉牙(病)的诊断及其他病的诊断。诊断不明确时应记录"印象"或"待查"(待查必须注明倾向性意见)。三次就诊仍不能确诊应及时请上级医师会诊并作详细记录。

(2)治疗设计:正确记录治疗计划。治疗计划要全面、具体、个性化。按检查治疗顺序排列,治疗按主要治疗和辅助治疗的顺序排列。即主诉牙(病)的治疗计划和非主诉牙(病)的治疗指导原则。治疗计划合理,必要时附以图示,还可根据需要在专科病历中详细记录治疗计划。

5. 其他部分

(1)正确施以医嘱并记录,主诉牙(病)每次治疗或阶段治疗结束后定出预约复诊日期。详细记录治疗牙位、治疗过程、治疗操作、用药(材料)及手术经过。疑难病治疗超过疗程,应有上级医师会诊的详细记录,必要时由会诊医师填写会诊意见。应详细记录用药情况,并与处方相一致,合理用药,正确用药。

(2)必要时需由患者签署治疗(手术)同意书或在病历上签字。经治医师、指导医师签全名,签名字迹清晰。

6. 书写中常存在问题

1)病史部分

首页填写不规范,出现部分缺项、漏项。病历描述语言不通顺,运用术语不正确,绘图标记不准确,使用英语不正确。

现病史的记录描述不全,层次不清,不能反映主要疾病发展过程,缺少必要的主要症状相伴随的某些症状的叙述,缺少对具有诊断意义的重要阳性和阴性症状或体征的描述。

对既往史、月经生育史、营养状况、有无偏食习惯、口腔卫生习惯、危险因素暴露史、家族史等询问及描述不够翔实。比如有无烟酒嗜好,吸烟的时间长短即每天吸烟量,有无过敏性疾病、冶游史等记录不全。

2)口腔检查部分

专科检查应根据主诉,有重点、有顺序地先口外后口内逐项检查记录,包括颌面部、口腔软组织、颞颌关节、涎腺、颈部和牙体、牙周组织等内容。有关鉴别诊断的重要阴性项目也要记录。

在记录颌面部检查中,颌面部视诊如有肿胀或肿块,应注明准确部位和所涉及的周围解剖界限以及周围组织器官的关系和对功能的影响,面颈部皮肤色泽及皱纹。触诊发现肿块,应详细记录质地、边界、肿块大小、活动度以及与深部组织和皮肤的关系,有无异常搏动及压缩等。对颌面骨的记录,应注意描述大小、对称性、有无膨隆或缺损。对骨肿块应正确描述骨质膨隆或增生范围,骨面有无乒乓球样感。

3)辅助检查

X线片仔细审视牙片袋上注明病人姓名、病历号。注重自身影像学资料的读片能力,不要完全照报告结果诊治疾病,读片时按一定顺序,自上而下、自外而内、自前而后,自左而右;把中央或主要部分留在最后观察、分析,对有异议的结果再次请放射科重新阅片。

4)诊断

(1)诊断名称书写不够准确。有些医师把疾病名称写成症状、体征、检查结果。如:冠周炎、乳牙滞留、迟萌等。

(2)诊断选择缺陷,有的排列无序,主次颠倒,没有按照国际疾病分类的规则书写,造成对疾病编码不准确。

附录1:典型病例

入院记录

姓名:	出生地:××省××市
性别:	民族:
年龄:	入院日期:××年××月×日
婚姻:	记录日期:××年××月×日
职业:	供史者:本人
工作单位:××县××村××村民小组	住址: 县 村 村小组

主诉:因部位(舌、颊、牙龈等)肿块/溃疡+时间(牙龈肿胀溃烂出血三个月)

现病史:患者自述(时间)发现部位(舌、颊、牙龈、口底等)有一肿块/溃疡,有(无)不适(吃辛辣食物时疼痛不适,说话、进食及吞咽困难等)。曾行何种处理(自行口服消炎药、经抗感染治疗、具体药名、用法、时间及效果等)。近来自觉肿块/溃疡逐渐变大,遂来我院就诊。门诊行活检结果(病理号):"部位+鳞癌"。××年××月××日以"部位+鳞癌"收入院治疗。入院时,患者一般情况良好,正常饮食,睡眠正常,大小便正常。

既往史:既往体健,预防接种史不详,(否认)肝炎病史,(否认)结核病史,(否认)外伤病史,(否认)手术病史,(否认)药物食物过敏史,(否认)心脏病史,(否认)高血压病史,(否认)输血史。病变发生部位是否有黏膜病变发生史。(上述病史如有需详细描述)

个人史:出生于原籍,未到过病流行区,否认传染病接触史,生活环境一般,(有/无)吸烟和饮酒嗜好(年限,×包/天,×两/天),否认工业毒物及放射性物质接触史。

婚育史:(已/未)婚,育有×子×女,配偶及子女均身体健康。

家族史:(否认)家族遗传病史。(家族里是否有人患有癌症)。

体格检查

T: P: E: BP:

一般情况:发育正常,营养一般,神智清晰,查体合作,自主体位,步入病房。全身皮肤黏膜无黄染和出血点。头颅无畸形,发色黑,分布正常。双侧瞳孔等大等圆,对光反射存在。耳郭无畸形,外耳道无分泌物,听力正常,乳突无压痛。鼻无畸形,下鼻道无血性分泌物。口腔情况见专科检查。颈软,气管居中,甲状腺无肿大,颈静脉无怒张。胸廓对称无畸形,肋间隙无增大或减小;双侧呼吸运动对等,语颤音无增强或减弱,肺区叩诊呈清音,听诊未闻及干湿性啰音;心前区无隆起,心尖搏动点在第五肋间左锁骨中线内0.5cm,心界正常,听诊未闻及杂音;心率××/分,节律规整。腹部平软,肝脾无肿大,肾区无叩痛,叩诊无移动性浊音,肠音正常,肛门及外生殖器正常。脊柱呈生理性弯曲,无压痛和包块,四肢无畸形,活动正常,无骨折和关节肿痛。神经生理反射存在,病理反射未引出。

专科检查

颜面是否对称,开口度约××cm,开口型"↓"。恒牙列,咬合关系正常,口腔卫生一般。(部位)

可见一大小(××)cm×(××)cm 肿块/溃疡,前界××,后界××,内界××,外界××,呈菜花状,色泽暗红,边界不清,表面无覆盖物,未见渗出物,不活动,质硬,基底浸润,压痛(明显),触之(不)出血。(左侧、右侧、双侧)颌下、颈部(未)触及肿大淋巴结,××个,最大的约(××)cm×(××)cm,质地,活动度,与周围组织粘连,(有)压痛。(口底、舌、颊等)黏膜正常。舌运动正常(受限)。双侧腮腺导管口无红肿,分泌物清亮。

辅助检查

　　1.实验室检查:血常规:白细胞(感染),血红蛋白(贫血)。

　　2.X 线曲面断层片:检查有无上下颌骨破坏。

　　3.颌面及颈部 CT 检查:判断肿瘤范围,大小,颈部淋巴结大小,评估有无转移,也可了解肿瘤或淋巴结与颈部血管的关系。

　　4.颌面部 MRI 检查:清楚显示肿瘤与肌肉、血管的关系,对舌根肿瘤可窥全貌。

　　5.活检:定性检查。

入院诊断:

　　××鳞癌(TNM)

经治医师:×××

××年××月××日

附录 2:口腔颌面外科门诊病历书写格式及要点

一、口腔颌面外科门诊病历基本格式

1.初诊记录

1)就诊日期:××年××月××日;科室 口腔颌面外科

2)主诉:＿＿＿＿＿＿＿＿＿＿＿＿＿＿＿＿＿＿＿(用患者的语言,简明扼要地记录。)

3)现病史:＿＿＿＿＿＿＿＿＿＿＿＿＿＿＿＿＿(在本栏内不要记录所有的口腔情况,记录与主诉有关的自觉症状与检查结果)

4)既往病史:＿＿＿＿＿＿＿＿＿＿＿＿＿＿＿＿(在本栏内应将有关的重要部分记录下来。例如:重大疾病史,过敏史等)

5)查体和专科情况:＿＿＿＿＿＿＿＿＿＿＿＿(包括颌面部、口腔软组织、颞颌关节、涎腺、上下颌骨、颈部和牙体、牙周组织等内容。应根据主诉,有选择地、顺序地先口外后口内逐项检查记录,以免遗漏,尽量做到全面细致)

6)辅助检查:＿＿＿＿＿＿＿＿＿＿＿＿＿＿(除一般常规检验规定者外,根据过去史及全身情况,测定出血、血凝时间及白细胞计数。如有需要,术前应测体温、脉搏、血压等。口腔颌面部 X 线检查,对口腔颌面部疾病的诊断有重要作用)

7)诊断:＿＿＿＿＿＿＿＿＿＿＿＿＿＿＿＿＿(对于患多种疾病的患者,每一种疾病都要给予同等的重视和治疗,依据患者本次就诊具体情况对其所患疾病做出合理排序)

8)诊治意见:＿＿＿＿＿＿＿＿＿＿＿＿＿＿＿(记录各种检查和治疗措施,处方包括详细药名、剂量和用法,需交代的重要注意事项等)

9)医师签名:＿＿＿＿＿＿＿＿＿＿

2.复诊记录

1)就诊日期:××年××月××日;科室 口腔颌面外科

2)病史:＿＿＿＿＿＿＿＿＿＿＿＿＿＿＿＿＿＿＿(记录治疗后情况,例如疼痛症状减轻或加重、进食情况等)

3)查体和专科情况:＿＿＿＿＿＿＿＿＿＿＿＿＿＿(包括颌面部、口腔软组

织、颞颌关节、涎腺、上下颌骨、颈部和牙体、牙周组织等内容。应与初诊体检对比)

4)辅助检查：_____（行必要的辅助检查与初诊检查对比）

5)诊断：_____（对于患多种疾病的患者，每一种疾病都要给予同等的重视和治疗，依据患者本次就诊具体情况对其所患疾病做出合理排序）

6)诊治意见：_____

7)医师签名：_____

二、各种口腔颌面外科疾病门诊病历书写要点

1.门诊拔牙

(1)既往史详细记录重大疾病史、过敏史和家族史。例如：放化疗史、过敏性休克、糖尿病、结核病等。

(2)查体和专科情况要尽量做到全面细致，除重视局部情况外。还需根据过去史详细了解全身情况，拔牙前应常规测体温、脉搏、血压等。如有需要应作出血、血凝时间及血常规、血糖、心电图及胸片等检查。

(3)辅助检查：拔牙前最好有牙片或颌骨全景片结果。如果是可留可不留的，病人要求拔的，原则上是不能顺着病人的意思去做。拔牙前一定要在病历上记录详细。比如这样写，某某牙建议患者保留，患者要求拔除。告知拔除后相关事宜及注意事项，患者知情同意理解并签字等。但是那种条件非常好的牙，患者要求拔的，无论如何也不能拔。

2.口腔颌面部创伤

(1)现病史：详细记录受伤的时间、地点，致伤的原因、性质、暴力大小，受伤时的姿势、着力点和作用方向，致伤物的种类和性质等；有无骨折及异物存留及功能障碍等局部症状；有无恶心、呕吐、耳漏、鼻漏、呼吸困难、休克、昏迷等，其程度和持续时间。有无颅脑和颈部多发伤。受伤后的治疗经过和效果。

(2)体检及专科检查：创伤部位，伤口形状、大小、深度和污染程度，有无活动出血及异物存留，伤口周围有无淤血、水肿和皮下积气。有无咬合紊乱(判断有无颌骨骨折的重要指标)。有无颅底骨折、脑脊液瘘及其他颅脑损伤等；伤后是否经过急救清创等处理。

3.口腔颌面部肿瘤

(1)现病史：重点记录原发部位、生长速度、病程长短，有无疼痛、出血、溃疡，口腔内不良修复体的情况，既往手术或其他治疗情况。

(2)体检及专科情况：除原发灶的详细记录外，还需详细记录头颈部淋巴结情况，包括枕、耳前、耳后、腮腺、面、颏下、颈及锁骨上淋巴结，肿大淋巴结的部位、大小、数目、硬度、活动性，与皮肤或基底部有无粘连，有无压痛及波动感。

口腔外科门诊初诊记录

就诊日期：××年××月××日；科室 口腔颌面外科

主诉：右上后牙牙根残留，要求拔除。

现病史：自幼右上后牙龋坏至残根。近6个月反复发作疼痛，口服抗生素后可缓解。

既往史：过去健康，无心脏病、出血性疾病史，无药物、食物过敏史。

体检：P 72 次/min，BP 120/80mmHg(16/10.7kPa)，颜面部上中下三等分，左右对称无畸形，颈部、颌下淋巴结未触及，颞颌关节无弹响，张口形、张口度正常，口腔内软组织检查未见异常，右上第一磨牙残根，有轻微叩痛，其余牙体、牙周组织未见异常。

辅助检查：××年××月××日颌骨全景片示：右上第一磨牙残根；

初步诊断：右上第一磨牙残根

处理措施：局麻下拔除右上第一磨牙残根

医师签名：×××

××年××月××日

第十三章　中医病历书写注意事项

第一节　中医病历的变迁与特点

病历,中医中称"病案",古代谓之"诊籍",是中医临床各科医生对具体患者进行辨证论治的文字记录,其中主要记录着患者的生活习性、病情、诊断、治疗及预后等情况,从而成为保存、查核、考评乃至研究具体医生开展具体诊疗活动的档案资料。中医病历历史悠久,源远流长,经历了漫长的发展过程。我国现存最早的比较完整的、有文字记载的病案是由西汉医学家淳于意创立的"诊籍"。在《史记·扁鹊仓公列传》中记载了 25 个病案,其中详细记载了病人的姓名、性别、住址、疾病、诊断、治疗、疗效及预后情况,包括内、外、妇、儿、五官等各科疾病,虽然形式尚不统一,所记项目尚不完善,但已具备了病案的雏形。自汉代以后,晋·葛洪的《肘后备急方》,隋·巢元方的《诸病源候论》,唐·孙思邈的《千金要方》、《千金翼方》等医著中,都能见到一些病案记录。在宋代,一些医案专著问世。许叔微的《伤寒九十论》是我国第一部病案专著,该书记载了用伤寒法来施治的 90 例病案。另外,钱乙的《小儿药证直诀》一书中专门记叙了其一生中较为突出的医案。这个时期,病案记录大多比较简略。在金元之后,详细的病案开始大量出现。在明清时期,病案的收集和研究工作受到重视,大量的病案专著不断涌现。明·江灌父子编集了《名医类案》一书,这是我国第一部中医全科医案专著。该书共 12 卷,分 205 门,大量搜集了明代以前的历代名医验案,共计收录了 240 余则病案。到了明代,开始重视了问诊的记录。明代医家韩懋在其所著的《韩氏医通》上卷中提出病案应包括"六法兼施"的内容,即望形色、闻声音、问情状、切脉理、论病原、治方术六大部分,具体项有三十余项,制定了较详细的医案格式。明末清初医家喻昌在《寓意草》中提到"与门人定议病式",专门讨论记载医案的项目与内容,其提出的医案记录内容已经相当详尽了。近代著名医案也在不断出现,例如何廉臣的《全国名医验案类编》,秦伯未的《清代名医验案精华》等。上个世纪初,伴随着西方医师在我国创办的西式医院的出现,中国现代病历开始出现。现代病历不同于传统病案,它借鉴了西医病历。

1914 年,北京协和医院开始建立并保存较为简单的病历,并于 1916 年在病历记录中增加了医嘱记录,形成中国现代病历的雏形。新中国成立后,我国高度重视病案的规范化,吸收国外的经验,使病案从格式到内容逐步完善。1953 年,卫生部召开医教会议,将诊籍、医案、病历等正式定名为病案。1982 年拟定了《中医病历书写格式和要求》,1992 年我国颁布了《中医病历书写规范(试行)》,促进了我国中医病案的规范化。此后,根据使用中出现的问题,在国家中医药管理局领导组织下进行了修订,经过大量中医和中西医专家的调研、修订、论证工作,发布了《中医病历规范(试行)》。2002 年 8 月 23 日,卫生部、国家中医药管理局关于印发《中医、中西医结合病历书写基本规范(试行)》的通知,该规范自 2002 年 9 月 1 日起施行。它标志着我国中医病历走向了成熟。

2010 年卫生部和国家中医药管理局在总结全国各地执行 2002 年《中医、中西医结合病历书写基本规范(试行)》情况的基础上,结合当前医疗机构和医疗管理质量面临的新形势和新特点,对《中医、中西医结合病历书写基本规范(试行)》进行了修订,制定了《中医病历书写基本规范》,更能体现中医的特色。其特点有:①一般项目中基本同西医病历,不同之处在于另加发病节气。②中医住院病历要求体现中医特色,要以中医基本理论为基础,以四诊(望、闻、问、切)为辨证论治的依据,分清主次,突出重点,叙述四诊所得的客观资料,尽量使用中医医学术语,体现中医整体观念和辨证精神。③中医病历当中需进行辨证分析、归纳。④初步诊断包括中、西医双重诊断,初步诊断为多项时应当主次分明。中医诊断:病(症)名、证名。西医诊断:病名。对待查病例应该列出可能性较大的诊断。要求:入院记录要求在入院 24 小时内完成,书写病历必须做到实事求是、严肃认真、准确及时。

第二节　中医住院病历格式

1. 一般项目

姓名、性别、病案号、年龄、婚况、职业、出生地、民族、国籍、家庭住址、邮政编码、入院时间、病史采集时间、病史陈述者、可靠程度、发病节气、记录急性疾患发病或慢性疾患急性发作时的节气。

2. 现病史

1)主诉

简要记录患者自觉最痛苦的主要症状(部位、性质)或体征、持续时间,一般不宜用疾病诊断或检查结果代替。多项主诉时,应按时间、疾病发生顺序分别列出,如四肢大小关节肿痛 4 年,咳嗽、咳痰 4 天,喘息 4 小时。

2)现病史

围绕主诉详细询问疾病发生、发展及诊治过程,重点写明起病诱因、原因、时间、形式、始发症状,主要症状和伴随症状(部位、性质),病情发展与演变过程,检查、诊断、治疗经过,所用过的中、西药物的名称、剂量、用法和用药时间以及其他特殊疗法,治疗反应及症状、体征等变化,现在症状(结合"十问"加以记录),对鉴别诊断有意义的阴性表现也应列入。

3)既往史

记录既往健康情况,按时间顺序系统回顾过去曾患疾病的情况及传染病接触史等。

4)个人史

记录出生地、居留地、居住环境和条件、生活和工作情况、饮食习惯、情志状态、特殊嗜好等。

5）婚育史

女性患者要记录经带胎产情况，月经史包括初潮年龄、行经期/周期、绝经年龄；生育史包括孕、胎、产情况，配偶及子女的健康状况。

6）过敏史

记载药物、食物及其他过敏情况。

7）家族史

记录直系亲属和与本人生活密切相关的亲属的健康状况，如亲属已死亡则应记录其死因、死亡时间及年龄。

3.体格检查

（1）望、闻、切诊

神色形态：包括神志、精神、体态及气色。

声息气味：包括语言、呼吸、咳喘、呕恶、太息、呻吟、肠鸣及各种气味。

皮肤毛发：毛发的疏密、色泽、分布；肌肤温度、湿度、弹性以及有无斑疹、疮疡、肿块、浮肿等。

舌象：舌苔（苔形、苔色、津液），舌质（色、瘀点、瘀斑），舌体（形、态），舌底脉络（颜色、形态）。

脉象：寸口脉，必要时切人迎脉、趺阳脉，两周岁以下小儿可写指纹情况。

（2）头面、五官、颈项的望、闻、切诊。

（3）胸腹部的望、闻、切诊。

（4）腰背、四肢、爪甲的望、闻、切诊。

（5）前后二阴及排泄物的望、闻、切诊。

记录西医查体的阳性体征及有鉴别诊断意义的阴性体征。各科或专科特殊检查情况均可记录在此。

4.实验室检查（包括特殊检查）

记录入院时已取得的各种实验室检查结果及特殊检查结果，如血常规、尿常规、便常规、肝功能、肾功能、胸片、心电图、内窥镜、CT 等。

5.四诊摘要

把四诊所得的资料（与辨证论治有密切关系的）进行全面、系统、扼要的归纳。

1）辨证分析

要求从四诊、病因病机、证候分析、病证鉴别、病势演变等方面进行书写。

2）初步诊断

中医诊断：病(症)名、证名。

西医诊断：病名。

有几个病、证就写几个病、证，病类与证类名称当另行写出，并与病、证名错过一格，以示从属本病的病类、证类名称；西医诊断写在中医诊断的下面，有几个病名写几个病名，病名参照《国际疾病分类》标准，凡超过两种以上诊断者，按主次先后顺序排列。

实习医师签全名：×××

住院医师签全名：×××

主治医师签全名：×××

第三节　中医住院病历应用举例

例1

姓名：胡润	性别：男
病案号：DO123456	年龄：45 岁
婚况：已婚	职业：工人
出生地：江西南昌	民族：汉
国籍：中国	家庭住址：××区××街2号
邮政编码：330000	入院时间：2011 年 3 月 21 日 15 时 30 分
病史陈述者：患者本人	病史采集时间：2011 年 3 月 21 日 16 时
可靠程度：可靠	发病节气：春分后 2 天

问诊

主诉：发热、恶寒、咳嗽 2 天。

现病史：患者 2011 年 3 月 19 日因外出衣着不慎而始感头痛，连及巅顶，鼻塞声重，时流清涕，微有咳嗽，恶寒发热，无汗。自认为是"感冒"，自行服用"扑热息痛片"未效，未给予重视，仍坚持工作。次日病情加重，头痛连及项背，周身酸楚无力，下午 3 时，突然发热、寒战，咳嗽顿作，咳嗽时右胸掣痛，痰粘而黄，涕浊，不欲饮食，便秘溲黄，遂到我院急诊。急查：T 39.1℃，WBC 2.8×10^9/L，N 97%，L 3%，胸片示右中肺大片阴影，考虑为右中肺大叶性肺炎征象。急诊收入我科。

既往史：平素身体尚可，未患过肺结核及肺炎，未患过肝炎，去年查肝功无异常；1987 年患过"急性胃肠炎"，经治而愈；无心脏、肾脏、血液、内分泌及神经系统疾病，亦无外伤史。

个人史：出生于北京，曾去过广东、东北、苏杭等地，住地无潮湿之弊，条件尚可。喜食辛辣，吸烟十余年，10 支/日，少量饮酒。

婚育史：28 岁结婚，配偶体健，有一儿一女，身体尚健。

过敏史：否认过敏史。

家族史:母亲年过七旬,尚健。父因"脑出血"于1998年去世。

望、闻、切诊

神色形态:神志清,精神不振,表情痛苦,面色略红,双目有神,形体消瘦,倦卧于床。

声息气味:语声重浊,气粗而不喘,时有咳嗽,咳声较响,无异常气味闻及。

皮肤毛发:毛发稀疏,间有苍白,尚有光泽;皮肤润泽,肤色无异常,无斑疹。

舌象:舌苔黄微腻略滑,舌质红而无瘀点,舌体大小适中无齿痕,活动自如,舌底脉络色红,未见迂曲。

脉象:六脉弦滑略数,右寸浮,左尺细。

头面五官颈项:头颅大小形态正常,目窠微陷,白睛不黄,红丝隐隐,鼻翼微有煽动,耳轮红润不枯,无耳瘘及生疮,牙齿黄垢,排列不齐,左右下磨牙各有一枚缺如,无龋齿及齿衄,亦无齿瓣。咽部色泽红润,未见乳蛾。项部对称,活动灵活,无青筋暴露,无瘿瘤瘰疬。

胸腹:胸部扁平,虚里搏动应手,腹软无癥瘕痞块,无青筋暴露。

腰背四肢爪甲:脊柱四肢无畸形、不肿,爪甲润泽。

前后二阴及排泄物:无肿大,无脱肛及痔瘘。大便黄而干,小便黄少,涕黄浊量不多,痰黄稠与暗红色交混,量多无腥臭,无脓样痰。

体格检查

T:39.1℃   P:92次/分   R:26次/分   BP:120/89mmHg

神志清楚,营养中等,发育尚可,查体合格,全身浅表淋巴结不肿大,无皮下结节,巩膜无黄染,瞳孔等大等圆,对光反射存在,心界正常,心率92次/分,律齐,各瓣膜听诊区未闻及病理性杂音。右肺呼吸音低,中部语音传导增强,可闻及中小水泡音,左肺呼吸音略粗,腹部平坦,柔软无压痛,肝脾未触及,肾区无叩击痛,神经系统检查生理反射存在,病理反射未引出。

实验室检查

血常规:RBC 4.5×10^{12}/L, Hb 140g/L, WBC 2.8×10^{9}/L, N 97%, L 3%。尿常规:正常。大便常规:正常。胸部正位片:右中部大片阴影,考虑为右中肺大叶性肺炎征象。

四诊摘要

患者胡润,中年男性,素体虽健但较消瘦,嗜烟酒辛辣,此次急性起病,有外感史,刻下发热恶寒并见,发热重于恶寒,咳嗽时作,右胸掣痛,咳嗽加剧,咯暗红色痰,质黏稠而量多。咽干口渴喜冷饮,不欲饮食,小便黄少,大便干结。舌红,苔黄微腻,脉右寸浮滑数,左弦滑数。

辨证分析

从四诊来看,急性起病,寒热并见,脉浮符合外感发热而不符合内伤发热特点。从治疗过程来看,不符合感冒,更非喉核肿大所致发热。发生于春季,则非冬温。可考虑为风温或春温。后者为伏气温病之一,初起即有里热壅盛,津伤较重,口渴尿赤,舌红甚。咳嗽并非必然见症,而本例患者以热、咳、痰、口渴为主,故诊断为风温为宜。患者形体消瘦,喜食辛辣,肺胃素有蕴热,又时值春季,风气当令,患者不慎衣着,外感风热病邪,肌表被束,卫气不达则见头痛、恶寒发热、周身酸楚。肺主宣发肃降,开窍于鼻,肺卫受邪,肺气闭郁不宣,痰热蕴结,清肃之令失常,则见咳嗽鼻塞、咳痰黏稠。痰热阻肺,脉络失和而不通,不通则痛,故见右胸掣痛。肺与大肠相表里,肺气不降,腑气不通,且肺胃内有蕴热,津液受灼,则见大便秘结、小便黄少。舌红,苔黄微腻,脉弦滑略数为内有痰热之象。右寸浮为表邪未尽之征。综观脉症,病位在肺、胃、大肠,以实热为主,但与阳明腑实证仍有区别,后者一般有身大汗、大渴、脉洪大等特点,本证则热、咳、痰、胸痛为主,兼有腑气不通,故属卫气同病、痰热蕴肺,兼有腑气不通、脉络失和之证。

初步诊断：

　　中医诊断：

　　　　风温(卫气同病,痰热蕴肺)

　　西医诊断：

　　　　大叶性肺炎,右中肺

实习医师签全名：×××

住院医师签全名：×××

例2

姓名：刘某	性别：女
病案号：DO123456	年龄：28 岁
婚况：已婚	职业：工人
出生地：江西南昌	民族：汉
国籍：中国	家庭住址：××区××街2号
邮政编码：330000	入院时间：2012 年 3 月 21 日 15 时 30 分
病史陈述者：患者本人	病史采集时间：2011 年 3 月 21 日 16 时
可靠程度：可靠	发病节气：夏分中旬

问诊

主诉：全身多关节肿痛 10 月,加重 1 月。

现病史：患者 2011 年 5 月 20 日无明显诱因出现双手近端指间关节酸胀痛,程度较轻,伴晨僵大于 1 小时,无发热、咳嗽、咳痰,无口腔溃疡、光过敏,无外伤史,未给予重视,未就诊;10 天后渐及全身多处关节,未就诊;近 1 月症状明显加重,关节肿痛明显,活动困难,遂就诊于南昌市第四医院,查类风湿因子 360U/L,血沉 102mm/h,C 反应蛋白 100mg/L,给予对症治疗效果欠佳而就诊。现症：精神饮食差,双手近端指间关节、腕、肘、肩、足趾、踝、膝及髋关节疼痛肿胀,无畸形,活动受限,生活不能自理,伴晨僵、低热,二便正常。舌红,苔黄腻,脉细数。

既往史：平素身体尚可,未患过肺结核及肺炎,未患过肝炎,无心脏、肾脏、血液、内分泌及神经系统疾病,亦无手术及外伤史。

个人史：出生于南昌,曾去过广东、东北、苏杭等地,住地无潮湿之弊,条件尚可。不抽烟,不饮酒。

婚育史：22 岁结婚,配偶体健,有一儿一女,身体尚健。

过敏史：否认过敏史。

家族史：母亲年过七旬,尚健。父因"脑出血"于 2000 年去世。

望、闻、切诊

神色形态:神志清,精神不振,表情痛苦,面色略红,双目有神,形体消瘦。

声息气味:语声低弱,无异常气味闻及。

皮肤毛发:毛发浓密,皮肤润泽,肤色无异常,无斑疹。

舌象:舌苔黄腻,舌质红而无瘀点,舌体大小适中无齿痕,活动自如。

脉象:脉细数。

头面五官颈项:头颅大小形态正常,白睛不黄,鼻翼无煽动,耳轮红润不枯,无耳瘘及生疮,无龋齿及齿衄,亦无齿瓣。咽部色泽红润,未见乳蛾。项部对称,活动灵活,无青筋暴露,无瘿瘤瘰疬。

胸腹:胸部扁平,虚里搏动应手,腹软无癥瘕痞块,无青筋暴露。

腰背四肢爪甲:脊柱四肢无畸形、不肿,爪甲润泽。

前后二阴及排泄物:无肿大,无脱肛及痔瘘。大小便正常。

体格检查

T:37.8℃   P:92 次/分   R:20 次/分   BP:120/89mmHg

神志清楚,表情痛苦,营养中等,发育尚可,查体合作,步履迟缓。全身皮肤无黄染,浅表淋巴结不肿大,无皮下结节,巩膜无黄染。头颅五官端正,双侧瞳孔等大等圆,对光反射存在。咽部无充血,双扁桃体不大。气管居中,甲状腺不大。胸廓对称无畸形,双侧语颤正常,双肺叩诊清音,双肺呼吸音清,未闻及明显干湿性啰音;心前区无隆起,心界正常,心率92次/分、律齐,各瓣膜听诊区未闻及病理性杂音。腹部平坦,柔软无压痛,肝脾未触及,肾区无叩击痛。脊柱四肢无畸形,双手近端指间关节、腕、肘、肩、足趾、踝、膝及髋关节肿胀,压痛阳性,局部皮温高,不红,活动受限。双下肢无水肿。神经系统检查生理反射存在,病理反射未引出。

实验室检查

血常规、尿常规、大便常规:正常。血沉:120mm/h,类风湿因子:520U/L,C 反应蛋白:156mg/L。抗环瓜氨酸肽抗体(Anti-CCP):阳性。X 线片示双手符合类风湿性关节炎改变。

四诊摘要

患者,青年女性,全身关节肿痛,痛处皮温高,关节屈伸不利。精神饮食差,双手近端指间关节、腕、肘、肩、足趾、踝、膝及髋关节疼痛肿胀,无畸形,活动受限,生活不能自理,伴晨僵、低热,二便正常。舌红,苔黄腻,脉细数。

辨证分析

从四诊来看,风寒湿三气杂至合而为痹,痹阻经络,气血瘀滞不通,不通则痛,可见关节肿痛。痹症日久郁而化热,局部皮温高,舌红,苔黄腻,脉细数均为热痹之象。

初步诊断:

中医诊断:

痹症(热痹)

西医诊断:

类风湿性关节炎

实习医师签全名:×××

住院医师签全名:×××

第四节 中医门诊病历书写要点

门诊初诊病历书写要求包括就诊时间、科别、主诉、现病史、既往史、中医四诊情况、阳性体征、必要的阴性体征及辅助检查结果，诊断、治疗意见及医师签名等。要求由接诊医师在患者就诊时及时完成。其中，初步确定的或可能性最大的疾病诊断名称分行列出，尽量避免用"待查"、"待诊"等字样。处理意见应分行列举所用药物及特种治疗方法，进一步检查的项目，生活注意事项，休息方法及期限；必要时记录预约门诊日期及随访要求等。

门诊初诊记录（格式）

就诊时间： 年 月 日 科别：

姓名： 性别：

年龄： 职业：

主诉：患者就诊的主要症状或体征及持续时间。

现病史：记录主要症状发生的时间、病情变化及诊疗经过、目前情况等。

既往史：记录与本病有关的个人史、药物过敏史及既往病史等。

中医四诊情况：使用中医术语简明扼要记录四诊（望、闻、问、切）情况。

体格检查：生命体征、阳性体征及具有鉴别意义的阴性体征。

辅助检查：记录就诊时已经获得的检查结果。

初步诊断：包括中医及西医双重诊断，多项时应主次分明。

　中医诊断：

　西医诊断：

治疗意见：

处理用药措施：包括中医论治、西医治疗、拟行检查、注意事项及随诊要求等。

医师签名：×××

门诊初诊记录(举例)

就诊时间:2012 年 4 月 20 日　　　　科别:中西医结合科

姓名:刘强　　　　　　　　　　　　性别:男

年龄:36 岁　　　　　　　　　　　　职业:工人

主诉:上腹部隐痛 1 年,加重伴头晕、黑便 1 次。

现病史:患者 2011 年 4 月中旬发现上腹部无规律性隐痛,无嗳气、泛酸,无恶心、呕吐,腹痛与饮食、排气、排便无明显关系。半年后腹痛逐渐加重,且有规律性,常在进食后 3～4 小时或夜间发作,无放射痛,偶有嗳气、泛酸。腹部喜暖喜按,得食则安,每次持续约 20～30 分钟,服奥美拉唑胶囊后症状能缓解。今晨突感头晕,神疲乏力,四肢不温,心慌汗出,解黑色糊状大便约 100g,无胸痛、胸闷,无耳鸣、耳聋,遂来就诊。

既往史:否认高血压、冠心病等其他慢性病史。否认家族遗传病史。无药物过敏史。

中医四诊情况:神清,面色苍白,乏力倦怠,脉细数,舌质淡,苔薄白。

体格检查:BP 126/82mmHg,P 90 次/分。心肺未及明显阳性体征,腹软,左上腹轻压痛,无反跳痛,肝肋下 1cm,脾未触及。

辅助检查:急查红细胞 $3.0×10^{12}$/L,血红蛋白 80g/L,大便潜血试验＋＋＋。

初步诊断:

中医诊断:

　　　　胃脘痛(脾胃虚寒,瘀血阻络)

　　　　眩晕(气血两亏)

西医诊断:

　　　　急性上消化道出血

　　　　失血性贫血

治疗意见:

1.监测生命体征(q 1/4h)。

2.根据急则治标、缓则治本的原则,先拟化瘀通络,活血止血,予以云南白药 0.5 g,每日 4 次。

3.生理盐水 100mL＋注射用奥美拉唑 40mg,静脉输液,立即。

4.待床入院。

医师签名:×××

✎ **小　结**

中医病历的特点:

(1)以中医基本理论为基础。

(2)中医病历当中需进行辨证分析、归纳。

(3)初步诊断包括中、西医双重诊断,初步诊断为多项时应当主次分明。

第十四章　护理文书书写要求与注意事项

第一节　护理文书基本概念、特点及意义

1. 基本概念

护理文书是护士在医疗、护理活动过程中形成的文字、符号、图标等资料的总称。护理工作是医疗工作的重要组成部分，护理质量的高低直接影响到医疗质量。护理文书不仅反映了对患者病情的观察记录过程，也体现了医疗机构的护理质量乃至管理水平。在 2002 年版的规定中，护理记录分为一般患者记录和病危(重)患者护理记录。新《病历书写基本规范》颁布后，大量针对一般患者的护理记录被删减，护士需要填写或书写的护理文书变为体温单、医嘱单、秉承记录中的手术清点记录和病危(重)患者护理记录。护理文书的组成主要包括体温单、医嘱单、手术清点记录、护理记录单(含病重病危护理)、护理评估单、血糖监测记录单、血液透析治疗记录单，在患者出院后归档。另外，推荐使用患者导管意外危险因素评估单，患者跌倒、坠床危险因素评估单等，医疗机构酌情归档。

2. 特点

(1)护理文书多已表格化。

(2)护理文书签名为签全名，且具有法律效应。

(3)护理记录内容包括病人自觉症状、情绪、心理、饮食、睡眠、大小便情况；病情变化症状、体征改变(体征：与护理有关的内容)；记录与护理有关检查的阳性结果；护理操作过程中的重点描述；临时给药的药名、剂量、服药后反应。

3. 意义

(1)护理文书是病人诊断、抢救、治疗、康复的重要依据。病人从入院开始，护士就为病人测量体温、脉搏、呼吸、血压等生命体征，观察病情，了解病人状况，并及时、准确地记录于护理文书上。特别是危重症病人及围手术期病人，更是需要严密观察，必要时几分钟就要测量生命体征，记录病情，观察结果。再者，护理文书中的医嘱单、护理记录单等记录着护士在执行医嘱，完成各项抢救、治疗、护理措施的详细情况，是临床第一手观察资料，为医师诊断、抢救、治疗病人提供重要的决策依据，对顺利完成抢救、手术、治疗及病人早日康复具有重要的意义。

(2)护理文书是医疗文书的重要组成部分。护理文书是护理临床实践的原始记录文件，是具有价值的科学资料。其主要内容包括交班报告、危重患者护理记录单、一般患者护理记录

单、医嘱本、体温单、医嘱单、整体护理病历等,是医院分级管理护理文书书写合格率要求达标的表格。护理文书是由各班护理人员共同努力完成的,目的明确,操作性及实用性强。如交班报告是护士值班的重要工作记录,通过交班报告可了解全病区每天重点病人的病情变化及治疗、护理效果等情况;病区医疗及护理工作的动态,使医疗及护理工作准确无误地连续顺利运行。因此,护理文书不仅是医院病历的重要组成部分,也是医院医疗、护理、教学、科研、预防、保健及管理工作的重要档案资料。

(3)护理文书是护患纠纷判定法律责任的重要佐证。2002年国务院颁布施行的《医疗事故处理条例》及国家卫生部和国家中医药管理局联合印发的《病历书写基本规范》中,进一步明确护理文书的法律地位。随着人们法律意识的提高,病人依照法律规定,衡量医疗护理行为和后果的意识不断增强,护理文书的法律敏感性显得尤其重要。因此,应将法律意识教育及相关政策法规性文件学习纳入护理工作及护理管理的始终,从而增强护理人员的职业法律意识,明确法律与护理工作的关系,提高护理文书书写中运用法律知识的能力,强化对病人负责和对护士负责,增强自我保护意识,使护理文书真正成为护理作为举证倒置的重要资料。

(4)护理文书是护理质量的重要内容。护理文书是护理质量的核心要素之一,是一项严谨而重要的工作,是护士根据医嘱和病情,对病人进行护理过程的客观记录,其质量的好坏不仅反映了护士的实际工作能力、工作责任心,而且也反映了护理管理的整体水平。护理文书中的各种表格书写质量,在很大程度上反映了护理工作状况及护理质量,是医院分级管理质量评价指标中的重要一项,因此,应重视提高护理文书的书写质量。

第二节　护理文书书写要求

护理文书记录应当客观、真实、准确、及时、完整,文字工整,字迹清晰,语句表述准确、通顺,符号、标点应用正确。书写过程中出现错别字时应当用双划线画在错字上,然后更正、签字,不得采用刮、粘、涂等方法掩盖或去除原来的字迹。

1. 基本原则

(1)符合《医疗事故处理条例》及其配套文件的要求。

(2)符合临床基本的诊疗护理常规和规范。

(3)有利于保护医患双方合法权益,减少医疗纠纷。

(4)做到客观、真实、准确、及时、完整地记录病人病情的动态变化,有利于促进护理质量提高,为教学、科研提供可靠的客观资料。

(5)融科学性、规范性、创新性、实用性和可操作性为一体,体现护理的专业特点和学术水平。

(6)规范护理管理,明确职责,谁执行,谁签字,谁负责,预防护理差错事故及纠纷发生。

2. 书写要求

(1)护理文书是用于记录各项护理活动及护理人员对病人病情观察情况的客观记录,具有客观性、真实性,不能推测。

(2) 护理文书一律使用蓝黑墨水或碳素墨水书写(不分白天、晚上)。

(3) 护理文书内容简明扼要,重点突出,表述准确,不主观臆断;文字工整,字迹清晰,表述准确,语句通顺,标点正确。书写过程中出现错字时,应当在错字上用双线画线,在画线的错字上方签全名,应保持原记录清晰可辨,不得采用刮、粘、涂等方法掩盖或去除原来的字迹。

(4) 护理文书应当使用中文和医学术语或中医术语。通用的外文缩写和无正式译名的症状、体征、疾病名称等可以使用外文。

(5) 护理文书应当按照规定的内容书写,并由相应的护士签名。实习护士、试用期护士书写的病历,应当经本科室执业护士审阅、修改、注明日期并签名。

(6) 因抢救危重患者,未能及时书写记录时,当班护士应在抢救后 6 小时内据实补记,并加以注明。

(7) 日期用公历年,时间用火车时间记录(如:日期 2011 - 10 - 11,时间 8:00,20:00;4:00,16:00)。文书中使用的计量单位一律采用中华人民共和国法定的计量单位(米 m、厘米 cm、毫米 mm、微米 μm、升 L、毫升 mL、公斤 kg、克 g、毫克 mg、微克 μg)。

3. 护理文书书写规范

各项记录均应正确、及时,一律用蓝黑或碳素墨水书写,并须保持整洁,均应填明年、月、日。签名要写全名,字体必须端正清楚、容易辨认。

体温单

体温单为表格式,7 天为一页,用于绘制患者体温、脉搏、呼吸的曲线,记录患者的生命体征及有关情况,内容包括患者姓名、科别、床号、入院日期、住院病历号(或病案号)、日期,住院、手术、分娩后天数,入院、出院、手术、分娩、死亡、转科、转院、体温、脉搏、呼吸、血压、出入量、药物过敏实验结果、大便次数、体重、页码等。体温单分为眉栏、一般项目栏、生命体征绘制栏、特殊项目栏。除药物过敏结果阳性和脉搏绘制用红笔以外,其他文字、符号均用蓝笔书写。具体填写说明如下。

1. 一般要求

眉栏、一般项目栏、特殊项目栏均使用蓝或黑色水笔;数字除特殊说明外,均使用阿拉伯数字表述,不书写计量单位。

2. 眉栏项目

眉栏项目包括姓名、年龄、性别、科别、床号、住院号,均使用正楷书写。

3. 一般项目栏

一般项目栏包括日期,住院日数,手术(分娩)后日数,体温、脉搏、呼吸描记栏,特殊项目栏。

1)日期

住院日期首页第 1 日及跨年度第 1 日需填写年-月-日（如：2010 - 3 - 5）。每页体温单的第 1 日及跨月的第 1 日需填写月-日（如 3 - 5），其余只填写日期。

2)住院日数

自入院当日开始计数，直至出院。

3)手术（分娩）后天数

自手术（分娩）次日开始计数，手术（分娩）当日为"0"，次日为手术（分娩）后第 1 天，连续书写 10 天，若在 10 天内进行第 2 次手术，则在"××后日数"栏内填写 0/2，依此类推。

4)体温、脉搏、呼吸描记栏

体温、脉搏、呼吸描记栏包括体温、脉搏及呼吸描记。

（1）体温

①40℃～42℃之间的记录：应当用黑色笔在 40℃～42℃之间纵向填写患者入院、转入、手术、分娩、出院、转院、死亡等。除手术不写具体时间外，其余均按 24 小时制，精确到分钟。转入时间由转入科室填写。如以上项目时间重叠，则先填写发生时间早的项目，然后在邻近相应时间格内填写其他项目内容。

②体温符号：口温以蓝"●"表示，腋温以蓝"⊗"表示，肛温以蓝"⊙"表示。

③每小格为 0.2℃，按实际测量度数用蓝色笔绘制于体温单 35℃～42℃之间，相邻温度用蓝线相连。

④体温不升时，可将"不升"二字写在 35℃线以下。

⑤物理降温 30 分钟后测量的体温，无论降低或升高，以红圈"○"表示，画在物理降温前温度的同一纵格内，以红虚线与降温前温度相连；体温未变者，则在原体温记录标记处加一小红圈。

⑥新入院、手术（分娩）患者每天测体温两次（6am、2pm），连续 3 天；一般患者每天 2pm 测体温、脉搏、呼吸一次；发热患者每班测体温一次，至平稳 3 天。

⑦常规时间测体温后，突然发热的在相应栏内以蓝笔圆圈表示，并以蓝虚线与上次体温相连，但不连接下次体温。

⑧患者因外出进行诊疗活动等原因未测常规体温的，应交下一班护士补测并记录。当日未补测体温，应据实在 35℃以下纵向注明"外出"等，之间不连线。

（2）脉搏

①脉搏符号：以红点"●"表示，每小格为 2 次/分，相邻的脉搏以红实线相连。当出现脉搏短绌时，心率用红"○"表示，两次心率之间用红实线相连，短绌脉的脉搏和心率之间用红斜实线相连。脉搏超过 150 次/分，用红笔以数字纵向记录在相应时间格内。

②脉搏与体温重叠时，先画体温符号，再用红色笔在体温符号外画"○"。

（3）呼吸

①所测的呼吸以蓝"○"表示，相邻呼吸以蓝线相连。

②使用呼吸机患者的呼吸以 R 表示，在体温单相应时间内呼吸 30 次横线下顶格用蓝笔画 R。

③呼吸大于 50 次/分,或小于 10 次/分,用蓝笔纵向填写相应数字,之间不连线。

④呼吸与脉搏重叠时,呼吸圈在脉搏外。

5)特殊项目栏

特殊项目栏包括血压、入量、出量、大便、体重、药敏等需观察和记录的内容。

(1)血压

①记录频次:新入院患者当日应测量并记录血压,根据患者病情及医嘱测量并记录,如为下肢血压应当标注"L"。需每日两次以上测血压的,在护理记录单上记录。

②记录方式:收缩压/舒张压(如 130/80)。

③单位:毫米汞柱(mmHg)。

(2)入量

①记录频次:应当将 24 小时总入量记录在相应日期栏内,每 24 小时填写 1 次。

②单位:毫升(mL)。

(3)出量

①记录频次:应当将 24 小时总出量记录在相应日期栏内,每 24 小时填写 1 次。

②单位:毫升(mL)。

(4)大便

①记录频次:应当将前一日 24 小时大便次数记录在相应日期栏内,每 24 小时填写 1 次。

②特殊情况:患者无大便,以"0"表示;灌肠后大便以"E"表示,分别记录大便次数。如 1/E 表示灌肠后大便 1 次;0/E 表示灌肠后无排便;11/E 表示自行排便 1 次及灌肠后排便 1 次;"※"表示大便失禁,"☆"表示人工肛门。

③单位:次/日。

(5)体重

①记录频次:新入院患者当日应当测量体重并记录,根据患者病情及医嘱测量并记录。

②特殊情况:如因病情限制或特殊原因不能测量者,在体重栏内可填上"卧床"、"平车"、"轮椅"等。

③单位:公斤(kg)。

(6)空格栏:可作为需观察增加内容和项目,如药敏、皮肤、管路记录情况等。使用 HIS 系统等的医院,可在系统中建立可供选择项,在相应空格栏中予以体现。

医嘱单

医嘱是指医师在医疗活动中下达的医学指令。医嘱单由医师书写,护士按医嘱种类分别执行签字,包括长期医嘱单、临时医嘱单。从法律角度而言,护士应该严格执行医生的医嘱,随意篡改医嘱或无故不执行医嘱被认为是违法行为,除非护士认为医生的医嘱不正确,可能对患者造成伤害,或非抢救时的口头医嘱。凡需改变医嘱,均需停止原医嘱,另开新医嘱。有关患者饮食、治疗、护理及各种特殊检查等,均须有医嘱方可执行。所有医嘱均由医师直接书写,仅于紧急情况下可先做后补,并应及时抄写在医嘱本上,待医师到达立即签名。具体说明如下。

1. 长期医嘱单

(1)内容包括患者姓名、科别、床号、住院病历号(或病案号)、开始日期和时间、长期医嘱内容、停止日期和时间、医师签名、护士签名、页码。其中,由医师填写开始日期和时间、长期医嘱内容、停止日期和时间并签名。

(2)护士分别将治疗、护理、用药等转抄到注射单、服药单、治疗单上并签名。使用电子病历,可直接打印并签名。

(3)护士每天执行长期医嘱的给药单、输液单、治疗单等,由执行护士签名,不归入病历,保存半年。

2. 临时医嘱单

临时医嘱单内容包括患者姓名、科别、床号、住院病历号(或病案号)、日期和时间、临时医嘱内容、医师签名、执行者签名、执行时间、页码。其中,由医师填写医嘱时间、临时医嘱内容并签名;由临时医嘱执行者填写执行时间并签名。护士处理医嘱做到先急后缓。因特殊原因未能执行的医嘱要立即报告医师。在处理迁床、转科医嘱时,应更改使用中体温单和其他护理记录中的床号、科别,做好交班。因抢救急危患者,护士执行了口头医嘱的,在抢救结束后,提醒医师按规定时间、方法据实补记,护士按规定签字。

手术清点记录单

手术清点记录单内容包括患者科别、床号、姓名、性别、年龄、住院病历号(或病案号)、手术日期、手术名称、术中所用各种器械和敷料数量的清点核对、手术器械护士和巡回护士签名等。手术清点记录应当在手术结束后即时完成,由手术器械护士或手术医师和巡回护士签名。

(1)表格内的器械、敷料等清点数必须用数字说明,不得用"√"表示。清点数目必须清晰,不得漏项,不得采用刮、粘、涂等方法涂改。不能涵盖的重要内容记录在"备注"栏内。不能涵盖的手术器械,医院可根据实际设定器械名称。

(2)手术器械、敷料应在手术开始前、手术结束关闭体腔及皮肤缝合前后分别清点核对一次,由巡回护士据实用阿拉伯数字填写在相应栏内,每一栏均顶格填写。

(3)手术中多次追加的器械、敷料数用阿拉伯数字以"＋"号相连;清点核对由巡回护士和手术器械护士或手术医师各自签名。未使用的手术器械划"/"。

(4)手术结束未缝合体腔或皮肤前,发现器械、敷料数量与实际使用量不符,护士应及时告知手术医师共同查找,查找结果应记录在备注栏内,参加查找的医师、护士各自签名。

(5)眼、五官、体表浅手术和一些不可能遗留器械在内的手术,器械不清点,但手术中所用的针线、脑棉、敷料等物品必须核对清点,据实记录。记录中的器械名称,可根据专科特点列入。

(6)"备注与内植入物条形码粘贴处"包括条形码粘贴与其他需要说明的事项,如无粘贴胶带,应该将植入的产品名称、型号、批号号码、厂家等详细内容转抄在该栏内,以便核查。

护理记录单

护理记录单内容包括患者科别、姓名、床号、住院病历号（或病案号）、记录日期和时间，根据专科特点需要观察、监测的项目以及采取的治疗和护理措施、护士签名、页码等。护理记录应当根据相应专科的护理特点设计并书写，以简化、实用为原则。

1. 适用范围

护理记录单适用于病重、病危患者；病情发生变化、需要监护的患者。

2. 眉栏部分

眉栏部分包括科别、姓名、床号、住院病历号。

3. 填写内容

1）意识

根据患者实际意识状态选择填写：清醒、嗜睡、意识模糊、谵妄、昏睡、浅昏迷、深昏迷状态等。

2）瞳孔

记录瞳孔大小及反应。

3）体温（℃）、脉搏（次/分）、呼吸（次/分）、血压（mmHg）

体温、脉搏、呼吸、血压直接在相应栏内填入测得数值，不需要填写数据单位。

4）血氧饱和度

血氧饱和度根据实际填写数值。

5）吸氧

吸氧单位为升/分（L/min），可根据实际情况在相应栏内填入数值，不需要填写数据单位，并记录吸氧方式，如鼻导管、面罩等。

6）出入量

（1）入量，单位为毫升（mL）。入量项目包括使用静脉输注的各种药物、口服的各种食物和饮料，以及经鼻胃管、肠管输注的营养液等。

（2）出量，单位为毫升（mL）。出量项目包括尿、便、呕吐物、引流物、渗出物、穿刺液、引流液等，需要时写明颜色、性状。

（3）24 小时总结时，仍在输液的，计算入量时应减去未输入的部分，并在总入量后面注明"余液××mL"；交班者已清空本班引流瓶（袋）的，及时记录，避免统计量的误差。

（4）每日记录 12 小时小结，24 小时总结，统一用蓝笔书写。统计时间不足 24 小时的，按实际时间数记录，如"10 小时总入量××mL"。

7）皮肤情况

根据患者皮肤出现的异常情况选择填写，如压疮、出血点、破损、水肿等。

8）病情观察及措施

（1）简要记录护士观察患者病情的动态变化情况，以及根据医嘱或者患者病情变化采取的措施。

（2）因抢救急危重患者未能及时书写护理记录的，护士可在抢救结束后 6 小时内据实补记，在"病情观察及措施"栏内顶格书写，书写前注明"抢救补记"；记录时间写补记的实际时间，具体到分钟。

护理评估单

凡入院患者均应建立护理评估单。入院患者护理评估是指护士对患者入院时基本护理信息收集后的记录，内容包括患者姓名、科别、住院病历号（或病案号）、床号、页码、记录日期和时间、简要病情等。

（1）入院患者护理评估应由护士在患者入院 4 小时内完成。遇急诊手术、抢救等特殊情况不能及时评估时，须在 24 小时内完成。

（2）有过敏史者，应详细填写过敏的药物、食物名称及反应的症状。

（3）有既往病史者，应写明过去所患疾病的医疗诊断。

（4）饮食异常者，应注明吞咽困难、咀嚼困难、管饲等。

（5）睡眠使用药物时，应详细写明药名、剂量。

（6）皮肤有破损或压疮时，应注明部位，详细情况记入护理记录。

（7）表中未涉及但对患者护理有需要的评估内容，如专科护理情况、特殊需求等，应在备注栏内加以描述。

以上内容均以打"√"形式填写，符合哪项即在相应栏内打"√"，数字用阿拉伯数字填写，需使用文字记录时，内容要简明扼要，重点突出，表述准确，不主观臆断。

患者导管意外危险因素评估单

（1）根据评估项目及病情进行评估，在相应栏内打"√"。

（2）评估范围

①认知异常。

②视觉异常。

③精神躁动躁狂、抑郁焦虑。

④需人或物协助。

⑤使用特殊药物。

（3）评估内容包括置管时间、类型、部位、固定、通畅、局部情况等；其中，类型、固定、通畅以打"√"表述；部位、局部情况在备注栏简单文字表述。

（4）据病情随时评估，发生意外滑脱及时上报。

患者跌倒、坠床危险因素评估单

(1)根据评估项目及病情进行评估,在相应的栏中打"√"。

(2)评估范围

①任何原因造成视觉障碍的患者。

②任何意识改变的患者。

③药物过量或中毒的患者。

④全麻恢复期的患者。

⑤躯体/肢体移动障碍的患者。

⑥活动不便的老年患者。

⑦其他需要重点观察的患者。

(3)适应评估范围的患者注意标明防跌倒标识,据病情使用床栏。

(4)评估内容包括认知行为、感觉能力、行动能力、特殊用药、监护状况、床栏使用、防跌倒标识、约束状况。

血糖监测记录单

按医嘱观察患者血糖变化,将所测患者血糖值记录之中,单位 mmol/L,如有特殊情况记录在备注当中。

血液透析治疗记录单

(1)凡实施血液透析的患者使用血液透析治疗记录单,由医生、护士共同书写。透析前情况和透析后情况由医生填写并签名,治疗记录由护士填写并签名。

(2)内容说明

①治疗时间及血流量:指本次血液透析治疗所用的时间、血液流量情况。

②干体重:病人清醒、安静状态下、无任何不舒适时的体重。

③治疗模式:指透析治疗的模式。

④透析(滤)器及透析机:透析器及透析机的型号。

⑤透析液成分:指透析液中的各种重要的离子物质。

⑥肝素/低分子肝素:透析中的肝素种类及用量。

⑦静脉压:透析中的静脉压力。

⑧置换液速度:透析中置换液的速度。

病室报告本

根据简化护理文书书写要求,病室报告本主要为当日护理工作提示作用。各班交接前填写病室报告并签名;日班、夜班均用蓝笔书写。

(1)要完整填写眉栏各空白项目,无入院者写"○",不能写"/"。

(2)按床号顺序报告下列情况的患者

①出院、转院及转科、死亡。

②入院、转入(注明由何科转来)。

③当日重点:手术、分娩、重危、有异常情况或病情突变的患者。

④预备工作交代:预手术、预检查、留取检验标本如抽血等。

第三节　护理文书书写常见缺陷

1. 记录时间未错开

入院时间、医生开医嘱的时间及首次护理记录的时间一致,使人容易造成误解,医生在病人入院时未检查病人便开出医嘱,护士未执行医嘱进行治疗和护理,就已开始自撰护理记录。

2. 遗漏

(1)体温单标识记录遗漏,部分由于护士的责任心不强,部分是由于护士经验不足,小部分是由于执行医嘱和记录不是同一个护士造成。如灌肠、导尿的标记遗漏,脉搏短绌中漏描绘心率等。

(2)医嘱单上取消医嘱,护士漏签名。如高钾病人,医生取消了原医嘱液体中补充的10%氯化钾,从动态护理记录中可看出护士已经执行了取消医嘱,但医嘱上护士漏签名。

(3)护理记录单上同一班次书写交班翻页时在时间栏内漏日期,上级护士给下级护士修改时漏签名和时间。

3. 医护记录不一致

(1)首次护理记录与医生记录不一致,主要是由于双方在收集病人资料过程中信息来源的误差而产生;部分是由于医生连台手术,护士未认真和麻醉师进行床头交班引起,如腹股斜疝嵌顿松解还纳术＋疝囊高位结扎术,术后在手术过程中发现小肠部分坏死,增加了部分小肠切除术。

(2)左侧和右侧错写。

(3)全麻手术后,巡回护士将麻醉师估算麻醉清醒时间记录为出室时间,以致造成手术结束时间、手术护理记录单的出室时间和病房护士记录返回病房时间不一致。如手术结束时间为12:10,出室时间为12:30,回病房时间为12:25。

4. 涂改,代签他人的姓名

为了保持整洁,使用褪色药物褪去,或用刀片刮去原有的字迹,或重新抄写代签上他人姓名,特别是关键的字眼和主要数据时间等的涂改,降低护理文件可信度。

5. 护理记录缺乏连续性

护理记录缺乏连续性,不能及时反映病情的发生、发展及转归。部分护士仍不能及时把病情变化如实记录,仅在总结时写,如脑出血伴上消化道出血休克时写"呕鲜红色血液 500,血压下降(70/50),脉搏细速(132 次),面色苍白,出汗冷,皮肤湿冷,按医嘱给予处理后,未及时评估有无继续呕血、排黑便、血压、脉搏、对皮肤的温湿度和尿量等情况",且有时对原发病的神志、瞳孔的描述被忽略。

6. 护理记录缺乏主观能动性

护士在首次记录中往往转抄医生的病程,在病情发生变化时抄病程记录,有关健康教育和护理处置未给予记录,不能体现护士的主观能动性。

第四节　护理文书书写中存在的隐患

1. 体温单

(1)体温单绘制与病人实际情况应相符。如病人外出、手术等体温未测时,体温不绘,前后不连线。

(2)体温单与护理记录单应相符。如生命体征、出入量等。

(3)体温不升应正确填写。

(4)原始资料应真实。

2. 医嘱单

(1)处理及执行医嘱时,做与写应同步。

(2)护士执行医嘱后应签全名。

(3)取消医嘱时再次用红笔签全名,护士应签在护士签栏内。

(4)执行医嘱时间应具体。什么时间执行,签什么时间。医生开医嘱时间不对时,应指出。临时医嘱执行一组,签一组,谁执行,谁签名。

3. 护理记录单

(1)记录书写应及时、准确。

(2)护理记录书写应完整、详细。

(3)记录书写应客观、真实,不能主观判断和虚构。

(4)记录重点应突出和具有连续性,特殊用药、治疗后,应有效果观察。

(5)健教告知内容应全面记录和体现。

(6)护理记录书写应规范,记录应有针对性,运用医学术语、药名、治疗名等均应写全名。

(7)护理记录应与医疗记录一致。

小 结

1.护理文书作为病历的一个部分,是严肃的法律文件。

2.护理文书记录的准确性、一致性和真实性对于维持司法公正具有非常重要的意义。

3.护理文书的简化节约了护士大量的书写时间,但涉及法律纠纷时,完整的护理记录可以为护士免于渎职的法律诉讼提供充分的依据。

4.体温单为表格式,以护士填写为主,内容包括患者姓名、科室、床号、入院日期、住院病历号、日期、手术后天数、体温、脉搏、呼吸、血压、大便次数、出入量、体重、住院天数等。

5.医嘱是指医师在医疗活动中下达的医疗指令。医嘱单分长期医嘱单和临时医嘱单。医嘱由医师直接书写在医嘱单上或输入微机,不得转抄转录。

因抢救急危患者需要下达口头医嘱时,护士应当复述一遍。抢救结束后,医师应当即刻据实补记医嘱。

6.护理记录应当根据相应专科的护理特点书写,内容包括患者科别、姓名、床号、住院病历号、页码、记录日期和时间、出入量、体温、脉搏、呼吸、血压、病情观察及措施、护士签名等。记录时间应当具体到分钟。

7.手术清点记录是指巡回护士对患者术中所有器械、敷料等的记录,应当在手术结束后及时完成。手术清点记录单内容包括患者姓名、住院号、手术日期、手术名称、术中所用各种器械和敷料数量的清点核对、巡回护士和器械护士签名等。

8.护理文书书写常见缺陷如下:

(1)记录时间未错开。

(2)遗漏。

(3)医护记录不一致。

(4)涂改,代签他人的姓名。

(5)护理记录缺乏连续性,不能及时反映病情的发生、发展及转归。

(6)护理记录缺乏主观能动性。

第十五章　病历中常出现的问题

第一节　病案首页中常出现的问题

无论纸质病历或电子病历均有病历首页,首页内容有病人基本信息、国际疾病分类和国际手术操作分类编码栏目,填写清楚有利于联系、有利于统计和科研随访、有利于增强疾病分类准确性,空白或误填均属错误。病历首页中常出现的问题汇总如下。

1. 患者的基本信息填写不规范或填写错误

(1)患者身份证号码缺如或任意填写。

(2)患者家庭住址、单位地址、邮编未填或未具体到门牌号。

(3)患者职业不清或未填。

提示：常见的错填是身份证号码与联系方式。

2. 诊断书写不规范或缺如

(1)患者入院时门、急诊诊断未选择。

(2)出院诊断中主要诊断与其他诊断排列顺序有误。

(3)出院诊断单一时其他诊断未划杠。

(4)病理诊断未填写。

提示：因病人提前出院,出院时病理诊断常常空缺,而后未补上。

3. 有手术或操作的病历首页手术操作记录栏填写不规范

(1)手术记录栏中有漏项。

(2)住院期间有诊断治疗性操作,但首页未填写。

(3)切口愈合等级未填或填写不正确。例如:胃肠手术切口,术后愈合良好,切口愈合等级应为"Ⅱ/甲",而不是"Ⅰ/甲"。

提示：最易忘填写的是诊断治疗性操作。

4. 其他项目常出现的问题

(1)出院日期或出院时间与实际不符。

提示：出院日期经常计算有误。

（2）药物过敏栏空白或填写错误。

提示：过敏史遗忘。

（3）损伤、中毒的外部因素未详细分类。

（4）院感诊断空白或已上报院感但首页未填写。

（5）输血记录栏填写有误。

（6）反面打印不规范。

附录：不规范首页举例

医疗机构 ＿×××＿ （组织机构代码：＿×××＿ ）

医疗付费方式：□   **住 院 病 案 首 页**

健康卡号：＿＿＿＿＿ 第 次住院 病案号：

姓名 ＿周某某＿ 性别 1 1.男 2.女 出生日期1963年08月20日 年龄48 国籍 中国

（年龄不足1周岁的）年龄 — 月 新生儿出生体重 — 新生儿入院体重 — 克

出生地 江西 省(区、市)鹰潭 市 余江县 籍贯 江西 省(区、市)鹰潭 市 民族 汉族

身份证号 — 职业 农民 婚姻 2 1.未婚 2.已婚 3.丧偶 4.离婚 9.其他

现住址江西 省(区、市)南昌市 — 县 永外正街 电话 邮编

户口地址江西省(区、市) 鹰潭 市 余江 县 星光村 邮编335200

工作单位及地址 — 单位电话 — 邮编 —

联系人姓名周明 关系子 地址 江西省南昌市永外正街 电话

入院途径 1 1.急诊 2.门诊 3.其他医疗机构转入 9.其他

入院时间 2011 年10月10日15时 入院科别 神经外科 病房8 转科科别骨科

出院时间 2011 年12月31日10时 出院科别 康复科 病房2 实际住院 81 天

门(急)诊诊断创伤性颅脑损伤、股骨颈骨折 疾病编码 S06.9061,S72.002

出院诊断	疾病编码	入院病情	出院诊断	疾病编码	入院病情
主要诊断:创伤性脑干损伤	S06.803	1	其他诊断:		
其他诊断:鞍部脑膜瘤	D32.001	3			
股骨颈骨折	S72.002	1			

入院病情:1.有,2.临床未确定,3.情况不明,4.无			

损伤、中毒的外部原因　　<u>外伤</u>　　　疾病编码<u>　　　　　　　　</u>

病理诊断:<u>　脑膜瘤　　　</u>　　　疾病编码　<u>M95300/0</u>　病理号　<u>4582××</u>

药物过敏 [2] 1.无 2.有,过敏药物:<u>　　　　</u>　　死亡患者尸检 [一] 1.是　2.否

血型 [1] 1.A　2.B　3.O　4.AB　5.不详　6.未查　Rh □　1.阴 2.阳 3.不详 4.未查

科主任<u>　陈××　</u>　主任(副主任)医师　<u>　熊×东　</u>　主治医师　<u>　熊×东　</u>　住院医师　<u>　熊×东　</u>
责任护士<u>　吴××　</u>　进修医师<u>　　—　　</u>　　实习医师<u>　　—　　</u>　　编码员<u>　徐××　</u>

病案质量 [1]　1.甲　2.乙　3.丙　质控医师<u>郭××</u>质控护士<u>黄××</u>质控日期2011 年<u>12</u> 月<u>31</u> 日

手术及操作编码	手术及操作日期	手术级别	手术及操作名称	手术及操作医师			切口愈合等级	麻醉方式	麻醉医师
				术者	Ⅰ助	Ⅱ助			
06.1406	2011.10.10	Ⅱ	颅内血肿清除术	陈××	刘××	杨××	Ⅱ/甲	全麻	徐××
01.5103	2011.10.10	Ⅲ	颅内脑膜瘤切除术	陈××	刘××	杨××	Ⅱ/甲	全麻	徐××
81.5101	2011.11.7	Ⅲ	人工髋关节置换术	周××	饶××	黄××	Ⅰ/甲	连硬外	黄××
							/		
							/		
							/		
							/		
							/		

离院方式 □ 1.医嘱离院　2.医嘱转院,拟接收医疗机构名称:<u>　　　　　　　　</u>
3.医嘱转社区卫生服务机构/乡镇卫生院,拟接收医疗机构名称:<u>　　　　　　</u>　　4.非医嘱离院
5.死亡 9.其他

是否有出院31天内再住院计划□1.无　2.有,目的:＿＿＿＿＿＿＿＿＿＿＿＿＿＿＿＿＿＿

颅脑损伤患者昏迷时间:入院前＿＿＿天＿＿＿小时＿＿＿分钟　　入院后＿＿＿天＿＿＿小时＿＿＿分钟

住院费用(元):总费用＿＿＿＿＿＿＿＿＿＿＿＿＿(自付金额:＿＿＿＿＿＿＿＿＿)

1.综合医疗服务类:(1)一般医疗服务费:＿＿＿＿(2)一般治疗操作费:＿＿＿(3)护理费:＿＿＿

(4)其他费用:＿＿＿＿＿

2.诊断类:(5)病理诊断费:＿＿＿＿＿(6)实验室诊断费:＿＿＿＿＿(7)影像学诊断费:＿＿＿＿

(8)临床诊断项目费:＿＿＿＿＿

3.治疗类:(9)非手术治疗项目费:＿＿＿＿＿＿＿(临床物理治疗费:＿＿＿＿＿)

(10)手术治疗费:＿＿＿＿＿　(麻醉费:＿＿＿　手术费:＿＿＿)

4.康复类:(11)康复费:＿＿＿＿＿

5.中医类:(12)中医治疗费:＿＿＿＿＿

6.西药类:(13)西药费:＿＿＿＿＿(抗菌药物费用:＿＿＿)

7.中药类:(14)中成药费:＿＿＿＿＿(15)中草药费:＿＿＿＿＿

8.血液和血液制品类:(16)血费:＿＿＿＿＿(17)白蛋白类制品费:＿＿＿＿＿

(18)球蛋白类制品费:＿＿＿＿＿(19)凝血因子类制品费:＿＿＿＿＿

(20)细胞因子类制品费:＿＿＿＿＿

9.耗材类:(21)检查用一次性医用材料费:＿＿＿＿＿(22)治疗用一次性医用材料费:＿＿＿＿＿

(23)手术用一次性医用材料费:＿＿＿＿＿

10.其他类:(24)其他费:＿＿＿＿＿

说明:(一)医疗付费方式:1.城镇职工基本医疗保险;2.城镇居民基本医疗保险;3.新型农村合作医疗;4.贫困救助;5.商业医疗保险;6.全公费;7.全自费;8.其他社会保险;9.其他。

(二)凡可由医院信息系统提供住院费用清单的,住院病案首页中可不填写"住院费用"。

此首页存在的问题:

(1)患者为成年人,身份证号码未填。

(2)现住址与户口所在地均未具体到门牌号。

(3)联系电话与邮政编码空白。

(4)实际住院天数有误。

(5)损伤、中毒的外部原因填写不规范,且缺疾病编码。

(6)过敏药物未填。

(7)三级医师全为同一人签名,未体现三级医师制。

(8)离院方式未填。

第二节　出院记录中常出现的问题

出院记录是出院时经治医师对患者本次住院期间诊疗情况的总结,由患者出院时携带在身,需认真详细书写,以便于患者复诊时提供参考。出院记录中常出现的问题汇总如下。

1.入院情况书写不规范

(1)患者入院时情况书写太繁杂或太简单。

(2)入院记录体格检查中缺心肺查体。

(3)入院前主要辅助检查描述不具体。

提示:出院原因为病人或家属要求自动出院的描述不规范,或太简单。

2.诊疗经过书写不规范

(1)本次住院期间所有诊疗经过内容不详细。

(2)诊疗经过缺入院后主要辅助检查结果。

3.出院情况书写不规范

(1)患者出院时情况完全拷贝出院前最后一次病程记录,未做归纳总结。

(2)内容书写太简单,外科病人未重点描述手术后恢复情况。

4.出院医嘱常出现的问题

(1)出院医嘱格式不规范。

(2)用药医嘱不够具体,只有药不写用法,或只有口头医嘱没有文字医嘱。

(3)随诊时间不规范,例如必要时复诊。质疑:何为必要?

附录:不规范病历举例

×××医院
出院记录

姓名:蒋××　性别:女　年龄:13岁　科别:心胸外科　床号:42　　　　　住院号:DO385×××

入院日期:2010年12月23日　　出院日期:2010年1月03日　　住院:11天

入院情况(简要病史,体格检查及主要辅助检查):

　　患者蒋××,女,13岁,体检发现心脏杂音5个月。患者5个月前因感冒发烧去当地医院就诊发现心脏杂音,无胸闷、气逼,无咳嗽、咳痰,无蹲踞现象,无口唇紫绀。平素健康状况一般,否认糖尿病病史,否认结核病史,否认高血压病史,否认肝炎病史。查体:两肺呼吸音清,未闻及干湿性啰音。心脏视诊心前区正常隆起,心尖搏动位置向左下移位,范围正常。心前区可触及震颤,以胸骨左缘3、4肋间明显,无心包摩擦感,叩诊心脏浊音界向左下扩大。听诊心率90次/分,胸骨左缘3、4肋间可闻及粗糙的全收缩期杂音,肺动脉瓣听诊区第2心音稍增强,无固定分裂,心律齐,脉搏90次/分,无枪击音及水冲脉,双下肢无水肿。辅助检查:2010-7-28××医院心脏彩超示:先天性心脏病,室间隔缺损。

入院诊断:先天性心脏病

　　　　　室间隔缺损

诊疗经过(包括手术日期和手术名称):

　　入院后完善相关检查,积极做好术前准备,于2010年12月27日在全麻体外下行"室间隔缺损修补术",术后诊断:先天性心脏病,室间隔缺损。术中顺利,术毕给予心电监护、呼吸机辅助呼吸及强心、利尿、抗炎等处理。术后复查胸片未见明显异常。

出院诊断:先天性心脏病

　　　　　室间隔缺损

出院时情况:

　　患者未诉明显不适,精神及睡眠尚可,大小便正常。查体:生命体征平稳,肺部呼吸音清,未闻及干性及湿性啰音,心脏听诊瓣膜音良好,其余无异常。切口I/甲愈合。复查胸片情况可。×××主任医师查房看过病人,患儿恢复尚可,可予出院,3月后来院复查心脏彩超。

出院医嘱:1.注意休息,加强营养,预防感冒。

　　　　　2.三月后复查心脏彩超。

　　　　　3.有情况我科随诊。

上级医师签名:　　　　　　经治医师签名:

　年　　月　　日　　　　　年　　月　　日

注:出院记录一式两份,一份留病历中存档,一份交病人复诊时参考。

此出院记录存在的问题有:

(1)入院情况太繁琐,应将主要症状、诊疗过程加以归纳提炼。

(2)诊疗经过缺入院后重要检查结果;缺术中情况描述。

(3)出院时情况完全拷贝出院最后一次病程记录。

(4)出院医嘱不够具体。

第三节　入院记录中常出现的问题

入院记录是完整住院病历的简要形式,其内容影响到患者的诊断乃至本次住院期间的治疗,需详细问诊认真书写,为接下来的诊疗做铺垫。入院记录中常出现的问题如下。

1. 主诉描述有缺陷

(1)主诉书写无症状,不能准确导出第一诊断,举例如下。

①骑电动车和摩托车相撞2天。

②电烧伤全身多处5天。

③宫颈锥切术后10天,术后病理示鳞状细胞癌。

(2)主诉与现病史内容描写不相符,或诊断用语做主诉用语,如颌下淋巴结肿大5天。

（3）主诉发病时间未用阿拉伯数字表示。

（4）主诉不够精练,字数超过 20 字。

2. 现病史中常出现的问题

（1）现病史中对患者本次住院的主要症状描述不全。

（2）缺一些具有鉴别意义的重要阴性症状。

（3）患者自起病来的诊治经过不够详细。

（4）起病后的一般情况描述不全。

（5）既往史写入现病史中。

3. 体格检查中常出现的问题

（1）入院体格检查中使用电子病历模板,导致心率、脉率缺如。

（2）复制拷贝模板病历,未重点描述专科情况,甚至不分男女,以至在女性病历中出现睾丸的错误。

（3）体格检查中主要项目不全。

（4）查体中记录矛盾,如现病史中为意识矛盾,查体为神志清楚,对答如流。

（5）提前把病程记录写好。

4. 辅助检查中常出现的问题

（1）入院前的辅助检查未注明何时何院所行检查。

（2）辅助检查缺检查号。

附录:不规范病历举例

×××医院
住院病历

姓名:×××　　　　　　部队或单位:一

性别:女　　　　　　　　职别或工种:农民

年龄:42 岁　　　　　　入院日期:2011 - 04 - 20 15:20:00

婚否:已婚　　　　　　　记录日期:2011 - 04 - 20 16:17:00

籍贯:鄱阳　　　　　　　病史陈述者:患者本人

民族:汉族　　　　　　　通信地址:江西省×××高家岭镇×××4号

　主诉:反复上腹部疼痛1月余。

　现病史:患者缘于1月前开始无明显诱因出现上腹部烧灼样痛,疼痛放射至腰背部,左侧卧位时感疼痛加重,感恶心,无呕吐,伴反酸、嗳气,无咳嗽、咳痰,无发热、畏寒,无胸闷、胸痛,上述症状反复发作,今为求进一步诊治,遂来我院就诊。我院腹部B超提示:1.胆囊多发性结石。2.肝脏、脾脏、胰腺未见明显异常。门诊拟"胆囊结石并胆囊炎"收入我科住院治疗。患者自起病以来,精神、食欲正常,大小便正常,睡眠佳,体重无明显变化。

既往史:平素身体健康状况一般,2010 年诊断"双侧输卵管脓肿",并行双侧输卵管切除术,否认高血压病史,否认糖尿病病史,否认结核病史,否认肝炎病史,否认其他传染病史,否认输血史,否认药物过敏史,否认药源性疾病,否认食物过敏史,否认食物中毒史,否认外伤史,否认其他重大疾病史,有预防接种史,具体不详。

个人史:出生本地,工作本地,无疫水接触史,无疫区接触史,无工业毒物接触史,无粉尘接触史,无放射性物质接触史,否认吸烟,否认饮酒。无药物嗜好,无冶游史。

婚育史:已婚,19 岁结婚,配偶身体健康,育有两个小孩。

月经史:月经规则,每次持续时间 4～5 天,周期 28 天,月经量中,颜色鲜红,无血块,无痛经,白带正常。

家族史:父母体健,兄弟姐妹及其他亲属均体健。无糖尿病家族史,无血友病家族史,无高血压家族史,无肥胖家族史,无肿瘤家族病史,与患者无类似疾病,无其他家族性遗传病。

体格检查

T:36.5℃   P:75 次/分   R:20 次/分   BP:123/62mmHg

发育正常,营养良好,精神状态正常,表情自如,自主体位,步态正常,神志清楚,检查合作。皮肤、黏膜色泽正常,无水肿,无皮疹,无出血,浅表淋巴结未触及。头部外形正常,听力粗测正常,结膜正常,巩膜无黄染,瞳孔等大等圆,对光反射灵敏,鼻通气通畅,副鼻窦无压痛,乳突无压痛,口唇无苍白、紫绀,咽部无充血,无淋巴滤泡增生,口腔黏膜光洁,扁桃体未见异常。颈部对称,无抵抗,颈静脉无怒张,气管居中,甲状腺未触及肿大。胸廓外形对称,胸壁静脉无充盈或曲张,胸壁无皮下气肿,胸骨无叩击痛,胸壁无压痛。乳房正常,乳头位于锁骨中线第 4 肋间隙。呼吸运动两侧对称,稳定而有节律,呼吸平稳,呼吸节律均匀而整齐,肋间隙无增宽或变窄,胸廓扩张度正常,语音震颤无增强或减弱,无胸膜摩擦感。胸部叩诊清音,肺界正常,肺下界移动度正常。听诊呼吸音正常,无啰音,无胸膜摩擦音。心脏视诊心前区无隆起,心尖搏动位置正常,第 5 肋间左锁骨中线内侧 1cm,范围正常。触诊无震颤,无心包摩擦感。叩诊心界正常。听诊心率 75 次/分,心律规则,心音 S₁ 正常,S₂ 正常,无额外心音,无杂音,无心包摩擦音。桡动脉脉率75 次/分,节律规则,无奇脉,无交替脉,周围血管征阴性。腹部视诊外形平坦,腹式呼吸存在,未见胃肠蠕动波,未见腹壁静脉曲张。触诊腹壁无压痛,无反跳痛,无液波震颤,无包块。肝脏未触及,胆囊未触及,胆囊点无压痛,莫菲氏征阴性。脾脏未触及,肾脏未触及,无压痛,输尿管压痛点无压痛,膀胱未触及,无腹股沟疝。腹部叩诊鼓音,肝上界在右锁骨中线第 5 肋间,肝浊音界存在,肝区无叩击痛,肾区无叩击痛,移动性浊音阴性。听诊肠鸣音 4 次/分,无振水音,无血管杂音。外生殖器未见异常,直肠、肛门未见异常。脊柱无畸形,棘突无压痛,无叩击痛,脊柱活动度正常。四肢无畸形,双下肢无水肿,足背动脉搏动正常。神经系统肌张力正常,膝腱反射正常,巴宾斯基征阴性,脑膜刺激征阴性。

专科情况

腹部视诊外形平坦,未见胃肠型、蠕动波,触诊腹壁柔软,全腹无压痛,无反跳痛,无液波震颤,无包块。肝脏未触及,胆囊点无压痛,Murphy 征阴性。脾脏未触及,肾脏未触及,无压痛,叩诊肝上界在右锁骨中线 5 肋间,肝浊音界正常,肾区叩击痛阴性,无移动性浊音,听诊肠鸣音正常。

辅助检查

2011-4-14 我院门诊 B 超示:1.胆囊多发性结石。2.肝脏、脾脏、胰腺未见明显异常。

入院诊断:
胆囊结石并胆囊炎
医师签名:×××
2010 年 4 月 20 日

此入院记录中存在的问题：

(1)主诉：主诉最好能体现疾病的特点，即"反复上腹部阵发性绞痛1月余"。

(2)现病史

①"缘于1月前"的表达方式不妥，应该改为"缘于2011年3月20日"。

②"无明显诱因"表达不妥，胆囊结石发生腹痛多由于"进食油腻食物或饱餐后"。

③"上腹部烧灼样痛"与"胆囊结石"腹痛的特点不符合，是否为"上腹部阵发性绞痛，以右上腹明显"；"疼痛放射至腰背部"描述不妥，胆囊结石腹痛多为"放射至右肩及肩胛下区"。

④"伴反酸、嗳气"多为慢性胃炎或消化性溃疡的症状，与"胆囊结石"症状不符，可以删除。

⑤伴随症状描述过少，如"转移性右下腹痛，畏寒、发热及黄疸，腹胀、腹泻及便秘，呕血及黑便，黏液血便，厌油及乏力，胸闷、胸痛、心慌及呼吸困难，咳嗽、咳痰及咯血，口腔溃疡、皮疹及关节痛"。

⑥缺乏诊疗经过：有无就诊，行什么检查，诊断什么疾病，给予什么药物治疗，治疗效果如何？

⑦"腹部B超提示：1.胆囊多发性结石。2.肝脏、脾脏、胰腺未见明显异常"，过于累赘，可以改为："腹部B超提示：胆囊多发性结石。"B超结果可以在辅助检查中详细阐述。

⑧"门诊拟：胆囊结石并胆囊炎"诊断不妥，B超未说明胆囊体积是否增大，胆囊壁是否肿胀、增厚，胆囊窝周围是否有渗出等改变，故应该诊断为：胆囊结石。

⑨2010年诊断"双侧输卵管脓肿"，并行双侧输卵管切除术，是否行抗感染等治疗？

(3)体格检查：腹部体检中未描述腹壁紧张度，右上腹有无腹壁紧张？

(4)专科情况："Murphy征阴性"应改为"墨菲氏征阴性"。

(5)辅助检查：应该写B超号。

(6)入院诊断：

　　①应该为：胆囊结石。

　　②应补充诊断日期：2011年4月20日。

第四节　病程记录中常出现的问题

病程记录是继住院病历或入院记录后，经治医师对患者病情发展演变及诊疗过程进行全面、系统、连续性的记录，是对患者此次住院的所有记录，书写应详细准确，为患者的身体状况留下资料，同时可供患者日后复诊时医生参考用。病程记录中常出现的问题汇总如下。

1. 内容不符合规范

(1)诊疗过程中的重要检查结果缺分析及相应处理意见。

(2)请它科会诊的意见未在病程中反映。

(3)使用抗生素治疗未在病程中反映其指征。

(4)重要诊疗措施及效果未在病程中记录。

(5)患者病情发生重大变化时未在病程中反映。

(6)输血治疗未在病程中反映病人输血情况。

(7)修正诊断或确诊未在病程中反映。

(8)上级医师查房意见形式化。

(9)连续两天以上病程记录内容大同小异,存在拷贝现象。

(10)无关的词语在病程中出现,如:今日某主任查房,由于才学疏浅没写好,见谅,下次一定写好……

2. 格式与形式不符合规范

(1)未按规定时间书写日常病程记录。

(2)特殊情况需向患者或家属告知签字的不能在病程记录中进行,而应单独签署相关知情同意书。

(3)打印不清楚。

(4)三级医师签名不及时。

附录:不规范病历举例

病程记录

2010－12－23 日　16:57:41

1. 病例特点

(1)患者蒋××,女,13岁,体检发现心脏杂音5个月。

(2)患者5个月前因感冒发烧去当地医院就诊发现心脏杂音,在当地医院行心脏彩超示:室间隔缺损,患儿无胸闷、气逼,无心悸乏力,无咳嗽、咳痰,无蹲踞现象,无口唇紫绀。生长发育与同龄儿相仿,活动耐力较同龄儿下降。病程中,患儿精神可,饮食睡眠可,二便可。

(3)平素健康状况一般,否认糖尿病病史,否认结核病史,否认高血压病史,否认肝炎病史。

(4)心脏视诊心前区正常隆起,心尖搏动位置向左下移位,范围正常。心前区可触及震颤,以胸骨左缘3、4肋间明显,无心包摩擦感,叩诊心脏浊音界向左下扩大。听诊心率90次/分,胸骨左缘3、4肋间可闻及粗糙的全收缩期杂音,肺动脉瓣听诊区第2心音稍增强,无固定分裂,心律齐,脉搏90次/分,无枪击音及水冲脉,双下肢无水肿。

(5)辅助检查:××医院心脏彩超示:先天性心脏病,室间隔缺损。

2. 初步诊断:先天性心脏病,室间隔缺损。

诊断依据:

(1)体检发现心脏杂音。

(2)心前区可触及震颤,以胸骨左缘3、4肋间明显,无心包摩擦感,叩诊心脏浊音界向左下扩大。听诊心率90次/分,胸骨左缘3、4肋间可闻及粗糙的全收缩期杂音,肺动脉瓣听诊区第2心音稍增强,无固定分裂。

(3)心脏彩超示:先天性心脏病,室间隔缺损。

鉴别诊断:

(1)房间隔缺损:可出现活动后胸闷、心悸、气促等症状,肺动脉瓣区第2心音增强、亢进或固定分裂,并在肺动脉瓣区可闻及Ⅱ/6～Ⅲ/6级柔和的吹风样收缩期杂音,无震颤。心脏彩超检查有助于鉴别。

(2)法洛氏四联症:新生儿期即有发绀,并且逐年加重,常有蹲踞现象,患者常发育不良。胸骨左缘下段可闻及响亮、粗糙的收缩期喷射性杂音,但胸前有时可能无震颤,心脏彩超检查有助于鉴别。

3.诊疗计划

(1)完善相关检查(查三大常规,肝、肾功能,电解质,凝血时间,血气分析,HIV,HCV,TPAb,胸片,心电图,心脏彩超)。

(2)择期手术治疗。

(3)术后抗炎、强心、利尿等综合治疗。

医师签名:××

2010-12-24 18:19:41　　×× 主任医师查房

患者入院第一天,精神、饮食、睡眠尚可,二便自解。查体同前。×× 主任医师查房看过病人后示:根据患者临床表现、体征及参照相关检查,同意目前诊断及治疗。嘱完善相关检查,择期手术治疗。

医师签名:××/××

2010-12-25 17:46:07　　×× 主任医师查房并术前小结

患者一般情况可,无发热,双肺呼吸音尚清,未闻及干湿性啰音,胸骨左缘第3、4肋间可闻及收缩期杂音。×× 主任医师查房看过病人后示:患者先天性心脏病,室间隔缺损诊断明确,有手术指征,决定周一在全麻体外下行室间隔缺损修补术,已向病人及家属交代手术必要性和手术风险,病人及家属表示同意手术,并签字为证。

医师签名:××/××

2010-12-27 11:50:50　　术后记录

患者刚刚在全麻体外下行"室间隔缺损修补术",术中所见:心包腔少量积液,两大动脉关系正常,肺动脉压力稍高,膜周部室间隔缺损,直径约0.5cm,主动脉瓣无脱垂,三尖瓣无反流,右室流出道无狭窄。术后诊断:先天性心脏病,室间隔缺损。术中顺利,术毕麻醉未醒,带气管插管安返心胸外科ICU病房,给予心电监护、呼吸机辅助呼吸及强心、利尿、抗炎等处理。

医师签名:××

2010-12-27 23:08:52　　输血记录

患者术后心率偏快,心包纵隔引流管引出较多血性液体,眼睑苍白,为了减轻脏器缺血、缺氧,今嘱患者输注去白细胞红细胞2U、去白细胞红细胞1.5U,今日14:30开始输血,22:00结束,无输血反应。

医师签名:××

2010-12-28 8:28:09　　×× 主任医师查房

患者术后第一天,一般情况可,无发热,心电监护示:心率115次/分,窦性心律,四肢末梢暖,血压110/85mmHg,呼吸机辅助呼吸,血氧饱和度99%,听诊双肺呼吸音稍粗,未闻及干湿性啰音,余查体无特殊。心包纵隔引流出淡红色液约350mL,外敷料干燥,无渗出,尿量2700mL。×× 主任医师查房看过病人,患者一般情况可,同意目前强心、利尿、支持对症治疗,密切注意观察。

医师签名:××/××

2010-12-29 16:34:27　　×× 副主任医师查房

患者术后第二天,无发热,心电监护示:心率110次/分,窦性心律,四肢末梢暖,血压120/78mmHg,鼻氧管给氧,血氧饱和度99%。听诊双肺呼吸音稍粗,未闻及干湿性啰音,余查体无特殊。心包纵隔引流出淡红色液约150mL,外敷料干燥,无渗出,尿量1200mL。×× 副主任医师查房看过病人,患者病情尚平稳,继续目前治疗,转普通病房密切注意观察。

医师签名:××/××

> 2010-12-30 08:39:02　　　××副主任医师查房
> 　　患者无发热,四肢末梢暖,血压 118/82mmHg,鼻氧管给氧。听诊双肺呼吸音稍粗,未闻及干湿性啰音,余查体无特殊。心包纵隔引流出淡红色液约 50mL,外敷料干燥,无渗出,尿量 1250mL。××副主任医师查房看过病人,患者一般情况可,今日可拔管,嘱适当增加饮食,密切注意观察。
> 　　　　　　　　　　　　　　　　　　　　　　　　　　　　　　　医师签名:××/××
>
> 2011-01-01 10:04:03　　　××副主任医师查房
> 　　患者一般情况可,无发热,四肢末梢暖,血压 115/85mmHg,鼻氧管给氧,听诊双肺呼吸音稍粗,未闻及干湿性啰音,余查体无特殊。××副主任医师查房看过病人,患者恢复尚可,复查胸部正位片,了解病情。
> 　　　　　　　　　　　　　　　　　　　　　　　　　　　　　　　医师签名:××/××
>
> 2011-01-03 10:05:47　　　×× 主任医师查房
> 　　患儿未诉明显不适,精神及睡眠尚可,大小便正常。查体:生命体征平稳,肺部呼吸音清,未闻及干性及湿性啰音,心脏听诊瓣膜音良好,其余无异常。切口 I/甲愈合。复查胸片情况可。××主任医师查房看过病人,患儿恢复尚可,可予出院,3月后来院复查心脏彩超。
> 　　　　　　　　　　　　　　　　　　　　　　　　　　　　　　　医师签名:××/××

此病程记录存在的问题:

(1)首次病程记录病例特点第 2 点应对病例进行归纳提炼。

(2)鉴别诊断需有 3 个或以上鉴别病种,且应按支持点与不支持点描述。

(3)主任医师第一次查房病史汇报太简单,且未对病史作具体分析。

(4)输血记录未对输血疗效进行评估。

(5)入院后重要辅助检查结果均未在病程记录中描述。

(6)主任查房意见均为套路,对病情分析、治疗方案都不具体。

第五节　手术相关记录

　　与手术有关的记录包括术前讨论记录、术前小结、特殊手术申请单、麻醉术前术后访视记录、麻醉记录、手术记录、手术安全核查表、手术风险评估单、手术护理单。分别有手术医师、麻醉医师及手术室巡回护士书写,是对围手术期的全部记录,需认真书写,以确保手术效果及患者生命安全。手术相关记录中常出现的问题汇总如下。

1. 术前小结常出现的问题

(1)手术方案设计描述不够具体。

(2)缺第二套备用手术方案。

(3)手术意外、并发症防范措施不够全面、正确。

2. 术前讨论常出现的问题

(1)病史汇报内容完全复制首程内容。

(2)参加讨论人员多,发言人少。

附录:不规范病历举例

×××医院
术 前 小 结

姓名:蒋×× **性别:**女 **年龄:**13岁 **科别:**心胸外科 **床号:**42 **住院号:**DO××××××××

病史要点:患者蒋××,女,13岁,体检发现心脏杂音5个月。

体检要点:查体:两肺呼吸音清,未闻及干湿性啰音。心脏视诊心前区正常隆起,心尖搏动位置向左下移位,范围正常。心前区可触及震颤,以胸骨左缘3、4肋间明显,无心包摩擦感,叩诊心脏浊音界向左下扩大。听诊心率90次/分,胸骨左缘3、4肋间可闻及粗糙的全收缩期杂音,肺动脉瓣听诊区第2心音稍增强,无固定分裂,心律齐,脉搏90次/分,无枪击音及水冲脉,双下肢无水肿。

主要化验:血常规、PT未见明显异常。

特殊检查:心脏彩超示:先天性心脏病,室间隔缺损。

术前诊断:先天性心脏病,室间隔缺损。

拟行手术:室间隔缺损修补术。

术前准备:备皮,术前禁食水。

麻醉方式:体外循环全麻。

术中可能发生情况及术后主要并发症:

1.麻醉意外,导致呼吸、心跳骤停。

2.术中体外循环机故障,体外循环意外,导致血栓、气栓、病人死亡等。

3.术中、术后大出血,导致心包填塞、失血性休克、病人死亡等,必要时需再次开胸探查。

4.术中根据病情选择手术方式,有中转开胸可能,如有其他畸形一并处理。

5.术后心脏复苏困难,严重恶性心律失常,如3度房室传导阻滞,必要时安装临时或永久起搏器。

6.术后畸形矫治效果不佳,有残余分流或症状不能改善。

7.术后出现低心排综合征,肝、肾、肺、脑等脏器的并发症及功能衰竭,或出现难以纠正的水、电解质及代谢等内环境紊乱,严重者可危及生命。

8.术后感染,导致败血症、感染性心内膜炎、胸骨裂开、切口愈合不良等。

9.其他,如术后昏迷、偏瘫、截瘫、精神症状等。

以上情况均有可能发生,如果发生,将可能导致病人残疾或死亡,并已反复向家属交代手术风险,有人财两空可能,一切后果自负,签字为证,请慎重考虑。

主刀医师已查看病人及病历资料同意手术。

主刀医师: **主治医师:** **经治医师:** (须签名)

年 月 日

此术前小结存在的问题:

(1)手术方案设计描述不够具体,仅有手术名称。

(2)主要化验描述不具体。

(3)缺第二套备用手术方案。

×××医院

术 前 讨 论 记 录

姓名:陶××　**性别**:男　**年龄**:56 岁　**科别**:骨 2　**床号**:15　**住院号**:DO×××××

讨论时间:2010-12-02 8:30　**主持者**:××主任医师　**记录者**:×××主治医师

参加人员(姓名、职称)

　　××主任医师,×××主任医师,×××副主任医师,×××副主任医师,×××主治医师,××
×主治医师,×××主治医师,×××主治医师,×××住院医生,×××住院医生及全体进修生、实
习医生

讨论记录(术前诊断及依据、手术指征、有无手术禁忌、术前准备、手术及麻醉方式的选择,术中、术后
可能出现的意外情况及防范措施)

　　×××主治医师汇报病史:患者陶××,男,56 岁,已婚,××省××市人,左股骨干骨折术后 1
年半,外伤致左大腿疼痛伴活动障碍 2 周,于 2010 年 12 月 1 日入院。患者于 1 年半前因外伤致左股
骨干骨折,于我院行左股骨干骨折切开复位钢板内固定术,于 2010 年 5 月门诊复查 X 线片示:左股
骨部内固定物固定良好,未见松动和螺钉断裂。于我院行内固定取出术,术后患者功能良好,2 周前
患者不慎扭伤左腿,出现左下肢疼痛伴活动障碍,于 2010-11-29 我院查左股骨正侧位示:左股骨干
骨折。门诊拟"左股骨干骨折术后再骨折"收入住院。查体:T 37℃,P 84 次/分,R 20 次/分,BP 131/
79mmHg,扶入病房,神志清楚,查体合作。心肺听诊阴性,腹平软,肝脾肋下未及,脊柱生理弯曲存
在,棘突及椎旁无压痛和叩痛,腰椎活动度佳。双上肢肌力及活动正常,双上肢 Hoffmann 征阴性。
大腿外侧部可见 10cm 的手术疤痕,左大腿肿胀、疼痛,可及骨擦感,左膝关节及左小腿均见一约
10cm 的手术疤痕,左膝关节活动受限,右下肢肌力、血运及感觉正常,双下肢直腿抬高试验阴性,髌
阵挛和踝阵挛阴性,膝腱反射正常,Babiskin 征阴性。辅助检查:2010 年 11 月 29 日我院 X 片示:左
股骨干骨折。提交行术前讨论,有无手术指征?手术中注意事项。

　　×××主任医师:患者左股骨干骨折术后取出内固定后半年,因 2 周前外伤出现再骨折,从取出
内固定物的 X 线看,结合临床,已达到骨折愈合标准,因而上次去除内固定物是有指征的。同意本组
诊断意见,手术指征是明确的,手术中要注意与初次手术有显著的差别,应该按照陈旧性骨折处理。

　　×××副主任医师:患者因外伤出现了再骨折,手术指征明确,也同意按陈旧性骨折处理,可以
植入自体或异体骨以促进骨折的愈合。

　　×××主治医师:同意手术,因为是第二次骨折,要注意髓腔变化,髓腔可能闭塞,手术必须通开
骨折两端的骨髓腔才可以更好地促进骨折的愈合。

　　×××副主任医师:同意按陈旧性骨折处理方案,手术技术上,我个人认为,先固定骨折端后,打
开髓腔,植入自体或异体骨,交错原位植入自体骨,这样更有利于骨折的愈合。

　　××主任医师:患者左股骨干骨折术后再骨折,手术指征明确,用髓内钉闭合复位内固定手术难
度大些,同意再次切开复位内固定,为了增加骨折愈合率,可以植入自体骨或异体骨,打开髓腔,注意
内固定术牢固。

总结:患者左股骨干骨折术后再骨折,手术指征明确,同意再次切开复位内固定,为了增加骨折愈合
率,可以先固定骨折端后,打开髓腔,植入自体或异体骨,交错原位植入自体骨,注意内固定物一定要
牢固。

主持者签名:××主任医师　　　　　　　　　**记录者签名**:×××主治医师

　2010 年 12 月 2 日　　　　　　　　　　　　　2010 年 12 月 2 日

此术前讨论记录存在的问题：

(1)病史汇报内容完全复制现病史内容。

(2)参加讨论人员多,发言人少。

(3)发言内容大多雷同。

(4)应该着重培养住院医师、研究生等年轻医师的临床思维。

第六节 医嘱中常出现的问题

医嘱是指经治医师在医疗工作中为诊治患者而下达的医学指令,是对整个诊治过程的全部记录,需书写清晰认真。医嘱中常出现的问题汇总如下。

1.医嘱中内容不规范

(1)医嘱中使用商品名,例如:他信。

(2)医嘱中使用 NS/GS。

(3)医嘱未写明剂量。

2.医嘱中格式不规范

(1)医嘱中有非医嘱内容。

(2)医嘱有涂改现象。

(3)取消医嘱不规范。

(4)医嘱有冒签名现象。

3.与医嘱相关的其他内容

(1)有医嘱,缺相应的化验单或会诊单。

(2)有化验单或会诊单,缺相应医嘱。

第七节 辅助检查中常出现的问题

辅助检查是通过医学设备进行身体检查,是一种辅助的检查方法(相对于主要的检查方法:问诊、查体)。一般只提供参考性的临床资料,不用它作为最主要的临床诊断证据,它提供的数据可能与实际情况有一定的差距。但有时提供最主要的临床诊断证据——"金标准"。如一些肿瘤的良、恶性主要靠病理学检查确定,冠心病诊断的金标准是冠状动脉造影看到冠状动脉有无狭窄。辅助检查中常出现的问题汇总如下。

1.报告单内容有误

(1)一般项目缺项,如患者信息有空缺。

（2）缺血、尿、大便常规检查单。

2.报告单格式有误

（1）缺标记、标记不全、标记不规范。
（2）报告单粘贴混乱。

第八节　知情同意书中常出现的问题

知情同意书是患者表示自愿进行医疗治疗的文件证明，需谨慎书写，认真对待。知情同意书中常出现的问题汇总如下。

1.知情同意书中内容有缺陷

（1）缺身份证号。
（2）缺患者基本信息。
（3）缺医师签名。
（4）缺签字时间。
（5）缺患者签名。

2.重要知情同意书缺如

（1）输血知情同意书缺检查项目结果。
（2）缺拒绝诊疗知情同意书。
（3）缺授权委托书。
（4）缺入院须知。

附录：不规范病历举例

×××医院
手　术　知　情　同　意　书

姓名:蒋××　性别:女　年龄:13岁　科别:心胸外科　床号:42　住院号:DO××××××
民族:汉族　　身份证号码:　　　　住院日期:2010-12-23
病情摘要:体检发现心脏杂音5个月。
过敏史:
术前诊断:先天性心脏病,室间隔缺损　　拟定手术医师:×××
拟定手术方式:室间隔缺损修补术　　拟定麻醉方式:体外循环全麻
拟定手术日期:2010年12月27日　　临时更改为:—

　　根据您的病情,您需要进行上述手术治疗(以下称手术)。该手术是一种有效的治疗手段,一般来说,手术和麻醉过程是安全的,但由于该手术具有创伤性和风险性,因此医师不能向您保证手术的效果。

因个体差异及某些不可预料的因素,术中和术后可能会发生意外和并发症,严重者甚至会导致死亡。现告知如下,包括但不限于:

◆麻醉并发症(另附麻醉知情同意书);

◆术中、术后大出血,严重者可致休克,危及生命安全;

◆术中因解剖位置及关系变异变更术式;

◆术中可能会损伤神经、血管及邻近器官;

◆伤口并发症:出血、血肿、浆液肿、感染、裂开、不愈合、瘘管及窦道形成;

◆脂肪栓塞:严重者可导致昏迷及呼吸衰竭,危及生命安全;

◆呼吸系统并发症:肺不张、肺感染、胸腔积液、气胸等;

◆循环系统并发症:心律失常、心肌梗死、心力衰竭、心搏骤停;

◆尿路感染及肾衰;

◆脑并发症:脑血管意外、癫痫;

◆精神并发症:手术后精神病及其他精神问题;

◆血栓性静脉炎,以致肺栓塞、脑栓塞;

◆多脏器功能衰竭,弥散性血管内凝血(DIC);

◆水电解质平衡紊乱;

◆再次手术;

◆手术中有可能使用自费材料、自费药品及自费诊疗项目。

本手术提请患者及亲属注意的其他事项:

详见术前小结。

我已详细阅读以上内容,对医生、护士的告知表示完全理解,经慎重考虑,我决定做此手术,做术中快速冰冻切片,并自愿承担手术中的自费项目费用。

我明白在本次手术中,在不可预见的情况下,可能需要其他附加操作或变更手术方案,我授权医师在遇有紧急情况时,为保障我的生命安全实施必要的救治措施,并保证承担全部所需费用。

我知道在本次手术开始之前,我可以随时签署《拒绝医疗同意书》,以取消本手术同意书的决定。

患者/法定监护人/委托代理人/签名:	(签名后请在前面相应身份处打√)
	日期: 年 月 日 时 分
经治医师签名:	
	日期: 年 月 日 时 分
主刀医师签名:	
	日期: 年 月 日 时 分

此手术知情同意书存在的问题:

(1)缺患者身份证号码。

(2)过敏史缺如。

(3)病情摘要书写简单。

第九节　病历中常见问题的原因

病历既是临床实践工作的总结,又是探索疾病规律及处理医疗纠纷的法律依据,是国家的宝贵财富。病历对医疗、预防、教学、科研、医院管理等都有重要的作用。病历书写内容应客观、真实、准确、及时、完整,重点突出,层次分明;格式规范,语句通顺、简练,用词恰当;文字工整,字迹清晰;标点符号正确;文字不超过格线;若出现错别字时,应在错字(句)上用双横线画在错字(句)上,不得采用刀刮、胶粘、涂黑、剪贴等方法抹去原来字迹。

病历书写中常见问题的原因汇总如下。

(1)重视临床操作,轻视病历书写,认为只要能看好病、开好刀就行,病历书写好坏不重要,这是病历质量难以提高的一个主观因素。

(2)年资低,业务技术水平不高,缺乏经验,未能严格要求自己,未能做好继续教育工作,表现在以下 4 方面。

①对主诉的表达意义目的不了解,或一知半解,或记住了症状忘了时间,或记住了时间忘了症状。

②询问病史不详细或者遗漏了主要病史。

③查体不认真,从而忽略了许多能够反映病人病情变化的细节,导致病历书写过程中漏记。

④表现性不强,或不知轻重、错记或出现流水账。

(3)个别医师法律及自我保护意识不够,未充分认识到病历在医疗纠纷中的举证作用。

(4)病历质量控制方面允许改错的做法迁就了问题病历,使部分医师认为写错了可以修改,缺少的也可以再加上,助长了重写一遍的思想。

 小　结

加强学习,提高医务人员的法律意识和自我保护意识,医务人员是病历的"制造者",其行为直接影响了病历的质量,医务人员必须充分地认识病历的价值,把握好病历书写的各环节,注意病历的形成质量。明确病历质量不仅仅是对病人、对医院负责,更是对自己负责。不断加强病历质量管理,彻底改变病历质量终末控制模式,实行病历质量全程监控。严格按照《病历书写规范》,以《医疗事故处理条例》的规定为依据。搞好病历书写,提高病历书写质量,最大限度减少和杜绝病历缺陷的发生。

第三篇

辅助科室报告单写作篇

第一章 书写申请单与报告单相关要求

第一节 书写申请单的意义与要求

1. 规范填写申请单的意义

申请单一般分为检查申请单和特殊要求申请单。检查申请单是临床医师为了诊断、排除或者复查患者病情而向医技科室申请行辅助检查所填写的各种规范化的医疗文件;特殊要求申请单则是指个别病人或偶尔特别情况下使用的申请单,如会诊申请单、手术申请单、输血申请单、高额费用审批表等医疗文件。所以,正确书写申请单有助于医技科室的诊断,有助于科室之间的工作协调。检查申请单是医技科室反馈给临床医师有关检查结果的医疗文件,是医疗文件中重要的部分。特殊要求申请单则是临床医师在患者诊治过程中的思维体现,对患者疾病发展情况的判断及治疗有着一定的指向性作用。

2. 申请单的内容

大多数申请单一般包括眉栏、申请日期、病史摘要、体检情况、医师签名等,有的申请单会有部位的标明要求(如放射类申请单等),有的申请单还会有检查前注意事项(如胃镜申请单等)。

3. 书写申请单的基本要求

(1)申请单的眉栏包括患者姓名、性别、年龄、科室、病区、床号、住院号、送检标本名称、检查目的、检查项目以及临床诊断等,申请医师必须逐项认真填写,不得漏项。

(2)相关检查申请单应该至少有四部分:①主诉。②患者的简要病史。③重要的体征和体格检查、疾病既往治疗及过去相关检查情况。④临床的初步诊断。

(3)送检标本上所贴号码应该和申请单上的号码相一致。

(4)危、急诊检查应该在申请单的右上角标明"急"字样,同时临床科室注明取样时间和取样人。

(5)医师签名务必要清晰可辨或在签名上加盖印章。如果是无资质医师开具的申请单必须由经治医师签名或盖章以示认可。

第二节 报告单的书写要求

1. 报告单的内容

大多数的报告单包括眉栏、检查结果、医师签名、报告日期等,有的报告单会书写初步诊断或相关意见(如放射类报告单、胃镜报告单等),有的报告单会附上截图以示说明(如胃镜报告单、病理报告单等)。

2. 报告单书写的基本要求

(1)报告单的眉栏包括患者姓名、性别、年龄、科室、病区、床号、住院号、检查号、检查项目等,检验医师或报告医师必须逐项填写,普通报告单的日期要准确到年、月、日,急诊的则须到时、分,如是打印报告则必须保证眉栏填写的完整并且应该有手工签名。

(2)检验报告单应该写明送检标本的特性和状态、标本接收日期和检测方法等。

(3)报告单结果填写务必字迹清楚,内容完整,用语规范,不允许有涂改行为,若是特殊检查报告应该作出初步诊断或提出相关的诊断意见。

(4)检验项目的填写和结果报告应该按照相关规定书写,一般应该注明正常的参考值。对于定量的检测结果必须采用法定的计量单位;对于定性的检测结果要用文字"阴性"和"阳性"表示或者符号(+)、(−)表示。

(5)检查者应签全名,如还有审核者则必须加上审核医师的签名;无资质人员开出的报告单须经专业主管人员或有资质的带教者审核后签名认可。

(6)需复查的标本应注明复查的方法和次数,并将最终确认的结果报告临床科室。

3. 报告单的粘贴要求

(1)应该根据不同的报告单类型选择相应的报告粘贴单,报告粘贴单分为一般报告粘贴单和特殊报告粘贴单两类,其纸张大小与病历用纸一样。

(2)各种报告单应该按照报告单回报的时间先后整齐粘贴。

(3)粘贴报告单应将报告单的左侧齐平粘贴单的粘贴线开始粘贴,并保持在相邻报告单之间不会太拥挤,应在报告单上方留下足够空间以利于书写检验时间和检验结果。

第三节 申请单书写的常见错误与示样

1. 症状与体征填写部分最常见的错误

(1)空白,完全没有内容。

(2)只写了主诉的一部分,如患者有"咳嗽、咳黄浓痰三月",可能是仅写了"咳嗽"。

(3)没有填写必要的体检内容。

(4)完全写错,"胸部疼痛"误写成"腹部疼痛"。

(5)字迹潦草,无法辨别内容。

2. 检验部分的常见错误

(1)空白,没下诊断。

(2)诊断不准确,如患者是"胫腓骨骨折",仅写了"骨折"。

(3)诊断不全面,如患者是"消化道穿孔伴急性腹膜炎",仅写了"急性腹膜炎"。

(4)诊断写错。

(5)字迹潦草,无法辨别所写内容。

(6)部位错写的情况。

(7)填写了无关紧要的检查。

3. 签名部分,有关申请医师签名处的常见错误

(1)没有签名。

(2)签名潦草。

(3)没有资质的医师签名后,没有上级医师的加签名。

4. 目的与要求部分的常见错误

目的与要求部分处的临床建议很有必要,它的内容应该是要求经管医师针对有特殊病情的患者需要给予医技科室必要的技术交代,这个交代对于辅助检查结果的准确性以及对临床诊疗的指导性是能起到肯定性作用的,所以不应该忽视。

(1)胸片申请单

费别:职工医保				
姓名:	性别:	年龄:	ID号:	申请科室:
病区:	床号:	住院号:		超声号(HBCT号、X线号):
临床病史、体征及相关检查:				
临床诊断:				
检查项目:1.胸片(正侧位)(DR)				
临床建议:				
造影剂名称:_____ 碘过敏试验:( )性 试验执行者:_____				
注意事项:请携带病历摘要、既往检查(X线片、造影、CT、MRI、超声)等资料,以便参考诊断。				
申请医师: 申请日期:				

（2）B超申请单

费别：自费

姓名：　　性别：　　年龄：　　ID号：　　申请科室：

病区：　　床号：　　住院号：　　超声号（HBCT号、X线号）：

临床症状及体征：

检查部位、其他检验、检查结果：

临床诊断：

检查项目：1.计算机图文报告　2.彩超腹部（含肝、胆、脾、胰）

申请医师：　　　　　　申请日期：

注意事项：　　　　　　检查前的准备：

1.空腹检查项目：肝、胆系、胰腺、肾上腺、上腹肿块等，请在检查前8小时禁食。2.检查子宫、附件、前置胎盘、盆腔、膀胱、前列腺、下腹部肿块者，请留尿充盈膀胱。3.腹部超声检查应在胃镜、X线胃肠造影之前或者检查后两日进行。4.经直肠前列腺检查及胰腺、肾上腺、腹部包块检查，请在检查前1～2小时清洁灌肠（特殊情况除外）。5.复查病人请带上上次检查结果及其他相关病历资料。

（3）CT申请单

费别：职工医保

姓名：　　性别：　　年龄：　　ID号：　　申请科室：

病区：　　床号：　　住院号：　　超声号（HBCT号、X线号）：

临床病史、体征及相关检查：

临床诊断：

检查项目：1.多层螺旋CT胸椎（1～12个椎体）（平扫）

临床建议或部位：

造影剂名称：＿＿＿＿＿＿碘过敏试验：（　）性　试验执行者：＿＿＿＿

注意事项：请携带病历摘要、既往检查（X线片、造影、CT、MRI、超声）等资料，以便参考诊断。

申请医师：　　　　　　申请日期：

(4)磁共振申请单

费别：自费				
		×××医院		
		磁共振成像(MRI)检查申请单		

姓名：　　　　性别：　　　年龄：　　　　ID号：　　　　申请科室：

病区：　　　　床号：　　　住院号：

临床病史、体征及相关检查：

临床诊断：

检查项目：1.磁共振扫描颅脑(平扫)

临床建议：

申请医师：　　　　　　　　申请日期：

注意事项：

(1)内金属、义齿、电子耳、义眼、早期妊娠等请向工作人员说明。检查时请卸下身体外部的金属或磁性物品(如手机、钥匙、发夹、皮带、各类磁卡、硬币等)。(2)请携带病历摘要、既往检查(X线片、造影、CT、MRI、超声)等资料，以便参考诊断。

联系电话：　　　　　　(MRI)　　　　　(单层螺旋CT室)　　　　(多层螺旋CT室)

(5)SPECT 申请单

费别：自费				

姓名：　　　　性别：　　　年龄：　　　　ID号：　　　　申请科室：

病区：　　　　床号：　　　住院号：　　　　　　　　检查号：

病史：

化验及其他影像资料：

临床诊断：

检查项目：1.核素(160)

申请医师：　　　　　　　申请日期：

联系电话：　　　　　SPECT室　　　　　同位素室

(6)肺功能测定申请单

费别:自费					
姓名:	性别:	年龄:	ID号:		申请科室:
病区:	床号:	住院号:			肺功能号:

简要病史及体征:

最近检查及治疗:

　　既往有无胸部、上腹部手术:　　　既往肺部病史:

　　吸烟史:　　年　　支/日　　戒烟:　　,　　已戒　年

　　血红蛋白　g/L

临床诊断:

检查项目:1.肺通气功能检查

申请医师:　　　　　申请日期:

(7)床边摄片申请单

费别:自费					
姓名:	性别:	年龄:	ID号:		申请科室:
病区:	床号:	住院号:			超声号(HBCT号、X线号):

临床病史、体征及相关检查:

临床诊断:

检查项目:床边摄片(单部位单次曝光+30)

临床建议:

造影剂名称:_____　碘过敏试验:(　)性　试验执行者:_____

注意事项:请携带病历摘要、既往检查(X线片、造影、CT、MRI、超声)等资料,以便参考诊断。

申请医师:　　　　申请日期:

(8)经颅多普勒申请单

费别:自费	

姓名:　　　　性别:　　　　年龄:　　　　ID 号:　　　　　　申请科室:

病区:　　　　床号:　　　　住院号:　　　　　　　　　　超声号:(HBCT 号、X 线号):

临床病史、体征及相关检查:

临床诊断:

检查项目:1.颈部血管彩色多普勒超声

检查样本:

临床建议:

申请医师:　　　　　　　　　　申请日期:

(9)麻醉胃镜申请单

费别:自费	

姓名:　　　　性别:　　　　年龄:　　　　ID 号:　　　　　　申请科室:

病区:　　　　床号:　　　　住院号:

临床症状及体征:

其他检验、检查结果:

临床诊断:

检查项目:1.麻醉胃镜

治疗性:目的与要求 _____

申请医师:　　　　　　　　　　申请日期:

（10）会诊申请单

会诊申请单是临床医师在诊治过程中临床思维的体现，是通过跨科室间的技术交流对疾病共同诊治的一个见证。但在临床实践中容易出现以下错误。

①简要病史和体征一栏书写过于简单。

②没有填写必要的辅助检查或化验结果。

③没有填写对征求科室专科性会诊的要求。

④没有签名。

⑤无资质医师签名后无上级医师加签名。

①、②、③类错误容易导致应邀会诊的科室无法在申请单上获得一定的患者病情的信息，从而延误病情的及时诊治。另外，还有部分会诊申请单根本没有在其中写明邀请会诊的理由，甚或有的病人本就没有申请会诊的必要，这二者无形中导致了会诊资源在一定程度上的浪费。

 小　结

1. 申请单一般分为检查申请单和特殊要求申请单。

2. 大多数申请单一般包括眉栏、申请日期、病史摘要、体检情况、医师签名等内容。

3. 报告单包括眉栏、检查结果、医师签名、报告日期等内容。

第二章 病理诊断报告书写规范

病理诊断报告是病理医师在结合临床资料的基础上，根据送检标本的大体形态和显微镜下改变，并在适当时进行辅助检查后通过综合分析、判断做出的描述或结论，是病理科重要的医疗文件，它与疾病的诊断、治疗密切相关，并为疾病的预后判断提供信息，是检验病理科工作质量的主要标准之一，在医患矛盾逐年增多的大环境下，病理诊断报告亦成为医疗纠纷及法律诉讼中一项重要的法律文件。因此，规范病理诊断报告的书写有着十分重要的意义。

第一节 书写病理诊断报告的基本要求

1. 一般项目要完整

患者姓名、性别、年龄、病理号、住院号、取材部位、临床诊断、标本收验时间及报告发放时间、报告医师签名等。

2. 专科检查要描述

对送检病变组织的大体及显微镜下所见的要点描述（一般性病变或小标本可酌情简述或省略）。

3. 辅助检查的结果要说明

对诊断起重要作用的免疫组织化学、特殊染色、原位杂交、超微结构及分子生物学等辅助检查结果要在报告中注明。

4. 书写报告要及时

(1)一般标本收到后在 5 个工作日以内签发报告。

(2)特殊原因(包括深切、补取材、辅助检查、脱钙、疑难病例讨论或会诊、特殊标本延长固定时间等)可延长至 7～10 个工作日，并以口头或书面形式告知有关临床医师或患者。

(3)冰冻报告应在 30 分钟内签发。

5. 签发病理报告的医师要求

(1)具有执业资格、已经注册、具有主治医师以上(含主治医师)职称的病理医师。

(2)条件适宜的高年资病理科住院医师(需经所在医院批准)。

(3)报告需有两人同时签发。

6. 书写格式要求

(1)报告一式二份,一份交予送检方,另一份与申请单一起留病理科存档。

(2)字迹清楚,字体规整,有条件者采用计算机图文报告,并提供送检标本的大体形态及显微镜下组织学典型区域图像。

(3)语言科学,用词规范。

(4)诊断医师签名清楚,不能以个人印章代替签名,不能由他人代签,可加盖报告医师印章和科室公章。

第二节 病理诊断报告的规范化要求

1. 病理诊断表述的基本类型

(1)Ⅰ类:肯定性病理报告。这是病理诊断的主要形式,是送检部位、疾病名称、病变性质明确和基本明确的病理诊断,是临床医师对患者进行合理治疗和预后判断的依据。

(2)Ⅱ类:推测性/倾向性病理报告。当送检标本因为各种原因(如取材不够、坏死太多、组织受损等)而使所见病变不典型或无特异性时,常常不能完全肯定疾病的名称、病变性质,或是对拟诊的疾病名称和病变性质有保留的诊断意向,可在拟诊疾病名称前用一些不确定的词语来修饰诊断结果,如"符合为"、"考虑为"、"倾向于"、"提示为"、"可疑为"、"可能性大"、"不能除外"等。在目前患者法律意识强的大环境下,病理医生心理压力加大,因此,此类病理诊断报告增多。尤其是在手术中的冰冻快速诊断,此类报告的形式最多。

(3)Ⅲ类:描述性病理报告。当送检标本所显示的病变不足以诊断为某种疾病,病理医师不能做出肯定或倾向性诊断,只能直接描述显微镜下病理改变的一种报告方式,不带有任何判断意见。此类报告多数情况只能够肯定送检标本的病变性质,应尽量减少此类报告。

(4)Ⅳ类:阴性病理报告。送检标本因过于细小、破碎、固定不当、自溶、受挤压、烧灼、干涸等,达不到病理检查的条件而无法做出诊断。

2. 病理诊断名称的规范用语

(1)按照国际疾病分类命名,肿瘤性病变按照WHO分类或全国性方案命名。

(2)使用中文全称,不使用简称或英文缩写。如恶性黑色素瘤不能报告为恶黑,隆突性皮肤纤维肉瘤不能报告为皮隆突,前列腺良性增生不能报告为BPH,系统性红斑狼疮不能报告为SLE等。

(3)新病名、罕见疾病及以人名命名的疾病,应注明英文原称或文献出处,必要时加以适当的说明。

3. 病理诊断表述内容的规范

(1)肿瘤的肉眼形态及大小。

(2)肿瘤根治标本的确切部位及手术方式。

(3)肿瘤的组织学分类及分级需按照 WHO 或全国性方案要求表述。

(4)肿瘤的浸润深度与侵犯范围。

(5)特殊的间质反应,血管、淋巴管及神经的侵犯情况。

(6)肿瘤或切除器官的边缘情况。

(7)肿瘤的转移情况,如淋巴结应分组并计数,且要达到标准的数量规定;其他器官的累及情况。

(8)明显的继发改变。

(9)对诊断起重要作用的辅助检查结果,如免疫组织化学、特殊染色、原位杂交、超微结构等结果应在报告中标明。

(10)疑难病例或Ⅱ、Ⅲ类病理报告的病例,可酌情就病理学诊断及相关问题附加建议、注释或讨论。如建议重新检查或进行其他有关检查、科外病理学会诊、密切随访,以及进行科内/科外讨论等。

(11)疑难病例经过全科讨论或会诊的,应在报告中注明讨论内容、结果或会诊意见。

第三节　病理诊断报告常见错误与缺陷

病理诊断报告常见错误与缺陷包括以下六点。

(1)疾病诊断名称采用简写而不是全称,如恶黑(恶性黑色素瘤)、皮隆突(隆突性皮肤纤维肉瘤)、鳞癌(鳞状细胞癌)等。

(2)疾病诊断名称采用英文缩写或英文字母,如 ITP(特发性血小板减少性紫癜)、胃 U(溃疡)、TB(结核)等。

(3)未描述病变的病理形态学改变,尤其是进行了进一步检测(如免疫组织化学染色、特殊染色等)的病例需详细描述并报告检测结果。

(4)未描述肿瘤的类型、级别、浸润深度、侵犯范围及淋巴结转移情况,如仅诊断为胸腺瘤而不分型(不同类型胸腺瘤恶性程度不同)。

(5)淋巴结计数不足,未达到标准。如胃癌要达到 15 枚淋巴结以上,未接受术前治疗的结直肠癌淋巴结要达到 12 枚以上。

(6)措词不准确,模棱两可或无法理解。如报告为:镜下见可疑的类上皮细胞及多核巨细胞形成不典型肉芽肿结构,考虑肉芽肿性炎,请结合临床。

第四节　病理诊断报告举例

1. Ⅰ类报告(肯定性病理报告)

(1)胃镜活检标本:(胃窦)印戒细胞癌。

(2)远端胃大部切除标本:送检远端胃标本,大弯侧 12cm,小弯侧 8cm,距下切端 2cm 胃窦小弯侧可见一溃疡型肿块,大小 4cm×2cm×2.5cm,边缘隆起,呈堤坝状,切面灰白色,质脆,肉眼浸出浆膜层。大弯侧附网膜组织，10cm×8cm×2cm，未触及明显结节。诊断：（胃窦）腺癌Ⅲ级，浸出浆膜，侵及神经，脉管内见癌栓。上、下切端及网膜组织均未见癌累及。小弯侧淋巴结13枚，其中10枚可见癌转移（10/13）；大弯侧淋巴结6枚，均未见癌转移（0/6）。

（3）（右腮腺）镜检：腺小叶结构存在，小叶内腺泡间大量淋巴细胞浸润，部分区腺泡破坏、结构消失，代之以密集的淋巴细胞和组织细胞，小叶内导管增生。诊断：良性淋巴上皮病变（也称Mikulicz病）。

（4）（左乳腺根治标本）镜检：肿瘤细胞呈不规则巢团状或条索状分布，细胞胞浆丰富，细胞核大深染，核仁清晰可见，核分裂3个/50HPF，并可见较多坏死灶，间质大量纤维组织增生。诊断：浸润性导管癌Ⅱ级。乳头、基底及其他象限乳腺组织均未见癌累及。腋窝淋巴结16枚，其中5枚可见癌转移（5/16）。免疫组化报告：E-cadherin（3＋），ER（－），PR（－），CerbB-2（3＋），Ki-67（60％＋）；荧光原位杂交报告：肿瘤异质性明显，Her-2信号呈簇状分布，提示Her-2基因扩增。

2. Ⅱ类报告（推测性/倾向性病理报告）

（1）经皮肺穿刺标本：（右上肺）镜下于增生的纤维组织中见核大深染、胞浆少的异型细胞呈不规则巢状分布，但所见甚少，且大部分细胞挤压变形。可疑为小细胞癌，组织损伤严重，影响观察。

（2）胃镜活检标本（胃窦镜检）：胃黏膜腺体排列尚规则，固有层内大量单核样细胞弥漫增生，部分似侵犯腺上皮、破坏腺体，免疫组化示：CK腺上皮（3＋），淋巴细胞CD20（3＋），CD79α（3＋），CD3（－），CD45Ro（－），κ（±），λ（－）。综上所述，考虑黏膜相关淋巴组织淋巴瘤（MALTL）可能性大。建议正规抗感染治疗后重检。

（3）（左颈部淋巴结）镜检：淋巴结内散在上皮样细胞、多核巨细胞形成的肉芽肿结构，但未见干酪样坏死。抗酸染色阴性。诊断：肉芽肿性炎，倾向于结核，结节病不能完全除外。请临床进一步检查。

（4）（食管下段）镜检：鳞状上皮增生，部分鳞状上皮向柱状上皮化生，间质内可见少量慢性炎细胞浸润。结合胃镜定位符合Barrett食管。

3. Ⅲ类报告（描述性病理报告）

（1）（腹部皮肤）镜检：表皮细胞角化过度，棘层增厚，上皮脚变钝、消失，真皮内小血管增生，淋巴细胞围绕血管浸润性生长。

（2）（宫颈管组织）镜检：镜下可见大量黏液及血块，其中见少许破碎的颈管内膜，并见慢性炎细胞浸润。

4. Ⅳ类报告（阴性病理报告）

（1）经皮肺穿刺标本：（左下肺）镜下仅见少许皮肤组织，未见肺组织。（注：本例已经深切片）

（2）右输卵管宫外孕标本：（右输卵管）镜下仅见大量的血块，未见绒毛及滋养叶细胞。（送检组织已全部取样）

（3）胃镜活检标本：(胃体)镜下仅见少许破碎的黏膜组织，不足诊断。

5. 不规范的病理报告

（1）(左足底)恶黑。——评述：不可使用简写，要用中文全称：恶性黑色素瘤。

（2）(脾)镜检：白髓分布大致正常，红髓增宽，小血管周围浆细胞浸润，白髓周围及红髓的脾索内巨噬细胞增多，呈泡沫状，脾窦扩张充血。结合临床，符合ITP。——评述：不可使用英文缩写，要用中文全称：特发性血小板减少性紫癜。

（3）(宫颈)鳞状细胞癌Ⅲ级；(左侧腹股沟深)淋巴结16枚，(右侧腹股沟深)淋巴结12枚，均未见癌转移(0/16,0/12)。——评述：未注明肿瘤侵犯的范围及浸润深度、切缘(阴道残端及双侧宫旁组织)情况，其他部位(如子宫内膜、双侧附件)累及情况、淋巴结未分组计数。

（4）(右半结肠)腺癌Ⅱ～Ⅲ级，侵及全层，隆起型。上、下切端均未见癌累及。肠系膜淋巴结4枚，均未见癌转移(0/4)。阑尾未见癌累及。——评述：淋巴结计数不足。

 小 结

1.病理诊断报告是病理医师在结合临床资料的基础上，为疾病的预后判断提供的信息，是检验病理科工作质量的主要标准之一。

2.书写病理诊断报告的要求：

（1）一般项目要完整。

（2）专科检查要描述。

（3）辅助检查的结果要说明。

（4）书写报告要及时。

3.病理诊断表述的基本类型：

（1）肯定性病理报告。

（2）推测性/倾向性病理报告。

（3）描述性病理报告。

（4）阴性病理报告。

第三章　细胞学诊断报告书写规范

　　细胞学检查是肿瘤与某些非肿瘤性疾病诊断和鉴别诊断的常用技术,也是肿瘤早期预防和普查的重要手段之一。细胞学检查虽然有时只能作为组织病理学诊断的补充,但因其早期性、微创性或无创性、便捷性和经济实用性,它越来越广泛地得到临床医生和患者的接受。由于它是通过微量取材、观察游离细胞而得出诊断,所以在结果判断上有一定的难度。为了尽可能提高细胞学诊断的准确性,严格把握细胞学检查的各个质控关口是毋庸置疑的。

　　一份高质量的细胞学诊断报告单并不是仅靠写出来的,更主要的是靠做出来的。细胞学诊断报告单应是整个细胞学检查全过程的真实、简要和富有逻辑性的写照。细胞学诊断报告单属于医院重要的医疗文书,它与疾病的预防、诊断和治疗密切相关,并为疾病的预后判断提供依据,也是临床检验工作质量的重要考核指标之一,还具有法律效应。所以,对每一份报告单的书写要做到认真、严谨。

第一节　书写细胞学诊断报告单的具体要求

1. 书写前准备

　　(1)应由具有临床执业医师资格且已注册的医生或条件适宜且经所在医院医务管理部门认可具备细胞学诊断资格的检验医生执行细胞学诊断和书写诊断报告单。

　　(2)细胞学医生可通过阅读细胞学送检申请单,或必要时问诊、体检、查阅病历,或询问经管医生等办法了解临床病史、现有辅助检查结果和初步临床诊断。必要时在申请单背页或实验记录单上补充记录上述相关资料。

　　(3)仔细阅读送检申请单中专科检查情况,或在细胞学医生亲自做体表肿块和淋巴结穿刺时,补充记录病变部位的大体观察和穿刺取材所见。

　　(4)细胞学医生或技术员验收送检材料和送检申请单符合要求后,在实验记录单上及时记录标本接收时间、标本名称、标本外观性状、标本含量、接收者签名,并及时制备标本。如遇送检材料或送检申请单不符合要求者,应及时联系临床医生,尽快更正、弥补和完善之,或重新取材,重写送检申请单。

　　(5)在实验记录单和诊断报告单中注明取材类别和制片方法,如妇科常规巴氏涂片、妇科液基细胞学(ThinPrep 细胞制片术,或 SurePath 细胞制片术等,或 LPT 细胞制片术等)、针吸取材常规细胞学、支气管刷检物常规细胞学、体腔液、痰液、尿液或脑脊液常规细胞学(包括传统离心沉淀涂片法或离心涂片机制片法)等。若采用其他辅助细胞学新技术也应在诊断报告单中注明,如某院体腔液检查中采用的染色体细胞学就是细胞形态学与细胞遗传学嫁接的新技术。

(6)在实验记录单或诊断报告单中注明染色方法:HE 染色、巴氏染色、瑞姬染色、瑞氏染色等。

2. 诊断报告单内容

1)确保一般项目和重点内容的完整性

(1)一般项目:患者姓名、性别、年龄、标本号、送检医院、科室、床号、住院号、标本类别、取材部位、临床诊断、标本接收时间及报告发放时间、报告医师签名等。

(2)重点内容:标本外观、制片和染色方法、镜下所见、诊断意见和建议。如经集体讨论会诊,则会诊结论性意见纳入"诊断意见"项目中。

2)显微镜下常规细胞学所见的要点描述

(1)玻片上是否含有取材部位的主体细胞,如支气管刷片中纤毛柱状上皮细胞、乳腺或甲状腺穿刺标本的腺细胞、体腔液的间皮细胞、宫颈细胞学取材的鳞状上皮细胞和颈管柱状上皮细胞等;有时注明是否补充追加制片。

(2)重点描述异型细胞的有无、数量、细胞异型性程度(整个细胞的异型性和细胞核的异型性)、异型细胞的排列布局(散在、成簇、实心团样、菊花团样、乳头状、条索状、腺腔样、列兵样排列等),以及有无核分裂、核分裂多少、有无病理性核分裂。在细胞异型性描述时,要具体记录被重点观察细胞的大小、形状、胞浆着色情况、胞浆内是否有何种特殊颗粒或空泡、核居中或偏位、核的大小、单核、双核或多核、核着色深浅、核仁大小、核仁个数、核内是否有包涵体等,以及异型细胞与异型细胞、异型细胞与背景细胞、背景物质的比邻关系和布局情况。

(3)背景细胞描述,如红细胞、各类白细胞、巨噬细胞、组织细胞、纤维细胞或成纤维细胞等。

(4)其他背景物质,如黏液、坏死物质、细菌、寄生虫,以及(尿液中)结晶体等。

3)显微镜下辅助细胞学检查所见的要点描述

(1)穿刺和脱落细胞可能应用的免疫组化染色,指标如 CEA、MOC-31、CK7、CK20、EMA、AFP、BerEp4、TTF-1、EGFR、EMA 、mesothelin、Vim、NSE、S100、bcl-2、c-erbB-2、Calretinin、PCNA、Ki67、nm23、p53、Rb 等;记录何种免疫组化染色方法,何种细胞中何种指标强阳性、弱阳性和阳性部位(如细胞核或胞浆、胞膜)。

(2)体腔液及肿块穿吸取物染色体细胞学检查(用于肿瘤及相关疾病辅助诊断),采用国际通用文件 ISCN 2005 中细胞遗传学术语,结合间期细胞核形态观察(包括细胞核异型性分级、异型细胞核分布特征),如实记录镜下所见。

4)书写诊断意见和建议

根据常规细胞学和辅助细胞学检查所见,综合分析,再作判断,书写诊断意见和建议。

5)报告的及时性

发报告的时间可根据各单位实际情况,尽可能做到及时性、准确性和可行性相结合。细胞学报告发放时间一般如下。

(1)妇科液基细胞学 24 小时发报告。

(2)针吸取材细胞学(瑞氏染色)2 小时发报告,(巴氏染色)24 小时发报告。

(3)体腔液细胞学(巴氏染色)24 小时发报告。

(4)体腔液染色体(无须追加制片者)4 天发报告;(须追加制片者)7 天发报告;外院疑难会诊病例且须追加制片者 10 个工作日后发报告。

6)书写格式要求

(1)报告一式两份,一份交予送检方或患者家属,另一份与申请单和实验记录单一起留底存档。

(2)字迹清楚,字体规整,有条件者采用计算机图文报告,并提供显微图像。

(3)语言科学,用词规范。

(4)必须由诊断医师本人清楚地签名,可加盖报告者印章。

第二节　细胞学诊断报告的规范化书写要求

1. 细胞学诊断表述的基本类型

(1)Ⅰ类:肯定性细胞学报告。这是细胞学诊断的主要形式,是取材部位和病变性质明确或基本明确的细胞学诊断,是临床医师对受检者进行合理的保健指导、疾病治疗和预后判断的依据。

(2)Ⅱ类:倾向性细胞学诊断报告。当取材不够、坏死物质太多、细胞蜕变显著等因素导致镜下所见细胞改变不典型时,往往不能明确病变性质,或仅对拟诊的病变性质有保留性诊断意向,可在拟诊病名前加以某些修饰语,如"符合于"、"考虑为"、"倾向于"、"提示为"、"可疑为"、"不能除外"等。

(3)Ⅲ类:描述性细胞学报告。当送检标本所显示的细胞改变不具备诊断特异性时,不足以诊断为某种疾病,细胞学医师不能做出肯定或倾向性诊断,只能直接描述显微镜下细胞改变,此时不带有任何判断意见。因此,此类细胞学诊断报告不宜过多。

(4)Ⅳ类:不能排外假阴性的阴性细胞学报告。因送检材料中细胞含量过少或送检不及时,细胞蜕变、自溶或破碎等因素达不到细胞学检查的要求时(此时细胞改变不能反映取材部位的病变真相),无法做出正确诊断。遇此情况,及时联系临床医生。

2. 细胞学诊断规范术语

按照国际疾病分类命名,肿瘤性病变按照 WHO 分类或全国性方案命名。使用中文全称,不使用简称或英文缩写。

(1)妇科细胞学有条件的单位可采用 TBS 系统报告法,亦可采用传统的巴氏五级分类报告法。

(2)穿刺细胞学、脱落细胞学、体腔液细胞学等可按四级分类法报告,即恶性肿瘤、可疑恶性肿瘤、良性肿瘤和未见肿瘤细胞(包括非肿瘤性病变和未见病变细胞)。见恶性肿瘤细胞时,尽可能进一步做肿瘤亚分类,区分为鳞癌、腺癌、小细胞未分化癌、恶性黑色素瘤、恶性淋巴瘤(霍奇金型或非霍奇金型)和其他肉瘤等。

3. 关于诊断建议

大凡出现非肯定性细胞学报告时,最好及时与临床医生沟通,共同决定是否复查,或追加其他项目检查。对于淋巴结和体腔液中的恶性肿瘤,尽可能提供有利于查找原发灶的诊断建议。

4. 关于疑难病例

疑难病例须经过多个细胞医生集体讨论或会诊,在报告中注明讨论内容、结果或会诊意见。

第三节 细胞学诊断报告举例

1. 妇科细胞学报告(ThinPrep 液基细胞学,TBS 系统报告法)

××医院

宫颈/阴道细胞学报告单

标本号:20112500　　　（美国新柏氏细胞学检测）

送检医院:××医院	科室:门诊部	床号:	住院号:
患者姓名:××	性别:女	年龄:56 岁	联系电话:
末次月经日期:绝经 19 年	标本:宫颈刷检物	制片法:ThinPrep 薄片制备法	
染色法:巴氏染色	送检医生:××	取样日期:2011-03-26	

标本满意度:满意　细胞量:> 40%　颈管细胞:有　化生细胞:有　滴虫感染:无

真菌感染:无　　　　　疱疹感染:无　　　　　挖空细胞:无

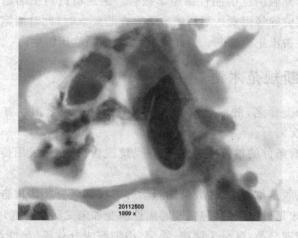

20112500
1000 x

诊断结果:鳞状细胞癌

诊断细分:

补充意见1:

补充意见2:

报告医生:×××　×××　　　报告日期:20××-××-××

2.体腔液染色体细胞学诊断报告:常规细胞学(十),染色体细胞学(十)

×××医院

染色体细胞学报告单

姓名:何××　　　女 47岁　　　　　　　　　　　标本号:G 08-0643

医院:×××医院　科室:消化科　床号:22　住院号:03890252

联系电话:

送检日期:20××-××-××　　　送检医师:××

送检材料:腹水　　　　　　　临床诊断:克罗恩病

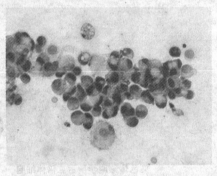 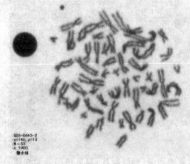

常规细胞学(瑞姬染色)图示小圆形腺癌细胞　　染色体细胞学图示超二倍体瘤细胞(含53条染色体)

　　检查所见:橙黄色腹水400mL,离心沉淀后直接法制备常规细胞学(瑞姬染色和巴氏染色)和染色体标本(非显带法Giemsa染色)。

　　常规细胞学检查:在少量淋巴细胞、间皮细胞和个别红细胞背景上,发现大量松散成群、成片或单个散在分布的小圆形异型细胞,其胞体大小近似或稍小于间皮细胞,胞核大小近似于间皮细胞,核圆形或钝梭形,以偏心分布为主,核着色稍深于间皮细胞,核分裂罕见。

　　染色体细胞学检查:见多量核分裂,最多见者为超二倍体畸变核型(染色体众数为53),其次为亚三倍体畸变核型(染色体数目为59)。间期细胞核未见明显异型性。

　　诊断意见:染色体细胞学(十),常规细胞学(十)。

　　综合考虑:

　　1.腹水中见大量恶性肿瘤(小圆形腺癌)细胞。

　　2.瘤细胞分裂增生活跃,染色体畸变显著,提示病变处于进展期。

　　3.建议再次详查胃等脏器。

报告医师:×××　×××　　　报告日期:20××-××-××

　　说明:以上为特别疑难腹水病例(腹胀2个月),送检前曾在某地区级中心医院和某省级三甲医院分别查腹水常规细胞学两次均(-),两次胃镜病理学检查(-),继而在该省级三甲医院住院,普外主任与妇科主任联合行剖腹探查及组织病理学检查均未见肿瘤病变,诊断为克罗恩病,术后由妇科转入消化科继续诊治,并送腹水来我院检查。我室诊为恶性腹水,疑为原发于胃,建议再行胃镜检查。该院每隔一个月行一次胃镜病理检查,两次均为阴性,于第五次胃镜病理检查时发现胃癌。

3. 体腔液染色体细胞学诊断报告:常规细胞学(一),染色体细胞学(十)

×××医院
染色体细胞学报告单

姓名:郑××　　　　　　男 53岁　　　　　　　　　　　标本号:G 09-0307

医院:×××医院　　　科室:门诊　　　床号:　　　　住院号:

联系电话:

送检日期:2009-03-11　　　　送检医师:×××

送检材料:胸水　　　　　　　临床诊断:胸水待查(寄生虫病? 过敏性疾病?)

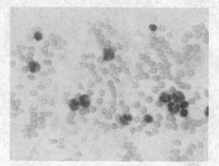

常规细胞学(瑞姬染色)易见嗜酸性粒细胞

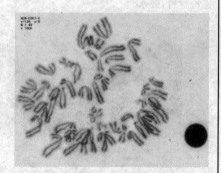

染色体细胞学图示二倍体细胞

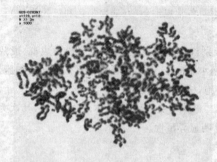

染色体细胞学图示超三倍体瘤细胞

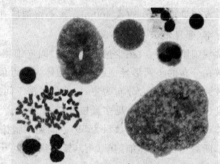

染色体细胞学:图示二倍体核型伴重度异型核(瘤细胞)

　　检查所见:血性胸水1000mL,离心沉淀后直接法制备常规细胞学(瑞姬染色和巴氏染色)和染色体标本(非显带法 Giemsa 染色)。

常规细胞学检查：见大量红细胞、较多嗜酸性粒细胞、个别淋巴细胞、中性粒细胞和少许间皮细胞，未见肿瘤细胞。

染色体细胞学检查：见少量分裂象，主要为二倍体核型，极少数为亚二倍体核型，个别为超三倍体畸变核型，未见重现性超二倍体和多倍体畸变核型。少量间期细胞核呈轻度和中度异型性，极少数呈重度异型性(核重度增大、形状不规则、着色明显不均匀，部分中度增大细胞核具有核中央空洞样改变)，皆散在分布，异型细胞核偶尔伴随近二倍体核分裂出现。

诊断意见：染色体细胞学(＋)，常规细胞学(－)。

综合考虑：

1. 胸水染色体细胞学检查发现少数恶性肿瘤细胞。

2. 常规细胞形态学未见肿瘤细胞。

报告医师：×××　×××　　　　　报告日期：20××－××－××

说明：以上为常规细胞形态学最容易漏诊的特别疑难胸水病例(反复胸闷、咳嗽半年)，送检前曾在五家三甲医院反复多次住院诊治，各家医院多次影像学、肿瘤标记物及 13 次胸水细胞学检查均未见肿瘤诊断依据，再经我室两次胸水细胞学检查也未见肿瘤细胞。历次胸水细胞学均见较多嗜酸性粒细胞后，我室染色体细胞学诊为恶性病变，经 CT 平扫：见右肺门增大，右肺中叶软组织块影 6.2cm×9.0cm，密度欠均，边缘见小毛刺，边界不清，拟诊为"右肺癌"。最后经上海市某军医院手术探查，病理诊断为"恶性胸腺瘤，转移至右肺"。

 小　结

1. 细胞学检查是肿瘤与某些非肿瘤性疾病诊断和鉴别诊断的常用技术，也是肿瘤早期预防和普查的重要手段之一。

2. 细胞学检查诊断报告单的具体内容：

(1) 确保一般项目和重点内容的完整性。

(2) 需描述显微镜下常规细胞学检查所见的要点。

(3) 需描述显微镜下辅助细胞学检查所见的要点。

(4) 书写诊断意见和建议。

(5) 书写报告要及时。

3. 诊断报告要规范书写。

第四章　超声诊断报告书写规范

第一节　超声诊断报告的意义及正确书写要素

超声检查是应用超声波原理对脏器和病灶的形态结构及功能状况作出判断的一种无创性检查技术,现已发展成为一项成熟的不可缺少的重要检测方法。超声诊断报告能反映诊断质量。从一份规范的诊断报告中可以看得出检查者的操作技术或程序是怎样的,诊断者观察是否全面,以及诊断的思路是否正确等。因此,我们认为在逐步完善超声诊断学质量保证或质量控制的进程中,第一步要走的路就是诊断报告书的规范化,以利于临床医生对患者疾病的诊断、治疗和疗效的判断。

超声诊断报告是将超声探测到的全部信息,用数据、文字、绘图、照片或录像等方式记录下来,结合病史体征和其他检查进行综合分析,提出诊断意见,供临床参考。

超声诊断报告的正确书写要素包括以下5点。

(1)自身素质:工作热情和愿望;坚实的超声物理学基础、断层解剖学基础;良好的病理学、病理生理学和诊断学基础;丰富的临床工作经验或知识;必要的 X 线、CT、MRI 和核医学的基础知识。

(2)正规的仪器操作:熟练掌握设备的各种性能、用途、功能,根据病人的自身条件以及检查部位选择相应检查条件,如探头种类、频率选择、彩色梯度的设置等。

(3)了解病史和临床检查资料:包括以往超声、X 线、CT 等检查结果;了解临床初步诊断,弄清送检医师要求检查的目的 ,因此要求临床医生应详细填写检查申请单。

(4)认真细致的超声检查,熟练的技术和扫描技巧,病人的密切配合。

(5)检查者系统、全面地分析,正确科学的临床思维,合乎逻辑的推理、判断,最后下明确的超声结论。

第二节　超声报告书写的内容

完整的超声报告应包括5个方面的内容:一般项目、基本测量、图像分析文字描述、图像记录、超声提示。

1. 一般项目

一般项目包括病人姓名、年龄、性别、日期、门诊号、住院号、超声号、仪器型号、检查方式和图像记录方式、诊断医生和记录医生姓名等。

2. 基本测量

所检脏器的各项径线和病灶的大小,包括 M 型、二维、彩色多普勒对心脏各腔室及大血管的内径、室壁的厚度、运动幅度、心功能参数、血流动力学参数(如速度、压差、阻力指数、搏动指数、积分)等的测量。在实际应用中并非所有数据均测量,应根据不同的病例重点测量主要参数。

3. 客观:图像分析文字描述

将超声扫查所得的全部信息,提取对诊断有价值的部分,用超声术语,作简明扼要的描述,包括重要的阴性所见(排除性诊断)也要描述。

1)腹、盆腔脏器等图像分析描述

(1)二维:描述脏器或病灶形态、部位、大小、境界是否清楚、表面是否光滑、毗邻、回声(指内部回声、边界回声、后壁回声)、功能状况等。

(2)彩色多普勒:描述脏器及病灶内部、周边的血流,描述脏器的血流灌注和病灶血供的丰富程度,根据其点状、短线状或树枝状血管显示的多少而定;脉冲多普勒描述包括最大血流速度(Vmax)、阻力指数(RI)、搏动指数(PI)等。

2)心血管图像分析描述

(1)M 型和二维超声心电图:描述心脏各腔室及大血管内径的大小,室壁和管壁厚度、运动状况、腔内回声,心肌、瓣膜、腱索回声,活动状况。当心脏扩大时则应从多切面、多角度进行测量,心房、心室的前后径、左右径、上下径。复杂的先天性心脏病报告所反应的内容更多,除了上述的基本内容外,复杂先天性心脏病的诊断应当首先明确内脏和心脏在胸腔的位置,然后按先天性心脏病的系统诊断法(三段分析法),间隔连续性等心内结构分析。

(2)彩色多普勒

①彩色多普勒定性分析:各瓣口及心腔内和血管腔内正常及异常血流状况描述,包括血流信号出现的时相(心动周期),表示血流方向的红、蓝颜色,表示血流速度快慢的颜色亮度,表示血流性质为层流、湍流、涡流的血流信号颜色的描述。

②彩色多普勒频谱定量分析:频移出现时相(心动周期);频移幅度(血流速度);频移方向(血流方向);频谱离散度、压差。

3)特殊检查技术或新技术描述

如超声造影、弹性成像、组织多普勒、三维成像术语描述等。

4. 图像记录

采用各项图像记录方式(如打印、胶片、光盘等),将典型图像记录下来,加以说明,附于报告中,使临床医师一目了然,增加报告的真实性、客观性、正确性。

图像的拍摄原则如下。

(1)图像应具有代表性:它应能使人观察出拍摄的是什么脏器、部位和主要异常,清楚显示图像的解剖关系。

(2)图像应具有对比性:两个垂直切面所见的对比、左右对比、活动情况以及前次图像的对比。

(3)图像系列性:通过一系列图像可反映病变引起的相关改变。

5.超声提示(超声诊断)

应根据所见对检查申请单提出的要求进行有目的、有重点地全面检查,根据上述内容,系统、全面地分析,正确科学的临床思维,合乎逻辑的推理、判断,诊断时应根据回声图像的客观表现进行分析并参考临床表现作出判断。即使不能解决,也应实事求是地加以说明。任何结论都不能离开回声图像的客观表现,切忌随意附和或臆测。有的病变在其发展过程中有回声图像的动态变化,因此有必要进行追查或复核最初诊断,检查者应提出复查的日期和要求内容。超声诊断的结论大体可分为5级。

1)一级诊断(明确的超声结论)

一级诊断具有鲜明的、系列的声像图特征和其他超声表现,声像图或超声表现具有高度特异性、准确性和可重复性。超声诊断几乎可以无需结合病史或依赖其他临床检查资料,如胆囊结石、多囊肝、多囊肾、宫内早孕等,可明确提示病名诊断。

2)二级诊断(部分明确的超声结论或疑似诊断)

一种疾病可以有几种不同的超声征象和声像图类型,即同病异图;不同的疾病有可能具有某些共同的超声征象,即异病同图,上述现象使诊断结论变得不完全肯定或难以充分肯定,也就是有明显回声图像异常,但因典型图像尚未出现,超声表现非特异性,不能明确诊断,仅可提示或近似某种诊断。二级诊断只能明确解剖部位诊断和物理性质诊断,当进一步判断这一占位性病变属于哪一种特定的疾病时,则面临诸多选择,此时的超声结论并不是完全明确的,可提示或符合临床诊断,提示可疑病名诊断。

书写二级超声诊断结论应遵循的原则如下。

(1)首先写超声结论中最明确的部分,"器官及部位弥漫性或局限性病变","囊性(含液性),实性,或混合性(囊性为主/实性为主)。"

(2)然后写必须通过进一步推论或结合临床资料分析才能下的结论,即最可能的病理诊断,建议将推论按疾病可能性的大小依次排列。病变名称的后面加用"可能"、"可能性大"、疑问号"?"、"不能除外"等予以补充,以示所推断的结论肯定程度不同。如:肝右叶实性占位性病变(提示肝癌可能性大)、脾脏回声异常(疑为脾破裂声像图改变)。

3)三级诊断(不明确的超声结论)

声像图表现异常但不典型,未见到明确的特征性超声征象,无法解释或提示何种病变,有时甚至不能清楚判断位于哪个脏器,只能对声像图所见做客观的描述,然后结合临床做恰如其分的推断,不作具体诊断结论,不提示病名诊断。

4)四级诊断(未成功检查)

由于某些因素干扰(如气体干扰明显、病理状态下解剖结构面目全非时、病人病情严重不能配合、检查体位严重受限等)未能得到满意可供诊断图像,应在诊断报告中予以说明。如进食后胆囊显示不理想;膀胱未充盈,子宫显示不清;腹腔内气体干扰,胰腺探及不清。

5)五级诊断(无阳性发现)

未能在医生审检部位发现异常征象,常描述为"某某器官未见明显异常",并提供有价值的阴性诊断。

　　超声诊断仅是医学影像学的一个环节,也仅是全面、周密的临床检查的一种辅助手段,因此在诊断中必须考虑可能需要的下一步检查的手段和目的,并向临床方面提出必要的建议。

　　下列情况者应提出建议:复查;随访或观察;建议做进一步检查。

　　(1)由于种种原因检查的脏器显示不清。

　　(2)暂时不能明确诊断者。

　　(3)需进一步明确诊断者。

　　总之,许多疾病的发生、发展是极其复杂、多变的。这些决定了超声诊断图像表现的复杂性和多样性。如同一个患者有两种疾病,应该把诊断主要的、明确的疾病放在首位。一张理想的超声报告单,应该以上面五个方面逐项书写,做到字迹清楚,语言精练,重点突出,测量准确,超声术语运用确切,论述内容层次清楚,超声诊断和建议恰当。

第三节　超声诊断报告书写常见的错误与缺陷

超声学是一个年轻的学科,刚刚起步,任重道远,报告中易出现含义混淆的词或术语。

1. 用词不当

(1)探测,扫查,检查　　误:探查

(2)心脏各观:长轴观、短轴观、四腔观等　　误:切面

(3)反流　　误:返流(旧术语,已统一改作反流)

(4)多普勒取样门宽(单位:mm)　　误:多普勒取样容积

(5)"声束——血流(方向)"夹角　　误:声速——血流夹角

2. 术语不当

(1)超声　　误:B超

(2)彩色多普勒超声　　误:彩超

(3)点状、团块状、条带状、环形强回声及无回声区　　误:光点、光斑、光团、光带、光环、暗区及暗带

　　此外,报告中易停留于某些现象,就图议图,不能给人以信服的解释。现有阶段,一些死角难以探及,而且一些部位受一些客观因素如肥胖、气体、仪器分辨率等干扰,报告中难以准确、科学的反应实际情况。我们知道,超声影像的未来充满希望,数字化、三维立体、介入超声的全面开展为我们丰富了视野,也带来了挑战和机遇,一些不被我们认知的死角和盲区将会逐渐揭开。报告的书写必将会更科学、更实际。

附:常用医学超声图像术语

1.回声强度定名

无回声:无点状或其他形状的回声,呈一片黑色暗区。

低回声:病变回声辉度低于周围组织。

等回声:病变回声辉度与周围正常组织几乎相等。

高回声:病变回声辉度高于周围正常组织。

2.超声形态的定名

光点:细小的亮点回声,直径通常小于0.2cm。

斑状强回声:为片状明亮回声,直径0.3~0.5cm。

团状强回声:为大于0.5cm的团样明亮回声。

带状强回声:为线条样明亮强回声。

环状强回声:为圆环状明亮回声。

透声:声波能良好地透过组织或病变,致后方回声增强。

声影:声波传播途径中,因反射吸收等因素,使声能大量衰减,阻碍声波的传播,引起回声明显减弱。

3.特征性超声图像描述

靶环征:病灶中央等回声的小团块,四周有较宽的弱回声环。

牛眼征:为强或等回声团块,周围有环状暗带,团块中央液化,酷似牛眼。

平行管征:胆管增粗与门脉内径相似,形成平行管征。

彗星征:团块强回声后方有数条平行的条状回声。

假肾征:声像的形状像肾脏,但并非为肾脏。

声晕:实性肿块周围出现圆环状暗带。

卫星征:病灶周围出现小病灶,犹如卫星环绕。

镶嵌征:瘤体内包含小肿瘤,瘤体之间互相有隔带。

3. 常见几种疾病的超声诊断报告示例

1)双侧乳腺增生症并左右乳腺囊性增生

右侧乳腺腺体厚□ cm,左侧乳腺腺体厚□cm,双侧乳腺腺体结构紊乱,呈片状低回声与条状强回声相间,内见数个囊状无回声,最大约□cm×□cm×□cm,位于乳头上近□点钟处,壁清晰、规则,囊内透声好。CDFI:双侧乳腺未见明显异常血流。

2)甲状腺腺瘤

甲状腺右侧叶大小□cm×□cm×□cm,甲状腺左侧叶大小□ cm×□cm×□cm,峡部厚□ cm,腺体回声均匀,左侧叶上极见大小□cm×□cm×□cm 的等回声,有包膜,周边可见"晕环"征。CDFI:结节周边见环绕血流,内部见丰富的血流信号。PW 测 Vmax□cm/s,RI□cm。

3)胸腔积液

患者坐位,于左右胸腔第□肋间水平以下见较大面积的无回声区,最深位于肩胛下角线第□肋间,约□cm,其中心距体表□cm,内部透声好,未探及明确分隔样回声及异常回声光点,宽度随呼吸和体位有所变化,无回声内可见漂浮的压缩肺组织。穿刺点见体表定位标志。

小 结

1.超声检查是应用超声波原理对脏器和病灶的形态结构及功能状况作出判断的一种无创性检查技术。

2.超声诊断报告的正确书写要素:

(1)自身素质。

（2）正规的仪器操作。

（3）了解病史和临床检查资料。

（4）认真细致的超声检查，熟练的技术和扫描技巧，病人的密切配合。

（5）检查者系统、全面地分析，正确科学的临床思维，合乎逻辑的推理、判断，最后下明确的超声结论。

3.超声报告书写的内容：一般项目，基本测量，图像分析文字描述，图像记录，超声提示。

第五章 医学影像学诊断报告的书写规范

第一节 诊断报告常规书写

医学影像学诊断报告内容可以反映医学影像检查的结果,也给临床医生提供了诊断和治疗方案的重要依据。报告书写质量代表报告医生的诊断水平,也代表医学影像学学科的水平以及发展的程度。

从一份规范的诊断报告书中可以看出使用的设备是什么,检查的操作技术或程序是怎样的,诊断者观察是否全面,以及诊断的思路是否正确,等等。因此,在逐步完善医学影像学质量保证或质量控制的进程中,诊断报告书写一定要规范化。规范医学影像学诊断报告书的格式是一种形式,它反映的内容必须要符合质量保证与质量控制要求。

当前国内、外的诊断报告书写,形式各种各样。报告书写的内容包括以下几方面。

1. 一般资料

各家医院可以根据各种不同设备的医学影像学科具体情况设计各自的表格,但必须是能精简地概括识别病员的标志、检查要求、目的与简要的临床情况或诊断。

报告书写者应逐一填写。检查号可分成几项:即 X 线号、CT 号、MRI 号与 DSA 号等,检查号由登记室统一编排。

2. 检查名称与检查方法或技术

胸部正侧位,上消化道钡餐造影,CT 平扫与增强扫描,MRI 的各种检查方法与技术等。

3. 医学影像学表现

(1)病变的位置:可用解剖部位或 X 线解剖来说明,必须具体而准确,此点对于疾病的诊断具有相当的重要性,必须认真具体描写。

(2)病变的性状:包括形态、轮廓、边缘、大小、密度和结构等,描述必须逼真详细。

(3)病变的数目:单发还是多发,局限还是广泛以及其程度如何。

(4)病变与周围组织和器官的关系。

(5)病变发展变化、治疗反应。

(6)软组织及其他组织或器官的情况。

在报告中,原则上对于异常影像不仅描述,而且应加以解释;对解剖变异和外在物(如发辫、纽扣、外敷物等)也应说明;影像片缺陷(如霉点、静电反应等)、人工污染(如水痕、伤痕等)

和各种原因引起的伪影也应注明,以免临床阅片时误认为病变。书写报告医师对所观察的全部内容进行描述,详述阳性征象,简述阴性征象。

4. 医学影像学诊断

医学影像学诊断为整个医学影像检查的结论。影像医师必须根据医学影像学表现恰如其分地做出这一检查结论。一般分为以下 3 种情况。

(1)正常或未见异常。

(2)病变肯定,性质肯定。

(3)病变肯定,性质不肯定,这种结论又可分以下 4 种情况。

①以某一疾病为主但不典型,应说明不典型的理由。

②病变表现无特征性,可有多种可能性,依次说明每种可能性,符合诊断面与不符合的另一面。

③可疑病变,所见表现不能肯定为病变,可能为正常变异或各种原因造成的假象。要说明不能肯定的原因。

④需要患者回来补充检查,如补充增强扫描或加做 MRI 其他序列检查等。

5. 报告医师签名

签名的意义有两点,一是对诊断报告负责任,二是便于临床科室联系。因此,签名要认真,要签全名,字迹要清晰可认。签名医师即这份医学影像学诊断报告书的责任人,如只有一位医师签名,最好是职称为主治医师以上的医师。如书写报告者为住院医师,则可在"书写医师"项下签名,而另有职称为主治医师以上的医师在"核对医师"项下签名,落实三级医师负责制,签名的字迹应该清楚,以便于阅读报告医师与之联系。签名字迹不便于陌生者辨认时,最好同时盖有图章。

6. 填写书写报告时间

填写书写报告时间,对临床动态观察病情和查阅资料有重要意义,不要疏漏。

第二节　普通 X 线检查诊断报告书写

普通 X 线检查是放射科最早的设备,其 X 线检查申请单包括:①X 线号、住院号、门诊号;患者姓名、性别、年龄、科别、床号。②简单病历临床表现及体格检查(由临床医生填写清楚)。③临床诊断;检查部位与方法;碘过敏试验,指需要做造影者。④申请医生签名。⑤检查日期年月日。⑥如做造影等特殊检查的,需预约时间。为了病人照片能达到好的效果,在申请单反面印有检查须知或注意事项。

随着医院放射科设备的快速发展,大部分的 X 线检查项目与检查技术已由 CT、MRI 与 DSA 替代。尽管如此,普通 X 线检查与诊断是整个放射影像诊断的基础。

很多医院都在实现影像诊断规范化,制作报告书写用模板,把各脏器正常的和病变的影像表现制作成模板,添加至 PACS 系统。普通 X 线常用各个系统诊断报告书写规范作一分述如下。

1. 头颅片(平片)报告

(1)头颅形态、大小。

(2)颅各骨(顶、额、颞、枕骨)内、外板、板障骨质结构,密度,有无骨质破坏、增生,骨质疏松等骨质改变。

(3)有无骨折 X 线征。

(4)脑血管压迹情况。

(5)颅缝有无增宽。

(6)有无脑回压迹。

(7)颅内有无生理或病理性钙化,其位置、形态、大小、数目情况。

(8)蝶鞍大小、形态有无改变,骨质有无破坏。

(9)头颅软组织有无肿胀、肿块、钙化。

2. 副鼻窦常规位置枕颏位即 Waters 位(华氏位)X 线诊断报告

(1)上颌窦、额窦、筛窦、蝶窦各组窦腔发育情况。

(2)各窦腔大小、形态有无异常,有无液平,窦壁骨质有无增生、破坏。

(3)鼻腔与眼眶情况。

(4)窦腔内有无占位性病变,其大小、密度、周壁骨质情况。

3. 乳突 X 线诊断报告

(1)乳突类型(气化型、板障型、硬化型),气房大小及密度。

(2)鼓窦入口与鼓窦区有无扩大或骨质破坏。

(3)鼓室、天盖、乙状窦骨质有无破坏。

(4)内、外耳道骨质有无破坏及情况,外耳孔有无扩大。

(5)周围组织骨质结构情况。

4. 眼眶 X 线诊断报告

(1)两侧眼眶大小与形态,是否对称,眶内密度,骨质连续性完整。

(2)眶壁、眶上裂骨质结构,有无破坏、骨折。

(3)眶内软组织密度有何异常改变,有无肿块、钙化、高密度异物。

(4)视神经孔形态、大小及骨壁情况。

(5)周围副鼻窦与颅内情况。

5. 颌骨全景 X 线诊断报告

(1)颌骨有无骨折、骨质破坏。

(2)牙槽有无病变情况,牙齿排列情况。

(3)软组织情况。

6. 鼻骨侧位 X 线诊断报告

(1)鼻骨形态,骨质密度。
(2)有无明显骨折线、对位情况。
(3)邻近软组织有无明显肿胀。

7. 胸片(平片)报告

(1)胸廓:对称、畸形、骨骼情况。
(2)肺野:肺内血管纹理,肺内有无病灶,如发现病灶要描述其部位、形态、边缘、大小、有无空洞等情况。
(3)肺门:正常,增大,有无肿块等。
(4)纵隔:气管是否正中,纵隔有无大淋巴肿大发现等。
(5)横膈:位置、形态有无改变,肋膈角与心膈角情况。
(6)心脏:外形有无异常变化,心胸比率,各房室情况。
(7)心脏摄片位置:后前位、右前斜位、左前斜位、左侧位。
(8)胸廓:纵隔与横膈形态有无异常。
(9)肺部:重点描述肺门、肺内动脉、肺内静脉血管纹理的变化,有无肺动脉高压或肺淤血等表现。
(10)心脏:心外形增大的类型,肺动脉段外形变化,各房室增大的情况,食道左房压迹变化情况。

8. 腹部 X 线片诊断报告

1)立位片
膈下有无游离气体,胃肠腔有无扩张、积气、积液或液平面。

2)卧位片
(1)膈肌位置,肝脏、脾脏、肾脏的轮廓、位置、形态及大小。
(2)腰大肌与腹膜内外脂肪层影。
(3)何段肠道积气扩张,肠壁厚度,肠道分布与位置如何。
(4)有无肿块或高密度结石影。
(5)脊柱、盆腔、骨骼有无异常。

3)消化道造影 X 线诊断报告
(1)食道造影诊断报告
①胸部常规透视情况,胃泡大小,食道内有无食物滞留。
②食道钡剂通过各段充盈情况,有无受阻缺损或狭窄。
③食道壁柔软度、扩张度、黏膜情况。
④经过贲门钡流情况,有无受阻,局部有无肿块、有无受压、移位情况。
⑤胃底部钡剂充盈情况,膈胃间距离如何。

（2）上消化道、胃肠造影诊断报告

①腹部常规透视情况。

②食道有无异常。

③胃部：类型、位置、张力、蠕动、黏膜等情况。

④胃壁柔软度、移动度、排空程度。

⑤胃双重对比相，胃小区显示情况有无异常。

⑥十二指肠各部形态、功能变化。

⑦小肠造影：应观察各组小肠黏膜位置，走行方向有无异常，移动度，肠壁柔软性，并要连续观察直达回盲部显示为止。

（3）结肠造影诊断报告

①腹部常规透视情况。

②导管插入顺利与否。

③结肠各段充盈显示情况：有无受阻、位置、结肠袋形、外形、移动度、肠壁柔软性、排钡后结肠收缩功能、黏膜皱襞情况。

④气钡双重相：黏膜情况，有无充盈缺损或息肉样改变等情况。

4）泌尿系统 X 线诊断报告

（1）腹部平片

①两肾轮廓、位置、形态与大小。

②全尿路区域有无钙化或结石样阴影。

③腰大肌及腹壁脂肪线影像情况。

④脊椎、骨盆区、骨骼有无异常。

⑤肠道内容情况及其他腹部异常阴影。

（2）排泄性尿路造影（IVP）

①两肾轮廓、位置、形态、大小。

②使用对比剂名称、剂量、浓度。

③两肾功能显影情况：正常、延迟、不显影。对肾功能差者，造影需延时 45～60 s 或更长时间摄片观察。

④两侧肾盏、肾盂轮廓显示情况。

⑤膀胱充盈情况。

⑥两侧输尿管显示情况

⑦腰椎与骨盆区骨质情况。

（3）逆行肾盂造影（RCP）

①两肾轮廓、位置、形态、大小，注明导管位置。

②使用造影剂的名称、浓度、剂量。

③两侧肾盏、肾盂、输尿管充盈显示情况。

④腰骶椎与骨盆区骨质情况。

（4）膀胱造影

①造影剂名称、浓度、剂量。

②膀胱充盈的轮廓、形态、大小；病理性改变应说明病变范围大小，边界与邻近脏器的

关系。

③若观察膀胱壁者应测量其厚度、边缘与周围情况。

④男性应包括前列腺增生向膀胱突出压迫情况。

⑤有无其他异常发现。

9. 骨与关节系统 X 线诊断报告

1）骨与关节外伤 X 线诊断报告

（1）骨折或关节脱位部位与名称。

（2）骨折断端移位情况，对位对线情况。

（3）软组织有无积气、异物或肿胀情况。

（4）骨折断端或脱位关节有无骨质破坏，或其他骨质改变。

2）关节病变 X 线诊断报告

（1）关节病变发生部位：干骺端、骨干或关节。

（2）骨与关节骨质结构有无异常：如有病变应按基本病理变化重点描述。

（3）关节间隙与软组织情况。

3）四肢长骨病变 X 线诊断报告

（1）病变发生部位及累及范围。

（2）四肢长骨病变基本病理变化情况应重点描述。

（3）软组织变化情况。

（4）如果是肿瘤病变应描述肿瘤生长方式（膨胀性、压迫性或浸润性破坏）与病变、与正常骨组织分界线情况。

4）脊柱病变 X 线诊断报告

（1）脊柱曲度变化情况。

（2）病椎的部位、数目与基本病理变化情况应重点描述。

（3）椎间隙改变情况。

（4）软组织特别是椎旁软组织改变情况。

第三节　CT 与 MRI 诊断报告书写

CT 与 MRI 各项检查所要观察的内容比常规 X 线观察的内容要多，其增强前后要观察的层面达几百层，如果同一层面采用不同窗位进行观察，其内容就相当多。如 MRI 的各项检查，新开展使用的扫描序列也比以前明显增多，加以三维成像观察与增强前后的观察，其内容显然要比普通平片检查丰富得多。书写报告的医师不可能也没有必要对所观察过的全部内容，做所有阴性或阳性的叙述。可参阅本章第二节书写诊断报告常规。

1. 颅脑与五官 CT 或 MRI 诊断报告

1）颅脑

（1）颅骨骨质情况。

（2）脑沟、脑池情况。

（3）脑回、脑灰质与脑白质情况。

（4）脑室大小、形态、位置与移位情况。

（5）中线结构是否移位情况。如发现病灶则应重点描述其发生部位、外形、累及范围、境界、增强前后密度或信号变化等情况。

2）五官

（1）眼

①眼眶壁骨质结构：眶顶、眶底、眶内外骨壁。

②眶裂与视神经管。

③眼球：大小、形态与内部结构情况。

④视神经情况。

⑤眼外肌与眶内脂肪间隙情况。

⑥如有增强片应注意眼上部静脉与眼动脉情况。

⑦眶周村其窦与颅内情况。

（2）耳以及周围区域骨质情况

①外耳道情况。

②中耳：包括上鼓室、中鼓室、下鼓室、鼓上隐窝、耳咽管、听骨链等情况。

③内耳：包括耳蜗、半规管、面神经管等结构情况。

④鼓窦入口、鼓窦区、天盖与乳突气房情况。

⑤颈静脉窝、颈动脉管、内耳道、乙状窦以及周围区域骨质情况。

（3）鼻与副鼻窦

①鼻腔骨质结构、鼻中隔、鼻甲情况。

②各组副鼻窦大小、形态及骨壁等情况。

③鼻腔内与各组副鼻窦内密度或信号有无异常。

④鼻后孔及周围结构如眼眶、上颌齿槽骨、颞下窝、鼻隐窝部等情况。

（4）鼻咽部

①鼻咽腔：腭帆、鼻咽腔侧壁与顶壁、咽隐窝等情况。

②咽旁间隙情况，咽鼓管隆突情况。

③咽后间隙情况。

④咀嚼肌间隙、茎突前咽旁间隙与茎突后咽旁间隙情况。

⑤鼻咽部周围骨质结构情况。

（5）喉部

①声门上区：会厌、杓会厌皱襞、假声带等情况。

②声门区：真声带、喉室腔等结构情况。

③声门。

④甲状腺与甲状旁腺情况。

⑤舌骨、会厌软骨、甲状软骨、环状软骨、杓状软骨等情况。

⑥喉旁间隙与喉周结构及颈部其他结构有无异常情况。

2. 颈部 CT 或 MRI 诊断报告

1)颈部

(1)脏器区情况:甲状腺、甲状旁腺、食管、喉部与气管及下咽部结构有无异常。

(2)颈部两侧外侧区情况:有无占位灶。

(3)颈后区情况:有无占位肿块情况。

2)涎腺

(1)腮腺大小、形态、位置、密度或信号有无异常情况,有无占位情况。

(2)颌下腺大小、形态、位置、深度或信号有无异常,增强后情况,有无占位灶。

3. 胸部 CT 或 MRI 诊断报告

(1)气管:主气管及其各分支情况。

(2)肺门:肺门结构,血管与淋巴管情况。

(3)肺野:肺叶、肺段、肺小叶情况,发现病灶应重点描述。

(4)胸膜:壁侧与纵隔胸膜及叶间胸膜情况。

(5)纵隔:大血管、心脏各房室及纵隔各组淋巴结情况。

(6)胸壁:骨骼骨质结构与软组织情况。

(7)横膈情况。

4. 心脏大血管 CT 或 MRI 诊断报告

(1)心肌:厚度、密度或信号有无异常情况。

(2)心内膜情况。

(3)心房:大小、形态有无异常情况。

(4)心室:大小、形态、肌小梁等情况。

(5)心瓣膜情况。

(6)心包情况。

(7)肺动脉主干与肺静脉主干情况。

(8)冠状动脉情况。

(9)心脏内血流情况。

5. 腹部 CT 或 MRI 诊断报告

1)肝脏、胆囊

(1)肝脏外形与各叶比例有无失调。

(2)肝门结构、肝内胆管。

(3)肝内动静脉(包括门脉)主干与分支情况。

(4)肝脏增强前后密度或信号变化情况,特别注意增强后各期扫描包括延时扫描其密度或信号变化情况。

(5)胆囊大小、形态、胆囊壁、囊内有无占位情况。

(6)腹腔内及周围脏器情况。

2)胰腺

(1)胰腺包括钩突、头、体、尾部大小及形态情况。

(2)胆总管下端与胰管情况。

(3)胰腺增强前、后密度或信号变化情况。

(4)胰周有无异常情况。

(5)扫描区域内动脉、静脉、淋巴结情况。

(6)周围脏器情况。

3)脾脏

(1)脾脏大小、形态、密度或信号均匀度如何等情况。

(2)增强前、后密度或信号变化情况。

(3)脾门与脾周围结构情况。

4)肾脏与肾上腺

(1)肾上腺大小、形态、密度或信号有无异常改变情况。

(2)肾脏外形、大小、肾皮质与髓质结构情况。

(3)增强前、后肾上腺与肾脏密度或信号变化情况。

(4)肾盂、肾盏与输尿管上段情况。

(5)肾周间隙、肾筋膜、肾周血管与淋巴组织以及肾周各脏器情况。

6. 盆腔 CT 或 MRI 诊断报告

1)男性盆腔

(1)膀胱:包括大小、形态、位置、膀胱壁厚度等情况。

(2)精囊情况。

(3)前列腺情况。

(4)直肠情况。

(5)盆腔各脏器间脂肪间隙情况。

(6)盆腔内其他组织情况。

(7)盆腔骨质结构情况。

2)女性盆腔

(1)膀胱情况。

(2)子宫、阔韧带、附件等脏器情况。

(3)宫颈、阴道情况。

(4)直肠情况。

(5)盆腔各脏器间脂肪间隙情况。

(6)盆腔内其他组织情况。

(7)盆腔骨质结构情况。

7. 脊柱、脊椎 CT 或 MRI 诊断报告

(1)各椎体包括椎体、椎弓根、椎板、关节突、横突及棘突等各部骨质结构、密度或信号有无异常情况。

(2)各椎间盘结构、形态、密度或信号有无异常情况。

(3)椎管形态、结构情况:有无占位灶。

(4)脊膜情况。

(5)脊髓外形、位置、密度或信号有无异常改变情况。

(6)椎管内如有占位灶,增强前后密度或信号变化情况。

8. 四肢关节、骨骼 CT 或 MRI 诊断报告

(1)骨皮质、骨膜、骨髓腔、骨质结构情况。

(2)关节面、关节软骨、半月板等结构情况。

(3)关节腔情况。

(4)关节滑膜、滑膜囊情况。

(5)软组织情况:如发现病灶则要求重点描述部位、大小、形态、边缘、累及或浸润周围结构情况,增强前后密度或信号变化情况。

第四节 DSA 诊断报告书写

DSA 诊断报告书写中均要求首先写明插管的方式、导管型号、导管位置,对比剂名称、浓度及剂量,注射对比剂方式及对比剂的流速、造影过程的时间,等等。

1. 心脏大血管 DSA

心脏大血管 DSA 造影剂在各房室及主-肺动脉循环显影时间有无异常情况。

(1)各房室大小、形态有无异常情况。

(2)各房室及主、肺动脉及分支(包括瓣膜)的充盈情况,有无异常表现。

2. 腹主动脉与选择性肾动脉造影诊断报告

按时间顺序描述血管充盈显示情况:各支血管分布,形态粗细、走行、位置、结构等情况,有无异常血供或病理循环情况。

3. 脑血管 DSA 诊断报告

1）颈动脉造影

（1）颈内动脉颅内段（$C_1 \sim C_5$）及其分支（眼动脉、大脑前动脉、大脑中动脉、前后交通动脉、前脉络膜动脉）充盈、管径粗细、位置与形态情况。

（2）大脑前动脉及各分支（包括回运动脉、眶顶支、额极支、胼缘与胼周支）充盈、管径粗细、位置与形态情况。

（3）大脑中动脉及各分支（包括额顶升动脉、豆纹动脉、顶后、角回及颞后动脉）充盈、管径粗细、位置与形态情况。

（4）无异常血管，有无静脉早显成侧支循环。

（5）有无动脉瘤或动静脉畸形。

（6）深部静脉的位置与形态情况。

（7）颈外动脉及各分支情况。

2）椎动脉造影

（1）基底动脉位置、形态与充盈情况。

（2）大脑后动脉及各分支（包括中央小动脉、后脉络膜动脉、额支与枕支）充盈情况，管径粗细、位置与形态。

（3）小脑前上动脉充盈、管径粗细、位置与形态情况。

（4）小脑后下动脉及各分支（包括蚓支及扁桃体支）充盈情况、位置与形态情况。

（5）有无动脉瘤或其他异常发现。

4. 四肢 DSA 诊断报告

（1）对比剂名称、浓度、剂量、导入途径。

（2）按顺序描述各段血管及各分支血管充盈显影情况，各血管分布、形态粗细、走向、位置、有无病理血管出现等情况。

第五节　影像阅片原则

1. 影像阅片的程序

要写好影像诊断报告，首先要掌握阅片的程序。

1）X 线阅片程序

阅片要求按一定程序，循序进行，养成良好习惯，方能防止遗漏或错误。一般应自上而下，自外而内，自前而后，自左而右，把中央或主要部分留在最后仔细观察、分析。

（1）自上而下：如观察胸部后前位平片，应该自颈部软组织→第一肋骨→锁骨→肺尖→肺上野→肺中野→肺下野→横膈→腹部。

(2)自外而内:如观察四肢骨骼片,即自软组织皮肤→皮下脂肪→肌肉与肌肉脂肪→骨膜→骨皮质→骨髓腔。

(3)自前而后:如观察心脏斜位片,即自胸壁→心前间隙→心脏前缘→心脏→主动脉升支→弓部→心脏后缘→心后间隙→主动脉降支→脊柱→后胸壁。

(4)自左而右:如观察心脏后前位片,心脏左缘→心脏右缘。

2)CT 阅片程序

(1)CT 平扫:横断位扫描、冠状位扫描。因 CT 是横断位扫描,首先注意定位片、层厚、层次,每次都要认真阅读,从第一层到末层,先看软组织窗,肺部片要看肺窗与纵隔窗,有外伤的还要再看骨窗。要区别伪影,如在头颅 CT 图像上常见重叠于脑桥、小脑的条状和放射状骨伪影。

(2)CT 增强扫描:横断位扫描、冠状位扫描。CT 增强扫描是在 CT 平扫基础上,进一步了解病灶血供情况。

(3)CT 特殊检查:薄层扫描、重叠扫描、脑池造影 CT 扫描。

3)MRI 观片的程序

MRI 最常用的检查方法是平扫(包括横断面、矢状面和冠状面)和对比增强扫描。另外还有利用 MRI 的流空效应显示血管的 MRA 技术、显示静态液体的 MRI 水成像技术、脂肪抑制和水抑制技术、血管造影技术、波谱成像(MRS)、弥散成像(DWI)、灌注成像(PWI)和脑功能成像(fMRI)。

(1)翻转恢复序列(IR):IR 所显示的主要是 T_1 加权的图像,但改变了成像参数 TR、TI 和 TE 或图像重建处理方法后,图像的表现也有所不同。

(2)MRI 血管造影(简称 MRA):对一些血管硬化、狭窄及血管阻塞性病变有一定的诊断价值。

(3)脂肪抑制技术:因脂肪在 T_1、T_2 均呈高信号,脂肪抑制技术主要是使脂肪不表现为高信号,而使病灶的高信号显而易见,区别高信号强度的病变,以及病变是否有增强。

2. 认识密度与信号

X 线图像显示人体组织不同密度、厚度的差别。在荧光屏或 X 线片上就形成黑白对比不同的影像。这就是 X 线成像基本原理和 X 线影像特点。

X 线图像术语与 CT 一样,把白与黑对比不同的影像,用密度的高与低描述,分为高密度、等密度、低密度及混杂密度。

而 MRI 的图像虽然也和 CT 图像一样,是以不同的灰度显示,但 CT 图像的灰度反映的是组织的密度,且 CT 成像只有密度一个参数,而 MRI 的图像灰度反映的是 MRI 信号强度,且 MRI 成像有 T_1 加权像、T_2 加权像及质子密度加权像多个参数。CT 的密度可分为高密度、等密度、低密度及混杂密度,而 MRI 的信号可分为高信号、等信号、低信号及混杂信号。MRI 的信号与 CT 的密度是完全不同的概念。

第六节　影像诊断原则

掌握影像诊断原则非常重要,因为这些影像并不是机体的器官或组织本身,而仅是一种和原脏器或组织相近似的投影,以及由这些阴影所表现的功能或运动。因此,根据这些阴影本身的改变,以及这些阴影所表达的功能或运动的变化,作为诊断疾病的有无与程度的依据,就必须经过一定的程序与步骤,即掌握一定的诊断原则。只有这样,才能把诊断正确率提高得更高,将事故与差错减少至最低程度。影像诊断原则如下。

1. 熟悉正常

首先在观察影像片时,必须熟悉照片上所显示的正常影像,以及它们所代表的解剖结构或生理功能。应该知道不同年龄、不同性别、不同体位、不同呼吸位相下所产生的生理性变异。否则,把正常现象误为病理征象,或把病理改变误为正常。区分任何系统或任何器官的疾病,正确地识别病理现象,才能提出正确的诊断意见。

2. 发现异常

要发现异常,必须按照一定的顺序,全面、细致进行观察。要注意客观,不能抱有任何主观假设,尊重事实,实事求是,全面地、毫无遗漏地发现全部异常现象。

3. 综合分析

发现异常阴影或异常的功能改变,应该加以分析、综合,思考它们各自代表了哪些病理解剖或病理生理的基础,这些改变可能出现在哪些疾病、哪些病理阶段,它们之间是偶然共同存在,还是具有可能的内在联系。据此,提出一个以上的可能疾病,自常见病及多发病开始,试就所见 X 线形态及功能改变加以分析,推断哪些完全符合,哪些部分符合,哪些不大符合,分辨其各自可能性,然后再结合临床资料,细致推敲。

4. 结合临床

根据影像图像的形态或功能上所获得的初步印象,结合临床的具体情况,再深入地、进一步地进行分析、综合、推理、判断,以求认识的不断深化。结合患者的性别、年龄、职业、病史、主诉、症状、体征及各种临床检查资料,与所见异常阴影或异常功能分析、综合,依靠所见及临床资料的结合,可能对原来所怀疑的若干疾病,产生不同的新的看法。然后再根据某些检查或化验不足的地方,加以补充,以供进一步分析。

5. 分析影像

观察分析影像片时,首先应注意照片质量,即照片质量是否满足影像诊断需要。在观察分析过程中,应注意区分正常与异常影像。为此,应熟悉正常解剖和变异情况以及它们的影像表现。这是判断病变影像表现的基础。

　　观察异常影像表现,应注意观察它的部位和分布、数目、形状、大小、边缘、密度及其均匀性与器官本身的功能变化和病变的邻近器官组织的改变。认真分析"同影异病,同病异影"。

　　因为分析这些影像表现,才可能推断该异常影像的病理基础。在分析判断时,还需找出一个或一些有关键意义的X线表现,以便提出一个或几个疾病来解释这些表现,也就是提出初步的X线诊断。

6.影像诊断

　　影像诊断结果基本上有三种情况。

　　(1)肯定性诊断:即经过影像检查,可以确诊。

　　(2)否定性诊断:即经过影像检查,排除了某些疾病。但应注意它有一定限制,因病变从发生到出现影像表现需要一定时间,在该时间内影像检查可以呈阴性;病变与其所在器官组织间的自然对比好坏也会影响影像征象的显示。因此,要正确评价否定性诊断的意义。

　　(3)可能性诊断:即经过影像检查,发现了某些影像征象,但不能确定病变性质,因而列出几个可能性。

小　结

　　1.报告书写内容有六项,分别是:

　　(1)一般资料。

　　(2)检查名称与检查方法或技术。

　　(3)医学影像学表现。

　　(4)医学影像学诊断。

　　(5)报告医师签名。

　　(6)填写书写报告时间。

　　2.影像阅片原则:遵从阅片程序,认识密度与信号。

　　3.影像诊断原则:

　　(1)熟悉正常。

　　(2)发现异常。

　　(3)综合分析。

　　(4)结合临床。

　　(5)分析影像。

　　(6)影像诊断。

第六章　核医学显像诊断报告书写规范

第一节　核医学检查报告的内容

1. 检查报告单

报告单由核医学科医生填写。报告单的内容:病人姓名和出生日期(年龄)、社会保险号、病历号(或住院号)、临床诊断、检查类型或名称、检查日期、放射性药物、给药剂量和途径、使用仪器。具体内容如下。

1)过程和材料

(1)准备过程和实施程序。

(2)影像采集的时间和方式(动态或静态、局部或全身、平面或断层、透射和发射成像、显像部位等)。

(3)检查过程中的其他介入性程序的描述。

2)检查所见

(1)评价影像质量。

(2)静态检查:描述正常和异常放射性分布的部位及浓聚情况。

(3)动态检查:描述放射性分布与时间的关系。

(4)定量或半定量检查:列出器官或病灶摄取放射性的定量或半定量结果。

(5)介入性检查:描述介入前后放射性分布的变化。

(6)其他需要描述或说明的内容:如图像融合、非靶区组织的异常发现等。

3)检查局限性的分析

特殊情况(如影响检查灵敏度和特异性的因素、患者诊断报告规范配合的情况等)可能对检查结果产生的影响。

4)回应临床的要求

报告应当回答或涉及临床送检提出的问题。

5)比较

和同一患者先前的检查、报告进行比较。

6)结论或诊断

(1)应当尽可能给出明确的临床诊断。

(2)可能的情况下,给出鉴别诊断。

（3）提出随访（包括时间）和（或）行其他检查的建议，以便明确或证实目前的印象。

2. 检查图像

选择与结论相关的、有代表性的图像。

第二节　PET/CT 诊断报告的书写

PET/CT 诊断报告书写遵循的原则包括以下三方面。

（1）评价图像的质量是否能够满足诊断的要求（包括 CT 图像、PET 图像、PET/CT 融合图像）。

（2）按照从前往后、从上往下的阅片顺序全面阅片。

（3）报告书写

①明确病变的位置、形态、大小、数目、密度和放射性浓聚程度，病灶内 FDG 分布以及病变的侵犯范围、邻近器官和组织的改变等，必要时观察非衰减校正图像。

②尽可能做到影像学诊断的"四定"，即定位、定性、定量和定期。病变的定位尽可能具体到肺叶分段和淋巴结分组，图像描述及诊断意见应按 TNM 分期要求和顺序书写。

③复查或延迟显像要与上一次或与早期 PET/CT 显像比较。

④对诊断无法明确者，提出进一步检查的方法和随访建议。

⑤报告审核与签名后发出。

第三节　核素心肌灌注显像诊断报告的书写

完整核素心肌灌注显像的检查报告应包括检查目的、临床病史、检查过程、影像所见、诊断结论几个部分。

1. 检查目的

首先明确临床医师申请检查的目的，在以下五个方面选择其一。

（1）冠心病的诊断。

（2）了解心肌缺血的程度和范围。

（3）危险度分层。

（4）心肌活力的判断。

（5）评估急性胸痛症状。

2. 临床病史

（1）简要的临床病史应当包括患者的年龄、性别、种族等。

（2）体质信息包括身高、体质量等；临床症状除平时症状（如胸闷、胸痛等）外，还应包括在负荷试验过程中的表现。

(3)简单描述目前接受的心脏疾病治疗情况。

(4)列出心脏病的危险因素,以前发生的心脏事件情况,以前完成的诊断检查以及简单的治疗过程(包括既往接受的治疗方法等)。

3.检查过程

(1)在报告中应详细描述负荷和显像的方法。详细说明负荷采用的是运动负荷或药物负荷。对于药物负荷,应说明所使用药物的名称和注射剂量、注射放射性药物的时间、是否同时使用了运动负荷。如果同时采用了运动负荷,应注明所采用的方案、负荷的相关数据,如峰值心率、达到最大心率的百分比、持续时间等。如果出现心绞痛症状,应描述出现疼痛的部位、心绞痛为典型性或者非典型性。应同时包括血流动力学方面的信息,如心率和血压等。最后,还应包括负荷状态下心电图的改变,如 ST 段的改变等。

(2)应详细描述显像方法,包括所使用的放射性药物、剂量、注射时间、注射药物与开始采集的时间间隔等,以及图像采集条件、是否采用衰减校正技术等。

4.影像所见

(1)首先评价图像质量是否可信,因为其直接影响诊断准确性,各种伪影是导致误诊的重要原因。图像的质量因素包括检查过程中患者位移的程度,肝和肠道放射性对阅片的影响,心肌放射性是否明显高于肝等相邻器官,以及相关技术因素。

(2)对于病变的描述包括放射性缺损的大小(小、中、大)、类型(可逆、不可逆和混合型)和程度(轻、中、重),负荷状态下积分、静息状态下积分及二者的积分差。可根据情况提供定量分析方面的信息:缺损面积的百分比,程度积分等。

(3)根据标准的心肌节段图详细描述病变所在的位置和所累积的范围,同时描述肺是否具有放射性摄取,心腔是否扩大,如果有扩大是仅在负荷状态,还是静息和负荷状态下持续存在。如有条件应提供心室腔一过性扩大指数(TID)。

(4)最后应描述右心室的大小、放射性分布是否异常。通过静息和(或)负荷显像评估左心室功能。具体内容包括某个节段室壁运动的异常情况(减弱、无运动、反向运动),同时描述左心室整体与局部运动情况的差异。对左心室的整体功能作出评价,如正常或者整体收缩功能减低等。最后应提供通过定量分析方法获得的左心室射血分数。对于射血分数>60%的"小心脏"(左心室腔很小),应标明结果高估了射血分数,可以选择性报告心室腔的容积。检查报告应将缺血心肌部位与供血冠状动脉相联系。尽可能明确标明单支、双支或三支血管病变。至于具体哪支冠状动脉病变,尤其对下侧壁、心尖区的供血血管而言,确定较为困难。如发现明显的心脏外放射性摄取,应进行描述,因为这种放射性的异常摄取可能提示恶性病变。

5.诊断结论

(1)结论须清楚表达该项检查的结果是正常还是异常。应尽可能使用简洁、明了的语句,避免使用"可能正常"、"可能异常"和"可疑"等语句。

(2)对确实无法明确诊断的病例应说明其原因,是技术因素还是患者的特殊原因。

(3)少部分的患者(不超过10%)其最后诊断为可疑。

（4）尤其值得注意的是，心肌灌注显像表现为正常，而其他方面信息提示异常。如心室功能异常者，如能确认灌注表现为"正常"是由心肌均匀性、一致性的放射性摄取减低所致，结论应为"异常"，如因负荷试验没有达到标准所致图像质量不良，结论中应标明"非诊断性的"负荷试验，应建议再次行负荷试验检查。结论的第1句为诊断结论。各种伪影导致放射性缺损，但结论仍为正常者，应对软组织衰减、位移、左束支完全传导阻滞等原因所致的各种伪影表现出的"缺损"进行解释。通过描述局部和整体室壁的运动情况，在最后的部分提供功能方面的信息。分析与临床负荷试验和血管造影的相关性，并与以前的检查进行对比。

（5）最后回答临床申请此次检查目的中所提出的问题。

 小 结

1. PET/CT诊断报告书写遵循的原则：

（1）评价图像的质量是否能够满足诊断的要求（包括CT图像、PET图像、PET/CT融合图像的）。

（2）按照从前往后、从上往下的阅片顺序全面阅片。

（3）报告书写

①明确病变的位置、形态、大小、数目、密度和放射性浓聚程度，病灶内FDG分布以及病变的侵犯范围、邻近器官和组织的改变等，必要时观察非衰减校正图像。

②尽可能做到影像学诊断的"四定"，即定位、定性、定量和定期。病变的定位尽可能具体到肺叶分段和淋巴结分组，图像描述及诊断意见应按TNM分期要求和顺序书写。

③复查或延迟显像要与上一次或与早期PET/CT显像比较。

④对诊断无法明确者，提出进一步检查的方法和随访建议。

⑤报告审核与签名后发出。

2. 完整核素心肌灌注显像的检查报告应包括检查目的、临床病史、检查过程、影像所见、诊断结论。

第七章　检验诊断报告的书写规范

医学检验报告单是检验科与临床沟通的形式和信息传递工具，是检验信息的载体，为临床提供客观的医学信息，提供疾病诊断的重要依据，为科研教学提供资料，同时也是重要的法律依据之一。近年来，自动化仪器和实验室信息系统让检验人员从繁重的体力劳动中解放出来，更需要全面的实验室规范化、科学化管理保证检验质量，出具合格的检验报告单，对医学检验诊断报告单的书写质量提出新要求。医学检验报告单书写质量直接影响临床医师或各组织，医学检验报告单的书写不仅是医学检验基础质量标准化的重要内容之一，也是医院基础质量的组成部分。报告单的规范化程度能反映出检验人员的素质和技术水平。医学检验诊断报告单还具有法律的原始病历的重要意义。

目前，尽管检验科引入各种质量管理体系，加强分析前、分析中和分析后的质量管理，大大提高了检验质量整体水平。在这种情况下，更应重视报告单的书写，当今的报告单大都是电子版的固定模式，检验人员存在依赖性，很少关注报告内容，往往只是一名操作者，与书写报告内容脱节。

第一节　医学检验诊断报告单分类与书写要素

1. 医学检验报告单分类

1）客观性实验报告单

客观性实验报告单为临床提供各种客观的生理病理指标，即在生理病理情况下体内各种指标定量或定性，如血常规、肝肾功能、免疫球蛋白等项目的定量检验报告及各种免疫学抗体、细菌学等项目的定性检验报告。

2）诊断性检验报告

诊断性检验报告为临床提供疾病诊断依据的诊断性检验报告，如穿刺细胞学报告、骨髓细胞学报告、浆膜腔积液细胞学报告、染色体细胞学报告等。

2. 正确书写医学检验诊断报告单的要素

1）自身综合素质是保证医学检验报告正确性的基本要素

（1）良好的职业道德和端正的工作态度是出具合格的检验诊断报告单的首要条件。高尚的职业道德素质及严谨的工作态度应该是一个检验人员综合素质的主要表现。因此，无论是在过去传统的手工操作，还是目前的半自动、全自动操作；无论是在检验前处理、实验过程中的仪器规范操作,还是检验后结果的分析报告,都要求操作者和管理者严谨求实,严肃认真,严格按操作规程进行操作,严防疏忽大意可能引起的差错事故。只有认识到检验工作的重要意义才能热爱检验工作,才能认真负责;只有具备强烈的责任心,才能减少失误、发现失误并纠正失误;实事求是更是医务人员应该必备的基本素质,具备这些素质要求,端正工作态度,是检验人员从事本专业的首要条件。

(2)掌握本专业知识及相关专业知识是完成工作的必备条件。检验专业是一门独立的技术专业,与临床医学紧密配合,临床检验工作服务对象是人,标本来源于人体,因此从业人员必须具备临床检验专业基础理论和基本操作技能。目前大量先进仪器在检验科使用,这些新的设备改变传统的手工操作方式,为临床提供快速、批量的检测和准确、可靠的数据。要使用好这些仪器并作出科学的分析报告,要求检验人员除了具备本专业的知识以外,还要具备较好的英语基础、电脑操作知识和数理化知识。要准确发出检验报告,不仅要熟练掌握实验室的检验仪器,还要求熟悉常用的各种检测技术的实验原理,要求能够运用这些相关的知识来判断检验结果的准确度,结合临床表现以及其他资料加以分析,为临床治疗提供可靠依据。因此,加强对本专业及相关专业知识的学习和更新,是检验专业发展的迫切要求,更是检验科技术人员目前面临的任务。

2)正确的仪器操作是保证医学检验报告正确性的前提

重视岗前培训、严格操作规程是保证仪器良好运行的有效方法,是保证医学检验报告正确性的前提。主要包括以下几个方面。

(1)对于仪器操作人员,要求技术人员针对该仪器的仪器状态、分析原理、使用操作、维护保养、校准定标和结果评估、简单故障判断等方面知识进行比较全面的培训,以保证实验结果正确可信,并逐步让相关工作人员均能了解仪器的结构、性能、用途、操作和维护,对非故障原因引起的检测误差能及时判断。

(2)了解仪器评价的各项评价指标,内容应至少包括精密度试验、准确度试验、线性范围和预期值评价等。

(3)编写仪器标准操作程序(SOP)文件,SOP文件至少应包括开、关机标准操作程序、仪器测定标准操作程序、仪器维护、保养标准操作程序、仪器质控标准操作程序等。

3)实验室的整体管理水平是医学检验报告正确性的高质量保证

在当今实验室高度自动化和信息化时代,影响检验质量的主要原因已由技术人员的个人水平转换为实验室的整体管理水平,高质量的管理对于保证检验质量,减少医疗纠纷,防范医疗风险的发生,更好地为临床诊疗、科研、教学工作服务都具有重要的意义。

4)重视与临床密切沟通,提高医学检验报告书写正确性

检验人员要与临床医生定期交流、交换意见,可将他们的建议和涉及本专业的问题共同进行深入阐述,提出自己的看法,供临床参考;要不断适应临床的需要,提高技术水平,增强为临床服务的意识,解决检验医学与临床医学所存在的矛盾,减少不必要的误解,不断加强合作与沟通,理顺关系,转变观念,提高医学检验报告书写正确性。

第二节　完整的检验诊断报告单的书写

手写检验报告单应由检验医师或检验技师用钢笔填写,务必项目完整、字迹清楚、内容科学、术语规范、严禁涂改,特殊检验报告单应作出相应诊断或提出相关意见。电脑打印检验报告单在本质上与手写检验报告单要求一致。完整的检验诊断报告单应包括以下几个方面。

1. 一般项目

(1)患者信息:包括姓名、性别、年龄、住院病历号(或病案号)、科室、床号、申请日期等。

(2)标本信息:空腹或餐后血、动(静)脉血、血清或血浆、尿液等。

(3)检验结果:报告方式规范、结果记录正确、计量单位和符号正确、无错别字或不规范的简化字、数据填写正确、术语妥当、参考(值)范围或正常结果、检验方法等内容。

(4)检验者和审核者信息:包括医院和实验室名称、检验者和核对者、检验日期时间等。

2. 文字描述

文字描述是许多检验报告的重要补充,由于一些习惯性的报告书写,常使检验结果不能准确表达所检验的内容,且易造成误解,应引起重视,加以规范。对于某些诸如细胞学检验的描述性诊断报告,除一般项目的要求外,还应有项目本身的一些特殊要求,现以骨髓细胞学检查报告为例说明书写要求。

根据检验结果,按要求逐项详细填写并加以描述,综合骨髓象、血象所见,结合临床资料提出具体意见供临床参考。完整的骨髓细胞学检查报告单书写包括以下几个方面。

(1)骨髓涂片的一般描述及各个系统细胞计数结果

①对取材、涂片、染色的评价。

②计算出各系和各阶段细胞占有核细胞总数的百分数,再算出各阶段粒细胞百分数的总和与各阶段幼红细胞百分数之总和及粒红比值。

③分别叙述各系细胞的情况。

④巨核细胞和血小板的数量、形态由全片来评估。

⑤是否见到特殊的病理细胞和寄生虫。

(2)附上骨髓涂片典型的镜下图像,使骨髓检验报告单更准确、生动和直观。

(3)文字报告部分语言应简明扼要,突出重点,包括从骨髓的取材情况,到各个系统细胞以及异常细胞的形态描述,最后综合骨髓象、血象,结合临床资料,客观地向临床提出细胞学诊断意见或可供临床参考的意见,一般诊断意见有以下几种。

①肯定性诊断:如骨髓、血象细胞学特征和临床表现均典型即可作出肯定性诊断,如各型白血病、巨幼细胞性贫血、多发性骨髓瘤、恶性组织细胞病、骨髓转移瘤等。

②符合性诊断:如骨髓、血象改变可以解释临床表现时即可提出支持性意见,如支持缺铁性贫血、再生障碍性贫血、粒细胞缺乏症等诊断。

③疑似性诊断:骨髓发现小量病理细胞,但临床表现尚不典型,或骨髓象较为典型,但临床完全不相符时,则应考虑是否疾病的早期可做动态观察,或提示建议做其他辅助性诊断试验,

以明确诊断。

④排除性诊断：如骨髓、血象所见与临床诊断不符时可提出否定性意见以排除某些诊断。

⑤骨髓、血象确有某些改变，但对临床表现提不出支持或否定性意见时，可描述其特点，并尽可能地提出进一步检查的建议供临床参考，必要时跟踪观察和随访。

小 结

1. 医学检验报告单是检验科与临床沟通的形式和信息传递工具，是检验信息的载体，为临床提供客观的医学信息，提供疾病诊断的重要依据，为科研教学提供资料，同时也是重要的法律依据之一。

2. 医学检验报告单分类：客观性实验报告单，诊断性检验报告。

3. 手写检验报告单应由检验医师或检验技师用钢笔填写，务必项目完整、字迹清楚、内容科学、术语规范、严禁涂改，特殊检验报告单应作出相应诊断或提出相关意见。

4. 完整的检验诊断报告单包括：一般项目，文字描述。

第四篇

医学论文与医学专著写作篇

第一章 学术论文的作用与医学论文的分类

第一节 学术论文的作用

1. 贮存科研信息

学术论文是贮存科研信息的重要载体,而写作论文则是总结科学发现的重要手段。据估计,将近90％的科学研究是以论文的形式报道其成果的。一般来说,科学研究完成之后,需对其研究结果立即加以总结,并以论文或报告的形式阐明其发现及发明,否则,可能随着时间的推移,发明与发现会逐渐消失,致使后人可能再次重复前人所做的工作,浪费了大量的人力与物力。医务人员好的经验和血的教训也可通过论文阐述。因此,医学论文的写作就是贮存这些科研信息,使它成为以后新的发明、发现的基础,以利于科学技术事业的延续和发展,不断地丰富人类科技宝库。人类文明的延续与发展,正是在这种连续性不断地积累、创造、再积累、再创造的过程中实现的。

2. 传播科研成果

学术论文也是传播科研信息的重要载体。早在19世纪,英国著名科学家法拉第就曾指出,对于科研工作,必须"开始它,完成它,发表它"(to begin,to end,to publish)。因为,任何一项科学技术的研究与发明,都是社会成员的智慧结晶。对于全人类来说,很有必要将少数人的成果变成全人类的共同财富,这就需要相互交流,相互利用,这样才能使科学技术不断地发展进步。我们常说科学技术没有国界,的确如此,目前只要是公开出版的论文,用户只要付出一定的费用,在世界任何角落都可以查阅。论文一经公开发表,就具有传播功能,以前传播是靠纸质媒体,现在随着互联网深入到千家万户,一篇好论文可瞬间传遍全世界。如1997年2月27日出版的英国《自然》杂志,首次报道了利用克隆技术(无性繁殖)培育出的一只绵羊,它无疑是基因工程研究领域的一大突破,当天就在世界引起了强烈的反响。而且按照公认惯例,科学成果的首创权是以刊登该成果的学术论文的学术期刊出版的时间先后为准。换句话说,在新闻媒体中的传播,是得不到正式承认的。

3. 交流实践经验

从事临床一线的医务人员,经过不断实践,积累了丰富的经验,这其中既有成功经验,也有失败的教训,这些是十分宝贵的,将它们进行科学的分析和总结,并以论文形式发表交流,就能发挥巨大的指导与借鉴作用,促进医学发展和进步。可以说,医学论文传播越广泛,传播越迅速,医学发展也越快,医学发展付出的代价也越小。

4. 启迪学术思想

在大量的科研成果和实践经验基础上,形成并发展起各种学术思想,这些学术思想通过论文的形式不断地探索与交流,并相互启迪,形成新的学术思想,以促进科学事业的发展。很多重大发明与发现往往是多学科合作的结果,当下多学科的渗透与交叉已成为研究的重要方式,而通过阅读综合类刊物,是寻找这种突破口的重要途径。

5. 提高业务水平

医学论文写作是一种创造性的脑力劳动,它凝聚着巨大的艰辛。在写作的过程中,随着思维的深化,可提高科技工作中分析问题与解决问题的能力,可促进科研水平的提高。

6. 考核业务水平

发表医学论文的多少(数)与它对社会效益、经济效益的贡献大小(质),是评价科研工作者业务、科技成果的重要标准(必须是实事求是、科学的反映科研结果,决不允许造假)。当然也是进行业务考核与职称评定的重要依据之一(目前尤其重要),也是发现人才的渠道之一。有时,一篇好论文可以改变一个人的命运。在江西有位在基层医院工作的医生,发现了 B 超在诊断小肝癌中的价值,论文发表后,受到多家医院和专家的重视,他本人也因此被调入北京的一家大医院工作。

对于广大卫技人员来说,经常撰写医学论文,不仅可以扩大视野,掌握国内外医学动态,而且能提高科研设计能力和研究能力,以及教学能力和业务水平;反过来,如果科研能力、业务水平及教学能力提高了,工作成绩显著,也能写出高质量的医学论文。

医学论文像一面镜子一样,既可反映出一个国家、一个省、一个地区、一个单位的医学科学水平、工作风貌和综合实力,也可反映出一个人的业务水平的高低和诊疗技术的精湛程度。因此,如何撰写出高质量的医学论文是广大医务工作者应该掌握的基本技能,撰写论文应该融入到日常的学习、工作、生活中来。

第二节　医学论文的分类

1. 评论类常见论文形式

评论类常见的论文形式有述评、专论、论坛、编者的话、编者按、编后语等。

1)述评和专论

评论类的文章是编者或请权威专家就某一研究专题进行国内外进展的评述,全面而深入地阐述作者的见解,提出问题和指明今后的研究方向。采用论述文的格式,有论点,有论据。

2)编者的话(编者按、编后语)

编者的话涉及面较广,一般用于一年初始,或新工作的开始之际,对过去工作的回顾与总结,对新工作的设想、展望、要求与希望;或是对某一期文章内容的介绍和评述。编者按、编后语从编者角度对具体某一篇或几篇文章,对某一期刊物的某一个观点进行评论或提出特别要注意的问题,针对性很强。

2. 综述讲座类常见论文形式

综述讲座类常见论文形式有综述、研究进展、讲座、继续教育园地等。

1)综述进展类

这类文章是反映某一领域、某一专题研究的最新进展和动态,写作方式是对国内外相关文献进行综述。一般是通过文献检索手段对一次文献进行归纳、综合而写成。要求尽可能地收集最新的文献资料作为再创作的依据(很多期刊要求所引用文献为近 5 年出版的),被引用的文献必须在文后列出,以作为综述中主要观点和主要数据的根据,同时也表示对原文献作者劳动成果的尊重。

2)讲座教育类

本类文章一般应较系统地介绍某一专业或专题的基本知识。期刊上的讲座文章应比教科书内容新颖、深入,应反映出近期研究的新知识、新理论、新技术,内容深入浅出,可用图表与文字结合起来表述。

3. 摘要、简报类常见论文形式

摘要、简报类常见论文形式有论著摘要、简报、快速通道、快讯。

由于受报刊版面篇幅的限制,把长篇文章浓缩后写成,一般字数限在 2000 字以内,个别的也有在 3000 字以内的。文章以语言简练、内容高度概括为特点,一般按目的、方法、结果、结论四段式结构写成。摘要或简报的全文还可以另投他刊发表。

4. 消息动态类常见论文形式

消息动态类常见论文形式有会议纪要、国内外动态、学术动态、消息、简讯、时讯、信息等。

1)会议纪要

会议纪要分学术性会议纪要和工作会议纪要。纪要写作的基本要求如下。

(1)交代会议的基本概况,包括会议召开的时间、地点及参会人数。

(2)描述会议的主要议题、重要内容、讨论结果、会议收获及总体评价。

(3)要客观论述参会人员发表的不同意见及论据。

(4)会议纪要的字数依内容和版面而定。

(5)学术性会议纪要可根据需要把发言者的姓名和论点、论据报道得更详细。

2)消息

消息强调时间性,具有报道及时、快速、简明扼要等特点。学术性刊物的消息要尽量报道与学术有关的内容,表达要完整。

5. 论著类常见的栏目

论著类常见的栏目有基础研究、实验研究、临床研究、临床报告、防治研究、现场调查研究，其具体要求将在后面章节重点介绍。

 小　结

1. 从大的方面讲，学术论文传承科技，贮存科研信息，传播科研成果，促进科技。

2. 从小的方面讲，学术论文是个人专业水平的重要考量，是个人业务考评、职称晋升的重要参考依据。

3. 医学论文分类可分为论著、经验交流、个案报道、综述等。论著、经验交流、个案报道等属于一次文献。一次文献还包括另外一些类型的学术论文，如毕业论文、学位论文、实验报告、研究工作总结。索引、文摘则为二次文献。综述、讲座、研究进展、专题述评主要是利用二次文献（索引、文摘），来选用一次文献编写出来的成果，因而从文献派生角度来讲即为三次文献，三次文献也属医学论文范畴。

第二章　医学论文写作的特点

论文基本要求是"言之有理,言之有据"。医学论文区别其他学术论文而具有自身的特点,主要特点如下。

1. 科学性

科学性是医学论文写作的生命,是衡量医学论文准入的首要条件。没有科学性,医学论文就将失去它的价值。科学性原则是要求论文设计严谨周密,论据真实,研究方法可靠,运用科学的原理进行严密细致而富有逻辑的论证,得出科学的结论;要求论文的内容、观点必须符合医学发展的客观规律,不能含有作者主观臆断的成分。科学性的具体表现包括以下三方面。

(1)真实性:即论文的数据资料必须真实,确凿可靠,实事求是,没有虚假成分,真实地反映事物的本来面目。

(2)准确性:即论文要客观、准确、全面地反映研究的真实情况,如总结经验时,除了成功的经验,失败的教训也要总结。准确性原则还要求引文来源要准确,用词要准确,结论要恰当。

(3)逻辑性:就是用科学的逻辑思维方式对收集到的数据资料进行综合,分析,概括,推理,概念明确,判断恰当,思路清晰,论述透彻,论文结构严谨,层次清楚,论据充分,结论正确。

2. 创新性

创新性是医学论文的灵魂,是衡量医学论文质量的主要标准。创新性是指论文在学术上或技术上要有自己的独到见解,有新的发现。

3. 实用性

实用性是指医学论文的实用价值。临床医生撰写医学论文,目的就是推广自己的成果和经验,以解决临床实际问题。衡量一篇医学论文的实用价值主要是看其社会效益和经济效益。要使医学论文有较高的实用价值,作者在撰写时首先应注意在选题时要选择那些临床迫切需要解决的问题,能指导和帮助别人解决理论和实际工作中的问题;其次,在总结成文时详细介绍研究对象的入选标准、治疗方法、具体细节和步骤,以便他人重复。

4. 规范性

标准化、规范化是现代科技期刊的基本要求,越来越引起人们的重视。计算机排版技术为医学期刊编排格式现代化提供了保障。医学文献的规范化、标准化,既是文献表达自身的需要,也是文献国际交流的需要。我国国家技术监督局参照国际标准于1992年颁布了科学技术期刊编排格式的国家标准,该标准和国际标准一样对学术论文的题目、作者、摘要、关键词、前言、方法、结果、讨论和参考文献的写作都有严格的要求；对图、表的制作，数字的正确使用，计量单位，医学名词术语，缩略语，标点符号的使用都有明确规范。对不符合规范要求的论文，编辑部一般给予退修，这些论文也往往因不规范而影响其应用价值。

5. 可读性

论文发表是为了让他人或后人所利用，因此医学论文一定要有可读性，否则达不到交流的目的。论文的可读性是指论文的表达方式要符合语法、句法和词法的要求，论文不管是用中文书写，还是用英文书写，都要注意语法修辞的正确性。在具体撰写医学论文时，要注意文字简洁、语法正确、修辞准确、语句通顺、词语搭配得当，标点符号使用正确，表达清晰，层次分明，段落衔接通畅易懂。也只有达到上述要求，读者才能用较少时间准确无误地理解论文的内容。

 小 结

医学论文写作的特点主要有科学性、创新性、实用性、规范性、可读性。

第三章　医学论文写作的基本方法

　　论著,是报道基础医学、临床医学、预防医学研究成果和实践经验的最主要的论文体裁之一。医学期刊对论著类论文的写作格式有严格的要求。论著类论文一般分为以下几个部分,即论文题目、作者姓名及单位、摘要、关键词、前言、材料(资料或对象)与方法、结果、讨论、致谢、参考文献等。

　　医学论文有多种类型,其表达形式也有所不同,但无论哪种医学论文,作者在撰稿时均须遵循以下基本原则和要求。

第一节　医学论文标题的撰写

　　标题亦名题目、论题或命题等。浏览书刊,最先映入读者眼帘的是论文的标题;查阅文摘、索引或题录等情报资料,最先找到的也是论文的标题。一般来说,读者总是以标题作为第一印象来判断和决定是否阅读论文。一个好的标题,应高度概括全文主旨,简明、确切、醒目,对读者理解全文起提纲挈领作用。论著文题常见类型可有多种,如用方法命题,用结论命题,用对象命题,用观察研究命题,用探讨商榷命题等。

　　文题有两大忌:一忌太泛,流于空洞;二忌太繁,流于琐碎,这会使读者不得其要领。同时也应尽量少用副题,避免使用系列论文的形式,如"研究之一"、"研究之二"等。其应准确表达论文的中心内容,不能使用笼统的、泛指性很强的词语,注意避免大题小做,如"中西医治疗肝炎研究"、"外科治疗胃溃疡观察"等,这样的题目太大,给人拉大旗、扯虎皮的坏印象;避免使用"……研究"、"……分析探讨"、"……初步试验研究"等公式性标题;避免使用非共知共用的缩略词、首字母缩写字、字符、代号,如 TGF-β、bFGF、TOS 等。好的标题要注意以下几点。

1. 表达论文的宗旨

　　必须明确写论文的目的,是介绍、推广一项新技术研究及成果,还是一篇经验性总结;是一起病例误诊诊治,还是一例罕见的病种报道,心中必须十分清楚。标题就是作者最直白的告知。读者看完标题,即可知道论文论述的宗旨,大致了解论文的主要内容;符合读音口味,正是读者索求的。原本不一定想阅读全文,看了标题以后,即刻产生一种非阅读全文不可的兴趣。如标题"抗癌药新进展"一看就知文章是一篇综述,作者的意图是介绍国内外研究抗癌药物的新方法、新成果,以便推广应用。广大临床、药理、药学工作者以及肿瘤患者,一看标题,阅读全文的兴趣豁然而生。如将标题改为"几种抗癌药物介绍",宗旨不清,意图隐涩,大家会认为是一则商业广告,不要说患者,就连专业工作者也不想阅读。

　　如何能反映论文宗旨,如何使论文切题,下列办法可供选择。

（1）文先于题，在已有科技成果的基础上，先写成论文，然后再根据论文的主笔来拟定标题。

（2）先定标题，再作论文，并可设想几个不同的标题，再根据论文的内容相互比较，选择其中贴切、醒目者用之。

一般说来，前者常用于撰写回顾性分析、临床总结、病例报告等类论文，后者常用于撰写前瞻性研究、调查报告、综述讲座等类论文。

2. 反映科技设计三要素

医学论文，尤其是科研性强、学术价值高的论文，必不可少"研究对象、处理因素、观察指标"三要素。一个好的标题也必须反映这三个要素，才会对全文起到画龙点睛的作用。读者初看标题就决定是否阅读全文，其中一个重要原因就是看标题是否反映这三要素以及三要素有什么独特可取之处。如标题"核黄素对冠心病血小板聚集和心功能的影响"，其中三要素一目了然，且研究对象（冠心病）采取的处理因素（应用核黄素）比较新颖独特。尽管此文属于基础研究文章，但临床工作者也不会贸然放手，如标题改为"核黄素在冠心病中应用"，即使有研究对象和处理因素，但缺少观察指标因素，就显得吞吐不全、科学性不足。尽管此文是一篇好文章，但读者会因看了标题后，感觉意义不大，会一看了之。

3. 意惟其多，字惟其少

论文的标题既要简短明确地反映论文的主题，还要与其他同类论文相区别，避免雷同，就必须坚持"意惟其多，字惟其少"的原则。有些作者往往喜欢使用×××几个问题、若干问题、几点意见等，诸如此类标题不但笼统、空泛、不醒目和松散，更易与同类论文混淆雷同。

标题的长短，究竟以多少字为宜呢？其标准是准确地反映文章的主题，多一字显得累赘，少一字而又残缺不全；既要惜墨如金，又要掷地有声，切忌人云亦云。如标题"缺锌对幼儿食欲的影响"，字少意全，简洁明了，一看就知作者的意图，且易于记忆与引证。如标题"奥曲肽和垂体后叶素分别联用酚妥拉明治疗食管胃底曲张静脉破裂出血对比研究"，字多不繁，少一字就表达不清，读者读完后印象深刻。万一标题过长，有一大串限定语，若删掉一些字，内容表达不清，此时可考虑加用副标题；但副标题少用为好，非用不可时才用。标题一般不超过 25 个字为宜。

4. 注重中文基本表达知识

科技论文标题除了最基本要求——语句通顺以外，还要特别注重准确用词、恰当语法、语言习惯和合适词序等。如标题"食管癌的自然环境因素规律探讨"，乍看语句通顺，但从中文表达知识来讲，存在许多不妥。从语序上可以理解为食管癌产生的自然环境因素；显然，这是逻辑概念错误。自然环境因素是食道癌的行为主体，是食道癌的"因"，食道癌为其"果"，只有在题前加上"引起"二字，逻辑概念方准确。自然环境因素很多，涉及范围广，作者不可能每一项都加以调查研究；实际上该文是观察研究居住环境与寒冷气候等自然因素，倒不如将标题中"自然环境因素"改为"气候与居住环境因素"更为贴切。另外，俗话说文如其人，做人行文还是谦虚为好。如有作者仅从几十例，甚至十几例所处自然环境因素就上升到"规律"或"机制"，就显得浮夸了,不仅给人不实在感觉,更让人觉得作者不够谦逊;不如将"规律探讨"删掉,改为"调查"或"观察"为好。

5. 严格对照主题词检查

众所周知,计算机检索技术是当今世界科技信息传播最快捷、最有效的媒介手段之一。医学论文浩如海洋,在短时间内要查阅想了解的文献,只有通过计算机检索技术方可达到,其中掌握主题词索引检索首当前冲。各学科都有主题词词表,标题命好以后,必须拿主题词来检查对照,检验是否符合要求。如果标题未把作索引时可能用到的字(词)包含进去,甚而一个都没有,那么这个命题是失败的;相反,验证则是成功的。如标题"猪原位肝移植术的麻醉与血流动力学监测",其中"肝移植、麻醉、血流动力学、猪"均可在主题词词表中查到,可作为主题词标引,验证后说明此标题是好的。

标题应该用哪些重要的名词术语,才能把做索引时可能用到的字(词)包括进去,可以采取"反证法"来解决。作者可以作如下设想:假如要在文献索引里去查阅与自己这一工作有关的论文,应该在哪些分类标题下查找,这些分类标题就是你要用的重要名词术语。

另外,缩略词、代号与数字在标题中使用时,也易出现错误;但掌握这些内容相对较易,此处不再赘述了。

第二节　怎样署名

文题下面是作者署名。如果是一位作者,署名就很简单。如果是两位以上作者,署名就有个先后顺序的问题。作者署名是表示对论文内容负责,并便于读者与作者直接联系交流;同时也是对作者劳动的尊重。因为它关系到考核和晋升,关系到著作权的归属,牵涉到有关政策问题,作者署名问题就变得相当复杂了。

上世纪 70 年代,在极"左"思潮影响下,科技人员在完成一项研究课题后往往不敢发表论文,即使发表也不敢署上自己名字,而是用单位名称代替个人署名。

目前,在作者署名问题上出现了另一个同样值得重视的问题:一些未直接参加课题或仅参加部分工作的人都挤进作者名单中,作者署名的人数正在逐渐增加。

这两种现象都是不正常和不科学的,会产生许多弊病和不利影响,至少会影响文献检索和助长坏的学风。国家对作者的署名条件曾经做过原则性的规定(国家标准 GB 7713 - 87,1987年):"署名的个人作者,只限于那些选定研究课题和制定研究方案并做出贡献以及参加撰写论文并能对内容负责的人"。因此,并非所有参加工作的人都要署名,有些人仅参加了部分工作,可在文末的致谢中声明。署名者的顺序按其对本文贡献大小排列,第一作者是论文的主要负责者。本单位业务领导如果确实参加或指导过本项工作可列为作者之一,不宜另列"指导者"。

所有的署名应取得本人同意。对署名问题应采取严肃的实事求是的态度,既不应"争名",也不可无原则的奉送。集体署名只是在该项工作确为集体协作,且人数较多,难分主次的情况下使用。但应在文末注明执笔者或整理者姓名。论文作者的工作单位也应注明,以便读者联系。工作单位应写全称。有的期刊还刊出作者的职务(职称)和学位。

作者姓名在题名下按序排列,排列应在投稿时确定,在编排过程中不应再做更动;作者单位名称及邮政编码脚注于题名页。作者应是参与选题和设计或参与资料的分析和解释者；起草或修改论文中关键性理论或其他主要内容者；能对编辑部的修改意见进行核修，在学术上进行答辩，并最终同意该文发表者。以上三条均须具备。集体署名的文章必须明确通信作者，通信作者的姓名、工作单位和邮政编码脚注于论文题名页；整理者姓名列于文末，协作组成员在文后参考文献前一一列出。作者中若有外籍作者，应附其本人同意的书面材料。

第三节　如何撰写摘要

摘要一般排在正文开始之前，有相对独立性，可单独引用。其作用是概述全文的主要内容，使读者能用较短的时间了解论文的要点，以决定是否再精读全文。摘要有结构性摘要和信息性文摘两类。目前科技期刊的论文摘要均要求按结构式摘要的格式书写，即明确写出目的、方法、结果、结论四部分。摘要力求简洁，明了。一篇好的摘要就是一篇高度浓缩的论文。一般来说，中文摘要以不超过 250 字为宜，英文摘要以不超过 400 个词为宜。

1. 摘要各部分的撰写要求

(1)目的：简介研究背景或目的，用一两句话概括，不要简单重复文题中已有的信息。

(2)方法：简述研究所用原理、条件、材料、对象和方法，并说明有无对照、病例或实验次数。

(3)结果：实验研究的结果、数据，所得数据需经统计学处理。

(4)结论：对结果的分析、比较、评价、应用，并说明得到何种启发或提出问题及展望。

有很多作者分不清何谓结果，何谓结论，可以这样理解，结果是本次研究直接得出的主要数据（是对观察指标的回答），而结论是由结果推导的具有总结性的结论，是结果的升华。

2. 摘要写作中应注意的问题

(1)客观如实地反映所做的研究或工作，不加作者的主观见解、解释或评论。

(2)着重反映新内容和作者特别强调的观点。

(3)排除在本学科领域已成常识的内容。

(4)用第三人称的写法，应采用"对……进行了研究"、"报告了……现状"、"进行了……调查"等记述方式，而不使用"本文"、"我们"、"作者"等作为主语。

(5)采用规范化名词术语(包括地名、机构名和人名)。

(6)缩略语、略称、代号，除非本专业读者能清楚理解，否则首次出现时不论中、英文均应给出全称。

(7)应采用国家颁布的法定计量单位。

(8)注意正确使用简化字和标点符号。

(9)摘要中不引用参考文献。

第四节　如何撰写关键词与引言

1. 关键词部分

为了便于选读、检索和编制二次文献，一般要求每篇论文选择 3～5 个关键词，排在摘要之后。关键词是精选的能代表文章主要内容的词，按统一规范选取者，称为主题词。

医学上现在通用以美国国立医学图书馆《医学索引》所采用的《医学主题词表》(Medical Subject Headings，MeSH)作为规范。

《MeSH》有医学主题词约 15000 个和可以用以组配的副主题词 77 个，词语较丰富，而且每年修订一次，年初在《医学索引》第一册上发表。美国国立医学图书馆的《医学文献分析与检索系统》(MEDLARS)数据库也用此词表，便于国际联机检索，有利于资源共享。

一般期刊都会要求作者尽量选用《MeSH》中的主题词。在必要时，也可采用习用的自由词排列于最后。

2. 引言部分

引言(前言、导言、绪言、序言)是正文的引子，相当于演说中的开场白。国内刊物引言部分不需另立标题。引言应当起到对正文提纲挈领介绍和引导读者阅读兴趣的作用。在写引言之前首先应明确几个基本问题：你想通过本文说明什么问题？它是否值得说明？本文将在什么杂志发表或本文的读者是什么人？在写引言乃至整篇论文时都应注意这几个问题。

引言在内容上应包括：为什么要进行这项研究？立题的理论或实践依据是什么？拟创新点何在？理论与(或)实践意义是什么？这些是引言的主要内容和目的，这其中也包括说明这项研究的理论和(或)实践意义。

引言语句要简洁、开门见山，如"重型继发性脑室出血临床表现严重，预后差，病死率高。本文着重探讨用双侧侧脑室穿刺交替引流尿激酶溶解血凝块冲洗结合腰穿脑脊液置换的方法治疗重型继发性脑室出血"。有时我们研究的项目是别人从未开展过的，这时创新性是显而易见的，如"左旋咪唑所至脑病患者的临床与 CT 表现国内陆续有报道，但未见磁共振成像的研究"。大部分情况下，我们所研究的项目是前人开展过的，这时说明你的研究与别人研究的本质区别和创新点是至关重要的，如"已有数项研究探讨了阿司匹林在缺血性脑卒中的应用，但这些研究均是小规模、非双盲对照的。本研究则采用双盲对照的方法，样本大，观察时间长"。在引言中对与本文相关的研究作一简要的回顾是十分必要的。在研究开始以前就应该对与本研究相关的内容作一系统的回顾，在引言中可以将回顾的结果作简要的概括。

引言的写作要注意以下事项。

(1)内容切忌空泛，篇幅不宜过长，以 200 字左右为宜。回顾历史，择其要点，背景动态只要概括几句即可，引用参考文献不宜过多。

(2)不必强调过去的工作成就。回顾作者以往的工作只是为了交代此次写作的基础和动机，而不是写总结。评价论文的价值要恰如其分，实事求是，慎用"首创"、"首次发现"、"达到国际一流水平"、"填补了国内空白"等提法。因为首创必须有确切的资料。对此，可以用相对较委婉的说法表达,如"就所查文献,未见报道"等。

(3)不要重复教科书或众所周知的内容。如在"讨论维生素 D 是否能预防骨质疏松"的文章中,没有必要再说明什么是维生素 D,什么是骨质疏松。

(4)引言只起引导作用,可以说明研究的设计,但不要涉及本研究的数据、结果和结论,尽可能不要重复摘要和正文内容。结果是通过实验或临床观察所得,而结论是在结果的基础上逻辑推理提升的见解,是结果的升华。在引言中即对结论加以肯定或否定是不合逻辑的。

(5)引言一般不另列序号及标题。

第五节　如何撰写材料与方法

材料与方法主要是说明研究所用的材料、方法和研究的基本过程,它回答"怎样做"的问题,起承上启下的作用。材料是表现研究主题的实物依据,方法是指完成研究主题的手段。材料与方法是科技论文的基础,是判断论文科学性、先进性的主要依据,它可以使读者了解研究的可靠性,也为别人重复此项研究提供资料。

材料与方法的标题因研究的类型不同而略有差别,调查研究常改为"对象与方法",临床试验则用"资料与方法"。

1. 医学实验研究的写作

不同类型研究的材料与方法的写作也不完全一样。实验研究要交代实验条件和实验方法。

(1)实验条件包括实验动物的来源、种系、性别、年龄、体重、健康状况、选择标准、分组方法、麻醉与手术方法、标本制备过程以及实验环境和饲养条件等。

(2)实验方法包括所用仪器设备及规格、试剂、操作方法。

(3)试剂如系常规试剂,则说明名称、生产厂家、规格、批号即可;如系新试剂,还要写出分子式和结构式;若需配制,则应交代配方和制备方法。

(4)操作方法如属前人用过的,众所周知的,只要交代名称即可;如系较新的方法,则应说明出处并提供参考文献;对某方法进行了改进,则要交代修改的根据和内容;对创新的方法,要注意不要将新方法的介绍和运用该方法研究的新问题混在一篇论文中,若论文系报道新方法,则应详细的介绍试剂的配置和操作的具体步骤,以便他人学习和推广。

2. 临床课题写作方法

临床研究的对象是患者,应交代患者来源,患者就诊的时间段,病例数,患者的性别、年龄、职业、病因、病程及病理诊断依据、分组标准、疾病的诊断分型标准、病情和疗效判断依据、观察方法及指标等。上述内容可根据研究的具体情况加以选择说明,并突出重点。

(1)对研究新诊断方法的论文,要注意交代受试对象是否包括了各类不同患者(病情轻重、有无合并症、诊疗经过等),受试对象及对照者的来源(如不同级别的医院某病患病率及就诊率可能不同),正常值如何规定,该诊断方法如何具体进行等。

(2)研究疾病临床经过及预后的论文,要注意说明病人是在病程的哪一阶段接受治疗,病人的转诊情况,是否制定了观察疾病结果的客观标准。

（3）病因学研究论文则要交代所用研究设计方法（如临床随机试验、队列研究等），是否做剂量-效应观察。

（4）对临床疗效观察研究来说,主要说明病例选择标准,病例的一般资料（如年龄、性别、病情轻重等），分组原则与样本分配方法（配对、配伍或完全随机），疗效观察指标和疗效标准。

（5）治疗方法如系手术,应注明手术名称、术式、麻醉方法等;如系药物治疗,则应注明药物的名称（一般用学名而不用商品名）、来源（包括批号）、剂量、施加途径与手段、疗程,中草药还应注明产地与制剂方法。

第六节　如何撰写论文的结果部分

结果是一篇论文的核心部分,是作者艰苦劳动的成果。其内容是将观察研究所得的资料和数据用文字和图、表形式表达出来。它既是作者对自己研究目的或所提出问题的直接回答,也是下文逻辑推理、深入讨论的依据。因此,结果部分实际上反映了论文的水平和价值,结果部分的标题根据不同论文的特点采用"实验结果"、"临床疗效"、"手术结果"等不同写法,以更确切地反映其实际内容。注意要点如下。

1. 全面掌握、仔细分析和如实反映所获材料

全面掌握材料（包括资料和数据）,就要求作者对所有材料仔细进行收集和复查,努力做到既不让有价值的材料丢失,又要考证材料的可靠性,使可靠的材料得以充分应用,将不可靠或不符合科学性要求的材料删除,做到去伪求真。但只要是真实的材料,不可任意舍弃。不论结果是阳性还是阴性,肯定还是否定,成功还是失败,符合还是不符合预期效果,都应该如实地反映。切不可"以偏概全"、"报喜不报忧"。特别是当自己的结果与文献上报道不一致时,要做到这一点对于大多数学者说来并不容易。譬如说"生物物相评分法"检测胎儿宫内状况,起初文献报告可靠性高,但经临床普遍采用后不少学者发现并非如此,然而在杂志上却迟迟不见有报告反映。虽然要做到如实反映不同见解,不仅需要胆识,而且更需要花费大量精力仔细地考证、分析自己资料的科学性和可靠性。科学总是要通过实践→认识→再实践→再认识得以发展。然后根据研究的目的,对材料进行分析,可以从一般到特殊,也可以从特殊到一般,但要注意把重点放在与文章密切相关的材料分析上,以便达到结果明确的目的。一般的材料是反映总体概况,特殊部分材料是涉及文章核心的部分,一般材料是衬托特殊材料的,如表现特殊材料的获得是在何种条件下取得的,所以只要能说明这一点,其余部分可尽量省略。如产科文章,一般资料多包括年龄、孕产次、生产方式、新生儿情况、"取样"的时间、既往史等情况,常常不必用大量篇幅,只要精炼说明问题即可。而特殊的资料,则常常要列出可能影响结果的种种情况,如某种胎心监护结果,应列出何时监护、监护至新生儿娩出时间;围产儿结果应包括胎儿窘迫、胎心率变化、羊水性状;新生儿 Apgar 评分（1 分钟和 5 分钟）,新生儿病率等,否则使人无法判断结果的可靠性,或使结果停留在重复既往研究的水平上。分析的过程是运用自己所有知识和智慧对资料反复推敲、全面衡量的过程。前瞻性的研究,由于设计比较严格,变异因素比较单纯,所以分析比较容易些;而回顾性研究,则影响因素复杂,常常要花费很大的精力进

行分析。对初看可得出的结论,一定要深入分析,看看是否无懈可击并探讨发掘其内在规律性。对初看得不出结论的材料更需要有耐心,不怕多次返工,复审材料,从不同角度去分析研究。遇到统计学问题,要虚心向熟悉统计学的专家求教,多可受益匪浅。当得出结论后,常常还须再复核结果是否可靠、合理和有价值,并且需要与国内外同类研究结果进行对比,看看基本结论有何异同,是否有新的内容、新的发现。如果每项研究、每个临床经验总结都能充分掌握材料,仔细分析,结果部分就容易写好。

2. 注意逻辑,突出重点,避免罗列材料和夹杂讨论

(1)逻辑清楚:结果部分是一篇论文的论据,所以在资料和数据的编排使用上,要注意前后次序层次分明,使之符合论文的思维逻辑,层层推进,前后照应,主次分清,因果关系明确,使读者易于明白。

(2)突出重点:要主次分明,详略得当,在有限的篇幅中把重要结果写清。首先要将与主题无关的资料加以删除,然后再将一般资料或众所周知的内容加以精简、浓缩,保留与本课题密切相关的材料;避免罗列材料,主次不分,将一般资料掩盖了重点与核心。结果一般用文字表达,有的可用图、表,有的图、表和文字兼用,但应以文字为主。决定采用何种方式,主要根据哪种方法更容易说清楚问题、更节省篇幅而定。

(3)避免夹杂讨论:结果是以资料、数据来表达,并在此基础上形成适当结论并作简要的说明。例如:"两组比较经统计学处理,观察组的疗效明显优于对照组,尤其治愈率较对照组高出30%,达到80%,是相当突出的效果"之类,但在原则上,结果部分不要展开讨论,以免与"讨论"部分相混同或重复。

3. 图、表制作

图和表是表达结果的重要手段,其目的是把获得的数据和资料表达得更清楚、更形象,同时又可达到节省笔墨、减少篇幅的目的。

(1)附图的要求:文稿附图一般有两种,一是线条图(包括坐标图),二是照片图。

线条图多用于说明解剖部位、操作方法、器械构造、实验结果等。构图要准确,线条要清晰均匀,并用黑墨在绘图纸、白纸或坐标纸上精确绘制。图面应比预计印出的放大一倍。坐标图的比例要精确,点、线要分明,并注明纵、横坐标的含义和所使用的计量单位。仪器、器械的示意图或设计图纸等需注明大小尺寸、长度单位。

照片图常用于显示体形特征、大体标本、显微镜下组织切片照相、X线照相、CT照相和B型超声影像等。应印在有光泽的白印相纸上,大小要一致,以9cm×7cm左右较合适。图像应清晰,对比要鲜明,背景以有利于衬托主体为宜。如只需要显示人体某一局部时,应采用近距离摄影。显微镜下组织切片图要选准所需要显示的部分,注明染色方法和放大倍数。X线照片亦应着重显示所需要的部位,不必将原片全部印出。如照片图上需以箭头、外文字母或文字说明时,不要直接标注在画面上,可另用透明纸附于表面,将箭头、外文字母或文字标注在透明纸上,图内注字要求贴印刷字,不用手写。图内如注字太多、太挤,可予编号,在图下另加说明。

各种图的背面或旁边应注明文题及图号。图的说明应按顺序另纸写出,并应简明扼要,与文稿内容一致。为避免折损,照片不必贴在稿纸上,可放在较硬的纸袋内。X线原片和组织切

片一般不必随文稿寄出,必要时由编辑部另行索寄。当然现在电子文本传递很方便,图片资料可通过电子邮件发送。

(2)列表的要求:文中列表是为了将统计资料简明准确地表达出来,使读者容易了解。因此,要简明扼要,栏目清楚,数字准确。如果表中数字不多,能在文中叙述清楚,就不必列表。表中不应设置栏目过繁,文字过多。附表和正文的内容基本上要避免重复。栏目的划分和层次宜简明,次要的内容宜省略。表格目前有三种形式:"三横线式"、"干字式(实际上是"王"字式)和"多竖线式"。目前多采用三横线式,不用任何竖线,上方两条横线形成二个横格为表头,下为表身,左侧是主语所在位置,右侧是谓语所在位置。每栏的数字计量单位要一致。同一表中的小数位数要统一,小数点后有效数值为 0 时也要写出"0"。例数<10 时不必计算百分比。合计数字要横竖相符。统计学处理结果可在表中列出。未取得数据的项目要以"…"表示。计数资料和计量资料要分表列出。

如有表注,可在所注处右上角用 1、2、……或 a、b、……作注号,将注置于表的下方,每条注间用分号";"隔开,注末加句点。采用封闭表线的表注,可置于表线框内。

全文只有一个表时,写为"表 1"(千万不可写成"附表")。有两个及以上表时,在表题前加表序列号,如表 1,表 2……

第七节 如何写好医学论文中的讨论部分

讨论部分是论文中的精华部分,是把实验结果提高到理论认识的部分,也是唯一可以由作者自由发挥的部分。论文的作者应在讨论中着重阐述整篇论文中有创造性的内容和独到的见解,并根据本文结果,归纳其内在联系,并将全部资料加以综合分析,然后构成几个观念或提出自己的论点。写得好的讨论可以使整篇论文富有吸引力,给读者以深刻的启发和引导。讨论部分写得好坏,除与作者本身的知识水平、思维方法、逻辑推理能力有关外,还包含着一定的方法和技巧。

1. 讨论的主要目的

讨论的目的是论述本文在选题、方法、结果等方面与过去文献的异同和优劣,并从中引出新的观点、结论,探求新的规律。

2. 讨论部分的常见内容

讨论部分的内容主要是对本实验或临床观察的方法和结果进行解释、阐述、评价和推论。其具体内容通常包括以下几个方面。

(1)本研究工作的依据与意义:即选择本研究课题的背景材料,国内外对于类似问题的研究进展,本研究的重点是要解决什么问题。

(2)本研究方法的机理、特点与优劣:应说明研究方法的科学性、研究材料与对象的客观真实性以及研究数量的充分性等。应交代研究方法的机理,指出其明显特点,评价其较过去方法的优越之处。此外,对本实验方法的不足之处,尤其是对某些实验条件未能控制之时,以及明显的缺点也应一一说明。

(3)本研究结果的新发现、新效果及与过去文献的比较:应着重指出本研究结果的新发现、新效果,并应对研究结果进行分析和解释。作者可以根据本研究的理论或国内外的新学说、新见解,以及自己的实验依据进行阐述。也可以从本研究结果的理论意义和实践意义两方面讨论,即在理论上有何价值,有何指导作用,有无应用价值,经济效益与社会效益如何等。也可以将本研究的结果与过去的文献进行比较,或用别人的资料补充和说明自己的结论和观点,从而进一步证实本研究结果的先进性和可靠性。

(4)从本研究结果得出的新观点、新结论、新理论:这部分通常是对本研究工作的升华,是论文先进性与创造性的重要体现。仅仅就事论事地介绍研究方法与结果,常常是不够的,还应该在此基础上,提出自己的新见解,探求其本质和规律,并上升到理论的水平。例如,有一篇关于"米非司酮对子宫肌瘤组织中表皮生长因子基因表达影响"的论文中这样写道:"研究结果表明,米非司酮抑止子宫肌瘤组织中表皮生长因子的基因表达。米非司酮作用的主要机理,可能为含米非司酮的二聚体及 DNA 结合的复合物的结构与孕酮不同,不能激活受体的转录活化因子,使某些基因不能表达,因而不能发挥孕酮的作用。此外,长期服用,可抑制丘脑下部脑垂体的功能,造成无排卵,使孕激素呈低水平,也是缩小肌瘤的原因。米非司酮抑制肌瘤细胞表皮生长因子 mRNA 的表达,可能是该药物治疗子宫肌瘤的作用机理。"在这段讨论中,首先明确提出了本研究得出的新观点、新结论,即米非司酮抑制子宫肌瘤组织中表皮生长因子的基因表达,然后阐述了米非司酮这种抑制作用的机理。这就为米非司酮对子宫肌瘤组织中表皮生长因子基因表达的影响提供了理论基础,使本研究的结果有理有据,令人信服。

(5)今后将进一步研究的课题与设想:讨论部分也可在肯定已取得的成绩的基础上提出目前研究的不足、今后努力的方向及有待进一步解决的问题。如另有一篇关于"早孕脱膜组织淋巴细胞在妊娠中的作用"一文的讨论指出:"胚胎作为半同种移植物不被母体免疫系统排斥,受多种因素的影响。其中自然杀伤样细胞产生多种细胞因子,促进胚胎的发育和胎盘的形成。而有关自然杀伤样细胞的功能仍需深入研究。"与前面的例子相同,这段讨论首先肯定了自己的研究结果,即自然杀伤样细胞产生的多种细胞因子可促进胚胎的发育和胎盘的形成,但自然杀伤样细胞的其他功能仍需深入研究。

这些问题并非每篇文章都要面面俱到,要根据具体情况,讨论其中的一部分或几部分。

3. 讨论部分应注意的问题

讨论应突出本文的宗旨和精髓,阐明本文的目的、方法、结果与观点中有独创性、独到性的内容,着重新的发现,同时也要阐明其局限性,从中得出相应的、客观的结论。注意不可平铺直叙,无的放矢。

讨论还应避免过多引用文献,单纯罗列他人报道,而缺乏自己的观点和论证,或不自觉地用自己的结果去验证别人的结论。例如:本研究结果与某某的结果一致;与某报道相似;或本研究的发生率为 10%,某报道为 11%,某报道为 11.2%……单纯罗列,缺少分析。

讨论中应紧密结合本文的资料、方法与结果,提出的论点一定要以自己的资料与结果为基础,也就是说要结合自己的结果去提出论点,不可离开本文资料与数据泛泛而谈,更不能脱离本文材料去做"文献综述",或者脱离实际、漫无边际地去做大量的文献介绍。凡本文未做过的工作不要加以讨论,离开文章所得结果去写讨论等于"纸上谈兵"。根据文章所得的结果,可以在讨论中创立假说,也可结合现代本学科的进展,从所得出的实际结果出发,自由论述,但注意切勿离题,也不要把前面的结果部分枯燥无味地照样重复一遍。

从本文研究结果引出新的推论时,应严格遵循逻辑规律,切不可违反规律,任意推论,以假设来证明假设,以未知来证明未知。对尚未定论之处及相反的理论,应进行分析。陈述假说要有把握,特别要注意不能把未经实践证实的假说当做已经证明的理论。此外,绝不可报喜不报忧,隐瞒问题,循环推理或用本文资料不足以得出的推论当作结论。

对本文的方法、结果等应与过去的文献作具体的比较,指出本研究的结果、结论与国际、国内先进水平比较,居于什么地位,分析其异同、优劣,并适当评价。对研究中的不足之处和经验教训,也应适当加以讨论。要避免不作具体对比分析,就宣称本文结果"属于国内和国际先进水平,填补了国内的空白"等。不实事求是的评价,会给读者以错觉。

第八节　怎样撰写致谢、脚注和附录

致谢的面不宜过宽,也不是每篇论文都必须要有致谢。对本研究的撰写过程有过实质性贡献或帮助,但尚不足以列为作者的组织或个人,可在文后致谢。通常包括研究基金提供者、研究工作建议者、资料收集者、统计学处理者、图片资料提供者等。要防止两种倾向,一是对上述提到的对研究确有帮助者不予致谢;另一是对仅读过文稿而未提出实质性建议者,甚至不一定赞同本文的名专家、名教授也一一列名致谢,以此来抬高本文的影响力,这都是不足取的。本单位领导审阅文稿,一般不列出致谢。所有致谢必须征得被致谢者同意。

脚注又称页下注,用小字号排在正文首页下方,并用横隔线与正文隔开;主要是用来注明研究基金的来源(含基金名称、编号),作者(通讯作者)的工作单位、通讯地址(包括邮政编码)。还有某些资料的特殊来源、检验与诊断标准、疗效标准等也可作为页下注予以说明,对正文进行补充。

附录不常用,主要为有关方法、材料和标准的补充资料,也是用小字号排列。

第九节　医学论文参考文献的撰写要求

生物医学期刊的参考文献是论文的重要组成部分,主要是用来说明本文所借鉴的科学依据的出处,以供读者查阅参考;减少对前人文献的复述,以节省篇幅;同时也是对前人成果的尊重。因此,应以严肃的科学态度对待,而不可轻率从事。参考文献的标准化在生物医学期刊编辑和出版中具有重要意义,引用必须严谨、规范和统一。

1. 文献引用原则

1) 最新

一般应以近 5 年国内外期刊论文为主。只有在下述情况才引用较久远的文献。

(1)重要的经典文献。

(2)作者对所引原文献论点、论据有重要补充和发展或持根本否定态度。

(3)作者对某专业、技术、理论、基础研究的系列性回顾。

2）精选

引用最必要的参考文献，作者应亲自阅读过。因国内外核心期刊上的文献在时效性、科学性、先进性，以及最新、最重要的专业信息量的覆盖面上占有优势，应尽可能引用。不应转引他人论文后所附的文献，以免与被引论文原意不符。论著一般 10～15 篇，综述应在 20 篇左右。

3）规范

采用标准化著录格式，严格执行参考文献著录规则的国际标准及国家标准 GB 7714－87《文后参考文献著录规则》。所引用文献必须由作者亲自核对原文内容和年、卷、期、起止页、格式与标点符号等，要严格按所投期刊稿约要求的格式标引。目前国内外多数医学期刊已采用国际医学期刊编辑委员会所规定的格式，即温哥华格式。

2. 引用文献存在的常见问题

1）文献陈旧或信息不新

部分作者引用的为 10 年前的文献，有的甚至为六七十年代的文献；部分作者的论著只引用了几篇参考文献，文中叙述也过于简单。

2）文内引用处未标角码或标注有误

有的作者未掌握参考文献标引的基本规范，仅在文后列出参考文献表，而文内相应处未标角码；有的文内角码处与参考文献表所引内容不一致。

3）引用论点不够准确

对所引用的参考文献没有通读，文中内容与文献联系不密切，牵强附会，甚至作者提及的内容原文中根本没有。

4）不符合著录规则

著录规则未按 GB 7714－87《文后参考文献著录规则》及所投期刊稿约要求的格式书写或格式错误，包括以下几种。

（1）标点符号错误。

（2）缺项。

（3）仅列 1 位作者后即加"等"。

（4）项目次序颠倒等。

5）大量引用所要投的刊物的文献

有作者为讨好所投刊物，大量录用所投刊物的文献；很多刊物为了提高自家刊物的引频因子等指标，也鼓励、暗示作者引用本刊文献。这种牵强附会的做法异化了参考文献的用处，也扭曲了论文的表达，是很不妥的。

6）外文文献书写错误

（1）字母及大、小写错误。

（2）西文词连排，断开错误，移行不按音节。

（3）作者三位以上的西文文献应写"，et al."（拉丁文）。

（4）外文期刊名缩写错误，刊名与书名、论文集混淆等。

7）外国作者姓名书写不当

（1）国标规定"个人著者采用姓在前、名在后的著录形式，"西文也应姓在前，名缩写在后，将原杂志上的署名全部搬到文献表上是错误的。

（2）随意省略姓名前的介词、冠词，如 Mac、Mc、Van 等，这些词是姓的组成部分，不可随意舍去，同时还应注意其大、小写。

8）书籍文献书写错误

（1）字母和大、小写错误。

（2）书籍出版地，特别是出版公司错误。

（3）未著录第几版等（第一版可以不标出）。

9）部分或大部分抄袭

通过审稿及核查参考文献发现，有个别作者为了凑篇幅，不惜用很长文字引用别人或自己已发表文章中的某些观点、方法、程序或设计；有的只是在原有方法或设计上稍作改进；有的甚至原封不动地照搬他人材料；更有甚者，投的稿件几乎是国外杂志已刊文章的翻译版，研究中的数字和讨论都一样。

小　结

1. 一个好的标题必须反映三个要素，包括研究对象、处理因素、观察指标。论文的标题既要简短明确地反映论文的主题，又要注重中文基本表达知识，严格对照主题词检查。

2. 文章署名按贡献大小排列；所有的署名应征得本人同意。

3. 摘要是高度浓缩的论文。

4. 摘要的内容要求包括目的、方法、结果和结论。

5. 摘要要规范化，按照各项标准写作及各期刊特殊要求。

6. 引言是正文的引子，相当于演说中的开场白。

7. 引言在内容上应包括：为什么要进行这项研究？立题的理论或实践依据是什么？拟创新点何在？理论与（或）实践意义是什么？

8. 引言语句要简洁、开门见山。

9. 引言只起引导作用。

10. 材料与方法主要是说明研究所用的材料、方法和研究的基本过程，它回答"怎样做"的问题，起承上启下的作用。材料是表现研究主题的实物依据，方法是指完成研究主题的手段。

11. 材料与方法的标题因研究的类型不同而略有差别，调查研究常改为"对象与方法"，临床试验则用"资料与方法"。

12. 要写好论文的结果部分，作者必须全面掌握材料，仔细分析材料，并如实反映观察研究所得的结果，文字表达要注意逻辑，突出重点，并且注意写作规范，这样才能充分反映观察研究所得的成果，体现论文的应有价值与水平。

（1）结果是一篇论文的核心部分，是作者艰苦劳动的成果。

（2）结果部分的标题，根据不同论文的特点采用"实验结果"、"临床疗效"、"手术结果"等不同写法，以更确切地反映其实际内容。

(3)全面掌握,仔细分析和如实反映所获材料。

(4)注意逻辑,突出重点,避免罗列材料和夹杂讨论。

(5)图和表是表达结果的重要手段,既可把获得的数据和资料表达得更清楚、更形象,同时又可节省笔墨,减少篇幅。

13.讨论部分是论文中的精华部分,是把实验结果提高到理论认识的部分,也是唯一可以由作者自由发挥的部分。

14.讨论的目的是论述本文在选题、方法、结果等方面与过去文献的异同和优劣,并从中引出新的观点、结论,探求新的规律。

15.讨论部分的内容主要是对本实验或临床观察的方法和结果进行解释、阐述、评价和推论。

16.致谢的面不宜过宽,也不是每篇论文都必须要有致谢。

17.所有致谢必须征得被致谢者同意。

18.文献引用原则为最新、精选、规范。

19.文献防止陈旧有误、有错及抄袭。

第四章　怎样写好综述

第一节　医学综述的定义和特点

医学综述是查阅了医学某一专题在一段时期内的相当数量的文献资料,经过分析研究,选取有关情报信息,进行归纳整理,作出综合性描述的文章。

医学综述的特点有如下三点。

1. 综合性

综述要"纵横交错",既要以某一专题的发展为纵线,反映当前课题的前沿,又要从本单位、省内、国内到国外进行横的比较,只有如此,文章才会占有大量素材。经过综合分析、归纳整理、消化鉴别,使材料更精练、更明确、更有层次和更有逻辑,进而把握本专题发展规律,预测发展趋势。

2. 评述性

评述性是指比较专门地、全面地、深入地、系统地论述某一方面的问题,对所综述的内容进行综合、分析、评价,反映作者的观点和见解,并与综述的内容构成整体。一般来说,综述应有作者的观点,否则就不成为综述,而是手册或讲座了。

3. 先进性

综述不是写学科发展的历史,而是要搜集最新资料,获取最新内容,将最新的医学信息和科研动向及时传递给读者。

综述不应是材料的罗列,而是对亲自阅读和收集的材料加以归纳、总结,做出评论和估价,并由提供的文献资料引出重要结论。一篇好的综述,应当是既有观点,又有事实,有骨又有肉的好文章。由于综述是三次文献,不同于原始论文(一次文献),所以在引用材料方面,也可包括作者自己的实验结果、未发表或待发表的新成果。

综述的内容和形式灵活多样,无严格的规定,篇幅大小不一,大的可以是几十万字甚至上百万字的专著,参考文献可数百篇乃至数千篇;小的可仅有千余字,参考文献数篇。一般医学期刊登载的多为 3000～4000 字,引文 15～20 篇,一般不超过 20 篇,外文参考文献不应少于 1/3。

第二节   医学综述的内容与要求

1. 选题要新

所综述的选题必须是近期该刊未曾刊载过的。一篇综述文章,若与已发表的综述文章"撞车",即选题与内容基本一致,同一种期刊是不可能刊用的。

2. 说理要明

说理必须占有充分的资料,处处以事实为依据,决不能异想天开地臆造数据和诊断,将自己的推测作为结论写出。

3. 层次要清

这就要求作者在写作时思路要清,先写什么,后写什么,写到什么程度,前后如何呼应,都要有一个统一的构思。

4. 语言要美

科技文章以科学性为生命,但语不达义、晦涩拗口,必然阻碍了科技知识的交流,所以,在实际写作中,应不断地加强汉语修辞、表达方面的训练。

5. 文献要新

由于现在的综述多为"现状综述",所以在引用文献中,70%的应为三年内的文献。参考文献依引用先后次序排列在综述文末,并将序号置入该论据(引文内容)的右上角。引用文献必须确实,以便读者查阅参考。

6. 请专家审阅

综述写成之后,要请有关专家审阅,从专业和文字方面进一步修改提高。这是必需的,因为作者往往有顾此失彼之误,常注意了此一方而忽视了彼一方。有些结论往往是荒谬的,没有恰到好处地反映某一课题研究的"真面目"。这些问题经过校阅往往可以得到解决。

第三节   医学综述的格式和写法

1. 综述格式

综述一般都包括题名、著者、摘要、关键词、正文、参考文献六部分。其中正文部分又由前言、主体和总结组成。

1）前言

用 200～300 字的篇幅,提出问题,包括写作目的、意义和作用,综述问题的历史、资料来源、现状和发展动态,有关概念和定义,选择这一专题的目的和动机、应用价值和实践意义。如果属于争论性课题,要指明争论的焦点所在。

2）主体

主体主要包括论据和论证。通过提出问题、分析问题和解决问题,比较各种观点的异同点及其理论根据,从而反映作者的见解。为把问题说得明白透彻,可分为若干个小标题分述。这部分应包括历史发展、现状分析和趋向预测三个方面的内容。

(1)历史发展:要按时间顺序,简要说明这一课题的提出及各历史阶段的发展状况,体现各阶段的研究水平。

(2)现状分析:介绍国内外对本课题的研究现状及各派观点,包括作者本人的观点。将归纳、整理的科学事实和资料进行排列和必要的分析。对有创造性和发展前途的理论或假说要详细介绍,并引出论据;对有争论的问题要介绍各家观点或学说,进行比较,指出问题的焦点和可能的发展趋势,并提出自己的看法。对陈旧的、过时的或已被否定的观点可从简。对一般读者熟知的问题只要提及即可。

(3)趋向预测:在纵横对比中肯定所综述课题的研究水平、存在问题和不同观点,提出展望性意见。这部分内容要写得客观、准确,不但要指明方向,而且要提示捷径,为有志于攀登新高峰者指明方向,搭梯铺路。

主体部分没有固定的格式,有的按问题发展历史依据的时间顺序介绍,也有按问题的现状加以阐述的。不论采用哪种方式,都应比较各家学说及论据,阐明有关问题的历史背景、现状和发展方向。

3）总结

总结主要是对主题部分所阐述的主要内容进行概括,重点评议,提出结论,最好是提出自己的见解,并提出赞成什么,反对什么。

4）参考文献

写综述应有足够的参考文献,这是撰写综述的基础。它除了表示尊重被引证者的劳动及表明文章引用资料的根据外,更重要的是使读者在深入探讨某些问题时,提供查找有关文献的线索。综述性论文是通过对各种观点的比较说明问题的,读者如有兴趣深入研究,可按参考文献查阅原文,因此,必须严肃对待。

2. 综述写法

1）纵式写法

"纵"是历史发展纵观,它主要围绕某一专题,按时间先后顺序或专题本身发展层次,对其历史演变、目前状况、趋向预测作纵向描述,从而勾画出某一专题的来龙去脉和发展轨迹。纵式写法要脉络分明,即对某一专题在各个阶段的发展动态作扼要描述,已经解决了哪些问题,取得了什么成果,还存在哪些问题,今后发展趋向如何,对这些内容的描述要紧密衔接、层次清晰。撰写综述不要孤立地按时间顺序罗列事实,把它写成了"大事记"或"编年体"。纵式写法还要突出一个"创"字。有些专题时间跨度大,科研成果多,在描述时就要抓住具有创造性、突破性的成果作详细介绍,而对一般性、重复性的资料就从简从略。这样既突出了重点,又做到了详略得当。纵式写法适合于动态性综述。这种综述描述专题的发展动向明显,层次清楚。

2)横式写法

"横"是国际国内横览,它是对某一专题在国际和国内的各个方面,如各派观点、各家之言、各种方法、各自成就等加以描述和比较。通过横向对比,既可以分辨出各种观点、见解、方法、成果的优劣利弊,又可以看出国际水平、国内水平和本单位水平,从而找到了差距。横式写法适用于成就性综述。这种综述专门介绍某个方面或某个项目的新成就,如新理论、新观点、新发明、新方法、新技术、新进展等。因为是"新",所以时间跨度短,但却引起国际、国内同行关注,纷纷从事这方面研究,发表了许多论文,如能及时加以整理,写成综述向同行报道,就能起到借鉴、启示和指导的作用。

3)纵横结合式写法

在同一篇综述中,同时采用纵式与横式写法。例如,写历史背景采用纵式写法,写目前状况采用横式写法。通过"纵"、"横"描述,才能广泛地综合文献资料,全面系统地认识某一专题及其发展方向,作出比较可靠的趋向预测,为新的研究工作选择突破口或提供参考依据。无论是纵式、横式或是纵横结合式写法,都要求做到:一要全面系统地搜集资料,客观公正地如实反映;二要分析透彻,综合恰当;三要层次分明,条理清楚;四要语言简练,详略得当。

小 结

1. 医学综述是查阅了医学某一专题在一段时期内的相当数量的文献资料,经过分析研究,选取有关情报信息,进行归纳整理,作出综合性描述的文章。

2. 一般医学期刊登载的综述多为 3000～4000 字,引文 15～20 篇,一般不超过 20 篇,外文参考文献不应少于 1/3。

3. 综述的内容与要求:选题新、说理明、层次清、语言美、文献新、请专家审阅。

4. 综述一般都包括题名、著者、摘要、关键词、正文、参考文献六部分。其中正文部分又由前言、主体和总结组成。

5. 综述写法有纵式写法、横式写法、纵横结合式写法。

第五章 怎样写好个案报道

1. 个案报道的作用

临床上常常遇见许多症状和体征十分不典型的疾病以及少见病和罕见病而导致延误诊断和治疗,个案报道就是对这些个别病例诊断、治疗的临床经验、教训的记录和总结。对于快速提高年轻医生的诊治水平有重要的意义。另一方面,写好个案报道是锻炼年轻医生的好方法。个案篇幅较小,写作相对容易,能收到很好的效果。

2. 个案报道的写作方法

1)搜集资料

(1)选择病例个案:顾名思义就是指个别病例,是少见、罕见的病例。个案就是要让同行们从这个少见病例中能触类旁通、汲取经验。发现少见病例需要扎实的专业知识和丰富的临床经验做基础,需要临床医生从一点一滴的小事做起,详细询问病史,仔细体查,认真总结临床工作中的各种发现,不遗漏任何蛛丝马迹,并通过查阅资料和向高年资医生请教了解其前因后果。只有这样,才能分清什么是有临床意义的少见病例,是否值得报道。

(2)临床资料:选择好病例后,应迅速在第一时间收集齐第一手资料(病人出院后资料收集起来较困难)。资料应包括现病史、既往史、个人史、家族史、体格检查、影像资料、手术及病理、生化检查等,应尽可能地详尽,然后从中选择有价值的信息备用。随着数码相机的普及,许多临床资料都可以被拍摄下来并存储在电脑中,因此对于有意义的图片资料如心电图、胸片、病理图像等,最好用数码相机拍摄存储,以备日后查阅或发表时采用。一般来说,在发表个案时附加少见、典型、清晰的图像资料,更容易被采录。

(3)文献检索:临床资料采集好后,下一步就是通过各种手段查阅一下该病例的临床地位价值如何,即少见到什么程度,有何临床指导意义,国内外文献有多少报道,你的病例与其他人的比有什么不同的地方等。同时需查阅了解当前该疾病的发病机制、诊断方法、治疗措施等方面的进展。主要查阅途径是从网络上查找,如"Google、Baidu、CNKI、Medline"等网站。

2)撰写个案

资料搜集完成后,开始撰写个案。首先应了解个案的格式,大多数杂志个案内容包括关键词、病例介绍、讨论等部分,最好找一本拟投杂志的稿约或已发表的个案作为参考。应选择与本例个案相关的几个特定名词作为关键词,以备其他同行检索时使用。病例介绍部分相对好写,将所搜集的资料按照疾病的发展顺序罗列就可以了,但注意重点突出,把你认为"个"的地方着重描写,必要时可配以插图;切忌不分主次、本末倒置像记流水账式的,图片资料也不是越多越好,应选择具有代表性,能突出"个"的最好。讨论部分相对复杂一点,需要把查到的该疾病的大体情况和相关进展写清楚,并着重写你的病例现处在怎样一个学术位置,并分析"个"的原因。但要注意不要写得太长,避免把个案当成综述写,从病因到机制,抄书一大堆,但其中许多内容跟自己的病例联系不大。最后请上级医师帮助把把关,这样一篇个案报道就写好了。

 小　结

　　个案报道的特点在于推陈出新。撰写和分析个案过程也是临床医生提高自身知识水平以及对医学奥妙不断探索进取的过程。个案写作的基本方法:确定发现,认真检索,真实记录。写好个案,积累点滴,是提高自己的好方法。

第六章 论文写作中常见问题

1. 内容陈旧

十多年前应用的技术已经非常成熟了,还当做新选题来写;已做定论的东西,还在论证;已经不用的东西,还在证明其先进。有点"桃花源中人,不知有汉,无论魏晋"。如有篇文章报道"经口-鼻-蝶窦入路进行脑垂体腺瘤切除术,"说明此手术具有微创优点,事实上,此方法因其创伤大已被临床抛弃,现已广泛采用鼻孔入路手术切除。所以,这样的文章不可能用。如有篇皮肤科文章,作者经过严格的分组对照,最后得出结论"带状疱疹早期使用皮质类固醇激素比不用好"。作者花了很多心血,可惜这一结论早已写进了教科书。又如有作者收集了一组资料,观察不同坐浴时间对产后会阴侧切术切口愈合的影响,作者用 1:5000 的高锰酸溶液比较坐浴 5、10、15、20 分钟后不同组的切口疼痛、水肿、出血、创面肉芽生长情况,结果发现坐浴 5、10 分钟效果较好。要做好这些工作一定花了不少心血,只可惜因坐浴增加伤口的张力,不利于伤口愈合,这个观念早已过时,现在主张局部擦拭消毒,有利伤口愈合。出现内容陈旧的原因是没有经常阅读专业期刊,没有很好接受新事物,常满足现状,墨守成规,写论文前没有做充分准备。一家刊物统计,县级及县级以下人员稿件刊用率只有 10% 左右。

2. 有违医学伦理的研究

基层医务人员有很多热衷研究的人员,但是他们往往是为研究而研究,为写论文而研究,因此做出很多有违医学伦理的研究。这不仅不符合医学研究道德,还容易产生医疗纠纷。比如有作者研究,旨在探讨乙肝免疫球蛋白和乙肝疫苗联合应用在阻断乙肝母婴传播中的效果,作者设立了两个组:一个是乙肝免疫球蛋白和乙肝疫苗联合组,一个单用乙肝疫苗,这样研究是完全错误的。一是乙肝免疫球蛋白和乙肝疫苗联合应用在阻断乙肝母婴传播中的效果已得到肯定,并在全国推广,研究毫无意义;二是为了达到研究目的,对对照组婴儿不用乙肝免疫球蛋白,这对他们是一种伤害,是不公平的,是有违医学伦理的,还有产生医疗纠纷的可能。这样的研究千万不可做。又如,内镜下套扎治疗食道静脉曲张出血现已广泛用于内科临床,但有位作者做了这样的研究,将 50 例肝硬化致食管静脉曲张破裂出血患者分为两组:一组镜下套扎;另一组保守治疗,或是用三腔二囊管压迫止血。两组均接受胃镜定期随访。殊不知,这样做研究风险非常大,试想如果接受保守治疗的患者出现食管静脉曲张破裂出血怎么办?还有篇研究替米少坦联合倍他乐克治疗慢性心力衰竭的报道,将研究组用倍他乐克,对照组则不用,这种研究也是有违医学伦理的,因为用 β 受体阻滞剂治疗心衰是共识。为了想要的研究结论,硬是将部分患者用效果更差的方法治疗,这明显是有违医学研究伦理的。原因是没有得到学术研究的范式训练;研究目的不明确,研究态度不严肃。

3. 资料不全,证据不足

有的研究没有严格的诊断、纳入、排除标准;有的观察没有设立对照组;有的研究没有主要的观察指标;有的研究没有统计学处理;有的研究没有交代资料来源和研究时间等。如此得出的结论难以让人信服。比较常见的,骨科新技术的应用缺少随访资料;健康教育类研究论文在介绍研究对象时缺少文化程度、职业项目;临床有明确分期的疾病,在研究时不作分期(如肝硬化研究,肝功能分为三级,很多作者就是不分级)。原因是做学问不够严谨。

4. 研究方法错误

如纳入标准不一致;对照设计没有遵循随机、双盲、均衡原则,两组的基本资料没有可比性。现在国际上公认的研究方法就是双盲随机对照。对照组与实验组的样本要随机抽取,两组样本在性别、年龄、病情、病期、病型、部位、疗程等条件一定要大致相同,这样才有可比性,其结果才有科学价值。比如作者立题是"比较纳洛酮联合清开灵治疗急性重症脑外伤疗效观察",但在分组时作者仅根据 GCS 评分这个指标来分,然后得出联合应用比单用效果好,这样研究出来的结果是没有说服力的。因为影响急性重症脑外伤的疗效与病种、损伤部位、损伤类型、手术时间、手术方式、患者年龄等诸多因素有关,而作者没有控制这些变量,这样的研究就变得毫无意义。有作者为探讨治疗非淋菌性宫颈炎的方法,将阿奇霉素静脉用药与局部用药作比较,结果得出阿奇霉素湿敷宫颈效果更好。这是研究方法的明显错误,违背抗生素使用原则,因为抗生素外用会增加耐药风险,因此这样的研究没有任何价值。有作者观察了小儿手足口病的治疗,作者将患儿分成两组,两组患儿在综合治疗基础上都用利巴韦林注射液抗病毒治疗,研究组另外加用炎琥宁(一种中药抗病毒药),通过观察两组体温恢复、皮疹消退时间等指标,最后发现研究组更优越。其实这个研究是错误的,因为手足口病是自限性疾病,不须这样叠加用药;炎琥宁静注有不良反应,小儿应慎用。所以,这样的研究是浪费时间和精力。还有一例报道沐舒坦与氨茶碱联用治疗幼儿肺炎的疗效。这是一个错误的研究,因为氨茶碱药理量与中毒量非常接近,尤其是用在幼儿身上,很容易造成中毒,而且用时一定要有药物浓度监测,这在基层医院是不容易做到的,所以这样的研究没有人信服。

5. 写作格式不符合要求

没有看稿约;分不清科普文章、工作报告和医学论文的区别;对论文写作的基本要素没有弄清楚。一般期刊每年的第一期都会刊登本刊稿约,写作前应该参看这个稿约。有些文章一看标题就知道不是论文,如"浅谈乙肝的心理治疗"、"高血压应加强健康教育"等,这样的文章都属于科普文章。

6. 杜撰,抄袭

很多作者走了"创作"的道路——杜撰论文,这是比较严重的学术不端行为,也是做人的道德问题。比如有篇报道生长抑素治疗急性胰腺炎的文章,文章其他说明都很到位,但最后结果有问题,文章说 90 例样本,无一例死亡。这几乎不可能,因为国内最高水平的报道也有 5%~10% 的死亡率,南昌大学第一附属医院报道有 15%~20% 的死亡率。所以这篇文章一看就是杜撰的。还有基层医院作者报道使用腰椎镜治疗的体会,也是作假,经调查该院没有腰椎镜。有作者报道子宫角部妊娠的流产处理体会,作者收集了本院近两年的 30 例资料。这令人困惑,因为省级专科医院两年也没有这么多病例,更不用说一家县级医院了。还有的文章分组后,两组样本数与总数不相等;还有些骨科手术的收集资料时间与随访矛盾,这样的文章即使原始资料真实,也会给编辑造假的印象。不少作者缺乏学术道德,干脆将人家的文章一锅端下了。每年大概会发现 20～30 篇左右的完全抄袭的稿件。现万方数据库向各期刊推荐使用全球论文编号系统,很多期刊已经响应。这个系统全面推出后,所有公开发表的论文都有一个类似身份证号的号码,再加上各数据库的黑马识别系统,对抄袭文章的识别就变得轻而易举,所以,任何抄袭者都注定会"身败名裂"。

 小 结

论文写作中常见的问题:

(1)内容陈旧。

(2)有违医学伦理的研究。

(3)资料不全,证据不足。

(4)研究方法错误。

(5)写作格式不符合要求。

(6)杜撰,抄袭。

第七章 怎样选择论文写作选题

1. 从平常工作中发现医学论文写作线索

工作中的疑问,治疗过程中的异常现象,意想不到的结果,都是写作切入点。比如,临床遇到的罕见病和疑难病例,危重病人的诊治经验,新药的不良反应,新药的配伍禁忌,疑难病症的误诊误治,等等。总之,论文贵在新,只要有一点新意,都可作为写作线索。曾有一篇文章,作者是一个乡卫生院的医生,论文题目是"有关阑尾炎切除残端的两种处理方法比较",一种是用甲硝唑,一种是用络合碘冲洗,结果作者发现两种方法切口感染率没有显著差异,而后者络合碘在手术常备,取材更方便。文章报道的技术很实用,虽然是个小问题,但编辑部还是采用了。疑难杂症、误诊误治往往是论文写作的切入点。

2. 新药、新仪器的临床应用,新的诊断方法及治疗经验

一项新技术的应用,一件新检查设备的使用,一种新诊断方法的使用,都可以产生很多论文,可惜基层医院处在新技术、新方法的传播和使用的末端,作为基层医务人员,新技术到手上已是非常成熟的技术了,有关的报道文章已出了不少了,所以要写出有关新技术应用体会之类的文章比较困难。但是只要做个有心人还是可以写出一些文章的。如腹腔镜已推广使用这么多年,很多期刊几乎隔几期就要刊发一些来自基层医院有关此主题的文章,这些文章有关于腹腔镜使用的大样本的分析报道,也有腹腔镜与其他技术联合应用的报道,还有一些手术意外的分析报道。相比较,新药进入临床的速度在加快,对新药临床疗效、副作用以及配伍禁忌等的观察,都可产生一定数量的文章。在这个方面基层医院和上级医院应该是站在一条起跑线上的,是可以写出一些文章来的。

3. 个案报道

个案报道是一些典型的、在本地区首次发现的病例报道。这类文章可遇不可求,如"非典"病例的报道、手足病的报道以及前几年的禽流感报道等。写这类文章一定注意资料翔实,应包括临床、组织化学、细胞学、免疫学、电镜、遗传学等各方面资料,证据要充分,必须符合此类病诊断的"金标准"。有一篇个案报道,题目是"耐万古霉素 MRSA 重症肺炎 1 例报告",全球万古霉素耐药只有 7 例报道,如果此例有足够的证据证明,无疑具有重要学术价值,可惜由于作者医院条件所限,此例报道只是根据临床用药推测得出的结论,没有实验支持,使这篇文章逊色不少。

4. 中西结合治疗一些疾病的报道

中医在我国民间很流行,很有基础,基层医院医生都能用一些中医方法治疗疾病,效果也特别好,对此,基层医院可以产生一些这方面的文章,而且这方面的文章很实用,很有读者。这里提醒一下,这类选题不能以大帽子吓人,要注意文题的准确性,如"中西医治疗腹部术后肠梗阻"、"中西医治疗胰腺炎"、"中西医治疗肝炎"等,这样的题目只能吓倒外行,内行肯定不屑一顾,这样的标题应该是一本书的书名,作为一篇文章就有些头重脚轻了。

5. 充分利用进修医院资源

基层医院人员大多都有至少一次以上到上级医院进修的机会,进修的直接效果就是带来业务水平的提升。有个隐性效果是:利用结下的人缘,合作搞科研,合作申报课题,合作撰写论文。利用这些资源可以写出质量较高的论文。比如,有位县医院的作者写了一篇题为"胆肠 Roux-en-Y 吻合术后空肠肠襻结石 6 例报道",这类病非常少见,报道出去非常有价值,但一家县医院怎能收集到这样的资料呢? 后来作者告知是在省级医院进修时做的研究,经核实,资料属实,而且文章的第二、三作者正是作者在省级医院进修时的带教老师。所以,这篇文章很快被编辑部采用。

6. 上级布置或招标的题目

每年省科技厅、卫生厅以及地市科技局会公布一批课题供科研工作者申报,或面向社会招标,医学工作者可根据自身条件和医院条件选择申报,一旦申报成功,这类课题产生的论文一般刊物都会优先刊载。

7. 从医学文献寻找线索

查找医学文献是医务工作者必备的学习技能之一,如何能花较少时间,较快的找出所需要的文献是研究人员应掌握的基本功。通过查找文献既可提升业务水平,了解专业发展动态,同时也是发现写作论文线索的重要方法。

(1)查找文献可学习人家的研究方法,进行研究方法的模仿,进而创新。

(2)查找文献可以找到研究方向,因为很多文献在讨论中都会提出本研究领域里存在的问题和今后的研究方向,这样就可以在他人研究成果基础上寻找尚未解决的问题,以此作为自己的研究题目。

(3)查找文献可以了解本题已经解决了的问题,已取得的成就,而不必去重复他人的研究,做无用功。

(4)大量查找文献也可以激发产生研究灵感,因为很多重要发现往往是瞬间思想火花的迸发。

现在检索文献很简单,只要进入万方或清华同方数据库检索系统,输入关键词,大量文献就会出现,选择本专业有代表性学术刊物的、近 5 年发表的 20 余篇文章,认真阅读,则对即将开始的研究和论文写作有一定帮助。文献检索是基层医务人员的弱项,不是没有文献引用,就是引用一两篇著作或教科书,这样使文章逊色不少。

8. 参加学术会议

参加学术会议是学术思想互动、碰撞的良好平台,是结识本专业权威的良机,也是了解同行研究和业绩的好机会,因此每年能参加一两次重要的学术交流会议,也是获取写作线索的重要渠道。

 小 结

怎样选择论文写作选题?

(1)从平常工作中发现医学论文写作线索。

(2)新药、新仪器的临床应用,新的诊断方法及治疗经验。

(3)个案报道。

(4)中西结合治疗一些疾病的报道。

(5)充分利用进修医院资源。

(6)上级布置或招标的题目。

(7)从医学文献寻找线索。

(8)参加学术会议。

第八章　投稿注意事项

第一节　了解所投刊物

1. 了解刊物的性质、宗旨和类别

一个刊物的性质和办刊宗旨可以从以下几方面去了解：一是看刊名。这种方法很方便，但准确度相对差些。例如《江西医药》，刊物名称提供了"江西"、"医"、"药"三大信息。从中可以大致了解杂志的性质是以报道江西省医学成果和研究动态为办刊主旨的综合性医学刊物，内容囊括医和药两大方面。二是看栏目设置。这种方法比较可靠。因为栏目设置能较为具体地反映出刊物的定位和固定报道内容，是刊物办刊宗旨的具体体现。三是研读刊物。这是进一步了解刊物的最好办法。通过研读刊物，能了解刊物的出版周期，是否为核心期刊或统计源期刊，是纯学术期刊、综合性期刊还是科普/信息类期刊，了解刊物的特点、特色，以及刊物的作者群和读者对象等（一般来说，作者群也是其主要读者对象），从而有的放矢地投稿，提高投稿的命中率。

2. 关注刊物的年度报道计划和重点

许多刊物在每年年初会在刊物的适当位置公布当年的报道计划和重点报道内容，这是刊物提供给作者的重要信息。只要在该刊的报道计划之内，投稿命中率一般较高。有的论文虽然创新点不多，但因为在刊物报道重点范围之内，编辑部也会在第一时间内优先录用。

3. 熟悉刊物的"投稿须知"

由于刊物性质、宗旨、类别、特点等的不同，每一份刊物对稿件都有自己独特的要求，包括写作格式、注意事项等，这些要求在"投稿须知"（也称"稿约"）中一般都较为详细地作了规定。熟悉刊物的"投稿须知"，写作时注意与刊物的要求相一致，会大大减少论文退修的概率，缩短论文的录用时间，对提高投稿命中率也有很大的作用。随着国家对科技期刊出版规范的大力推广，现在各期刊的"投稿须知"内容越来接近，也越来越向规范靠拢。

4. 规范写作，提炼文字

确定选题后，要认真构架论文，从文题、摘要、关键词、正文、参考文献等方面都要严格、严谨、规范；论文条目的写法等要符合刊物的要求，数据资料、实验结果等要实事求是，对结果要作必要的统计处理，结论要简明、真实，不夸大其辞；引用文献资料要标明出处，并在文后列出

参考文献表;使用的量、单位、符号、缩写等都要符合国家有关规定,不能有自己的"创造"。此外,要注意医学论文的写作风格,做到表达准确、科学、规范,文字精练,不说空话、大话、套话。认真校对,消灭差错。有些论文作者写作不严谨,数据、计算不准确,错别字满天飞,更不要说标点符号了,对于这样的论文,给编辑"草率、不严谨"的印象,即使学术质量较好,编辑也不会首选这样的论文。尤其对于来稿较多的刊物,这类论文往往第一关就被刷下;即使侥幸被录用,也要经过编辑、作者的多次修改,发表的时间会大大延后。因此,作者在完成论文打印后一定要认真校对,尤其是数据、符号及关键字的错误。如自己无法把握文字质量,应请同事或上级老师指导。

第二节 及时与编辑部沟通

1. 让编辑了解论文的背景

决定投往某刊物后,在寄论文的同时,给编辑部写一封短信,简单而实事求是地说明论文的主要创新点或实用意义,是否在行业内被推广应用,是否因此得了奖项,有哪些不足,哪些地方需要编辑给予重点关注,是否有特殊原因需要加急处理尽早发表等。如果是在某领域内的首次发现、首先应用,或者在别人工作基础上有所突破,取得了明显效果,具有很高理论和实用价值,或者因此获得了奖项的,这样的论文编辑部都会在第一时间内优先录用。在论文质量较好的前提下,如果作者有特殊需要时,编辑部一般也会考虑适当加急处理的。

2. 及时了解编辑部对稿件的处理进度

每个编辑部都有一套相对固定的稿件处理流程,整个流程环节众多。比如,编辑部一般对来稿进行登记、送审、退修、汇总意见后决定是否录用,这段时间大致是 1～2 个月。如果遇到外审专家外出开会讲学或出国进修等,那论文的审稿时间会更长。因此,论文寄出 2 个月左右没有收到录用通知或退稿信(有些编辑部对不被采用的稿件一般不予退稿),作者应及时通过适当方式,了解编辑部对稿件的处理进度以及是否能被采用。随着网上采编系统在期刊的广泛使用,作者一旦投稿成功就能动态跟踪审稿过程,并能及时了解审稿意见,这为作者掌握自己稿件的命运提供了帮助。

3. 听取编辑对不采用稿件的具体意见

有些作者如果所投论文不被采用,往往不问具体原因,而是想方设法要求编辑部考虑发表,其实,这样做往往是达不到目的的。因为论文不被采用的原因很多:一是专家从思想性、科学性、真实性、实用性等方面审阅后认为不能采用;二是本刊物近期已经发表了类似的或更好的论文;三是论文不在刊物的征稿、用稿范围之内;四是由于写作方面的原因不被采用;五是因保密原因不被采用;六是可能编辑部的来稿太多,以"优中选优"的原则筛选淘汰掉的。因此,当论文不被采用时,可通过刊物编辑了解不被采用的具体原因,听取编辑对论文修改的意见和建议,做适当修改后,再投往该刊或者其他刊物。

第三节　投稿注意事项

1. 不要涉密

失泄密一直是刊物之大忌,有些作者不了解这一点。有的单位在对外投论文进行审查时,也是为了单位利益或碍于个人情面,睁一只眼闭一只眼,没有真正履行审查责任,只把印章一盖就算数。这样做,一旦有涉密问题,编辑部往往不敢用此论文,对经常把保密审查责任推给编辑部的单位,编辑部在以后用稿时也会非常慎重,甚至为了严防失泄密,对该单位的来稿可能会另眼看待。

2. 所用资料必须真实

如果研究资料是本单位的,经本单位审查一般真实性不用多怀疑;如是外单位的(如进修医院,或作者以前工作过单位的),真实性多不确定。作者如应用外单位资料做研究必须经资料单位审查,并征得资料单位书面同意书后方可做研究,并可成文,否则一般期刊均不会使用,以免引起不必要的版权纠纷。

3. 稿件直接寄给编辑部

有些作者因为认识编辑部所属单位领导、编辑部领导或某位编辑,论文往往寄给认识的领导或某位编辑,再由他们转交。殊不知,这样做对论文的刊用并没有多大益处。因为编辑部一般都有内部分工,有专人负责收稿、登记、寄回执、送审等工作,而这些工作往往不是领导来做,因而当作者认识的领导或编辑因出差、休假甚至工作调动时,负责收稿的编辑不能及时收到论文甚至收不到论文,论文也就无法及时转入编辑部的正常处理流程,对刊用与否及刊发时间会产生直接影响。

4. 不要一稿多投

一稿多投不仅是版权法明令禁止的做法,也是各家刊物严防的。因为一稿多投多用,不仅浪费刊物资源,影响作者、刊物的声誉,也挫伤了读者的感情,因此一旦发现作者有一稿多投,编辑部一般会立即中止审稿,甚至会将该作者列上黑名单。当前有些年轻作者,学风浮躁,利用电子邮件轻轻一点就实现一稿多投,这是对自己、对稿件极不严肃的做法。

5. 一次只投一篇稿

有不少作者一次给同一家刊物投多篇论文,以为这样可以提高命中率,其实不然。第一,作者的多篇论文质量有差异,编辑部往往选择其中质量较高的一篇或几篇用,其他的就有可能放弃不用;第二,出于多种因素的考虑,编辑部一般不会连续刊发同一作者的论文;第三,多篇论文一起投,容易让编辑产生"多产而质量不高"的印象,最后结果不仅不能如作者所愿的"多投多中",而很可能是"多投少中",甚至是"多投不中"。如作者同时有几篇论文想发表,可翻阅多家期刊,分别投向那些用稿范围与本人稿件内容较为一致的期刊。

6. 附上通信联系方式

当编辑部决定刊用某篇论文时,就需要与作者联系,或做修改补充,或要求付版面费,或要求补发电子文本等。如果作者没留下便于联系的通信方式,会给编辑部的工作带来很大麻烦。所以作者投稿的同时,在论文的适当位置留下详细通讯地址、邮编、办公电话或手机号、E-mail地址等信息,并附寄电子文件。

 小 结

投稿注意事项:

(1)了解所投刊物的性质、宗旨和类别。

(2)及时与编辑部沟通。

(3)不要涉密,所用资料必须真实,要将稿件直接寄给编辑部,不要一稿多投,一次只投一篇稿为好,附上通信联系方式。

第九章 学会识别非法刊物

一般非法刊物有几大特征：

(1)刊名大得吓人，如全球华人医学期刊，中国医学全报。

(2)主办者身份含糊，在版权页上找不到明确的主办者。

(3)用稿速度奇快，投稿一周就决定录用。

(4)版面费奇贵。

(5)以各种奖励为诱饵。

目前我国的生物医学期刊按主办者身份可分为三大类，这三大类刊物还是比较可靠的。

(1)由各级专业学(协)会主办的期刊，如中华医学会放射专业委员会主办的《中国放射学杂志》，由江西省医学会主办的《江西医药》等。

(2)由全国著名医学院校主办的学报类刊物，如《江西医学院学报》、《华西医科大学学报》等。

(3)由商业出版集团出版的，如人民卫生出版社出版的《中国医刊》等。

附录(规范用词)：

论文写作应正确使用国家名词委审定或国家标准规定的科技名词术语。以下是医学论文写作中经常要用到的词的规范写法("→"所指为正确)：

几率→概率	X光→X射线	核磁共振→磁共振
同位素→核素 电力线→电场线	磁力线→磁感线	摄象机→摄像机
象素→像素	驰豫时间→弛豫时间	水份→水分
粘性→黏性	粘度→黏度	阿斯匹林→阿司匹林
安定→地西泮	冰冻→冷冻	福尔马林→甲醛
副睾→附睾	副作用→不良反应	甘油三酯→三酰甘油
禁忌症→禁忌证	抗菌素→抗生素	冷颤→寒战
咯痰→咳痰	麻黄素→麻黄碱	霉菌→真菌
脑梗塞→脑梗死	柠檬酸→枸橼酸	肾功能衰竭→肾衰竭
食道→食管	适应症→适应证	死亡率→病死率
细胞浆→细胞质	血脑屏障→血-脑脊液屏障	植物神经→自主神经
中风→脑卒中	综合症→综合征	酒精→乙醇
维他命→维生素	荷尔蒙→激素	脉博→脉搏
柑桔→柑橘	粘膜→黏膜	松驰→松弛
征稿启示→征稿启事	兰色→蓝色	幅射→辐射
座落→坐落	园梦→圆梦	予热→预热
按装→安装	蔽病→弊病	反修率→返修率

第五篇

医学科研课题申报书写作篇

第一章　医学科研的目的和意义

现代医院一般都肩负着医疗、教学、科研和预防保健四大任务，不同级别的医院侧重点有所不同。因此，每一个临床医务工作者除了治病救人、培养年轻技术人员外，还必须开展医学科学研究，这既是使命，也是义务。

科研课题申报书写作是医学写作的组成部分之一，要写好医学科研课题申报书首先应对其要求有一定的认识和理解。

医学科研的目的是探索人类生命的本质以及疾病发生、发展和防治规律的科学活动，旨在增进人类健康，有效防治疾病。现代医学每前进一步都离不开科学研究。就医院和临床医务工作者而言，医学科研的意义是提高医疗技术水平，培养医学人才，促进医院发展。科技成果的多少、科研水平的高低、新技术的引进与开展，是衡量一个医院的医疗水平和学术水平的重要标志。具体分述如下。

1. 科研是满足人类健康的需要

现代医疗历经几百年的发展，虽然在各个领域都取得了重大进步，但仍有大量的医学难题困扰着我们，如肿瘤、慢性非感染性疾病、一些病毒性疾病等仍然严重威胁人类健康。与此同时，随着人类社会的发展，生存环境的改变，疾病谱不断发生变化，新的疾病时有发生。此外，随着生活水平的提高，民众对健康的要求也在不断提高。这些新老问题的解决必须通过科研活动，深化认识，探明规律，寻找有效的解决途径和方法。只有这样，才能不断提高医疗技术水平，满足人民群众对医疗技术日益增长的需要。

2. 科研是培养高素质医学人才的需要

医学是一门非常复杂的学科，也是一门知识不断更新的学科，从人命关天的角度而言，医学更是一门严肃的学科。因此，要求从业人员具有刻苦钻研、与时俱进、严谨求实、深入细致、思维活跃、勇于创新等素质。而这些个人素质也正是一个人的科研素质的体现，通过科研活动能得到很好的培养和提高。随着社会的发展，对现代医生的要求也不再是会看病就行，而是要求做一个学术型医生，必须能针对工作中的医学问题展开科学探索。就此而言，一个优秀的医生必须具备良好的科学分析问题和解决问题的能力。对于承担培养研究生的教学医院，开展科学研究本身就是主要教学内容之一。

3. 科研是医院内涵建设的需要

现代医院建设的重要内容之一是内涵建设，其中的重要环节之一是学科建设。没有科学研究做支撑，学科建设将是一句空话。科学研究的推动，将带动学科的人才队伍建设，强化学科的平台建设,促进学科的对外交流,引进和开展新的诊疗技术,跟上或引领医学科学发展步伐,从而产生巨大的社会效益和经济效益,最终实现科技强科、科技兴院的目标。

 小 结

医学科研的目的和意义:
(1)科研是满足人类健康的需要。
(2)科研是培养高素质医学人才的需要。
(3)科研是医院内涵建设的需要。

第二章 医学科研的主要类型与选题设计

第一节 医学科研的主要类型

1. 按科研项目的来源分类

(1)纵向科研项目:指各级政府科技主管部门的科研计划项目。国家层面的主要科研计划包括科技支撑计划、国家高技术研究发展计划("863计划")、国家重点基础研究发展计划("973计划")、国家自然科学基金项目、国务院各部委的专项计划。在省级层面的主要科技计划有科技支撑计划和自然科学基金项目两大类。厅局级也有自己的科技计划。纵向科技计划是目前科研任务的主要来源,研究经费由各级政府提供,一般通过评审择优或招标答辩的方式落实承担单位,是医务人员申报科研计划的主渠道。

(2)横向科研项目:指由企、事业单位委托进行的科研任务,主要解决企事业单位生产、经营和发展过程中需要研究和解决的科技问题,研究经费由委托单位提供。研究人员或单位与委托单位进行洽谈,并签订横向科技合同书,并以合同书为依据开展科研工作。我国开放技术市场以来,此种研发类课题日益增多。对于医学专业来说,医药市场此类需求较多,可根据自己的条件进行此类研究。

(3)自选科研项目:指政府科技主管部门未立项而由科技人员自行开展的研究工作,科研经费通过自筹解决。医学科技人员一般根据自己的兴趣或在科研、教学和医疗实践中遇到的科技问题自由选择研究课题,也可以是申报政府科技管理部门的科研计划但未立项,而由所在单位给予一定的经费资助而开展。自选课题可以积累研究工作基础,为今后申报政府部门的科技项目奠定良好的基础。

2. 按科技活动的类型分类

(1)基础研究:是对科学原理进行的理论性或实验性研究,它探讨事物的本质,事物发展运动的规律,事物之间的内在联系,以认识自然现象、探索自然规律为目的,不具有明确的应用目的。在医学领域,基础研究是认识生命活动的基本规律,揭示疾病发生、发展和转归的一般规律,为增进健康和防病治病提供科学理论,指导医学科学实践。这类研究探索性强,周期长,要求高,研究结果一般为科学发现,常获得原创性研究成果。

(2)应用研究:是探讨基础研究成果的可用性或者可能的用途,也是理论性和试验性的研究,具有明确的目的性和明确的应用方向,这是与基础研究最大的不同。在医学领域,如针对疾病的诊断、治疗和预防方法的研究,新药、诊疗新技术及新医疗设备的研究等都是应用研究。应用研究最适合于广大临床科技人员,可以针对工作的实际问题展开应用目的的明显研究。

(3)试验发展:是利用基础研究或应用研究的成果,开发新产品或新技术等的科研活动,属于技术发明或技术创新活动,其成果形式主要是专利、专有知识、具有新产品基本特征的产品原型或具有新装置基本特征的原始样机等,是物化性的科学研究活动。在医学领域,应在基础研究和应用研究的基础上,对研究成果进一步物化,使之能真正进入临床,提高医疗水平。

3. 按研究内容的学科属性分类

(1)基础医学研究:如前所述,基础医学研究主要是认识生命现象,揭示生命本质,阐明疾病发生、发展和转归的机理、规律。基础医学研究可为疾病的诊断、治疗和预防提供科学理论依据,也是医疗新技术、新发明的先导性工作。基础医学研究适合于从事基础医学各学科工作人员开展。

(2)临床医学研究:包括病因和病因因素的宏观研究、诊断和治疗方法的研究、预后和预后因素的研究等。临床医学研究主要以临床工作中的实际问题为出发点,寻找更为有效的疾病诊断与防治方法,提高医疗水平。临床医学研究适合于从事临床医疗工作的医务人员开展。

(3)预防医学研究:预防医学主要研究外界环境因素与人群健康的相互关系,制定公共卫生策略与措施,达到预防疾病、增进健康、延长寿命、提高生命质量的目的。与临床医学以病人为主要研究对象不同,预防医学主要以人群为研究对象。预防医学研究适合于从事公共卫生工作的专业技术人员开展。

4. 不同类型研究之间的区别与联系

科研类型的分类是人为的,实际上科研活动可能在不同类型之间交叉渗透,在三类研究之间相互衔接、相互印证、相互转化或相互促进。如基础研究是应用研究的基础;应用研究是基础研究成果的应用;试验发展不但是对基础和应用研究成果的证实和物化,而且反过来又促进基础和应用研究的发展。

第二节　科研选题与设计

1. 科研选题

在科学研究过程中,首先要解决的是对什么科技问题进行研究,这一环节就是科研选题。在科研选题时要坚持五大原则,即需要性原则、科学性原则、创新性原则、效益性原则和可行性原则。

(1)需要性原则:指选题应符合学科理论发展、技术创新发展或社会经济发展的需要,具有针对性(针对需要解决的科技问题)、重要性(所针对的科技问题是重要的)、必要性(选题针对的科技问题必须要解决)等属性。具体来说,基础研究应满足学科理论发展的需要,包括开拓科学领域、更新科学理论、改进科学方法等。应用研究应解决国民经济发展和社会生活中面临的实际科技问题,把理论成果推进到应用层面,充分注重科研成果的经济效益和社会效益。对于临床医务人员而言,选题的需要性原则可理解为选择常见多发病、危害健康大的病种进行研究。

（2）科学性原则：指选题具有科学依据，或基于科学事实，或基于科学理论，或基于技术原理。这样才能使选题成为在科技上和实践上可以成立和探讨的问题，如果失去科学性就可能陷入没有应答域的假问题。如果用科学性原则来要求我们的课题申报书，则具体表现为所研究问题符合所在领域目前的实际情况，有充分的立项依据，所设计的研究方案有科学根据。

（3）创新性原则：要求选题具有先进性、新颖性和突破性，解决前人没有解决或没有完全解决的问题，并预期能够产生创造性成果。科技创新可表现为理论创新（提出新的观点和理论）、方法创新（建立新的研究方法）和应用创新（应用现有的科技成果解决新的实际问题和开拓新的应用领域）。科技创新有三种形式：原始创新、集成创新和消化吸收后再创新。在医学研究中，发现新的病因与发病机理，建立诊断、治疗或预后评估的新方法，开发出新的诊断试剂或新药，都是创新性研究。

（4）效益性原则：一是指选题过程中要根据具体情况单独或综合着眼于社会效益、经济效益、生态效益等；二是指科研工作所需的人力、物力、财力、时间应该合理分配和安排利用。应用研究课题要求能产生直接效益，包括经济效益和（或）社会效益。基础研究主要产生间接效益，但最终还是要反映到经济效益和社会效益上来，即要求选题具有理论意义和（或）潜在应用价值。

（5）可行性原则：指选题应与自己的主、客观条件相适应。主观条件包括科研队伍的结构、专业配置、研究能力、研究兴趣等因素。客观条件包括科研经费、实验设备、试验材料、时间期限和外部环境、国家政策、学术交流等因素。一般来说，原创性的基础研究主、客观条件要求高，应用性研究主、客观条件要求相对较低。值得指出的是，在分析自己的科研条件时，不但要关注已具备的条件，还要关注经过努力可以具备的条件。

科研选题是打开科研的第一道门，门里等待的是什么呢？也许是成功，也许是失败，具体说就是所选的项目是否有科研价值，申报政府部门的课题能否成功立项。如果把科研选题比作捕鱼，好的选题就像捕了条大鱼，不好的选题则犹如抓了几只小虾，也就是说，科研成果的水平会有明显的高低之分。如果与开矿相比，科研选题则有"矿头"与"矿尾"之别，如果选题在"矿头"部位，则有可能形成系列性研究，前景广阔，最终取得大成果，而选在"矿尾"区，则可能是"一锤子买卖"，做完之后要另觅新题。因此，从大处说，选题具有战略意义。

2. 科研设计

根据科研过程中是否对研究对象进行干预，可将医学科研分为调查性研究和实验性研究两类。调查性研究只观察研究对象的自然变化，不对研究对象施加干预因素，而实验性研究（以人为研究对象称实验性研究）则先施加干预措施，然后观察干预因素对研究对象的影响。不管是调查性研究，还是实验性研究，研究方案的设计都包括专业设计和统计学设计两部分。

专业性设计的基础是专业理论和研究技术，其目的是保证观察或实验结果的有用性和独创性，内容包括制订技术路线和实施方案。专业性设计由医学专业技术人员完成，设计水平在一定程度上决定了研究成果的水平。因为每项研究的设计者和内容都不同，所以在专业性设计常表现出鲜明的个性。

统计学设计的基础是数理统计学理论和方法，其目的是保证研究的经济性和结论的可靠性，主要内容是确定样本大小和适用的统计方法等。统计学设计有时需在统计学专业人员的指导或参与下完成，有些数据统计分析非常复杂的研究常需统计人员作为课题组成员直接完成设计。统计学设计是决定科研效率的主要因素。

医学调查研究设计的具体内容包括调查对象的选定、调查内容(指标)的确定、调查表格的设计、实施流程的制订、误差的控制等。调查对象一般通过抽样确定,因而设计中应明确如何抽样。样本的大小应通过相应的统计学公式计算出来。

医学实验研究有三要素,即处理因素、受试对象和实验效应。处理因素是外加的物理、化学或生物性作用因素,设计时要确定非处理因素,并保证处理因素标准化。受试对象有细胞、实验动物、微生物等,临床研究的受试对象为病人。实验效应是以指标表示的实验结果,选用的指标应在关联性、客观性、敏感性和精确性方面满足要求。

实验研究的设计有单因素设计和多因素设计之分。单因素设计是改变某一处理因素,固定其他因素,然后观察效应。这种设计使实验在标准状态下进行,与真实环境有差别。因为只观察一个因素的效应,所以效率低。多因素设计是同时改变几个因素或其水平,然后观察效应。多因素设计可以同时观察几个因素及因素间的相互作用,效率更高,也更接近真实状态。

医学科研设计要体现对照、重复和随机三原则。对照原则即设立对照组,只有设立对照组后,才能在总效应中显示出处理因素的效应。研究不设对照,其可靠性无从谈起。重复原则即重复进行实/试验,具体来说就是合理的样本大小或实验重复次数,通过重复能消除随机误差对实/试验的影响,使结果更为真实。随机原则指随机化安排实验顺序或受试对象随机化分组,通过随机化分组,实现实验组和对照组的非处理因素相同,使组间有可比性。随机化分组应按科学的方法进行,不能随意化。

📝 小 结

1. 要清楚科研项目与分类。

2. 科研项目有按纵向、横向分类,有按科技活动类型分类,有按内容分类。

3. 科研选题要坚持五大原则:需要性原则、科学性原则、创新性原则、效益性原则、可行性原则。

4. 医学科研设计要体现三大原则:对照原则、重复原则、随机原则。

第三章　课题申报书的撰写

第一节　课题申报的概念

　　医学科研是一项复杂而严谨的工作,在开展具体的研究工作之前,必须进行深入细致的调研、选题和设计,将此过程的有关结果撰写出来就是科研项目书。按各级政府的科技计划申报书格式要求撰写的科研项目书就是课题申报书,用于申请各级政府设立的科技计划。

　　目前我国科技人员申报各级政府的科研计划十分踊跃,科技主管部门在筛选所申报的科研项目时一般采用"同行评议、择优资助"的原则,只有优秀的项目才有可能列入科技计划给予资助。各级各类项目初评时,评审专家都不会与申请者交流,完全根据申报书作出评价和决定取舍,因此申报书的质量直接决定能否通过评审而成功立项。从这点来说,课题申报能否成功,与研究人员的写作能力和态度密切相关。为了使自己感兴趣的研究工作能成功立项,获得资助,必须努力提高课题申报书的撰写质量。

　　各种科技计划都有自己特定的申报书格式,在申报科技计划时应使用相应的空白申报书进行填写。尽管不同的科技计划书其格式不同,但内容上大同小异。下面以最具代表性的国家自然科学基金项目申报书为例,介绍课题申报书的写作。

第二节　如何填写各类栏目

1. 封面的撰写要一目了然

　　课题申报书的封面需要填写以下内容:资助类别、课题名称、申请人、依托单位、通讯信息等,应按要求填写准确。

　　课题名称往往是课题评审人员最先阅读到的与课题密切相关的实质性内容。一个好的课题名称,可能让读者眼前一亮。撰写课题名称时,应高度概括课题内容,需要对所研究问题的理论、内容及方法进行全面细致思考、反复酝酿后拟定,要求准确、具体,新颖而不平淡,简明而不冗长,一般应控制在 25 个字以内。如"黄曲霉素致肝癌的机制研究"就不是一个理想的课题名称,虽然简明,但过于宽泛,不具体,没有特色,如果改为"黄曲霉素 B_1 通过 p53 基因途径致肝细胞癌的分子机制研究",则更为具体明确。

2. 基本信息要完善无缺

　　本栏目是所申报项目的信息概要,实为一项目简表,包括申请人信息、依托单位信息、合作单位信息、项目基本信息、内容摘要和关键词。本部分多数信息按要求填写即可,但有些信息填写时需要斟酌和重视。

"资助类别"在国家自然科学基金项目有地区基金与面上项目之分。地区基金项目限于内蒙古自治区、江西省、广西壮族自治区、海南省、贵州省、云南省、西藏自治区、甘肃省、青海省、宁夏回族自治区、新疆维吾尔自治区和延边朝鲜族自治州等地区部分依托单位的科学技术人员申报,非上述地区的科技人员只能申报面上项目。地区基金项目的竞争不及面上项目激烈,但资助经费少于面上项目。如果科技人员有资格申报地区基金,且自己的项目竞争力不够强,以选择地区基金申报为宜。

"内容摘要"概述课题相关研究背景和科学问题、科学假说、研究内容和方法、研究目的和意义。本栏目一般有字数限制,如国家自然科学基金限制 400 个字,因此摘要的撰写必须简明扼要,但信息宜丰富而集中。撰写时要求把要介绍的内容有机地整合在一起,斟词酌句,使之成为一个"动听的故事"。摘要在课题申报书中的地位十分重要,它是课题评审专家和科技管理人员首先和重点阅读和关注的内容,要给阅读者良好的第一印象,能引起读者往后读下去的兴趣。摘要一般最后完成,在正文部分定稿后再进行提炼和撰写。

3. 课题组成员要填写清楚

本栏目填写课题组成员的姓名、出生年月、性别、职称、学位、所在单位、联系电话、电子信箱、项目分工和每年工作时间。填写时要注意下列方面:成员的年龄、职称形成合理的梯队,有高级职称者,也有中低级职称者,有年龄大者,也有年轻者,最好有在读的研究生。一般项目可参考如下标准确定课题组人员:高级研究人员 1~2 人,中级研究人员 2~3 人,技术员及研究生 3~5 人,总人数 6~10 人。"项目分工"一栏的填写要具体、明确,不要用"参与研究"等含糊表述。"每年工作时间"一栏要合理填写,不能太长,也不能太短,一般 6~8 个月较合适。同时参与两个项目(包括在研项目)的成员,其年工作月数之和必须小于 12 个月。

课题组成员是指对项目的学术思想、技术路线的制订与理论分析及对项目的完成起重要作用的人员,不应把不相关的人员写进课题组。要充分结合研究内容的特点来组织课题组,主要成员的科研背景与课题的研究内容应相关联,即课题所涉及的研究内容和特殊方法由相应研究经历的成员来承担完成,特别是涉及跨学科的项目,要注意配备相应学科的成员。学位层次尽可能较高,最好都有硕士以上学位,特别是博士学位,表明课题组成员受过正规的科研训练,有较好的科研素养和经历,能更好地完成研究任务。如果课题组成员有联合发表的论文、共同完成的课题,这样给人感觉课题组是一个有成功合作经历的真实的课题组,而不是临时搭起来的"草台班子"。不要盲目将不相关的大专家、国外学者硬拉进课题组,以免给人"拉虎皮作大旗"、华而不实的感觉。还要注意高级职称人员不超项(限 3 项)。

第三节 如何写好经费预算

经费预算科目包括研究经费、国际合作交流费、劳务费和管理费四个部分。

1. 研究经费

编列直接应用于研究的相关费用预算,具体细目如下:

1)科研业务费

(1)测试/计算/分析费:编列课题研究过程中专业性强、需要有关专业部门协助完成的分析测试费用的预算,如请专业公司进行核酸测序。

(2)能源/动力费:编列课题研究过程中需要的能源动力消耗费用的预算,如水电费。

(3)会议费/差旅费:编列组织召开与课题研究内容密切相关的小型会议的相关费用和/或课题组成员参加课题相关的国内外学术会议的费用的预算,如参加学术会的会务费、住宿费等。

(4)出版/文献/信息传播费:编列与课题相关的出版物出版、文献检索与查新、资料印制等方面费用的预算,如论文发表版面费、资料复印费等。

(5)其他:编列上述细目中未提及但课题研究所必需的科研业务费用的预算。

2)实验材料费

(1)原材料/试剂/药品购置费:编列课题研究过程需要购置的消耗性实验材料的费用预算,如购置实验用化学试剂、实验用药物标准品的费用。

(2)其他:编列其他实验材料费用的预算,如实验耗材(离心管、吸头等)的购买费用、实验动物的购买和饲养费用。

3)仪器设备费

(1)购置费:编列研究过程中需要购置的仪器、仪器消耗品(如灯泡)的费用预算。如购买加样器、仪器修理的费用。一般限于购置小型仪器设备,大于 5 万元的仪器需要专门申报。

(2)试制费:编列因课题研究需要自制专用仪器设备的材料、配件购置和加工等费用的预算。

4)实验室改装费

编列因课题研究需要对实验室进行改装的费用预算,但不能开支实验室扩建、土建、房屋维修等费用。

5)协作费

编列课题合作单位承担的研究任务的费用预算。这是课题经费下达后转拨给协作单位相关经费的依据。

2. 国际合作与交流经费

编列与课题研究工作有直接关系的国际合作与交流费用的预算,如课题组成员出访及外国专家来访发生的相关费用。国家自然科学基金委规定一般项目此项费用预算不超过资助经费的 15%,重点项目、重大项目不超过 10%。

3. 劳务费

编列直接参加项目研究的无固定收入人员的劳务费预算。无固定收入人员主要指研究生、临时聘用人员,课题组成员不能预算此项费用。国家自然科学基金委规定一般项目此项费用预算不超过资助经费的 15％,重点项目、重大项目不超过 10％。

4. 管理费

编列项目依托单位为组织和支持项目研究而支出的费用预算,包括项目执行中公用仪器设备、房屋占用费等。管理费不得超过国家自然科学基金资助经费的 5％,协作单位不得重复提取。

5. 经费预算的编报要求

经费预算既是课题评审的内容之一,也是课题立项后科技管理部门确定资助经费的主要依据。一项选题设计都不错的项目,如果经费预算不合理,就可能减分,失去立项的机会。课题立项后,可因经费预算不合理而使经费资助额度明显少于预算经费。在一些资助金额大的大项目,经费预算更为重要,预算不合理可能招致高达 50％的预算削减。鉴于上述后果,在编报课题研究经费时要注意下列方面:

(1)熟悉相关的经费管理办法。编报经费预算之前,申请人应认真阅读科研管理部门制定的项目经费管理办法,并按相关规定和要求编报。申报国家自然科学基金项目时应认真阅读《国家自然科学基金项目资助经费管理办法》。

(2)经费预算要实事求是。所编列的各项费用要与申请项目的研究内容相关联,没有的研究内容不能编列经费预算。例如,课题不涉及国际合作交流内容,则不能编列国际合作与交流经费。

(3)经费预算要合理。所编列的各项经费支出都应给出明确的说明和测算方法。如购买试剂费,要说明购买什么试剂,市价多少,总量多少,由此计算出所需费用;所列出的试剂应是课题研究所需的,用量要与工作量相符,价格要与市价相符。费用标准(如研究生的劳务费标准、预算比例)要符合有关规定。经费预算的总额度要视主管部门能给予的支持强度而定,一般来说超出支持强度的 15％～25％为宜。用于实验室仪器设备的预算宜少,否则评审专家会认为申请人不具备开展研究的科研条件。

第四节　项目立项依据的书写

本栏目撰写项目的研究意义、国内外研究现状及发展动态分析。对于申报国家自然科学基金项目来说,需要结合科学研究发展趋势来论述项目的科学意义,或结合国民经济和社会发展中迫切需要解决的关键科技问题来论述其应用前景,并附上主要参考文献目录。

1. 研究意义

从宏观的角度描述所研究的科技问题的重要意义。例如,以肝癌的早期诊断为内容申报课题,可先对肝癌早期诊断研究的重要性、目前存在的问题进行较为宏观的介绍,在此基础上阐述开展肝癌早期诊断研究的科学意义。

撰写项目的研究意义应注意下列方面:

(1)对所要研究的问题有深刻的认识和表述,能从全局的高度来阐述研究的重要性和意义;

(2)有客观数据支撑,用事实说话,能从逻辑上清晰地推导出所研究的问题的重要性和必要性;

(3)开门见山,研究背景介绍不宜过多,避免喧宾夺主。

2. 国内外研究现状及发展动态分析

全面检索和系统阅读国内外相关文献,深入阐述所要研究问题的研究现状:近期做了哪些重要工作?取得了什么重要进展?目前存在什么重要问题?下一步该如何深化研究?在全面分析研究现状和发展趋势的基础上,合理地提出解决问题的科学假说以及相应的研究思路。

国内外研究现状及发展动态分析是课题申报书的重要内容,反映出课题申请者的学识水平,同行专家能从中了解申请者是否熟悉所研究领域的新进展、是否真正抓住了所研究领域存在的问题,因此应花大力气写好。在撰写此部分内容时应做到下列两点:

1) 内容有深度

应全面介绍研究进展,不能刻意略去与自己的课题研究内容相近的研究工作,如果别人研究工作与你申报的项目很接近,表明你的选题创新性不够,应重新考虑选题。表述要准确、客观,不能错误地理解别人的研究工作,更不能有意贬低或不客观地评价他人的研究成果。内容方面既有重要数据,又有深度分析,还有合理推测,避免只堆砌一些研究结果,或是缺乏客观事实的主观、空洞表述。

2) 写作有水平

在逻辑上,应层次清晰,层层递进,让读者能跟着你的思路一直读下去。在资料的选择方面,应重点突出,详略得当,篇幅控制在 2 个版面左右。在表述风格上,应深入浅出,语言精练,能让不熟悉本领域的非同行专家也能看得懂并感兴趣。

3. 参考文献

将主要的参考文献按规范的格式罗列出来,并注意下列方面:

(1)以高影响因子的代表性外文文献为主,国内同行发表的重要文献应尽量引用,本课题组成员发表的相关文献应适当引用,但不宜过多。

(2)文献宜新,一般为近 3 年发表的文献,特别注意引用当年发表的最新文献;

(3)文献篇数不宜过多,控制在 10~20 篇。

第五节 项目的研究内容、研究目标以及拟解决的关键科学问题的书写

1. 研究内容

介绍课题将要做的具体研究工作,交代清楚研究三要素,包括:以什么为研究对象、采用哪

些处理因素和如何观察实验效应,简单来说,就是做什么、怎么做。一般分层次撰写,例如,假设一项研究包括体外研究和体内研究两个部分,就可以分体外研究和体内研究两个层次来叙述。

研究内容的撰写要注意下列方面:

1)研究内容要适当

完成全部的研究内容后,能证据充分地回答一个科学问题,实现特定的研究目标。研究内容过少,可能无法获得足够的证据来回答一个科学问题,而研究内容过多,则难以在研究周期内完成,或超出了项目的经费支持强度,可行性差。研究内容还要集中,就是围绕一个科学问题从不同的角度进行探索,达到"殊途同归"的效果。

2)叙述要完整而简明

概要性地介绍课题所有的研究工作,含有研究材料、研究方法、研究指标等方面的关键信息,使读者看了后能明白你要做什么和怎么做,但不应介绍具体的实验操作步骤(这是研究方案要叙述的内容)。

2. 研究目标

叙述研究工作完成后要达到什么科学目标,包括学术和/或技术目标。研究目标的撰写要求明确和适当,目标的大小和多少应与科技计划的类型和资助经费的多少相适应。国家自然科学基金一般项目要求"有限目标",即一个项目就解决好一个关键科学问题。例如,阐明……机制,建立……技术。研究目标应简单明了,1~2句话说清楚即可。研究目标应与研究内容相呼应,在研究内容中叙述了做什么和怎么做后,在研究目标中就要叙述这么做相应在科学上和/或技术上将达到的目的。

3. 拟解决的关键科学问题

所谓关键科学问题,就是课题要研究的主要科学问题。例如,一项课题研究黄曲霉素如何致肝癌,其关键的科学问题就是黄曲霉素致肝癌的机制。在介绍立项依据、研究内容和研究目标时,会涉及课题要解决的科学问题,但可能不够明确和突出,因而此处实际上明确而突出地提出关键的科学问题。关键科学问题与研究目标既有联系,又有区别,前者是指问题本身,后者是解决这一问题能达到什么目标。撰写拟解决的关键科学问题时,应先明确写出关键的科学问题是什么,然后再简单地论述一下为什么说这是关键科学问题,对其进行研究有什么重要意义。

第六节　拟采取的研究方案及可行性分析的书写

此栏目介绍具体的研究方案,并对其可行性进行分析,包括研究方法、技术路线、实验手段、关键技术等的说明。撰写时一般分研究方案和可行性分析两部分来撰写,也可根据所申报课题的内容选择合适的表述方式,但总的要求是技术路线清楚,可行性良好。

1. 研究方法

当涉及较多而复杂的研究方法,特别是大家不熟悉的新方法时,可设"研究方法"小标题,对相关的方法、技术、设计进行介绍。具体写作时要把做什么实验、用什么方法、方法的出处交代清楚。例如,课题研究涉及细胞凋亡的检测,可如此表述:细胞凋亡的分析采用双标记流式细胞分析(注明参考文献)和 TUNUL 技术(注明参考文献)。如果所采用的方法是课题的亮点之一,并且是大家尚不熟悉的新技术,可简短地做一些背景、内容和特点的介绍和评价。如果研究只用到大家熟知的常用方法,则无必要进行专门的"研究方法"介绍,可在下述的技术路线描述中交代即可。

2. 技术路线

介绍研究的具体步骤,按研究过程一步一步写清楚,其突出特点是具有可操作性。撰写时要层次清楚,与研究内容相呼应。在研究内容中只是概要性地介绍做什么和怎么做,在技术路线中就应将怎么做分步骤交代清楚。技术路线可用两种形式表述,先用流程图或示意图把研究方案的概貌表达出来,接着用文字对研究步骤进行详细叙述。研究步骤的文字表述要详略得当,每个步骤的关键点要交代清楚,不能过于简单,只写一些框架式的东西,让人无法知道你是否真的清楚该怎么做,但也不能事无巨细,写成实验记录式。

3. 可行性分析

可行性分析指对研究方案是否可行进行分析,目的是论证研究方案具有可行性。撰写时应主要从学术和技术方面着手分析,突出学术思路和研究方案设计方面的亮点,论证能够实现预期的研究目标。课题组在前期研究中相关的技术优势也可以提一下。对于研究中涉及的技术上的难点、同行认为可行性差的地方要准确提出来,要特别交代清楚你是怎么考虑的,如果在研究过程中也无法克服,你有什么补救措施和方法。另外研究队伍和研究条件的优势可以简单地提一下,不要大谈外部条件是如何好,此类内容在后面的工作基础和工作条件中有详细的说明。

第七节 项目的特色与创新之处的书写

项目的特色和创新是决定能否成功立项的基础,没有特色、没有新意的重复性研究,研究方案再完美、研究团队再强大、研究条件再优良,也不会得到资助。因此,要特别重视此栏目的撰写,善于提炼出项目的特色和创新之处。特色是指与众不同的东西,创新是指前人没有的东西,撰写时从研究思路、技术方法、研究方案、前期工作基础等方面进行分析,总结出项目的特色与创新之处,并进行简明地论证。特色和创新不宜过多,一般 2~3 条即可,不要超过 4 条。不要牵强附会,硬把特色和创新不强的内容说成特色和创新明显的东西,也不要视而不见,把特色和创新明显的内容"埋没"了。如果课题涉及学科交叉、全新的研究领域,可以作为特色提炼出来,但一定要有具体的论述,说明交叉点在哪儿,你在新研究领域中的优势,切不可空泛地、概念性地谈学科交叉、研究新领域。另外,填补研究空白不一定是特色与创新,别人没有做的研究,并不一定是别人没想到,而可能是认为没有多大意义,不值得做,或没有适用的技术支撑,无法取得预期结果,撰写时一般不要把"未检索到相似的研究报道"作为一条创新点来写,可将此类内容放在研究思路相关的特色和创新中。

第八节　年度研究计划及预期研究结果的书写

1. 年度研究计划

年度研究计划指分年度安排研究内容的实施。如果课题内容涉及拟组织的重要学术交流活动、国际合作与交流计划等,也应在年度计划中安排好。年度计划要体现合理性,如有的工作只能在寒冷季节才能做,这样的内容必须安排在冬季进行;又如,复杂耗时的研究工作要安排更多的时间,而不是每项内容都分配大致相同的时间。研究内容应具体,并有明确客观的进度考核指标,如收集多少例病人的标本。一般不要安排专门时间去分析资料、撰写论文,更不能安排时间去检索和阅读文献、设计研究方案。

2. 预期研究结果

预期研究结果指课题完成后能取得什么成果,包括科技方面(如论文)、人才培养方面(如培养研究生)等。实际上,不同类型的课题,其预期结果的侧重点也不同。基础研究或应用基础研究可以写预期发表何种水平的论文多少篇,或获什么专利等,但更重要的是学术上预期解决什么问题(与研究目标相呼应),得到什么技术成果等,应用基础研究课题还应说明潜在的应用前景。预期研究结果有数量,但更要有质量。例如,发表数篇低水平、影响小的论文,可能还不如发表一篇高水平、影响大的论文。专利是一种成果形式,但并不能与研究水平完全等同起来,撰写时不宜过分强调。培养科技人才也是预期结果之一,可提一下培养多少研究生和青年科技人员,但最好能有人才培养水平的实质性说明。

第九节　工作基础与工作条件的书写

1. 工作基础

工作基础指申请人及主要参加者以往与本项目相关的研究工作积累和已取得的研究工作成绩、已掌握的相关实验技术。科研经费的投入是要讲产出的,理论上将经费投给工作基础好的课题组要比工作基础差的课题组有更高投入/产出比。因此,这部分内容也是课题评审立项重要的依据之一,一般没有前期工作基础的项目是很难通过国家自然科学基金评审而立项(青年基金项目例外,主要强调新颖独特的科研思路,对前期工作要求低)。撰写时,先收集课题组发表的论文以及其他科研成果或奖励,找出与课题相关者,分析归纳后条理清晰、有血有肉的展示出来,注意既要有宏观层面的概述性介绍,又要有微观层面的实质性内容展示,特别是一些重要的图片、结果,以及代表性论文、成果。预实验结果也很重要,有的话一定要附上,但不要写的太多,否则评审专家认为你的工作做得差不多了,没有必要申请项目了。在以往研究中所掌握的直接与项目相关的重要研究技术也应介绍,表明课题组成员有相关的研究经历,能更好地完成研究任务。与项目无关的材料不要写上去,否则喧宾夺主,有凑数之嫌。

2. 工作条件

工作条件指开展研究所需要的工作条件状况,包括已具备的实验条件、尚缺少的实验条件及其解决的途径。已具备的实验条件不应局限于自己所在的实验室或研究机构,整个依托单位的实验室和仪器设备等都是你所具备和能利用的实验条件。目前国家自然科学基金一般项目的经费主要资助研究活动,原则上不提供购置设备的费用,如果利用资助的经费来购置大额的仪器设备,解决尚缺少的实验条件就会被认为研究条件不具备而项目可能被否决,但可购买一些小型设备或者改装仪器。研究需要的一些昂贵或大型的仪器设备不具备的话,应利用开放性的国家实验室、国家重点实验室和部门重点实验室等研究基地的条件完成,应事先取得联系,做好计划,落到实处。撰写时应介绍课题组拥有的实验室、列出课题相关的重要仪器设备。课题若有动物实验方面的研究内容,要介绍合格的实验动物(来源、品系、等级)的落实情况。若涉及利用开放性研究基地完成某些研究任务,要介绍联系和落实情况,并附上研究基地出具的相关证明。若研究过程中涉及一些难以在市面上购得的关键试剂、药品、原材料等,也应介绍有关的落实情况。

第十节　申请人简介

申请人简介主要介绍课题组成员的科研背景,包括申请人和项目组主要参与者的学历和研究工作简历,近期已发表与本项目有关的主要论著目录和获得学术奖励情况及在本项目中承担的任务。申请人研究工作简历的介绍主要限于科研相关的内容,罗列曾主持或参加过的研究课题,不要把工作履历、与科研和学术无关的社会任职与荣誉等写进去。在项目中承担的任务曾在课题组成员简表中有过简单提及,此处可作更完整详细的表述。近期发表的论文和著作可先概括叙述(总数、SCI 收录情况、引用情况),再列代表性论著作目录。论著作目录要求详细列出所有作者、论著题目、期刊名或出版社名、年、卷(期)、起止页码等;奖励情况也须详细列出全部受奖人员、奖励名称等级、授奖年度等。一般申请人的介绍要详细,而课题其他成员的介绍可简单些。如果课题组其他成员个人可写内容不多,则可只需对申请队伍作一总体介绍,包括人员梯队的合理性、学科搭配的合理性等,突出课题组有较好的总体水平。

第十一节　承担科研项目情况

介绍申请人和项目组主要参与者目前正在承担的科研项目情况,包括自然科学基金的项目,要注明项目的名称和编号、经费来源、起止年月、与本项目的关系及负责的内容等。这一栏目的设置主要是为了使评审人员能够了解申请项目与正在承担的其他项目的关系和区别。有在研国家自然科学基金项目的一定要写,要介绍课题概要、进展、关系和承担的任务。其他项目列出一两项能说明你的水平的重要项目即可,不必全部列出。要特别注意说清楚现申报项目与在研项目的关系和区别,现在申报项目不能与现有在研项目(包括从其他途径获得的项目)内容重叠,最好是在其他项目基础上的深入研究。

第十二节　栏目的书写

1. 完成自然科学基金项目情况

如果申请人前面承担过国家自然科学基金项目,此次申请时应对申请人负责的前一个已结题的项目(项目名称及批准号)完成情况、后续研究进展及与本申请项目的关系加以详细说明,另附该已结题项目研究工作总结摘要(限 500 字)和相关成果的详细目录。此栏目的设置所考察的是申请者在以往国家自然科学基金项目研究过程中的成绩和诚信,现申报的项目是否前一个项目的延续。因此,如果前一个课题完成得好,现在申报的课题是对前一个课题的深化研究,将会受到好评,有利于通过评审。

2. 经费申请说明

如果经费预算中有购置 5 万元以上固定资产及设备等,须填写本栏目。撰写时要求按照《国家自然科学基金经费管理办法》,逐项说明与项目研究的直接相关性及必要性,预算说明要具体而详细,预算依据要符合规定和市场行情,不能违背实际情况胡乱填写。

3. 其他附件清单

国家自然科学基金委员会规定,中级技术职称且无博士学位的申请者应有两位同行专家的推荐信才有资格申报项目,在职博士生申请者必须有导师的推荐信才能申报项目。在导师的推荐信中,需要说明申请课题与学位论文的关系、承担课题后的工作时间和条件保证等。有国际合作内容、利用国家或部门开放性研究基地完成部分研究任务的项目,应有对方的书面证明。还有上述完成自然科学基金项目情况、经费申请说明相关的材料。这些都是附件材料,如果有应列出清单,且附件材料的复印件随纸质《申请书》一并上交。

第四章　课题申报书的常见问题及对策

本章对课题申报书存在的主要问题及其对策进行专门讨论,旨在写出高质量的课题申报书。

第一节　撰写课题申报书的总体要求

要写出高质量的课题申报书,首先要明确高质量的标准是什么。从书写的角度而言,要求语言精练,条理清晰,逻辑性强,详略得当,重点突出,格式规范,没有错别字和病句。从内容的角度而言,要求评议专家看了后明白你要研究什么,为什么要研究,怎样研究,要达到什么结果,现在已做了什么,能否完成研究任务。

一份合格的国家自然科学基金项目申报书应具备的特点是:

(1)课题名称:具体而不笼统,新颖而不俗套,简明而不啰嗦,醒目而不平淡;

(2)内容摘要:概括全面,信息完整,简明扼要;

(3)课题组组成:梯队合理,优势互补,分工明确;

(4)立项依据:选题有重要意义,研究现状了解透彻,准确提出了关键科学问题,科学假说合乎情理,研究思路新颖,研究前景良好;

(5)参考文献:权威,够新,兼顾国内外,数量适中;

(6)研究内容:集中,不单薄,不过多,围绕一个科学问题多层次、多角度展开研究;

(7)研究目标:明确,可行,不过大、过多,与关键科学问题相呼应;

(8)拟解决的关键科学问题:明确、准确,意义重大;

(9)研究方案:设计合理,优先方法和手段,条理清晰,准确无误;

(10)可行性分析:分析准确,论证充分;

(11)特色与创新之处:提炼到位,论证可信;

(12)年度研究计划:安排合理,考核指标明确;

(13)预期研究结果:合理,全面,有力度;

(14)工作基础:相关性强,扎实,客观;

(15)工作条件:自有条件展示充分,缺少条件落实到位;

(16)申报人介绍:显示出良好的科研背景,课题组整体实力雄厚。

第二节 课题申报书撰写中存在的主要问题及对策

不少科研管理工作者对申报国家自然科学基金项目落选的原因进行了分析,发现主要问题存在于学术水平和组织管理两个方面,具体如下:

1. 创新程度不够强

创新是科研的灵魂,没有创新的研究工作不能称其为科研,充其量只是学习和模仿而已。无创新性或创新性不强是申报国家自然科学基金失败最主要的原因。创新性不够表现为项目起点低,与国内外现有的研究工作有较多的重复,或简单地科研思路移植,没有自己新颖独特的学术思想,因而科技含量低,研究价值不大。

创新性不强主要原因是选题不当。所选课题本身没有研究价值,或没有应用前景,或不是重要的科学问题,即便是文字组织能力很强、课题写作经验丰富的人,也只能是"巧妇难为无米之炊",不可能写出评审专家认可的课题申报书。所以,选好题是写好课题申报书的第一步。如何选题,可参考本章前文所述,要贯彻需要性、科学性、创新性、效益性和可行性五大原则。创新性在课题申报书中体现为所研究的内容是前人没有研究透的或没有研究过的,研究的结果是前人所不曾有的新发现、新观点、新理论、新技术、新方法等。

选题虽然不错,但撰写申报书前的文献调研不充分也同样可以导致创新性不强。一份优秀的课题申报书有很多工作是在申报书外,没有好的学术思想,没有好的前期工作,光靠写作技巧是不可能写出优秀的课题申报书。有些人申请课题前匆忙上阵,没有深入了解目前的研究现状,当然无法在思路、设计、方法、技术、材料等方面找到创新点,此所谓"懒妇难为有米之炊"。因此,申报书要有创新性,深入细致的前期文献资料调研是不可或缺的基础,只有这样,才有可能提出新颖的研究思路,设计出合理的研究方案。

2. 立项依据不充分

立项依据不充分是申报国家自然科学基金申请项目失败的另一个突出原因。课题的立项依据不足表现为申请者对国内外研究现状了解不够全面,阐述不深刻,或虽对国内外研究现状了解清楚,但分析不够深入,未能抓住关键科学问题,无法形成依据充分、逻辑严谨的科学假说和科研设想。

立项依据不充分的主要原因是文献查阅和思考不够。所有课题申报都要求对选题的国内外研究现状进行阐述和评价。这种阐述和评价与写综述有所不同,其目的性比较明显,就是要从逻辑上很自然地演绎出所选课题的研究是必要的和紧迫的(意义重大)、有科学依据(得到现有研究和发展趋势的支持)、抓住了关键科学问题(找到了合适切入点)、提出了合乎逻辑的科学假说及其论证方法(研究思路合理)。要达到上述目标,撰写申报书之前必须查阅大量国内外相关文献资料,深入分析,独立思考,撰写时要清楚、客观、全面地说明国内外同行的研究状况,推测可能的发展趋势,尽可能把所申报课题的意义、特点、重点、难点和创新点充分表达出来,指出目前需要解决的问题及其没有解决的原因,提出解决问题的办法。

3. 研究内容不恰当

申报国家自然科学基金项目失败的另一个原因是研究内容不当,主要表现为研究内容过多过杂,不集中,研究面铺得很广,做得不深,没有抓住关键问题进行深入研究,致使研究结论说服力不强,难以达到预期结果。另一个极端是研究内容单薄,研究方法和技术路线过于简单,不能达到解决科学问题的目的,不值得资助。

课题申报书出现研究内容过多主要原因是申请者主观上希望通过"系统"的研究,以获得"充分"的证据,更能说明问题,从而增强项目的竞争力,提高中标率。如此内容丰富的研究,在时间、经费有限的一个项目中是无法完成的,折中的办法就是降低深度——浅做,当然,最终的结果是不能有说服力的解决任何一个科学问题。因为"贪多嚼不烂",最终中标率反而降低。科学研究讲究"小题大做、深做",忌讳"大题小做、浅做",一个一般项目能证据充分地解决一个科学问题就已达到非常不错的结果。国家自然科学基金委明确提出"有限目标"的原则,"一口吃成一个大胖子"是违背客观规律的。因此,在确定研究内容时要集中,围绕解决一个科学问题深做细做。

"大题小做"不行,"小题小作"也不行。研究内容过少,不够深入,最终结果也是无法达到预期研究目标。出现这种情况往往是申请人缺乏经验,或水平不够,或不了解所申报项目的要求,或没有正确的态度,以致撰写出过于简单的课题申报书。因此,对于想申报课题的科研人员来说,要早作准备,全面了解有关的申报信息,认真对待,写出研究内容合适的申报书。

4. 研究方案不合理

再有新意的科学假说和研究思路,都必须依靠合理有效的研究方案来论证。研究方案不合理的主要表现是研究方法和技术路线栏目写得过于简单和笼统,或对相关的研究技术和方法了解不多,选用的研究方法不适当甚至错误,或研究方案设计粗糙,观察指标过于简单。研究方案不合理主要有下列原因:一是出于"保密"的顾虑,即申请者害怕自己的研究思路曝光后,被人抄袭,因而撰写笼统模糊;二是功课或功力不够,不能设计出合理的研究方案;三是态度不认真,敷衍了事,粗制滥造。

当大的方向确定以后,成败决定于细节,这一原则同样适用于科学研究。爱因斯坦说,提出一个问题比解决一个问题更难。但科学问题一旦提出以后,关键就在于提出一个合理可行的研究方案来解决这个科学问题。目前,申报各级各类课题竞争都非常激烈,针对解决同一科学问题的申报书可能有多份同时申报上来,谁能设计出解决问题的好方案,有效论证相关的科学假说,谁就更有可能获得经费资助。如果说提出科学问题及其解决思路是宏观层面的东西,那设计研究方案实证科学问题的解决思路就是微观层面的事情。微观层面的东西要求细致、准确、可靠。因此,设计一个合理可行的研究方案并不轻松,需要对相关的技术进行深入全面的了解,选用最佳的研究方法。什么是最佳的方法?成熟可靠并得到公认的方法就是最佳方法。最佳方法未必是最先进的方法,或依赖于昂贵仪器设备实现的方法。应力求用最科学、最简便、最清晰的思路设计研究方案,以最佳的组合、最少的成本、最短的时间得到最理想的研究效果。

顾虑"泄密",可以理解,但此种情况毕竟少见,不必太在意。如果非常介意,撰写时如何恰到好处只好自己琢磨了,原则是要让项目评审专家明白并相信你的方案合理可行,否则将没有机会获得支持。

5. 前期工作不扎实

科研工作的重要特点之一是探索性,探索未知的东西就存在不确定性,有可能失败。探索允许失败,但还是希望成功多于失败。良好的前期工作基础是降低科研的不确定性、达到预期研究目标的重要保证之一。没有较好的前期研究基础,项目难以获得立项。

前期工作基础差有不同的原因。一是确实没有相关的前期工作,此种情况没法通过写作技巧解决,只有通过预试验,获得一些初步结果后再申报项目。如果申请人年龄在可申报青年基金的范围,可申报青年基金,青年基金对前期工作基础不作特别要求。二是前期工作杂乱,相关性不强,或不支持课题的研究思路,可通过细致整理,尽可能把前期工作基础栏目写好,还不行的话就应做些预试验,补充一些初步结果。三是写得不好,虽然有不错的工作基础,但没有整理、展示到位,让评审专家感觉工作基础不扎实,此种情况认真整理、展示到位即可。

6. 研究队伍不合理

研究队伍不合理表现为课题组研究力量单薄,研究经历少,研究能力不足,或年龄、专业搭配不当,或没有足够的科研工作时间保障。总之,课题组给人的印象是没有能力完成研究任务,不能达到预期的研究目标。

课题组成员不合理可表现在不同的方面。如果课题组成员太年轻,研究资历太浅,经验不够丰富,会被认为研究力量薄弱,无人把关,应把一些研究资历较深的科技人员调进课题组来。如果课题组都是高级职称的人员,年龄又偏大,会被认为没有人从事具体的研究工作,应将一些低年资研究人员、研究生等调进课题组来。如果研究内容涉及一些专业性非常强的实验工作,要安排合适的人员承担,不要把专业背景毫不相干的人安排去完成此项工作。总之,要保证既有课题设计的指导把关者,又有研究工作的具体操作者,还应有必要的辅助人员,分工必须明确,工作不互相重复。

7. 申报书撰写粗糙

撰写粗糙表现为课题申报书没有按要求规范填写,如课题组成员未按要求签名、合作单位没签署意见和盖章、依托单位领导未签字和盖公章,这样的申报书形式审查可能就无法通过。有的申报书书写粗糙,错别字和病句常见,数据或表述前后矛盾,文字表达逻辑性差、条理不清晰,表明申请人态度不够认真,或缺乏严谨求实的科研素质,给评议专家留下不好印象。

课题申报书的书写质量可以从一个侧面反映申请人是否有良好的科研素质。申报书错别字连篇,很难相信申请人能领导一个团队开展良好的科学研究。出现申报书撰写粗糙问题,如果是态度不认真,作风不严谨所致,必须彻底端正态度;如果是时间仓促所致,应尽早安排好撰写工作,有充足的时间来修改完善;如果是语言文字水平不足,应请相关的专家指导修改;如果是格式不准确,应认真阅读申报指南,按要求规范撰写。

第六篇

医学教案写作篇

第一章　医学教案书写的目的和意义

第一节　教案的概念

教案,也称课时计划,教师经过备课,以课时为单位设计的具体教学方案。教案是上课的重要依据,通常包括:班级、学科、课题、上课时间、授课类型、教学方法、教学目的、教学内容、课的进程和时间分配等。教案是教师组织教学的必备教学文件,是教师授课的重要依据,是保证教学质量、提高课堂教学效果的基本保障。同时,还是授课教师教学思想、教学组织能力、教学方法的重要体现,是教师教学经验的结晶。

医学各专业教师根据教学大纲要求,以课时或授课单元为单位,针对不同层次、不同专业学生,就医学每一个知识点或知识群,结合医学生实际对教学内容、教学步骤、教学方法等进行安排和设计,形成了具体的教学方案。教案是医学教育的重要文件,它反映了医学各专业教师的自身素质、教学水平、教学思路、教学经验和临床经验。通过医学教案可准确评价教师掌握教学大纲、熟悉教材、充实知识的程度,以及教师了解学生、准确把握教学方法的程度。

第二节　医学教案书写目的和意义

1. 医学教案书写目的

书写医学教案目的在于促进教师实现个性化教学,充分张扬教师个性,促进教学生成的载体;而不是为了迎合教学检查,苛求环节完备,约束教学活动的范式。唯有如此,才能调动教师书写教案的积极性,提高教学效率。随着科学技术发展和计算机时代到来,传统手工书写教案的时代被电子教案取而代之。制作电子教案的目的在于能够充分利用计算机、网络等现代工具和媒体进行备课和教学,真正实现教师办公电子化、自动化,节省办公经费,提高工作效率。

2. 编写教案的意义

(1)理清授课思路,提炼教材中心,指导教学实施,保证授课质量。

(2)积累素材,总结经验,提高水平,改进工作。

(3)统一教学要求、考试标准和教学进展,加强教学质量监控。

(4)有利于课程规范化建设。

(5)通过文字、图片、声音、动画、视频等各种多媒体素材具有的声情、音像并茂的特点,电子教案能够最大限度地刺激学生的视觉和听觉器官,将枯燥乏味的知识内容变得生动形象,富有乐趣,从而有利于激发学生的学习情趣,提高课堂学习效率。

第二章　医学教案的种类

第一节　传统教案

传统教案以手写为主,条理清晰,字迹工整。教案撰写是创造性劳动,是对教师研究能力、写作能力、概括分析能力的有效训练,也是对教师书写水平、概括能力、材料组织等综合素质的反映,所以教案是教师创造性劳动的结晶,也是检验教师质量的一个重要依据。手写教案对教师要求更高,更能真实检查教师备课质量、更具有可比性,因此客观上要求教师要写一手好字。出色的手写教案也能为学生提供一个学习的鲜活样本。但传统教案存在一定缺点:

(1)传统教案用"教学目的"表达教学目标。而教学目的是由教学大纲规定的,教学大纲规定了教学任务的上限,教学中不能超纲偏纲,教师没有创造发挥的余地。

(2)传统教案教学目的以体现教师的主导作用为目标,使学生掌握基本知识和基本技能,即所谓"双基"。因操作性不强,教师较难把握。

(3)传统教案中,分析的重点是教材、教法和教学重点难点,侧重传授的策略和帮助学生记忆的策略,媒体选择以传统媒体为主,强调技能训练和知识的掌握。

(4)传统教学以讲台、教材、教师为中心,教学过程由组织教学、复习、新授、练习巩固、布置作业五个环节组成。

(5)传统教案的教学过程是教师传授知识,学生被动接受知识的过程。通过考试来测量学生掌握的内容符合教学大纲的程度,以及测量知识的掌握情况,强调知识体系的掌握,较难体现价值取向。

第二节　电子教案

1. 电子教案的定义

电子教案是将传统教案中的内容转换成计算机能处理的数字信息格式后存储于记录介质(磁盘、光盘)中的现代教案。它通过计算机作为辅助工具进行设计和教学,将图、文、声、像等多种媒体整合在一起,使教学更为生动活泼、清晰、严谨,同时也提高了学生的学习兴趣和教师的教学质量。电子教案不仅教师自己上课可以看,还可投影到屏幕上,让学生看。电子教案包括了教师上课的全部板书、板画,以及一些用语言所难以表达的动感情景;可增大课堂容量,让学生在美妙的声、光、电环境中学习知识,增强学习效果。

精美、生动的电子教案,有利于提高教师的备课水平,增强教师自信心;有利于提高教师的教学水平,积累经验,也便于开展教学经验交流。制作电子教案是教师备课乃至整个教学过程中十分重要的环节。

2. 电子教案的特点

1）扩展了教案使用范围

将电子教案输出到与计算机相连的大投影屏幕上，直接用于课堂教学，使教案从后台走向前台，基本上取代了上课用粉笔板书，缩短了教学时间。

2）有利于教案修订

教书育人过程中，教科书内容总是不断增删，教案内容修改和订正时，需重新整理和书写，工作量很大。而电子教案非常方便，如采用计算机文字工具软件进行插入、删除和改写，可节省大量的时间。

3）便于携带和学术交流

传统教案是用纸张来书写，携带很不方便，而电子教案主要存储于磁盘上，磁盘的容量比较大，如优盘可存储大量文字，携带、交流十分方便。

4）具有生动、形象的多媒体效果

传统教案主要是书写在纸上，它处于后台工作，所达到生动形象的效果也只是通过教师的描述，而不能自身表达出来。电子教案可以借助于软件工具产生具有专业水平的集图形、图像、声音和动画等于一体的多媒体效果，使教学效果更生动形象，更能激发学生浓厚的学习兴趣。

5）电子教案优势明显

（1）可实现资源共享。传统教案的使用者只是教师本人，而在联网的计算机上设计的教案，其他教师可以相互借鉴参考，学生也可以上网使用。电子教案的资料来源也不再局限于参考书和课本，可来源于网络。资源共享大大提高了教案的使用效益和教案质量，为教师共同备课和学生主动学习提供了方便。

（2）电子教案可实现多极化交流。人机对话是计算机的显著特点，在电子教案里，开辟一个供讨论和交流的区域，可实现师生、生生之间的交流，有利于培养学生的主体性和团队合作精神（需要网络教室的支持）。

（3）可实现超文本组织信息。用文本格式来组织信息的特点是线性的，而用超文本格式来组织信息具有多维、网状、非线性等特点。电子教案可按照超文本格式来编写。例如，按照教学目标、教学重点、教学方法、课堂测练、语言要点等多个维度来制作电子教案。也可根据学生特点或其他参照系来进行归类、编排。还可以利用搜索引擎随时调出所需要的内容。电子教案超文本特性，符合人脑的联想思维方式，为课堂教学、复习、学生自主学习提供了极大便利。

（4）电子教案具有超媒体组织信息的功能。超媒体组织信息，即根据需要把声音、图片、动画、音像等都集中在一个教案里，使图、文、音、频一体化，从而摆脱了传统教学中的教科书、教案、录音带、录像带各自独立的情况。这对激发学生的学习兴趣、获取与保持知识等都极为有利。

电子教案与传统的教案相比，不仅仅在形式上发生了变化，从本质上来说它是对传统教案的改革，将引起教学手段、教学方法和教学模式的深刻变化，并将最终引发教学内容、教学思想、教学观念、教与学的理论乃至整个教育体制的根本变革。

第三章　医学教案的内容与书写注意事项

第一节　一般内容

医学教案与其他学科教案一样没有绝对固定格式,但必须包括一般项目、教材和参考资料、教学目的、教学重点和难点、学情分析、教学方法、板书设计、教学过程、课后反思等内容。

1. 一般项目

一般项目包括授课题目、授课时间、授课对象、授课专业、培养层次、教师姓名及职称、授课时数、授课类型等。

(1)授课题目:即本节课的课题。可以是讲授(实验、实习等)单元、章或节的标题,也可以是某一讲授内容的中心议题。

(2)授课时间:按教学进度所规定的时间。

(3)授课对象:年级、班级等。

(4)授课专业:注明授课的专业,如外科学、内科学、麻醉学等。

(5)培养层次:指研究生、本科、专科等。

(6)授课时数:即授课的学时数,书写单元(每一章)一般以一次课(包括实验课等)2学时数为单位来书写。

(7)授课类型:即理论课、实验课、临床见习课、毕业实习小讲课、病例讨论课等。

2. 教材和参考资料

(1)教材:必须是由教研室或学科组审定并经教务处批准使用的卫生部或教育部规划教材。教案中应注明教材名称、作者、版次、出版社和出版时间。

(2)教学参考资料:包括教师教学参考资料,如教科书、专著、杂志、报刊、研究报告等,以及学生课后阅读参考资料。

第二节　讲授内容

1. 教学目的

教学目的是教学领域里为实现教育目的而提出的要求,反映的是教学主体的需要。教学目的是教学过程结束时所要达到的结果,或教学活动预期达到的结果。必须以课程标准所限定的范围和各科教材内容所应达到的深度为依据,必须服从、服务于国家的教育目的。应根据教学大纲和学生实际情况,针对本课题教学内容简要写明掌握、熟悉和了解内容。

教学目的对落实课程标准、制订教学计划、组织教学内容、明确教学方向、确定教学重点、选择教学方法、安排教学过程等起着重要的导向作用,是教案的重要组成部分。

2. 教学重点和难点

教学重点是课堂要求掌握的知识要点,是教师为达到预期目的在授课时必须着重讲解和分析的内容;教学难点是学生经过自学不能理解或理解有困难的内容。教学过程中针对重点和难点所采取的解决方法或措施,在教学内容、教学方法、时间分配和小结等方面应有所反映。教学要求掌握的知识要点并不一定都存在教学难点。在实际教学中,教学重点往往包含了难点。教学上要求重点突出,难点详讲。

3. 学情分析

学情分析就是学生在学习方面有何特点、学习方法怎样、习惯怎样、兴趣如何、成绩如何等。目的在于"为学习者设计教学",优化教学过程,更有效地达成教学目标,提高教学效率。应根据学生年龄特点、学生认识水平与技能掌握情况,分析学生情感、态度与价值观等方面需要情况。学情分析主要包括:学生学习起点状态的分析和学生潜在状态的分析两部分。

(1)学生学习起点状态的分析:包括知识维度、技能维度、素质维度三个方面。

(2)学生潜在状态的分析:指学生可能发生的状况与可能的发展。必须说明:学生已有的知识基础、认知结构,学生的情感和发展需要;学生在知识与技能,过程与方法,情感、态度与价值观方面都能参与到什么程度,达到的状态,学习习惯,适宜的学习方法,可能出现的困难与障碍,以及思考解决的对策。

4. 教学方法

教学方法是教师为完成教学任务所采用的教学手段,是决定教学质量好坏的关键因素。教师借助教学方法,引导学生掌握基本知识和基本技能,获得独立思考、发现及探索问题和解决问题的能力。医学教学中使用的方法很多,常见的有:讲授法、演示法、实验法、讨论法、读书指导法、参观访问法、练习法、案例法、学导式教学法、谈话法、实习法、启发式教学法、模拟教学法、问题定向教学法、目标教学法等。教学过程中,应根据教学内容、学科性质、学生知识水平与年龄以及教学条件,灵活使用教学方法,在一堂课中可采用多种教学方法,以求达到最佳效果。

5. 教学工具

教学工具即教学辅助工具,包括挂图、模型、实物、幻灯、录像、CAI课件、多媒体课件等。可对教师的讲课起到辅助作用,避免教师一字一句地讲授。同时,有助于学生理解所讲内容,因为通过视听设备,教师可以简单的形式将所讲重点内容罗列出来。多媒体课件(PPT)变抽象为形象,化繁为简,是教案中最常用的载体和表现方式,可使课程大纲充分呈现,有良好的视听冲击效果,使教师功力完美呈现,可激发学生的学习主动性、积极性和创造性。因而,多媒体课件成为目前最常用的教学工具。

6. 板书设计

板书是教学中所应用的一种主要的教学媒体,板书艺术则是教学艺术的有机组成部分。板书要有计划、有条理,且简明扼要。内容一般包括授课题目名称、教学内容的简要提纲、小结或结论、概念、重要名词等。

随着科学技术的发展,许多现代化的教学手段已经走入课堂,但是板书在教学中仍起着不可替代的作用。

板书设计是一种特殊的艺术训练,是一节课主要内容的浓缩,渗透了教师的学识、智慧和审美情趣,起到画龙点睛的作用。板书设计可以勾画出本节课内容的结构体系和知识要点,学生通过观察和回顾,对本节课的结构就有了整体的把握,从而对所学内容进行更好地梳理。所以,教师也应该把课堂教学中精美的板书设计记录下来,在复习及以后的教学中借以运用。

板书内容设计,应根据教学大纲和教学目的以及学生的接受能力,采取不同的设计方法。常用的有以下四种:

(1)内容再现法:内容再现法是浓缩、再现原文内容的设计方法。它是一种常用的方法。

(2)逻辑追踪法:根据课文本身的内在逻辑性和系统性设计板书内容的方法。用这种方法设计板书,有利于培养学生分析问题的能力。

(3)推论法:是层层推理设计板书内容的方法。这种方法经过推理得出结论,可以比较清晰地反映论证过程。

(4)思路展开法:是根据课文内容,通过联想、假设进一步扩展课文思路的板书内容设计方法。

7. 教学过程

教学过程是一种特殊的认识过程,也是一个促进学生身心发展的过程。在教学过程中,教师有目的有计划地引导学生能动地进行认识活动,自觉调整自己的志趣和情感,循序渐进地掌握文化科学知识和基本技能,以促进学生智力、体力和社会主义品德、审美情趣的发展,并为学生奠定科学世界观的基础。教学过程是教师为了实现教学目标,完成教学任务而制定的具体教学步骤和措施,是教案主体部分。

现代教学论认为,教学过程不单是传授与学习文化科学知识的过程,同时也是促进学生全面发展的过程。教学与发展之间存在着内在的、必然的联系。要求教师在引导学生掌握知识的同时,全面发展学生的智力和体力,培养独立学习能力、学习兴趣和良好的学习习惯,以及从事创造性活动的能力;在学习知识过程中,逐渐形成无产阶级世界观和共产主义道德品质。教学既要适应学生年龄特征,又要尽可能促进他们生理和心理和谐的、充分的发展,在促进学生的一般发展的同时,促进个性才能的特殊发展。在教与学的关系中,要充分发挥教师的主导作用,引导学生成为学习的主人和发展的主体。

8. 课后反思

教师不仅是课堂的实施者,更是反思性的实践者,学会反思是每个教师职业成长的必经之

378 · 医学写作学 ·

路。课后反思有利于教师及时反馈教学的信息,不断丰富自己的教学经验,提高自身的教学水平。课后反思的主要内容为:情景设计、上课效果、教学策略、精彩片断、评价体系、疏漏之处、学生的独到见解、板书设计等。课后反思需"短、平、快",定位准确,思考深入。

第三节　书写医学教案注意事项

书写医学教案应注意以下事项。

1)项目填写齐全,教学环节完备

教学环节是教学全过程的总和,一般包括导入语(由旧课导入新课)、教学主要内容、板书设计、重点提问(互动环节)、课后思考(或作业),教学环节完备教学过程才能完整。

2)重点、难点突出,教学目标明确

重点、难点和教学目标不能仅停留在表格中,必须在教学实施过程中予以体现。教学内容的组织必须紧紧围绕这一课程的重点、难点和目标展开,对重点给予重视,对难点分析明白。教学目标是在对学生教材与培养目标科学分析的基础上形成的,概括必须准确、科学,做到每一课教案和全部课程目标体系上的有机统一。

3)灵活处理教学材料

教案不是教材的缩写或/和提纲,也不能完全脱离教材自编一套。教材提供了教学参考材料,但不能代替全部教学,更不能代替教师备课和教学中的创造性劳动。教案中对教学材料的处理要紧紧围绕教学目标,教学材料完整、逻辑严密、创新,才能使其鲜活。

4)医学案例"新鲜"、"生动"

即使最新出版的教材,由于其组稿、编辑、出版、发行等环节,有些内容很快落后于现代医学的高速发展。在备课过程中,教师应树立最新的实践性教育理念,用最新鲜的医学理念和医学技术去充实教学内容,用最新、最能说明问题的医学案例去阐明理论,才能提高医学教学水平。

5)板书设计力求创新

板书设计是教师教学活动中个性特点的最突出体现,每一节课应设计特点鲜明的板书方案:

(1)逻辑性严密,板书顺序是逻辑推理的高度概括和再现。

(2)高度凝练和概括本课的教学主要内容。

(3)符合审美规律,给人明确清晰、美观大方的良好感受。

(4)结构完整,即对一个知识点全面、完整的表述。

(5)创新性,充分体现出教师的特点,即个性化。

6)教案内容不断充实完善

教案撰写不是一次性劳动,初稿往往顾此失彼,需不断充实完善。教材研究与教学实施常有灵感产生,出现新的闪光点应及时补充进去。教学过程需用新知识、新技术与新信息对教案进行补充。

7）认真分析教学内容，吸纳学生意见和建议

制定适合不同层次、不同专业学生的教案，以确保教学活动达到预期目的。

8）充分反映教学方法及课堂教学组织方法

应注意教案的积累和保存，以便在教学检查、教师业务考核时向有关部门提供。

9）教案层次上有所区别

同一授课内容，如专业不同，则授课内容侧重点就有所不同，应根据专业特点适当调整教学内容及重点；同一授课内容而授课层次不同，应在讲授内容的深度、广度上有适当区别。

10）其他注意事项

字迹端正，措辞准确，用语规范，图表清晰，同时应在教案右侧留出适当空白，以便于内容的补充和更新。

第四节　电子医学教案编写的基本原则

编制电子医学教案应该考虑学生特点、学习内容，同时还要考虑电子教案知识的扩展性、内容的共享性等问题。总体来说，应遵循以下基本原则：

1）趣味性原则

内容是教案质量高低的关键，在教案中插入动画或声音十分必要，可使教案更具吸引力。

2）主体性原则

应该为学生创造一个自主学习、自主探索的良好环境；电子教案须设有供讨论、发言的交流区域，为学生独立思考、相互合作和创造性作业提供平台。还须考虑学生学习能力、认知风格、性格特征等多方面的差异，设计富有层次的问题，提出不同难度的任务。

3）内容性原则

采用过多"新潮"技术，使教案喧"外表"而夺"内容"，是编制电子教案最易犯的错误。教案的内容设计必须得到高度重视：

（1）考虑课型。比如，临床医学教学中的见习教案就应该不同于基础医学课教案；新授课教案也不同于复习课教案。

（2）考虑学习的目标和任务。

4）目标性原则

（1）对选择制作电子教案的基本类型要有目标，根据各种类型特点进行具体分析，多媒体技术目标在于为教学服务。

（2）选题上目标明确，避免"机械化"和虽"新"不"实"等现象。许多一目了然的知识，或可通过其他教学手段实现的知识，没必要费时费力地将其制作成多媒体电子教案。

5）整体性原则

保证电子教案的整体结构紧凑，并能系统地表达多媒体电子教案的教学内容，通过计算机软件的超链接功能使教学单元之间的结构条理清楚、层次分明，形成一个整体。

6)技术性原则

(1)可靠性强,界面友好,效率高,通用性好。

(2)充分发挥计算机多媒体特点,视听效果好。

(3)充分发挥交互作用,易操作。

(4)针对医学教育重点、难点内容应用多媒体课件,以明显提高教学效率。

7)思想性原则

(1)教学观念新:体现以学生为主体,体现教书育人,体现素质教育,体现教育民主。

(2)教学目标明确:体现大纲精神,体现现代医学知识传授、技能训练、能力培养的有机统一。

(3)教学内容正确:教学容量适当,内容正确,理论联系实际,结构紧密有序。

(4)教学方法灵活:教学方法有效,重视学法指导,媒体应用适时适度。

(5)教学技能强:板书设计科学、艺术,语言清晰、简明,演示正确,有教学监控能力。

(6)教学效果好:双向交流气氛热烈,注重个性教学,使不同水平学生各有所得。

8)程序性原则

应保证多媒体电子教案程序的合理性、交互性,以方便教师教学和学生复习时使用。

9)美学原则

多媒体电子教案的制作是一个艺术化的制作过程,其色彩的搭配、声音与画面的组合、动画与视频效果的运用,对多媒体电子教案最终的效果起到决定性的作用,不可轻视。

第五节　如何编写一份好教案

1. 好教案的编写

教案是备课内容简要而有序的记录,是支持教师上课的范本,简单说,教案是教师备课的备忘录。编写一份好教案,首先要打破传统教案的固定、僵化模式,允许教案因人、因课程、因教学内容而异,倡导书写个性化、创新性教案。其次,倡导教案的开放性和灵活性。具体说来,一份好教案的编写,应通过下列形式体现:

(1)教案必须由教师本人独立思考并设计,可参考其他人教案或意见,但不能照抄。

(2)编写教案要从实际、实用、实效出发,不同学科、不同课型、不同内容应各有特色,不强求一律。

(3)教学指导思想应以课程新理念、学科课程标准的总体要求为理论依据,结合本校开展的课题研究为依托,根据学校实际情况,真正体现出教学的指导性和实效性。

(4)认真编写教案的所有项目。

(5)细节问题的处理:

①字迹工整、清晰,可以使用缩略语、外语书写;

②各部分内容授课时间分配合理;

③能够充分使用多种教学手段为本次教学内容服务,如:挂图、模型、幻灯、投影、CAI等;

④加强语言艺术的设计、逻辑编排的构思、板书设计等；

⑤提供必要的教学参考资料；

⑥教案不同于讲稿，不是教材的翻版，是教师主动创作的过程。教师可以在反映教案基本内容的基础上，发挥和创造富有个性的教案设计。

2. 好教案的特色

1）具有开放性

在现代课堂中教师需淡化课程教学中的预定性，而要采用开放性的课堂结构进行教学，给学生以更广的发挥空间。

2）突出师生互动性

新课程要求课堂是师生双方教与学的交往、互动的场所，提供给学生自主发展的空间。教师设计教案以促进学生"怎样有效学习"为思考目标，必须从学生的需要出发，重点解决如何引导学生在课堂上带着一定的情感、态度主动学习。

3）体现师生互补性

需重视教学过程中最大限度地发挥教案在教学过程中与教材资源的互补作用。教师在进行教案设计时，应能充分预见师生在教学过程的交往互动，以达到有效的互动效果。在教学过程中，应随时关注学情，准确把握"互补性"。

4）学法渗透性

教案必须使用渗透学法，改变以往重结论轻过程的传统教学，重视学生质疑、判断等认识活动的锻炼，以培养学生的创新精神和创新思维，使学生更能适应未来社会生活的需要。

3. 好教案的评价标准

1）规范性

内容规范，包括：教学目标（目的、要求）、教学重点难点、课时设计、教学方法及教学媒体、教学过程、板书设计、作业、课后小结。

2）科学性

教学目标明确，重点、难点突出，教材分析透彻，语言准确，切合教材和学生实际。

教案中既能体现传授知识的科学性、系统性，又能体现教学方法的灵活性、多样化。

3）先进性

（1）教案能很好地反映本学科的知识特点，适时对学生进行政治思想教育，做到教书育人有机结合。

（2）能恰当合理地使用现代教育技术手段。

（3）以学生为主体，突出自主性、合作性、探究性学习方式，体现课改的基本理念。

（4）教案要能有利于学生的创新精神和求异思维的培养，教学过程能体现师生互动的活动空间，并能注重学生的个性发展。

4)突出教学改革的特色

合作学习、体验学习、探究学习、多媒体教学手段与本学科完美结合、增强德育教育实效性。

附录一   教学设计(教案)比赛评分标准(参考)

教学环节	评价内容	评分	得分
教学目标	能体现知识与技能、过程与方法、情感态度价值观"三维"教学目标	15分	
教学重难点	教学重难点准确、突出	5分	
教学时间	各教学环节的时间设计合理	5分	
复习导入	设置情境,能引起新旧知识之间的冲突,引发学习兴趣和学习欲望	5分	
教学过程及教学方法	能以学生为主体,合理运用自主性、合作性、探究性等多种学习方式,体现课改的基本理念。备课过程中能预见可能出现的问题及对策	20分	
	教师活动、学生活动有价值、设计意图明确,不盲目。教学过程既能体现师生互动的活动空间,并能注重学生的个性发展	20分	
	能恰当合理地使用现代教育技术手段	5分	
	能创造性地使用教材,使学生产生进一步学习探究的欲望	5分	
练习与提高	当堂训练,作业设计科学合理,有趣味,有层次并注重学生的思维发展	20分	
评委意见			

附录二

××大学医学院教案

课程名称	临床麻醉学
院 系 部	第一临床医学院
教 研 室	麻醉学教研室
教师姓名	×××
职　　称	教授
授课时间	2012 年 2 月 13 日～2012 年 7 月 10 日

××大学医学院教务办

说　明

一、教案基本内容

1. 首页：包括课程名称、授课题目、教师姓名、专业技术职称、授课对象、授课时间、教学主要内容、目的与要求、重点与难点、媒体与教具。

2. 续页：包括教学内容与方法以及时间安排，即教学详细内容、讲述方法和策略、教学过程、图表、媒体和教具的运用、主要专业外语词汇、各讲述部分的具体时间安排等。

3. 尾页：包括课堂设问、教学小结、复习思考题与作业题、教研室（科室）主任意见、教学实施情况及分析。

二、教案书写要求

1. 以教学大纲和教材为依据。

2. 明确教学目的与要求。

3. 突出重点，明确难点。

4. 图表规范、简洁。

5. 书写工整，层次清楚，项目齐全，详略得当。

课程名称	临床麻醉学			授课题目	第四章　气管与支气管内插管		
教师姓名	雷恩骏	职称	教授	所属院部系	第一临床医学院	教研室	麻醉学教研室

教学层次	□研究生　☑本科生　□专科　　成教(□本科　□专科)	学时	2 学时 (100 分钟)
授课对象	麻醉学专业 2009 年级 麻醉 1 班	授课时间	2012 年 2 月 13 日～2012 年 7 月 10 日

主要内容：

1.插管前准备及麻醉。

2.气管内插管。

3.支气管内插管。

4.拔管术。

5.气管、支气管内插管的并发症。

6.喉罩的应用。

目的与要求：

1. 熟悉插管前检查和评估的基本内容，了解气管内插管用具及准备。

2. 熟悉气管内插管的适应证及优点，口腔明视插管法和经鼻盲插的基本步骤及注意事项，了解气管内插管困难病人常用的三种插管方法。

3.掌握气管内拔管的指征，熟悉气管内插管拔管的即时并发症及留置气管内导管期间及拔管后的并发症及其防治。

4.了解支气管内插管的适应证及优缺点，单腔支气管内插管及双腔支气管内插管。

5.了解本章节中一些基本概念的英文拼读。

6.课后应登陆《临床麻醉学》教学网(www.lcmzx.com)学习本章节内容，并在可教学论坛上与授课教师进行网络互动和发表自己的听课体会。

重点与难点：

重点：1.气管内插管的适应证及优点。2.气管内拔管的指征。

难点：1.与气管与支气管内插管相关的口腔、气管和支气管的解剖。2.气管内插管的基本步骤。3.困难气管内插管的特殊插管方法。

媒体与教具：

媒体：多媒体 CAI 课件教学

教具：气管、支气管内插管的实物如喉镜、气管内插管包、支气管导管等。

教学内容与方法	时间
一、以气管内插管术在临床医学中的重要性,同时结合气管内插管术(Tracheal intubation)的视频录像开门见山地切入课程的教学内容。CAI课件对学生的视觉和听觉进行强烈的冲击,迅速将学生的兴趣和注意力吸引到课堂教学中。	5分钟
二、讲授插管前准备及麻醉 1.插管前检查和计估: (1)图片演示具体的外貌、体型、下颌、牙齿异常将给气管内插管带来的影响。 (2)动画演示口、咽、喉三轴线变化与头部位置的关系,口腔、咽、喉和气管解剖,图片演示甲骸距离(thyromental distance)。 (3)口齿情况:图片演示 Mallampati 气道分级。 (4)简述鼻腔、咽喉及辅助检查。	5分钟
2.气管内插管用具及准备: (1)结合实物双语讲授气管内插管用具:如面罩(face mask)、气管导管(endotracheal tube)、套囊(cuff)、麻醉喉镜(laryngscope)、气管导管管芯(stylet)、插管钳(Magill 插管钳或 Rovenstine 插管钳)、牙垫(Mouth prop)、麻醉喷雾器(Anesthetic spray),并示范使用方法。 (2)图片介绍纤维光导支气管镜(fiberoptic bronchoscope)。	5分钟
3.插管前麻醉 (1)视频演示预充氧(preoxygenation)和全麻诱导(induction)。 (2)简单介绍气管内插管局部麻醉(local anesthesia)的方法。	5分钟
三、重点讲授气管内插管	5分钟
1.气管内插管方法: (1)口腔(orotracheal intubation) 或鼻腔插管 (nasotracheal intubation)。	5分钟
(2)明视插管(Direct vision intubation)或盲探插管(Blind intubation)。 2.气管内插管适应证:如保护气道、防止误吸等。 3.视频全程播放经口腔明视插管法: (1)面罩通气(mask ventilation)。 (2)经口插管的头位:以鼻嗅位(sinffing position)。 (3)喉镜置入:弯喉镜片(Macintosh)、直喉镜片(Miller)置入。 (4)导管插入气管(tube intubation endotracheal)。	15分钟
(5)确认导管进入气管的方法、气管导管的固定。 四、结合视频简单讲解经鼻气管插管法 1.经鼻气管插管准备(Nasotracheal intubation)。 2.经鼻盲探插入导管(Blind nasotracheal intubation)。	5分钟
五、重点讲授困难气道(difficult ariway)的识别与处理。 1.双语讲解困难气道定义:面罩通气困难(difficult mask ventilation,DMV);喉镜暴露困难;气管插管困难(difficult intubation)。 2.困难气道的原因: (1)气道生理解剖变异。 (2)局部或全身疾患。	10分钟

(3)颌面部创伤。	
3.困难气道处理规则:ASA 困难气道处理规则(The ASA Difficult Airway Algorithm)。	5分钟
4.常用困难气道插管术:用视频介绍国内外最先进的困难气道插管方法:如视频喉镜插管术、纤维光导支气管镜插管术(Fiberoptic endotracheal intubation)等。	
六、讲授支气管内插管(Bronchial intubation)	
1.意义:双腔气管导管(double-lumen endotracheal tube, DLT)、单腔支气管堵塞导管、单腔支气管导管(endobronchial tube)能将两肺分隔并能进行单肺通气。	10分钟
2.简介适应证及优点。	
3.结合实物介绍双腔气管导管的种类(Carlens 双腔管、Robertshaw)。	10分钟
4.视频介绍双腔导管插管方法和双腔导管定位方法。	
七、重点讲授气管导管拔管术(Extubation)	
1.课堂提问气管拔管的指征?强调应严格掌握拔管的适应证与禁忌证:有可能发生拔管后窒息事故。	
2.视频播放气管拔管术并讲解注意事项。	5分钟
八、重点讲授气管、支气管内插管的并发症	
1.课堂提问气管插管的并发症,重点讲授气管插管即时并发症。	
2.留置气管内导管期间并发症。	5分钟
3.拔管和拔管后并发症。	
九、视频播放喉罩通气道(laryngeal mask airway, LMA)的应用	
1.喉罩的适应证、禁忌证。	
2.注意事项。	
十、课程总结	
1.气管插管术。	
2.支气管插管术。	
3.气管插管术并发症。	

课堂设问:

1.气管插管的目的?

2.气管插管最常见的方法?

3.气管拔管的指征?

4.气管插管的并发症?

课堂教学小结:

　　按照教学大纲要求,以《临床麻醉学》(第二版)为基础,制成的多媒体课件,将抽象的理论变得更直观、更生动、更有趣,使学生从视觉、听觉、触觉等方面有身临其境的感觉,并使学生在脑海中对气管插管、支气管插管留下深刻的印象,为将来临床麻醉打下扎实的理论基础。教学与临床实践密切相结合,正确引导了学生的思维,突出了医学教育的特色,丰富的媒体信息大大调动了学生对专业课的兴趣、对临床麻醉实践的憧憬和渴望,激发了学生学习麻醉学知识的热情、动机和对麻醉学专业的信心。

复习思考题及作业题：

思考题：

1.麻醉医生的重要职责是什么？

2.为什么说麻醉医生必须掌握气道管理的基本技能？

作业题：

1.气管插管及气管拔管的指征是什么？

2.试述气管插管的方法和步骤？

教材及参考书：

教材：《临床麻醉学》(第三版)

参考书：

1.《现代麻醉学》(第三版)

2.《Miller 麻醉学》(第五版)

教研室(科室)主任意见	
	教研室(科室)主任签章：　　　　　　年　月　日

教学实施情况及分析(此项内容在课程结束后填写)：

××大学医学院教案

课 程 名 称	麻醉设备学
院 系 部	第一临床医学院
教 研 室	麻醉学教研室
教 师 姓 名	×××
职 　 称	教授
授 课 时 间	2012 年 2 月 13 日～2012 年 7 月 10 日

××大学医学院教务办

说　明

一、教案基本内容

1. 首页：包括课程名称、授课题目、教师姓名、专业技术职称、授课对象、授课时间、教学主要内容、目的与要求、重点与难点、媒体与教具。

2. 续页：包括教学内容与方法以及时间安排，即教学详细内容、讲述方法和策略、教学过程、图表、媒体和教具的运用、主要专业外语词汇、各讲述部分的具体时间安排等。

3. 尾页：包括课堂设问、教学小结、复习思考题与作业题、教研室（科室）主任意见、教学实施情况及分析。

二、教案书写要求

1. 以教学大纲和教材为依据。

2. 明确教学目的与要求。

3. 突出重点，明确难点。

4. 图表规范、简洁。

5. 书写工整，层次清楚，项目齐全，详略得当。

课程 名称	麻醉设备学				授课 题目	第三章　麻醉机		
教师 姓名	雷恩骏	职称	教授	所属 院部系	第一临床医学院	教研室	麻醉学教研室	
教学 层次	□研究生　　☑本科生　□专科　　成教(□本科　□专科)						学时	4 学时
授课 对象	麻醉学专业 2010 级 麻醉 1 班、2 班				授课 时间	2012 年 2 月 13 日～2012 年 7 月 10 日		

主要内容：

1.麻醉机的概述。

2.麻醉机的结构。

3.麻醉机的供气系统。

4.麻醉机的基本部件。

5.麻醉蒸发器。

6.麻醉通气系统。

7.麻醉机的用前检查。

目的与要求：

1.熟悉麻醉机的基本概念。

2.熟悉麻醉机的结构,熟悉麻醉机的气路系统:高压系统、中压系统、低压系统。

3.掌握气源、贮气筒的概念。

4.掌握麻醉机的基本部件。

5.了解麻醉蒸发器的原理。

6.掌握麻醉机使用前检查的项目。

7.课后登陆××大学优秀网络建设课程平台《麻醉设备学》课程,继续学习本章节内容,并在教学论坛版块上与授课教师进行网络互动和发表自己的听课体会。

重点与难点：

重点：

1.麻醉机的结构。

2.麻醉机的基本部件。

难点：

1.气源、贮气筒。

2.麻醉机用前检查的项目。

3.麻醉蒸发器。

媒体与教具：

媒体:多媒体 CAI 课件教学,××学院优秀网络建设课程平台。

教具:麻醉机、麻醉机附件。

教学内容与方法	时间分配
第三章 麻醉机	
一、概述:以麻醉机在临床医学中的重要性,同时结合麻醉机的视频录像开门见山地切入课程的教学内容。CAI课件对学生的视觉和听觉进行强烈的冲击,迅速将学生的兴趣和注意力吸引到课堂教学中。	10分钟
二、重点讲授麻醉机的基本概念	
1.介绍优良麻醉机的特点。	10分钟
2.以多媒体图片形式介绍麻醉机的分类:	
(1)按功能多少、结构繁简分类;	4分钟
(2)按流量高低进行的分类;	3分钟
(3)按使用年龄进行的分类。	3分钟
第一节 麻醉机的结构	
一、用麻醉机图谱介绍麻醉机的高压系统(high-pressure system)及其在麻醉机中的作用	10分钟
二、用麻醉机图谱介绍麻醉机的中压系统(intermediate pressure system)及其在麻醉机中的作用	5分钟
三、用麻醉机图谱介绍麻醉机的低压系统(low-pressure system)及其在麻醉机中的作用	5分钟
第二节 供气系统	
一、用视频全程播放供气系统	
1.重点讲授气源。	5分钟
2.重点讲授贮气筒(cylinder)。	2分钟
3.介绍压缩气体贮气筒的管理。	2分钟
4.介绍中心供气系统(centralgassupplysystem)。	1分钟
第三节 麻醉机的基本部件	
一、结合视频简单讲解麻醉机的基本部件	5分钟
二、重点讲授减压阀(pressure relief valve)	5分钟
三、介绍压力表(pressure gauge)	5分钟
四、简单介绍针形阀(needle valve)	5分钟
五、重点讲授流量计(flowmeter)	
1.转子流量计。	1分钟
2.浮杆式流量计。	1分钟
3.滑球式流量计。	1分钟
4.压力代偿型流量计。	1分钟
5.N_2O-O_2联动式安全装置。	1分钟
第四节 麻醉蒸发器	
一、视频演示麻醉蒸发器	5分钟
二、重点讲授蒸发器(vaporizer)的概念和临床应用	10分钟
三、讲授麻醉蒸发器原理	5分钟

四、从十个方面重点讲授影响蒸发器输出浓度因素	10分钟
1.温度。	
2.载气与药液接触面积的影响。	
3.大气压影响。	
4.间歇逆压影响。	
5.新鲜气流量的影响。	
6.稀释气流与载气流与分流比的影响。	
7.载气组成的影响。	
8.麻醉药量的影响。	
9.振荡的影响。	
10.蒸发器在麻醉环路中安放位置的影响。	
五、重点讲授蒸发器的连接及使用注意事项：	5分钟
1.串联安装。	
2.使用注意事项。	
3.安全措施。	

第五节　麻醉通气系统

一、双语讲解麻醉通气系统(anesthesia breathing system)	
1.回路：如开放回路(open circuit)、Mapleson 回路。	3分钟
2.环路：半紧闭环路(semi-closedcircuit)、紧闭环路(closedcircuit)。	2分钟
二、重点讲授预防 CO_2 重复呼吸应遵循三条原则	5分钟
三、介绍半紧闭式通气系统的主要优点和缺点	5分钟
1.优点。	
2.缺点。	
四、简单介绍紧闭式 CO_2 吸收环路	3分钟
五、讲授 CO_2 吸收器	
1.CO_2 吸收器。	3分钟
2.CO_2 吸收剂：碱石灰(sodalime)，钡石灰(baralime)。	2分钟
3.CO_2 吸收器容积。	2分钟
六、用视频介绍螺纹管、贮气囊和面罩	5分钟
1.螺纹管。	
2.贮气囊。	
3.面罩。	

第六节　麻醉残气清除系统

视频介绍麻醉残气清除系统(scavenging system of anesthesia)	5分钟
麻醉机的安全保障系统	
1.重点介绍麻醉机的氧阻断安全装置(oxygen failure safety device)。	3分钟
2.讲解低氧防护装置。	2分钟

第七节　麻醉机的用前检查

一、课堂提问低压系统的泄漏试验	5分钟
1.什么是正压泄漏试验。	5分钟
2.什么是负压泄漏试验。	5分钟

二、简单介绍回路系统试验	
三、重点讲授麻醉机的检查常规	
1.紧急通气装置。	
2.高压系统。	
3.低压系统。	
4.残气清除系统。	3分钟
5.通气系统(breathing system)。	5分钟
6.检查监测仪。	
7.检查麻醉机的最终状态。	
四、讲解麻醉机安全保障系统功能的检查	2分钟
课程总结及课后作业布置:	
1.麻醉机的概述。	1分钟
2.麻醉机的结构。	1分钟
3.供气系统。	1分钟
4.麻醉机的基本部件。	1分钟
5.麻醉蒸发器。	1分钟
6.麻醉通气系统。	1分钟
7.麻醉机的用前检查。	1分钟
8.课后要求学生登陆××大学优秀网络建设课程平台《麻醉设备学》课程。	
9.课后思考题:	2分钟
(1)麻醉机的用前检查内容是什么?	
(2)麻醉通气系统的回路有哪些?	
课后作业题:	
(1)影响蒸发器输出浓度因素有哪些?	
(2)压缩气体贮气筒的管理应注意什么?	
课堂设问:	
1.麻醉机的基本概念是什么?	
2.麻醉机的结构有哪些?	
3.预防CO_2重复呼吸应遵循三条原则是什么?	

课堂教学小结:

按照教学大纲要求,以《麻醉设备学》(第二版)为基础,制成的多媒体课件,将抽象的理论变得更直观、更生动、更有趣,使学生从视觉、听觉、触觉等方面有身临其境的感觉,并使学生在脑海中对麻醉机留下深刻的印象,为将来临床麻醉打下扎实的理论基础。教学与临床实践密切相结合,正确引导了学生的思维,突出了医学教育的特色,丰富的媒体信息大大调动了学生对专业课的兴趣、对临床麻醉实践的憧憬和渴望,激发了学生学习麻醉学知识的热情、动机和对麻醉学专业的信心。

复习思考题及作业题：

思考题：

1.麻醉机的用前检查内容是什么？

2.麻醉通气系统的回路有哪些？

作业题：

1.影响蒸发器输出浓度因素有哪些？

2.压缩气体贮气筒的管理应注意什么？

教材及参考书：

教材《麻醉设备学》(第三版)

参考书：

1.《现代麻醉学》(第三版)

2.《Miller 麻醉学》(第五版)

教研室(科室)主任意见	教研室(科室)主任签章：	年 月 日

教学实施情况及分析(此项内容在课程结束后填写)：

第七篇

多媒体制作篇

第一章　多媒体写作概念

第一节　什么是多媒体

1. 多媒体的定义

凡作用于信息的表现和传达的工具可称之为媒体。多媒体则是通过文字、声音、图像、影像等不同的形式,对信息进行不同角度的表现和传达的一种综合手段或综合方法。其特点是"多",表现在方法多、角度多、形式多,能让所表现和传达的信息更为直观,更为强烈,留下印象更为深刻。

从视觉上,多媒体包含了文字、图形、图像、动画等视觉媒体;从听觉上,多媒体则包含了语言、音乐、声乐等听觉媒体。多媒体是融合了至少两种以上媒体的人—机交互式信息交流和传播媒体。而在人们日常生活和工作中接触到的多媒体往往是多种媒体复合而成的,比如电影,包含了文字、影像和声音;游戏则包含了图像、声音、力反馈、人机交互等。有了多媒体,很大程度上改变了人们获取信息的传统方法,更改变人们的生活。

2. 多媒体的特点

多媒体具有以下特点:

1) 信息载体的多样性

信息载体的多样性是多媒体的主要特征之一,也是多媒体能在信息社会里长久发展的动力。多媒体的多样性体现在信息采集或生成、传输、存储、处理和显现的过程中,需要各种媒体来对信息进行承载,比如呈现媒体、表示媒体、感知媒体、传输媒体、存储媒体,或者各种媒体之间的交互。

信息载体的多样化使计算机所能处理的信息在空间上和范围上得到扩展和放大,不再局限于冷冰冰的文字以及处于一个平面的图形和图像,从而使计算机变得更加人性化,也因此让人们的生活丰富多彩。人类对于信息的接收和产生主要体现在视觉、听觉、触觉、嗅觉和味觉五个感觉空间内,其中视觉、听觉、触觉占了 90% 的信息量。借助于这些多感觉形式的信息交流,人类对于掌握信息更是得心应手。然而计算机以及与之相类似的设备都远远没有达到人类的水平,在信息交互方面与人的感官空间就相差更远。多媒体就是要把计算机处理的信息多维化,通过信息的捕获、处理与展现,使之交互过程中具有更加广阔和更加自由的空间,满足人类感官空间全方位的多媒体信息要求。

2) 交互性

交互就是通过各种媒体信息,参与的各方(不论是发送方还是接收方)都可以对媒体信息进行编辑、控制和传递。交互性在于,使用者对信息处理的全过程能进行完全有效的控制,并把结果综合地表现出来,而不是单方向的对数据、文字、图形、图像或声音的接收和处理。人们能够随意控制图像、声音、影像,实现人和人之间、人和计算机之间的数据双向互动的交流,以及多样性、多变性的表现和展示。

交互性向人们提供更加有效地控制和使用信息的手段和方法,同时也为信息应用开辟了更加广阔的领域。交互可以让人们做到自由地控制和干预信息的处理,增加对信息的注意力和理解,延长信息的保留时间。人们借助于多媒体的交互,在医学辅助教学、医疗过程模拟训练、手术过程的模拟、远程医疗等方面都取得了巨大的成功。

3)集成性

集成性是指以计算机为中心综合处理多种信息媒体,它包括信息媒体的集成和处理这些媒体的设备的集成。它集文字、文本、图形、图像、视频、语音等多种媒体信息于一体,犹如人的感官系统一样,从视觉、听觉、触觉、嗅觉和味觉等多种感官渠道接收信息,并送入大脑,然后通过大脑进行计算分析进而判断,从而得到所需要的信息。多种媒体的集成是多媒体技术的一个重要特点。

第二节　多媒体的优势与缺点

对于多媒体,不仅要正确认识、正确对待,还要正确应用。其优势有如下几点:

(1)促进书写和阅读效率:传统的书写方式是通过笔将所表达的信息通过文字表述出来,而多媒体为医疗文书、医学教学、医学科研提供了极为有利的物质条件。多媒体可以提供文字、图像、视频、声音等多种方式来表达信息,可以将原来用大段文字来表达或者表达不清晰的信息用一幅图像、一段视频、一段声音直观生动地表达出来,从而方便了阅读。

(2)充实创作内容:多媒体既保留了计算机的交互特点,又具有视听设备完美地呈现图像和声音的优势,具有非凡的表现力、丰富的内容、多样的形式、生动的图像,从而充实了创作的内容。

(3)促进自我教育的提高:现代社会是信息大爆炸的社会,各种新生事物层出不穷,各种新知识不断涌现,从而促使人们跟上时代步伐,不断充实新内容,反映时代生活。医学知识需要不断更新和扩充,多媒体成为人们获取最新医学知识信息最得心应手的工具。通过多媒体可以进行信息访问,可以收集到最新最好的图文并茂的医疗动态,可以根据目的很方便地对医学文书、教学材料、医学科研文书等进行动态组织和修改,从而做到"与时俱进"。由于使用多媒体,可通过互联网捕捉到最新资料和信息,从而进行良好的自我教育、自我提高、自我完善,进而促进医学发展。

多媒体的优越性有目共睹,但是也存在一些缺点,甚至会因此导致一些负面影响。多媒体有如下一些缺点:

(1)过度依赖:如过度的使用多媒体,往往会产生一种依赖性,不论创作的内容是否适合或者有必要利用多媒体,一律采用了多媒体,失去了对文字应有的掌握,有些需要文字进行总结的情况,使用图片进行表达,不一定方便阅读,也不方便记忆,内容华而不实。有些人甚至出现离开了多媒体无法进行原本工作的情况。

（2）有意或无意利用多媒体进行夸大或造假：随着科技的发展，多媒体的运用已经渗透各行各业，多媒体的特性让其在宣传和传播方面有着得天独厚的优势，也正因为这些特性，会带来夸大或造假的情况。例如美容行业，通过多媒体可以很方便、直观的对其手术、疗效进行宣传，让更多的人了解。但某家美容医院，在利用多媒体制作宣传片的时候，对于手术前后的对比图片通过计算机进行调整，人为地造成效果差异巨大；又如把照片上人物的疤痕人为用计算机手段去掉，制造手术效果良好的结果。这些行为不但无益于行业的发展，还为行业的诚信带来了不小的负面影响。

　　总的来讲，多媒体固然有常规媒体或单一媒体所无法比拟的优越性，但其他常规媒体的许多特色功能也不容忽视。如文字的归纳总结功能等，是计算机所不能完全替代的。所以，应根据实际情况需要选择合适的媒体，让计算机与其他常规媒体有机结合，共奏奇效。

第三节　医学多媒体的特点

　　医学的教授研究对象是某一疾病的知识，对于疾病的内容和知识比较抽象或复杂的情况下，运用多媒体技术，可以变抽象为具体，变无声为有声，以图文并茂、声像俱佳、动静皆宜的表现形式，大大增强对医学的理解与感受，调动各种感官共同作用以强化感知，加深对医学的多层次、多角度的刺激掌握，进而可以引导对于医学深层次的探索和把握。例如讨论肾病综合征内容时，制作典型病理多媒体的图片，可以把病理基础学科和临床医学结合起来，跨越了学科界限，更进一步让读者深刻体会大量蛋白尿的产生是由于肾小球滤过膜异常所致。

　　在制作医学多媒体的过程中，还必须坚持严谨、真实、科学的原则。

　　（1）真实：真实是医学多媒体的生命，医学多媒体以客观事实为依据，运用实验研究、临床观察、现场调查等方法，对医学资料信息进行客观记录，不能通过艺术的手法把事实存在的图像进行艺术化夸张的表现。

　　（2）严谨：在制作多媒体图像时，不能仅仅依据自己的经验而给某个疾病定下诊断，经验是在科学的数据面前提供一个参考，而客观翔实的数据才是定下诊断的依据。

　　（3）科学：科学是放之四海皆准行的真理，能用理论公式反复来解释与证明的，才是科学的。医学多媒体也是如此。

小　结

　　1. 多媒体是通过文字、声音、图像、影像等不同的形式，对信息进行不同角度的表现和传达的一种综合手段或综合方法，依靠多媒体，不仅改变了人们获取信息的传统方法，也改变了人们的生活。多媒体的特点有信息载体的多样性、交互性、继承性。

　　2. 多媒体具有促进书写和阅读效率、促进充实创作内容、促进自我教育的提高的优势，因此，越来越多的人把多媒体引入到生活和工作中，但是，如过度依赖或利用多媒体进行夸大或造假，这不仅没带来便利，反而增加了麻烦甚至负面的影响。

　　3. 医学多媒体的特点是真实、严谨、科学。正因为这些特点，医学多媒体才能蓬勃发展，才可对医学起到举足轻重的辅助作用。

第二章　多媒体的创作

在制作演示文稿之前,首先要规划文稿的内容。

1. 确定主题

一个演示文稿,往往有一个主题贯穿整个文稿。比如一篇关于"某个疾病的临床分析"的演示文稿,首先要知道这个疾病有哪些特点,有哪些常见的症状,会引发其他哪些疾病等,并根据这些信息制定分析的思路,由这个思路去展开分析,这个"思路"就是所说的主题。

2. 收集材料

根据主题,搜集相关的材料。一篇丰富的演示文稿,仅仅有文字是不够的,也不足以表达想法。因此,适当的加入一些图像、声音、图表以及影像,让整个文档生动起来,起到充实演示文稿的作用。仍以"某个疾病的临床分析"为例,为了表现疾病的一些数据的比较,可以运用表格来体现这些内容,甚至可以把表格里的数据转化成为图表,更为生动地体现出这些变化。

对于一些材料的搜集,通常可以借助日常的病历记录,而在信息化的今天,可以利用医院信息系统以及强大的网络资源。比如一组心率对比数据,可以通过医院信息系统,很方便地调出两个或多个不同时间段的心率数据,做成表格或者生成图表;对于一些病理图片,可以通过网络,搜索专业的医学论坛得到所需的资料。

3. 资料分类整理

资料收集完毕之后,有些可能是重复的,或者是原始的未经处理的,这时候,需要谨慎的对资料进行一个筛选和分类,留下对于制作演示文稿最重要、最有用的那部分资料,如有必要,还要对一些资料进行处理。在把经过加工整理的资料按照文字、图像、声音、图表、影像等项目类型分类之后,演示文稿的内容也就差不多准备完成了。

4. 确定架构和流程

当完成资料的整理之后,在制作演示文稿之前,还需要做一件事情——确定架构和流程。

一个演示文稿包含以下这些内容:

题目

↓

大纲

↓

内容

↓

结尾

题目和大纲是围绕着主题来制定的,所以题目和大纲只能有一个;内容则是根据大纲来进行填充和完善;而演示文稿结束的时候,往往需要对文档进行一个总结,首尾呼应。

假如使用纸张作为演示文稿的媒介的话,那么就要把整个内容一页一页的写下来,再按照顺序编排到纸张上。而使用 Power Point,仅仅通过以下的流程,就可以完成一个演示文稿的制作。

打开 Power Point

↓

选择演示文稿背景

↓

制作演示文稿内容

↓

保存演示文稿

↓

打印文档或讲义

↓

放映演示文稿

↓

关闭 Power Point

 小 结

多媒体的创作由确定主题、收集资料、资料分类整理、确定架构和流程几个步骤组成。

第三章　典型多媒体举例

第一节　Power Point 2010 简介

Power Point 是微软推出的演示文稿制作软件，也是 Office 中非常出名的一个应用软件，最新的 Power Point 2010 提供了比以往更多的方法方便用户创建动态演示文稿并与访问群体共享。使用令人耳目一新的视听功能及用于视频和照片编辑的新增和改进工具可以创作更加完美的作品，从而简化和优化了工作，让演示文稿脱颖而出。

本节从认识 Power Point 2010 开始，由浅入深介绍如何制作演示文稿。

第二节　用 Power Point 2010 制作演示文稿（基础篇）

1. 认识 Power Point **2010** 的工作界面

Power Point 2010 的工作界面如图 1 所示。

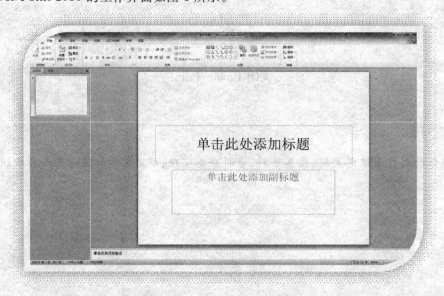

图 1　Power Point 2010 工作界面

1）功能区

功能区根据功能分为文件、开始、插入、页面布局、引用、邮件、审阅、视图等几个板块。

文件:文件菜单如图 2 所示,包括了文件的保存、打印、信息查看以及 Power Point 2010 的功能选项。主要功能:保存、打印。

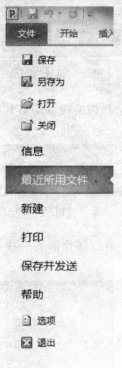

图 2 "文件"菜单

开始:"开始"菜单如图 3 所示,包含了幻灯片的一些基础操作,如剪贴板、幻灯片、字体、段落、绘图、编辑等。主要功能:复制、粘贴、幻灯片设置、字体设置、文字居左(中、右)、查找等。

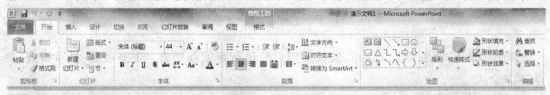

图 3 "开始"菜单

插入:"插入"菜单如图 4 所示,可以实现向幻灯片插入一些对象,如表格、图像、插图、链接、文本、符号、媒体等。主要功能:插入表格、图片、图表、文本框、艺术字、视频、音频等。

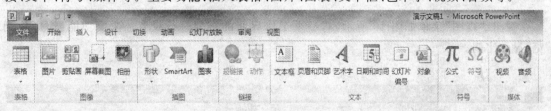

图 4 "插入"菜单

设计："设计"菜单如图 5 所示,实现对幻灯片进行整体的美化设计,包含页面设置、主题及背景设置。主要功能:设置页面、主题、字体等。

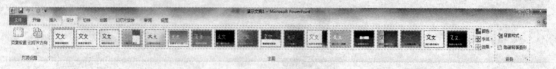

图 5 "设计"菜单

切换："切换"菜单如图 6 所示,选择切换两张幻灯片的方案,如淡出、分割等。主要功能:选择切换方案、添加声音等。

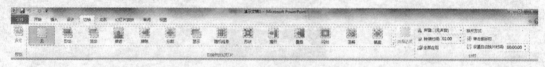

图 6 "切换"菜单

动画："动画"菜单如图 7 所示。给幻灯片加入一些动画效果,让幻灯片更生动。主要功能:出现、飞入、旋转。

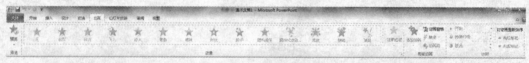

图 7 "动画"菜单

幻灯片放映："幻灯片放映"菜单如图 8 所示,可以对幻灯片进行放映和设置放映操作。主要功能:从头开始放映、设置幻灯片放映的方法等。

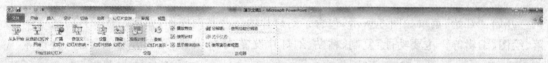

图 8 "幻灯片放映"菜单

审阅："审阅"菜单如图 9 所示,实现对幻灯片进行审阅和检查。主要功能:拼写检查、翻译、批注。

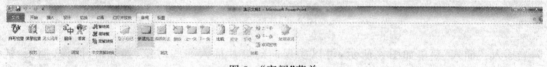

图 9 "审阅"菜单

视图："视图"菜单如图 10 所示,对整个工作界面的排列进行设置。主要功能:幻灯片浏览、显示比例。

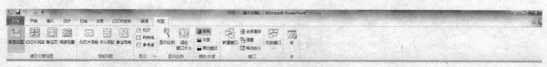

图 10 "视图"菜单

2）工作区

Power Point 2010 的工作中心区如图 11 所示，是由大纲窗格、幻灯片编辑窗格组成的。

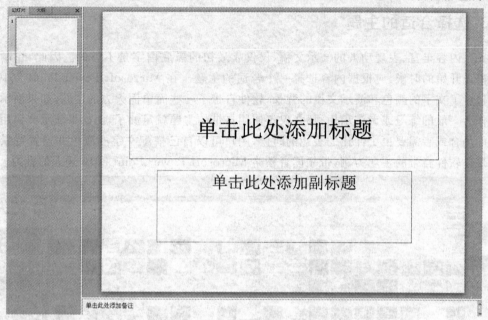

图 11　工作区

大纲窗格：在本区中，通过"大纲视图"或"幻灯片视图"可以快速查看整个演示文稿中的任意一张幻灯片。

幻灯片编辑窗格：是 PowerPoint 工作界面中最大的部分，它是使用 Power Point 2010 进行幻灯片制作的主要工作区。

3）状态区

状态区如图 12 所示，它由状态栏组成。

图 12　状态区

状态栏：位于窗口的最底端，显示当前演示文稿的常用参数及工作状态。

2. 打开 Power Point **2010**

可以通过两个方法打开 Power Point 2010：

（1）点击电脑屏幕左下角的"开始"按钮或者 Windows 图标，然后在"所有程序"中选择"Microsoft Office"，Microsoft Office 中包含了许多软件，选择"Microsoft Power Point 2010"。

（2）在操作系统的桌面上，双击"Microsoft Power Point 2010"图标　。这时候，系统打开了"Microsoft Power Point 2010"软件，并且自动新建了一个名为"演示文稿 1"的空白文稿，直接在其中输入内容即可。

打开了"Microsoft Power Point 2010"后,可以在制作演示文稿时使用各种操作,比如可以直接插入图片,也可以直接输入标题,也可以通过模板进行制作。

3. 选择合适的主题

一个内容丰富、表现动人的演示文稿,仅仅靠最初的黑底白字是不够的。因此,在制作演示文稿最开始的时候,应根据内容选择一个合适的主题。在 Microsoft Power Point 2010 里,主题包含了文字的颜色和演示文稿的背景,软件自带了一些简单而大方的主题,如果演示文稿仅仅作为一般的练习或者演示用,那么仅仅使用自带的主题就足够了,而如果演示文稿用于更正式的场合或者需要更个性化的表达的时候,用户可以自己搭配文字的颜色并设置背景的图案。现以软件自带的主题为例,带领读者领略 Microsoft Power Point 2010 迷人的魅力。

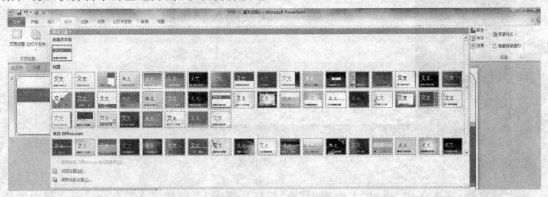

图 13　设置幻灯片主题

在图 13 所示"设计"选项卡里面可以看到,软件自带了许多主题,另外还可以从 Microsoft Office 的官方网站下载由 Microsoft Office 提供的新模板。通过点击"浏览模板"来进行导入,或者在搭配好文字的颜色和选择好背景图片后,点击"保存当前主题"对搭配好的模板进行保存,方便日后使用。

4. 新增和删除幻灯片

在 Power Point 2010 中,默认新建的第一张幻灯片是采用"标题幻灯片"这种版式设置,也就是说,这张幻灯片是作为演示文稿的封面的,方便输入演示文稿的题目,如图 14 所示。

1)新增幻灯片

如需增加其他的幻灯片,点击"开始"选项卡,再点击"新建幻灯片"按钮即可。这样,工作界面上增加了一张新的幻灯片,并采用"标题和内容"这种版式设置。

2)滚动幻灯片

当演示文稿中包含了许多幻灯片,需要在不同幻灯片之间进行浏览和修改的时候,可以点击幻灯片预览区域的滚动条对幻灯片进行切换,也可以使用键盘上的快捷键"Page Up"和"Page Down"进行"向上"和"向下"的操作。

3)删除幻灯片

如果要删除幻灯片,可以在工作界面的左边"预览区域"选择好不需要的幻灯片,通过点击

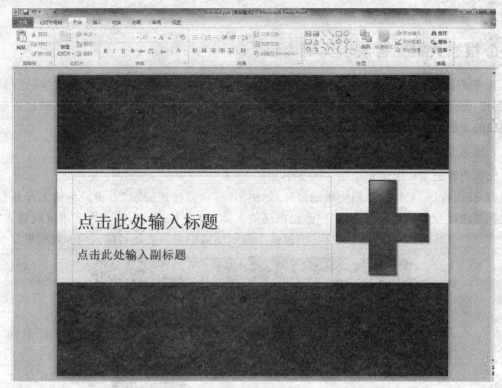

图 14 标题幻灯片

鼠标右键,选择"删除幻灯片"选项对幻灯片进行删除。也可以使用键盘上的快捷键"DEL"(也称为"Delete")进行"删除幻灯片"的操作。

5. 完善演示文稿大纲

大纲一般意义上指的是一个演示文稿所包含内容的提炼,默认情况下,一张幻灯片的大纲是该张幻灯片的标题,如图 15 所示。也就是说,在制作演示文稿的时候,可以根据演示文稿的主题,把一个演示文稿展开成若干条大纲。大纲的内容尽量精简、凝练。把大纲完善了,一个

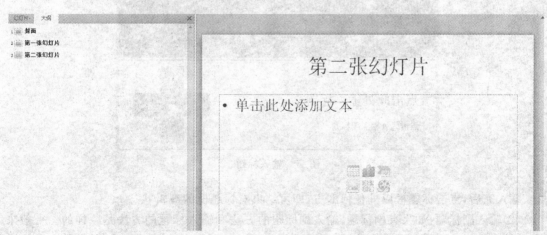

图 15 幻灯片大纲

演示文稿也就基本成型了。

6. 根据大纲完善演示文稿内容

在完成了大纲之后，就可以根据创作的思路把内容完善起来，内容可以是文字、表格、图表、图像、声音、影像，等等。每一种内容 Power Point 2010 都有各自专属的属性，可以根据演示文稿的主题，通过添加文字、图像、声音等把内容丰富完善。

1) 输入文字

完善内容的第一个工作就是输入文字。

(1) 输入标题：先切换到第一张幻灯片，如图 16 所示。按照提示"点击此处输入标题"，这时候标题边框会变成粗黑线边框，里面也出现插入点，如图 17 所示，这就表示该区域进入"编辑模式"，可以在该区域中输入文字。按照整个演示文稿的主题把题目输入到标题框里。

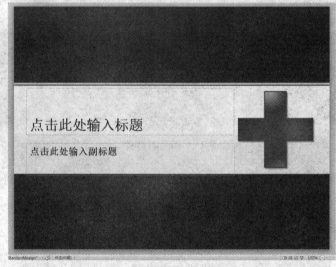

图 16　标题幻灯片

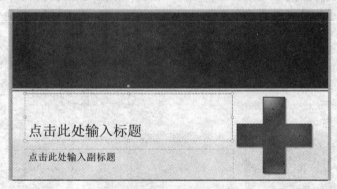

图 17　输入标题

输入完后，点击标题框以外任何地方，即可结束对标题框的编辑状态。

(2) 输入副标题：如果有副标题，输入副标题的方法和输入标题的方法是一样的。一般来讲，第一张幻灯片除了包含整个演示文稿的题目之外，还会包含演讲者的姓名、身份以及演讲的日期等，如有必要，还需加上自己的联系方式，如图 18 所示。

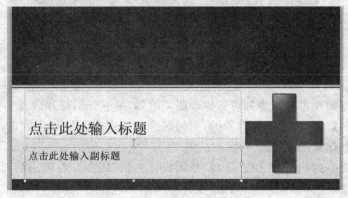

图 18　输入副标题

2）插入图片

一篇内容丰富多彩的演示文稿仅仅依靠文字是不足以来表达的，因此可以在演示文稿中插入图片来表现文字所不能表达的内容。

在打开了一张新的幻灯片之后，可以看到幻灯片中央放置可以插入的对象的图标，选择"插入来自文件的图片"。在弹出的对话框中选择所需要插入图片的目录，选择图片文件，单击"打开"，如图 19 所示。这样图片就添加到幻灯片中，效果如图 20 所示。

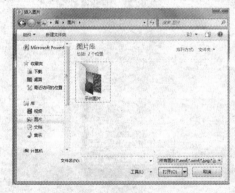

图 19　插入图片

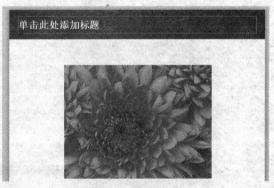

图 20　图片添加效果

3）插入表格

除了图片之外，演示文稿中还常常需要使用到表格，例如一些数据的对比，使用表格来进行表达，可使人一目了然。

在打开了一张新的幻灯片之后，选择"插入表格"图标。在打开的对话框里，按照数据的多少输入行数和列数，如图 21 所示。

这样，一张全新的表格就添加到幻灯片中了，如图 22 所示，点击任意一个单元格即可进入表格的编辑状态。

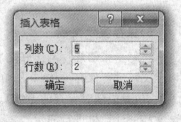

图 21　设置表格行数和列数

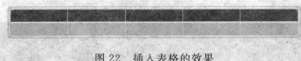

图 22　插入表格的效果

4) 插入影像

影像是由一幅幅连贯的图像和声音组合起来的,如果一张幻灯片插入一张图像,那表达连贯的图像时需要的篇幅,将是不可想象的,更何况静止的图像无法和声音进行完美的配合,这时候影像的优势就体现出来了。

在打开了一张新的幻灯片之后,选择"插入媒体剪辑"图标。在弹出的对话框中选择所需要插入影像的目录,选择影像文件,点击"插入",如图 23 所示。这样,视频就插入到幻灯片中了,如图 24 所示。在 Power Point 的工具栏中,可以对影像的格式和播放方式进行更改和设置。

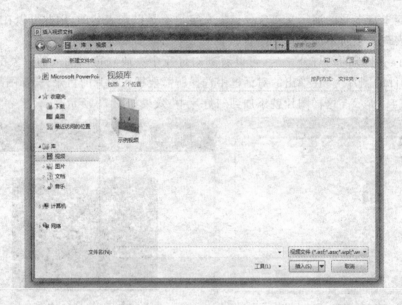

图 23　插入影像

5) 保存演示文稿

将每一张幻灯片制作好之后,一篇完整的演示文稿就形成了,此时,可以通过保存按钮对演示文稿进行保存操作(在幻灯片制作过程中,为防止断电或其他意外情况发生导致工作文件丢失,应养成随时保存的习惯)。现在,就可以把演示文稿拷贝出来,让演示文稿可以脱离制作该文稿的计算机进行演示。

点击工具栏的左上方,选择"文件"选项卡,可以看到关于文件的保存有两个选择:"保存"和"另存为",如图 25 所示。

"保存":默认为保存演示文稿原有的文件格式,如新建的演示文稿会保存为"新建 Microsoft Power Point 演示文稿.pptx"。

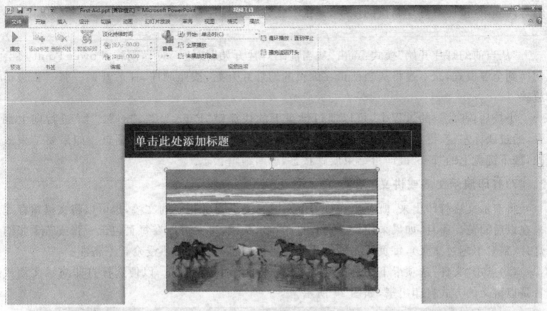

图 24　添加影像的效果

"另存为":演示文稿如需保存为其他文件格式时,使用"另存为"进行保存,可以选择更多的文件格式,如图 26 所示。

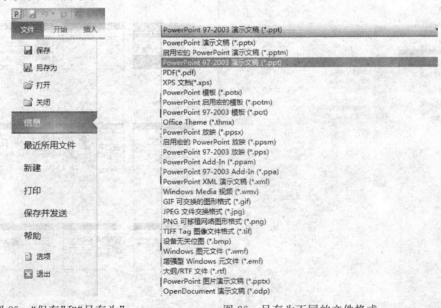

图 25　"保存"和"另存为"　　　　图 26　另存为不同的文件格式

6) 查看效果

通过"幻灯片放映",可以看到制作好的幻灯片的效果,以便进行预览和修改。幻灯片的放映可以从头放映,也可以选择从某一张幻灯片开始进行放映。

"从头开始"模式:点击"从头开始"按钮　　,Power Point 将切换到全屏模式,从第一张幻灯片开始,按照幻灯片制作的顺序,一张一张放映幻灯片。

"从当前幻灯片开始"模式:点击"从当前幻灯片开始"按钮 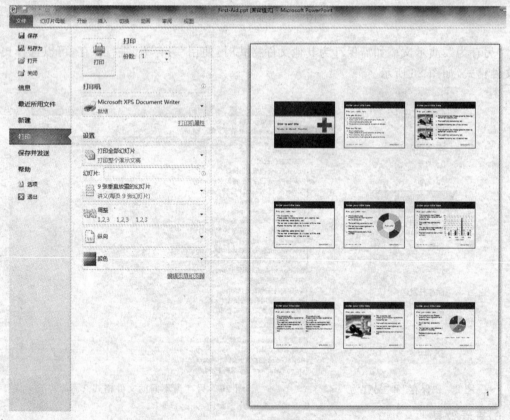,同样,Power Point 将会切换到全屏模式,只不过将从当前正在编辑的幻灯片开始,按照顺序,往后开始一张一张进行放映。

小技巧:在放映的过程中,可以通过键盘上的快捷键"Page UP"、"←"、"↑"进行向上翻页,通过鼠标左键、键盘上的快捷键"Page Down"、"→"、"↓"进行向下翻页。如果要结束放映,按下键盘上的"Esc"键即可结束放映状态,返回编辑状态。

7)打印演示文稿或讲义

将演示文稿打印出来,既可以在进行演示时让受众参考相应的文稿,也可以将文稿留存起来在以后阅览。而且,如果采用讲义形式打印演示文稿,讲义可以在每页包含一张或若干张幻灯片(最多不超过 9 张),每页每张幻灯片旁还可以留有空白区域供受众记下备注。

(1)点击"文件"选项卡下面的"打印"按钮,即可实时进行预览,以便选择打印演示文稿或者是以讲义的方式打印出来,如图 27 所示。

图 27　打印选项

(2)在"打印"界面中,可以选择是以幻灯片逐页进行打印抑或以讲义模式单张或多张进行打印,如图 28 所示,并可以借助右边的预览图进行实时的调整。

(3)选择打印的份数以及打印机,如图 29 所示。

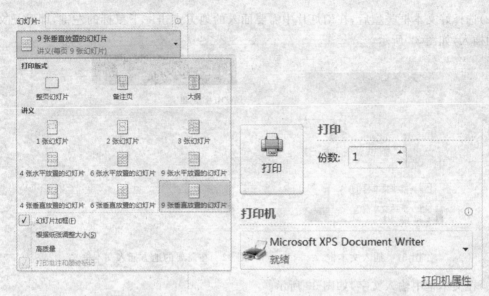

图 28 设置打印模式   图 29 设置打印份数

（4）设置好后，单击"打印"。

如果不需要进行打印之前的预览，那么只需通过点击 Power Point 2010 工具栏的"快速打印"按钮，即可进行快速打印，默认的打印方式是将演示文稿以幻灯片进行逐页打印。

8）关闭演示文稿与 Power Point 2010

在 Power Point 2010 中关闭演示文稿很简单，只需要点击界面右上角的醒目的红色"退出"按钮 ![X] 或者"文件"菜单下面的 ![退出] 按钮即可。

在退出的时候，如果 Power Point 2010 弹出如图 30 所示的提示对话框，说明演示文稿还没有进行保

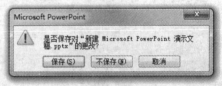

图 30 提示对话框

存，若点击"保存"按钮，就将对文稿进行保存；若点击"不保存"，就将直接退出 Power Point 2010，放弃对演示文稿所编辑过的内容；若点击"取消"，就将不退出 Power Point 2010，也不对演示文稿进行保存，返回到退出前的编辑状态。

第三节 用 Power Point 2010 制作演示文稿（提高篇）

1. 让版面看起来更美观

Power Point 2010 预设的幻灯片里，默认只能输入文字，而仅仅按照默认的版式，则达不到美观、直接的效果，如果想要整个版面看起来更美观，需要对整个版面的文字排版进行设计。

1）插入文本框

（1）在幻灯片中，只需要在"插入"选项卡里，找到"文本框"按钮，如图 31 所示，就可以把文本框插入到当前的幻灯片中。如果插入的文字量很大，可以选择"横排文本框"。如果插入的文字量不大而且需要垂直排列显示，可以选择"垂直文本框"。

（2）选择好文本框类型后，在幻灯片中需要插入的地方点击一下鼠标的左键，即可把文本框成功插入，如图32所示。

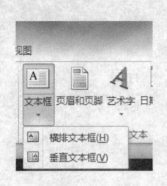

图31　插入文本框 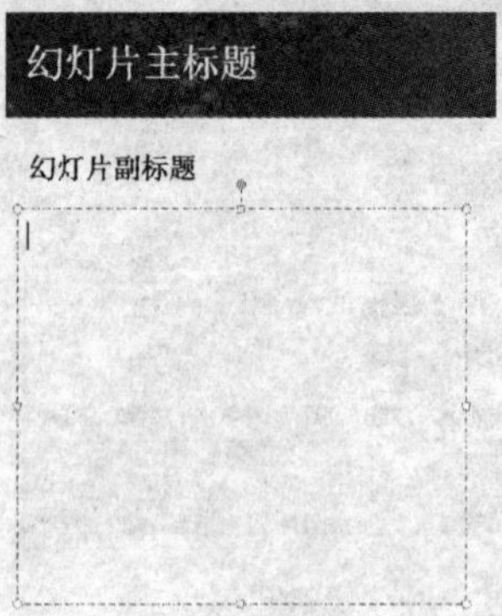　　　　图32　在需要的地方插入文本框

（3）在文本框中输入文字，如图33所示。

（4）根据文字的多少，按住文本框周围的八个圆点向需要的方向进行拖曳，控制文本框的大小。如图34。

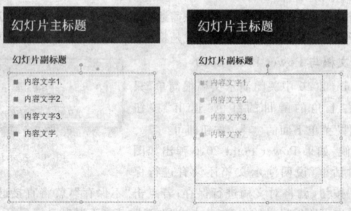

图33　在文本框中输入文字　　　图34　拖曳文本框

（5）编辑完成后，点击文本框以外的空白区域，结束对文本框的操作。添加的文本框效果如图35所示。

如果还需要重新进行编辑，对着文本框内的文字单击鼠标左键，即可重新回到编辑状态。

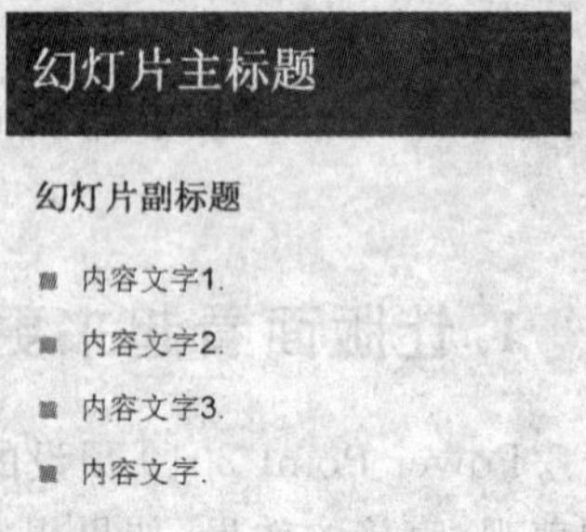

2）调整文本框

一般来说，文本框的标题文字定位在框内的左边，而正文则可以根据版面的设计，把文字进行居左、居中、居右的排版，以达到美观的要求，如图36、37所示。

图35　添加文本框效果

Power Point 2010 对于文本框的外观还提供了多种形状样式以供选择，其中有外观主题、形状填充、形状轮廓、形状效果等几个属性。

选中需要更改的文本框后，点击"格式"菜单，对文本框的外观进行调整，如图38所示。

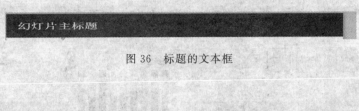

图 36 标题的文本框

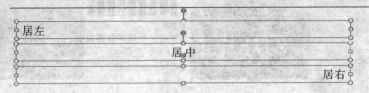

图 37 居左、居中、居右排版

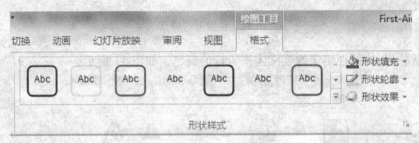

图 38 格式选项卡

　　下面以正文的文本框为例子,对文本框的外观进行调整。

　　(1)外观主题:该属性以简单的"一键式"方案改变文本框的外观。该功能在实际使用中经常用到,这里根据幻灯片的排版和颜色,选择"细微效果-白色,强调颜色 3"。如图 39 所示。

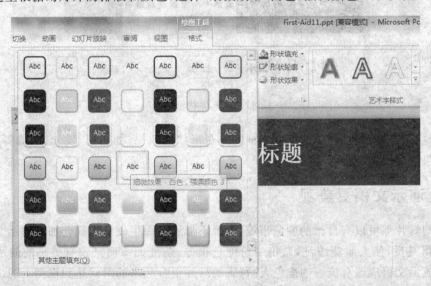

图 39 设置外观主题

（2）形状填充：该属性用于改变文本框的背景颜色。如图 40 所示。

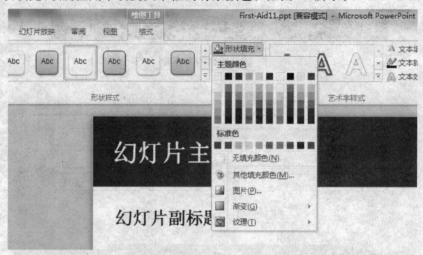

图 40　设置形状填充

（3）形状轮廓，该属性用于改变文本框边框的颜色。如图 41 所示。

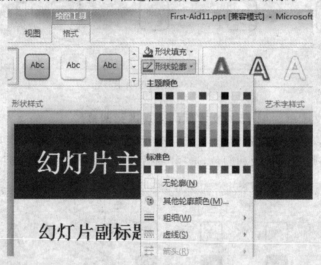

图 41　设置形状轮廓

（4）形状效果：该属性用于改变文本框的外观形状的效果，如阴影、发光、映像等都是经常用到的效果。如图 42 所示。

2. 让演示文稿更美观

　　每张幻灯片都可以有自己的颜色搭配，如果不加思考而生硬地把颜色加到演示文稿中，效果反而适得其反，使人眼花缭乱，做出一份配色很差、杂乱无章而又没有美感的演示文稿来。一份好的演示文稿应该有统一的配色，让每张幻灯片组合起来的时候达到视觉上的统一。

　　既然配色是如此的重要，那么现在就开始通过配色让演示文稿更美观。

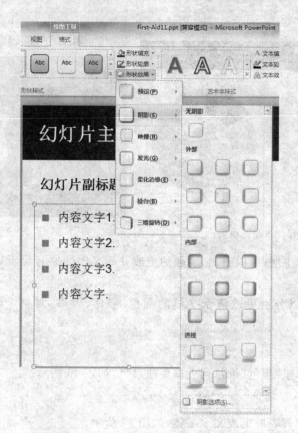

图 42 设置形状效果

1）更改配色方案

配色方案包含了幻灯片的背景、标题文字、对象的边框、图表、填充区域的颜色等许多元素。

在图 43 所示"设计"菜单中，Power Point 2010 内置了许多不同风格的主题，用于不同风格的演示文稿中。

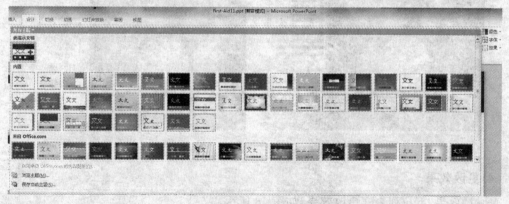

图 43 内置主题

下面以一张幻灯片为例，演示更改主题前后的效果。主题更改前的效果如图 44 所示，选择"设计"菜单中的内置主题，更改后的幻灯片效果如图 45 所示。

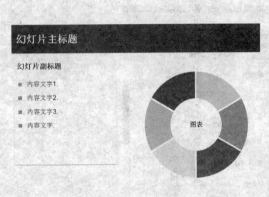
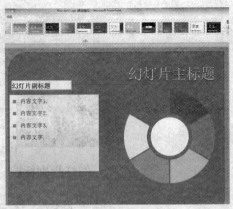

图 44　主题更改前　　　　　　　图 45　主题更改后

通过更改幻灯片主题,可以看出,主题的更改并不会改变原有元素(比如文字、图表)的排版和位置。

除此之外,还可以分别更改演示文稿的颜色、字体、效果,对整个演示文稿进行局部的调整。

2)更改颜色

通过"设计"菜单里"颜色"下拉列表框更改颜色,如图 46 所示。

3)更改字体

通过"字体"下拉列表框更改文字字体,如图 47 所示。

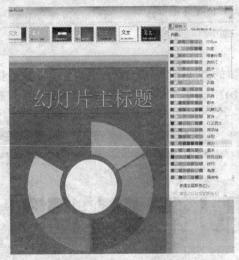
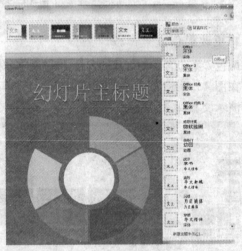

图 46　更改颜色　　　　　　　图 47　更改字体

4)更改效果

通过"效果"下拉列表框更改效果,如图 48 所示。

5)更改背景样式

除了通过更改主题达到改变幻灯片的背景之外,还可以单独通过"设计"菜单里的"背景样式"来改变背景,如图 49 所示。

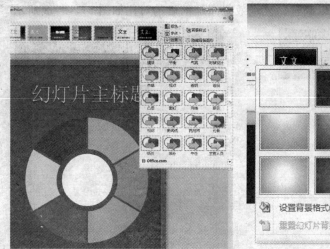 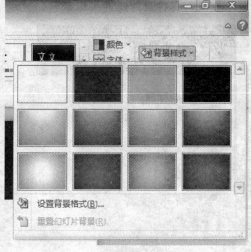

图 48 更改效果　　　　　　　　　　图 49 "背景样式"下拉框

　　默认情况下,Power Point 2010 会根据幻灯片的配色方案,自动提供与配色方案相近的背景以供选择。当然,一份好的演示文稿、一张动人的幻灯片仅仅依靠默认提供的背景是不够的,这时候就需要点击"设置背景格式"选项,进行细致的调整,弹出"设置背景格式"对话框如图 50 所示。

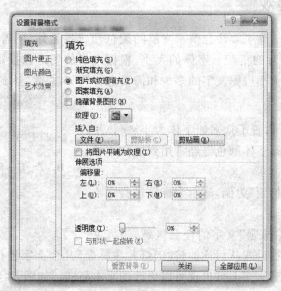

图 50 设置背景格式

　　背景样式的设置一共有四个选项:填充、图片更正、图片颜色、艺术效果,其中比较常用的是填充和艺术效果。

　　填充选项里可以选择背景是纯色、渐变的颜色或者是选择图片文件作为背景。2010 版增加了背景图片的坐标位置和透明度的选择。

　　艺术效果选项里则类似 PhotoShop 的滤镜功能,对当前幻灯片的背景添加艺术效果,每一种艺术效果都有各自的属性可以调整。艺术效果添加前后的对比如图 51、图 52 所示。

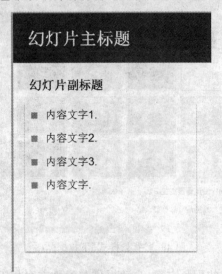

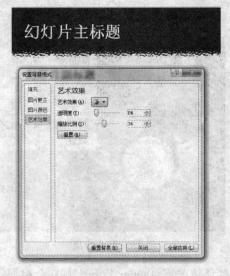

图 51 标题文本框艺术效果添加前   图 52 标题文本框艺术效果添加后

恰当地使用艺术效果可以让一份演示文稿锦上添花。

3. 让内容更美观

要有好的演示效果,除了要注意演示文稿的配色和背景之外,还需要留心字体大小、字体类型、字体颜色和幻灯片的搭配。字体的大小,根据现场的场地和投影的尺寸大小来进行调节;文本与段落的间距大小根据文字的多少和需要进行调节,总之,达到醒目而不突兀的效果。

1)设置文本格式

Power Point 2010 内置了众多如字体大小、字体字号、字体加粗、字体阴影、字体颜色等经常用到的文本格式设置。如图 53 所示。

这里以"幻灯片主标题"为例,演示为标题进行文本格式的设置。

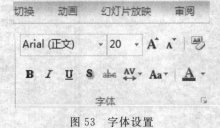

图 53 字体设置

(1)点击"幻灯片主标题"文字的任意区域,进入文本框的编辑状态,从前往后或从后往前将"幻灯片主标题"几个文字进行拖黑,这时候,被选择的文字为反白颜色状态,文字上方出现可以更改的文本格式。如图 54 所示。

(2)这里把字体由"宋体"设置为"微软雅黑",字体大小设置为"30",把字体设置为"加粗"状态。如图 55 所示。

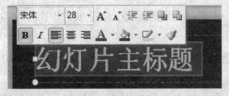

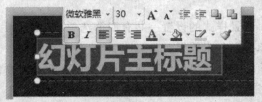

图 54 选择要设置格式的文字   图 55 设置文本格式

（3）从图56可以看到，设置后的标题更为醒目。

2）调整文本段落

同一段落中，可能有中文、英文、数字以及标点符号，在字体不统一的时候，整个版面会显得很凌乱，看起来参差不齐，如图57所示。这时，就需要对段落进行调整。

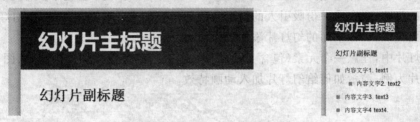

图56 设置后的效果　　　　　　　图57 文本参差不齐

在"开始"菜单里，"段落"区域可以调整文本段落，常用的有文本的对齐功能，包含了居左、居中、居右、两端对齐，如图58所示。图59是四种文本对齐功能的实际使用效果。

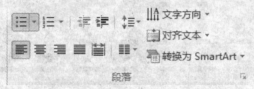

图58 对齐文本

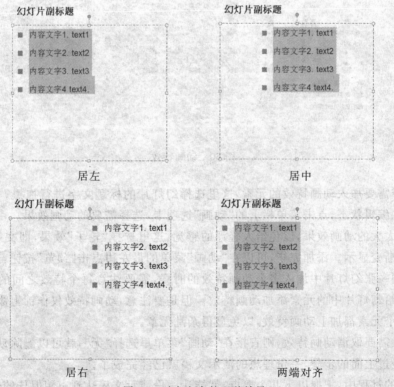

图59 对齐文本的四种效果

完成对幻灯片的内容进行字体的搭配以及文字的排版,那么一份简单却美观大方的演示文稿就差不多完成了。

4. 给演示文稿加入动画特效

经过上面的步骤,要完成一份吸引人的演示文稿还需要加入一些动画特效,让幻灯片之间的切换和衔接更自然,也让平面的幻灯片添加一份活力。

在一张幻灯片中,任意一个元素(包含文字、图形、图表),都可以添加动画特效(图 60),下面以一张幻灯片为例,演示如何给幻灯片加入动画特效。

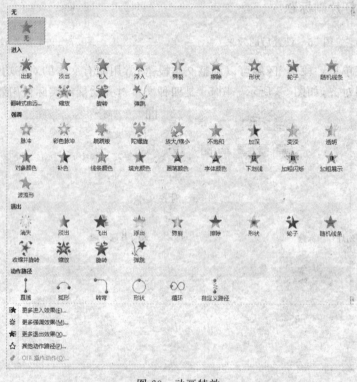

图 60　动画特效

(1)选择需要加入动画特效的元素,这里选择幻灯片的标题文字进行拖黑,文字的颜色变成反白,进入编辑状态,点击菜单栏上的"动画"选项卡,选择需要的动画效果。一般来说,标题不需要动作太大的动画效果,以免给人轻浮的感觉,这里选择"轮子"效果,即文字如车轮般从左向右进行渐变显示。添加完毕,可以在"动画"菜单的最左边点击"预览"按钮,进行预览。

(2)在同一张幻灯片中加入多个动画特效的时候,需要注意每个特效之间的顺序,按照演示的顺序来给幻灯片中的元素添加动画特效。但是要注意,动画特效仅作锦上添花之用,尽量不要给每一个元素都加上动画特效,以免显得杂乱无章。

(3)如果需要取消动画特效,则直接在"动画"菜单里选择"无",就可以删除动画效果了。

至此,经过上面的步骤,一份理想的演示文稿就已经完成了。

在制作的过程中,把握以下几个要点,就能让一份演示文稿达到声貌俱佳的效果。

(1)力求简洁:演示文稿应该力求简洁,留有一定的空白空间,空白能给人留有思考的空间,让受众的注意力集中在演示文稿的演示者身上,而不是演示文稿本身。同时,幻灯片上由于文字段落编排不当、动画特效过多造成的混乱越少,它提供的视觉信息就越直观。

(2)限制要点与文本数量:如果没有演示者的解说,再吸引人的演示文稿也没有什么意义。要给受众留下深刻的印象,最主要的还是通过演示者的解说,所以演示文稿上面的要点和文本数量尽可能的精简,把更多的注意力留给演示者自己。

对于演示文稿中的文本需要讲演的时候,演示者尽量不要将背朝向观众,逐字阅读演示文稿上的文字。

(3)限制过度使用动画特效:制作演示文稿的时候加入一些动画特效当然不错,但应坚持使用最精致、专业的动画。应该谨慎过度使用动画特效与幻灯片,仅仅突出要点就可以了。至于幻灯片之间的过渡,只需要使用 2~3 种类型的过渡特效,不要在所有幻灯片之间添加特效。

(4)使用高质量的图片:使用高质量、高分辨率的图片,包括照片。将小尺寸、低分辨率的相片简单拉伸,会让整个演示文稿的演示效果大打折扣。另外,避免使用 Power Point 2010 内置的剪贴画或其他卡通式的艺术线条。

(5)应用适当的图表:过多的表格会让人望而生厌,显得沉闷、拖沓。用以下几种图表形式显示数据,会让数据的表达更为直观。

圆饼图:用于显示比例。将分割块的数目限制在 4~6 块,用颜色或碎化的方式突出最重要的块。

柱状图:用于显示一段时间内数量的变化情况。将竖条的数目限制在 4~8 条最佳。

条形图:用于比较数量。

曲线图:用于说明趋势。

(6)使用好色彩:合适的颜色具有说服与促进能力。如果在暗室(如大厅)中进行演示,使用深色背景(深蓝、灰等)再配上白或浅色文字可取得不错的效果。在灯光明亮的房间内,用深色背景配浅色文字效果不佳,但浅色背景配深色文字会得到更好的视觉效果。

(7)选择适当的字体:在整个演示文稿的标题中使用相同的字体,其余的补充字体尽量不要超过三个(如副标题和内容),字体的颜色应与幻灯片的背景颜色有相对强烈的对比,例如明亮的背景颜色,可以用颜色稍暗的字体;稍暗的背景颜色,可以用颜色明亮的字体。另外,可以选择一些风格迥异的字体,给人更为深刻的印象。不管使用何种字体、何种颜色,应根据整个演示文稿的主题,保持风格的统一。

 小　结

制作演示文稿应注意的要点:

(1)力求简洁。

(2)限制要点与文本数量。

(3)限制过度使用动画特效。

(4)使用高质量的图片。

(5)应用适当的图表。

(6)使用好色彩。

(7)选择适当的字体。

第八篇

医学新闻与医学科普写作篇

第一章　医学新闻写作知识

　　新闻是新近发生事实的报道或评述,它一般通过报纸、电视、广播、互联网等媒介进行传播或发布。

　　新闻具有真实性、时效性、引导性等特点。新闻描述的是真人真事,应准确无误地反映客观事实,应当完全真实地记录,不能虚构和想象。不仅是事件主体,就是细节的描述也不能想当然地夸大其词。新闻强调的是"新",在全球信息化的今天,网络普及速度惊人,新闻传播时效往往以分钟计算,新闻的价值就在于作者以敏锐的感悟及时地把现实中发生的有意义的事件和人物告诉给受众,一旦时过境迁,新闻就变为旧闻。新闻还具有极强的引导性,成为舆论的向导,政策性、针对性、指导性是其灵魂。医学新闻是新闻中的一个类别,具有与一般新闻一样的特点,但特别要注重其科学性,因为每一段文字均与生命健康有相关性。

　　新闻文体主要有消息、通讯、评论三大类。

第一节　医学消息的概念和分类

1. 概念与特征

　　消息即所谓的狭义的新闻,是只报道事情的概貌而不讲述详细的经过和细节,以简要的语言文字迅速传播新近事实的新闻体裁,也是最广泛、最经常使用的新闻基本体裁。它一般具有以下五个特征:

　　(1)篇幅较短,内容简明扼要,文字干净利落;

　　(2)常有一段导语,开门见山,吸引读者;

　　(3)通常一事一报,讲究用事实说话;

　　(4)更注重时效,报道快速及时;

　　(5)基本表达方法是叙述。

2. 分类

　　消息的种类可以从不同的角度进行划分。从报道内容可以分为经济新闻、社会新闻、人物新闻和政治新闻等;从篇幅长短可以分为简讯、一句话新闻和标题新闻;从反映对象可以分为人物消息、事件消息等。通常从体裁上分,大致有以下四类:

　　(1)动态消息:也称"纯新闻",是最常见的消息类型。它迅速及时地报道国内外正在发生或新近发生的新闻事实,是反映新事物、新情况、新动向的主要的消息体裁。它有两种不同情形:一种是对刚刚发生的或新近发生的单独事件的报道;另一种是对在较长的一段时间内具有一定持续性变动事件的报道。

(2)经验性消息:是反映某地区或某单位在执行党和国家的路线、方针、政策中,所取得的典型经验、成功做法及其显著效果的一种新闻体裁。它是典型报道的一种,用以推动全局,指导工作。

(3)综合消息:围绕一个主题思想、从不同侧面概括反映某个事件、问题的全局性情况,或综合报道不同地区、单位具有同类性质又各有特点的多件新闻事实的一种新闻体裁。

(4)述评性消息:也叫新闻述评,是一种以述为主、边述边评、夹叙夹议的新闻体裁。这种消息往往是在事件告一段落或发生转折时,由作者对其进行评述。

3.格式与写法

从新闻的内部构成要素来看,消息一般由六要素组成,概括为"6W",即:谁(Who)、何时(When)、何地(Where)、何事(What)、为何(Why)、结果如何(HoW),换一种说法就是人物、时间、地点、经过、原因、结果。如果把这六要素串起来,概括成一句话,就是:某人某时在某地因为某原因做了某事出现了某种结果,其中"何事"是核心要素。

第二节　医学消息的写作技巧

消息一般包括标题、消息头、导语、躯干和结尾五个部分,有的还包括新闻背景部分。写好消息要注意以下几点:

1.好标题具有强大吸引力

1)标题是新闻内容形象的概括

标题的一般要求是:写者要"一语中的",令编辑"一目了然",令读者"一见钟情"。

消息有多行标题和单行标题之分。多行标题一般由主题和辅题组成。主题是标题中最主要的部分,字号最大。主题一般是消息中最主要的事实或观点。

例:

虽遭父母遗弃却享社会温情

连体女婴牵动众人心

分离术后两人身体状况平稳

辅题包括肩题和副题。肩题的主要作用是从一个侧面对主题进行引导、说明、烘托或渲染。副题的主要作用是对主题进行补充、注释。

2)主题、肩题和副题之间的关系

单行标题必须是实题。也就是说,必须以叙事为主,点明最主要的新闻要素,使人一见新闻标题就知道消息报道的是什么事情。例如:

三级医院今年都要推行优质护理服务

二行标题有"肩题＋主题"、"主题＋副题",偶尔也有双主题、双副题。二行标题必须有一个是实题,另一个可以是实题也可以是虚题。

例1:

我省医疗界实现国家"863"计划零突破（主题）

昌大一附院博导张焜和领衔（副题1）

资助经费达183万元（副题2）

这篇消息的标题响亮而醒目。

例2:

肿瘤细胞代谢异常之谜解开（主题）

研究结果可为癌症治疗提供新策略（副题）

例3:

重点专科申报竞争激烈

问鼎国家队仍是未知数（双主题）

例4:

"政府包下3000所公立医院,如何?"（肩题）

卫生部启动"211"工程（主题）

所谓虚题,即内容较为抽象含蓄,或者以说理为主,着重说明某个原则、道理、愿望等。

三行题是"肩题＋主题＋副题"系列标题。一般要求是,其中必须有一个是实题,其余的可以是实题或者虚题,但是副标题一般都是实题。肩题虚题较多,主题可实可虚。三行题都是实题的情况也有。

例:

丰胸行业利润丰厚（肩题）

民营资本看得眼红心动（主题）

"伊妹儿"与省中医院合建美容中心（副题）

3）标题制作的基本原则

制作标题要遵循以下原则:

（1）形象传神;

（2）具体确切;

（3）生动简练。

2. 消息头是消息的标志

报纸上的消息,开头往往冠以"本报讯"、"本报牡丹江3月18日电"、"本报北京3月12日专讯"、"新华社南昌10月28日电"字样,就是消息头。消息头是消息的标志。消息是从出版地之外寄来的一般应该标明发布新闻的时间和地点。

消息头具有以下作用:

（1）版权所有,其他新闻媒介不得任意转载、抄袭。对于通讯社的稿件,报社无权增补更改,但可以删节。经过删节的消息,必须在消息头中标明:"据××社××地×月×日电"。

（2）表明消息来源,以利读者判断。

（3）迫使新闻单位谨慎地对待每一条消息。

(4)区别其他文体。

3. 导语是新闻写作的特征

导语是消息区别其他新闻体裁的重要特征。它紧接在消息头的后面，一般由最新鲜、最主要的事实或者依托新闻事实的精辟议论组成。

例如《控烟履约该提速了》的导语：

我国是《烟草控制框架公约》缔约国，承诺今年要在所有工作场所和公共场所全面禁烟。但是，今年1月9日的履约期已过，我们交上的却是37.3分的不及格答卷。世界卫生组织对所有缔约国家的调查表明，中国的无烟环境执行情况、烟税和烟草广告禁止三者均排在最后一名。在刚刚闭幕的全国政协十一届四次会议上，委员们在为控烟履约失败感到惋惜的同时，也纷纷为尽快实现控烟目标建言献策。

1）新闻导语的作用

新闻导语具有以下作用：

(1)用最少的笔墨反映出新闻的要点和轮廓；

(2)为消息定下写作的基调；

(3)最大限度地激发读者的阅读欲望。

导语要求在新闻事实中，也就是在新闻六要素即"何时、何地、何人、何事、何因、如何"中，挑选一两个最能激起读者兴趣的要素，把最重要的、最新鲜的、最能吸引读者兴趣的新闻事实，突出地写在导语中，使这条导语勾魂动魄，紧紧地抓住读者，使他们盯住新闻不放。

2）导语写作的基本要求

(1)语出不凡，突出最具有新闻价值的那个新闻要素。

(2)抓住事件的核心与精华，突出新闻本身所具有的特点。

(3)要简要地交代新闻来源和新闻根据。

(4)要突出最新的内容和最新的时间概念。

(5)最新的内容是指要提供新鲜的信息，即闻所未闻的东西。

(6)最新的时间概念，对于事件新闻来说好把握，对于非事件新闻来说就不太好把握了：①尽可能由近及远，找一个最新的、时间概念明确的新闻由头。②把作者在现场观察到的材料作为带动其他材料的新闻由头。

导语在写作上，要求清晰、简明、生动。叙事清晰是导语写作的基本要求。一个导语里应该尽可能只有一个主题，很少几个概念，这样才会抓住读者，才会写得简短明了。为此需要注意以下几个方面：要突出最主要的事实，少写附属事实和琐碎细节；一定要删除华丽没有实际意义的废话、套话；导语里出现的人物，头衔不要太多，因为在这里读者只关心最主要的新闻事实；导语里的单位名称、专有名词不能太多；要吸引和诱导读者阅读新闻其他部分。

3）导语的类型和写作特点

按照表现手法上的区别，导语可以分为叙述型导语、描写型导语和议论型导语。叙述型导语根据其元素多少又分单元素导语和多元素导语。

叙述型导语：大多数导语采用叙述型导语。这类型的导语就是客观地叙述最主要的新闻事实。它包括直叙式、概括式、对比式。直叙式导语要求开门见山，把最具有新闻价值的事实告诉读者。优点是快,缺点是平淡无奇,缺乏吸引力。

(1)多元素导语。即导语里包含两个或两个以上的新闻要素。如:

据新华社北京1月15日电(人民日报社记者×××　新华社记者×××)　卫生部、国家中医药管理局、国家食品药品监督管理局、总后卫生部今天下午在北京举行全国卫生工作会议。(《人民日报》2005年1月16日)

此导语包括"何时"、"何地"、"何事"、"何人"这些要素。

(2)单元素导语。即导语中只表述一个新闻要素。它是按报道的内容而定。此要素应是消息中最新鲜、最有价值的核心事实。可分为以下几类:

①何人导语。这种导语,在突出报道显要或影响大的新闻人物时采用。因为这些人物从事的活动,比一般人做的事情更能引起读者的关注。有时,一件事发生了,人们更关心的是什么人干出来的。在这种情况下,写消息也可以用何人导语。如:

据新华社电　十届全国人大常委会第十五次会议经过表决决定,免去吴仪兼任的卫生部部长职务,任命高强为卫生部部长。国家主席胡锦涛签署主席令公布了全国人大常委会的这一决定。高强在防治非典期间接任卫生部党组书记、常务副部长。(《人民日报》2004年4月28日)

②何时导语。报道读者关心的事情什么时候会发生或进行,可用此导语。如:

本报讯　(记者××　实习生××)3月8日,25台自助发卡挂号与充值缴费机在南昌大学第一附属医院门诊大厅开始首日试运行。9时许,来自新建县南矶乡的农民万永金用了不到20秒时间,就在自助挂号缴费机上挂上了一个眼科专家号。自助挂号缴费系统的首度亮相,不仅简化了患者就医手续,也开启了我省公立医院门诊诊疗流程的新模式。(《江西日报》2011年3月9日)

报道公众可以参与的活动,如运动会、演讲会以及群众集会等,在导语里也常常强调"何时",便于读者知道自己应在什么时候去参加。

③何地导语。报道一些重要或有特殊意义的地方发生重大变化的消息,常用此导语。如:

本报北京10月10日讯(记者×××报道)全国卫生系统临床技能大比武今天在北京揭开战幕。(《健康报》2009年10月11日)

④何事导语。一般说来,新闻事实本身的重要性或影响力超过其他新闻要素,则用该类导语。如:

本报北京2月23日电(记者×××)由共青团中央、卫生部举办的第四届全国卫生系统青年岗位能手评选今天揭晓。(《中国青年报》2009年2月24日)

⑤何故导语。当报道一个事件的起因比其后果更能引起人们的关注时,可用此导语。如:

本报讯(×××)　某省某市第三人民医院原院长蔡某,为追求享乐,利用职权捞取医药回扣32.5万元,被法院判处有期徒刑10年,一夜之间由昔日受人尊敬的医院院长变成了令人不齿的阶下囚。(《××报》2004年6月29日)

这个导语首先点明院长判刑的原因,对其他医院管理者来说是个提醒。

⑥概括式导语。大气包举,笼罩全篇,适合内容复杂过程曲折的消息。人民网健康频道根据网友的关注度,盘点出2009年的中国健康十大新闻事件。《甲型H1N1流感来袭　全国民众上下齐心对抗疫情》就是一篇成功的综合消息。

本报讯　自四月墨西哥爆发甲型H1N1流感疫情开始,这场疫情就迅速蔓延到世界各地,中国卫生防疫机构虽然展开了完备的围追堵截,也未能幸免于难。好在我国有了03年抗击非典疫情的经验,一切应对有条不紊,虽然病例、重症病例、死亡病例、聚集性病例不断出现,也没有导致任何不安和恐慌的局面。

⑦对比式导语。特点是用过去衬托现在,使消息中所蕴含的新闻价值充分体现出来。

本报讯 河南新密市工人张海超被多家医院诊断为职业病,但企业却拒绝为其提供相关资料,他向上级主管部门多次投诉后,郑州职防所为其做出了"肺结核"的诊断。为求真相,他找到郑大一附院,坚持"开胸验肺"。

⑧描写型导语。是以展示事物的形象或者场景为主要特征的导语。最常见的有见闻式和特写式。

见闻式导语一般用于记叙、描绘比较大的场面,以叙述为主,穿插一些形象描写。如《广州一甲流重症患儿被父母弃尸于公路旁干涸水沟》的导语:

本报讯 一名年仅3岁的周姓男孩,从广西贵港跟随父母来广州打工,却不幸感染上了甲流,而且转化为重症患者。原本已进入医院的男孩,不知何故却从医院里出来了,被发现时躺在广从公路旁的干涸水沟里,已经死亡,他的父母则去向不明。

特写式导语则抓住人物表情或者一些事物的局部特征加以细致描写,给人留下特写镜头般的印象,使人有身临其境、如见故人、如闻其声的感觉。

本报讯 一眨眼之间,他已在青藏高原奋战了27个春秋了。原来的满头青丝,现在已染上了祁连山的霜雪;脸上的皱纹,就像是风沙雕刻的痕迹。这是少数民族地区医疗工作者代表座谈会上,×××医生给记者留下的深刻印象。

⑨议论型导语:包括引语式导语、设问式导语。

引语式导语是记者借助新闻里面人物的口发表议论。

本报讯 就在主治医生对张春的父母说'这个小孩怕是过不了今天晚上了'之后的一个星期,张春的各项生命体征却日趋正常,奇迹般地活过来了!

引语式导语运用得好,往往给人留下强烈的印象。使用这个导语时,必须注意:所引用的话必须在一定程度上反映报道主题;引用的话必须精彩、生动、富有新意,能够牢牢吸引读者;引用的话必须忠于原话;直接引语必须用引号;最精彩的引语反在导语最前头,然后交代说此话人的身份。

设问式导语是在消息开头提出某个尖锐、读者关心的问题,然后加以解答。

本报讯 患者本是弱势群体,医托让患者雪上加霜,省城大医院门口有多少医托?6月9日到12日8时至12时,记者到省一附院等三大医院门前作了一番观察,发现最多的一附院竟有17人,最少的省人民医院也有8人。

这个导语往往可以引起读者关注和深思。在写作上要注意:所提出的问题是当前人们所关心、感兴趣的问题;是令读者迷惑不解、急切需要答案的问题;不是为了吸引读者或者叙述方便的故弄玄虚,更不是考读者。

4. 躯干要真实丰富

所谓新闻躯干就是我们常说的"正文"。

新闻躯干的两大功能:

(1)解释和深化导语。就是说,对导语中所涉及的内容,进一步提供细节和有关资料,使读者对新闻事件有更清楚而具体的了解。

(2)补充新的新闻事实。导语里一般涉及都是最新鲜、最重要的事实,在新闻躯干里,就要为在导语里涉及的新闻要素补充进来,使新闻的六要素得以完备;还要提供必要的新闻背景,以便读者对新闻事件的来龙去脉有更深刻的理解。

新闻躯干的写作要求:

(1)围绕一个主题取材;

(2)叙事尽量具体、充实,使读者对报道的人物和事件有较为完整真实地了解;

(3)叙述生动,行文有波澜,保持读者兴趣;

(4)段落层次要分明,每一段落最好只说一层意思,每个段落、句子尽可能短一些。

5. 结尾是凤尾

新闻结尾是消息的最后一句话。一条消息是一个整体,哪怕只有一段,它也是有头有尾的。并不是非要在消息之末,再加上一段,才叫结尾。

消息结尾对读者的阅读心理有非常大的影响。写作时不但要在导语上呕心沥血,也要仔细斟酌消息在何处结尾为好,用何种方式结尾为好。常见的消息结尾有:

1)自然结尾法

大多数消息是这种结尾,就是按照消息的结构,顺其自然地把新闻诸要素交代完毕,而且消息全文已经具备"水到渠成"之势,就戛然而止。给读者留下咀嚼回味的余地。

2)遗失补缺法

这种结尾有一个比较明显的"结尾段落"。它的主要作用是,用于补充导语和正文部分未提及的新闻要素,使消息完整、圆满;或者补充相关的背景,使消息更加充实、可信。

3)卒章见义法

这种结尾主要是用以画龙点睛,总括全篇,突出主题。

4)别开生面法

这种结尾就不拘一格,往往"别出一层,补完题蕴"。

5)结尾写作注意要点

与主题无关的内容不能写入,避免画蛇添足;消息结尾以叙事为主,切忌空泛,诸如"受到广大干部职工的一致好评"、"进一步调动了大家的积极性"之类的空话,应该摈弃。消息结尾应该顺势而行,既不要草率收兵,也不要拖泥带水。消息结尾还应该力求简洁、不重复。导语、正文部分已经涉及的内容,结尾部分不要重复表述,语句重复不好,语义重复也不好。

6. 新闻背景

与新闻人物和新闻事件形成有机联系的一定环境和历史条件就是新闻背景。

7. 消息结构的形式

1)倒金字塔式结构

这种结构的特点是：将最重要、最精彩、最吸引人的新闻事实放在最前面，次要的继之，最次要的内容则置于末尾，头重脚轻，好似一座倒置的金字塔。倒金字塔起源于美国的"南北战争"(1861—1865)时期。那时，电报刚刚发明，发报机在使用时常常出现故障，故战地记者在发稿时，总是先说最重要的内容，以免发报机出现故障时最重要的东西反倒传不回去。从而形成"倒金字塔"的雏形。一百多年来，倒金字塔式结构统领着消息写法的天下，"独领风骚百余年"，是因为它在多个方面有着明显的优势：

(1)便于记者迅速发稿；

(2)便于编辑删改编排；

(3)便于读者阅读接受。不论是从阅读心理还是从接受效果上看，倒金字塔对于读者来说，都是一种相当不错的结构样式：①它可以帮助受众一下子抓住事实的核心。尤其是在今天，新闻数量多、阅读时间少的情况下，读者即使是只读消息的前半部分，甚至是第一段，也可得知新闻的精华。②它有利于吸引读者，有利于读者记忆。心理学研究表明，"第一"是最容易吸引眼球，最容易让人记住，因为它最先进入人的心智，对后面识记的材料有干扰的作用。

倒金字塔结构也有其局限性。它比较适用于时效性强、事件单一的突发性新闻，而对于故事性强、人情味浓的新闻则不太适宜。此外，由于倒金字塔结构打破了传统的叙事顺序，容易出现逻辑混乱、支离破碎的情况。

例：

人民网北京12月29日电 今天上午，卫生部就体检中乙肝病毒检测有关问题召开了媒体通气会。卫生部新闻发言人毛群安明确表示，有关部门拟于近期制定取消入学、就业体检中"乙肝五项"检查有关政策。明确禁止将携带乙肝病毒作为限制入学、就业的条件。

毛群安介绍，目前，乙肝病毒携带者在入学、就业时受到限制和不公平待遇问题仍然较为突出。为了妥善解决这一问题，有关部门已经对乙肝病毒携带者是否影响他人健康进行了周密论证、慎重决策，拟于近期制定此项政策。

此次政策调整后，卫生部将进一步加强对医疗卫生机构的监督管理，确保医疗卫生机构按照调整后的体检项目开展入学、就业体检，及时查处、纠正违反规定进行"乙肝五项"检查的行为。

为医学目的而开展的"乙肝五项"检查，检查机构应严格保护体检者的隐私；为健康体检目的开展的"乙肝五项"的检查，检查机构应充分尊重体检者的选择权并保护其隐私，体检组织者不得强制体检者接受"乙肝五项"检查。

有关部门还将加强对教育机构、用人单位的监督管理，督促其严格执行有关的制度，切实保障乙肝病毒携带者公平入学、就业的权利，及时查处、纠正违反规定要求求学者、求职者进行"乙肝五项"检查的行为。

在这篇新闻中，第一段最重要，交代了主要事实；第二段是第一段的具体化和补充说明；第三段又是第二段的补充。这样，每多读一段，就多知道一层意思。如果只读第一段，也可知道新闻的主要内容。这就是倒金字塔式结构的基本特征。

2）时间顺序式结构

这种结构方式就是自然而然地按照事件发生的时间顺序来写作。事件的开端，就是消息的开头；事件的结束，就是消息的结尾。这种写法往往开头比较平淡，高潮出现在后面。因此它适合故事性强、以情节取胜的消息，尤其适合写现场目击记。这种结构由于按时间顺序写作，也容易流于平铺直叙、记流水账。同时，由于开头比较平淡，往往不能吸引读者。

例：

冻死的孩子重新复活

美国威斯康星州一个名叫麦肯罗的孩子，今年只有两岁半。一月十九日，在家里人没有注意的情况下，他穿着一身睡衣，只身来到零下二十九度严寒的室外。家里人发觉后把他抱回屋里时，麦肯罗的一部分血液已经"冻结"，手脚也都僵硬了。当他被送往医院时，体温已下降到十五点五度。但是，在经过了包括使用心肺泵等先进设备抢救以后，麦肯罗竟然奇迹般地复活了。像这样处于低温状态下的人能够死而复生，在世界上是没有先例的，就是参加抢救麦肯罗的医生也对此感到惊叹不已。

现在，除了他的左手可能会留下由于冻伤后遗症引起的轻度肌肉障碍以外，其他恢复都很正常，估计三四周内，即可恢复健康。

3）悬念式结构

悬念式结构实际上是把倒金字塔式结构和时间顺序式结构相互结合、取长补短而产生的一种新的结构形式。

这类消息的开头是一个带有悬念的新闻导语，巧妙地点出最精彩或最重要的新闻事实，吊住读者的胃口，然后在以后的段落中就基本上按照事件发生、发展的顺序写作。这样的消息给人以叙事具体、完整，条理清晰，重点突出的感觉，使读者容易理解和接受新闻信息。

例：

"学校暴发甲肝"的"愚人消息"成了真

2月24日，张涛和贵阳学院的其他大学生回到了校园，跟往常一样，室友凑钱喝着5元钱一桶的"竹源"牌桶装饮用水，没有饮水机，就直接从桶里往杯子里倒。

宿舍本住8人，实际住了4人。他们不到一个星期就会喝完一桶水。

没多久，有人腹泻，随后，几个同学都开始拉肚子。有时，哥们儿之间也需要抢厕所了。

这个不好意思告诉别人的烦恼像风一般刮过贵阳学院的校园。张涛所在的大班有145名同学，其中五六十人拉肚子——这还不包括那些碍于面子而隐瞒的女生。

一批一批学生陷入腹泻麻烦，学校很快注意到问题的严重性，组织学生检查。张涛和其他同学排着长队到学校医务室免费检查，医生诊断为感冒。治疗了几天，他们的症状毫无缓解，依然腹泻，小便也比平时黄很多，不想吃东西。

3月31日，学生中出现"有人得了甲肝"的传言。有人恐慌，更多的人则不以为意：不是曾有人得了白血病吗？近万名学生，有一两个人得甲肝很正常。

4月1日，校园中出现"学校暴发甲肝，你快回校来打针"的短信，很多人把这当成捉弄人的愚人节信息，一笑删之。

随后两天，越来越多的人被确诊甲肝的传言让张涛坐不住了。他去校外的两家私人诊所看病，结论仍是感冒。4月5日，学校医务室医生坚持认为他是感冒。第二天，他被确诊为甲肝。

事实上,3月31日,贵阳学院已有两名学生被确诊为甲肝。确认疫情后,次日,市卫生局组织有关人员赶赴贵阳学院调查处理,发现可疑病人16例,初步确定为甲型病毒性肝炎……4月22日,贵阳市共报告甲肝病人351例,确诊330例,疑似21例,其中贵阳学院确诊202例。

病因何在? 矛头指向了竹源牌桶装水。

"贵阳市甲肝疫情处置领导小组"的专家论证,贵阳学院甲肝疫情病例对照调查结果显示,就餐地点、食用食物种类等因素与疾病发生无流行病学联系,与竹源牌桶装水有流行病学联系,是造成贵阳学院甲肝疫情暴发的直接原因。

卫生部中国疾控中心5名专家组成的专家组核查后,再次确认饮用竹源牌桶装水是造成疫情暴发的主因。

57岁的竹源天然矿泉饮料有限公司总经理刘芸并不同意这个结论。"公司唯一的取水井深达172米,周边24户人家也喝这水,并没有发现感染甲肝,我们自己的企业大楼喝的也是自家品牌,也没有发现一例感染者。"

他说,市面上的"竹源"水检测不合格,但他们在出厂时的检测却一直合格。另一方面,水的生产企业和销售单位仅仅是买卖关系,卖水者可能背着水厂装入不合格的水。他由此认为,即便是竹源牌桶装水有甲肝病毒,也有可能是流通和销售环节出了问题。

在有关报告中,专家分析认为:贵阳市属喀斯特岩溶地质,地质结构和地下水系较为复杂,2月下旬为历史罕见的雪凝灾害天气末期,凝冻融化,加上同期为持续阴雨天气,地表水渗入或地下水污染导致贵阳竹源天然矿泉饮料有限公司的水源在2月下旬至3月上旬期间受到污染。同时该厂在生产过程中消毒不严,成品水质量达不到卫生标准要求。人们饮用竹源牌桶装水是造成此次甲型病毒性肝炎疫情的直接原因。

4月28日,贵阳市疾病预防控制中心副主任熊模平表示,认定竹源牌桶装水是造成此次甲型病毒性肝炎疫情的直接原因,并不意味着完全排除其他因素致病的可能性,"基础卫生设施差致病的可能性也是存在的。"

4)并列式结构

并列式结构有一个概括性导语,随后的几个自然段所涉及的内容基本上是并列关系。

例:

"手足口病"夺19童命 阜阳恐慌

今年3月上旬,阜阳市几家医院陆续收治了以发热伴口腔、手足臀部皮疹为主的疾病患者,少数伴有脑、心、肺严重损害,引起当地恐慌……

4月15日,当地媒体纷纷报道:确有"几名"婴幼儿因患春季呼吸道疾病相继夭折,且这几例病没有相互传染联系。但市民对政府公告的迟缓与暧昧并不放心。

4月27日,新华社发文称安徽阜阳市政府确认,当地有789名儿童感染肠道病毒EV71,现正全面加强防治。

夺命的"怪病"

病历上写得不明不白

4月2日凌晨,2岁多的沙香茹发起了高烧,39℃多。两个多小时后,孩子不幸夭折。

这是一种"怪病"! 究竟是啥病? 病历上没有写明白,也没有人肯告诉沙香茹的家人。

4月23日上午,一个紧急会议在安徽省阜阳市卫校召开。据知情者透露,参加会议的有卫生部及省卫生厅的专家、市县卫生部门的领导以及各大医院的负责人。

24日傍晚,阜阳市卫生局发动全体幼儿教师立即调查本班学生有没有手足口病发病史,并认真填写《阜阳市手足口病病例回顾性调查》,次日必须上交调查表。

这次筛查命令的发出,距沙香茹夭亡整整过去了3周时间。

孩子发个烧,却丢了性命。亲属不明白,要向医院讨个说法。一位医生说:我们也尽力了。之前阜阳市人民医院已经有5例婴幼儿患者死亡,病症跟你们的孩子类似。省里的专家都来了,但现在还没有找出具体病因。

孩子的爷爷沙启桂说:"我孙子犯病时,得这种病的幼儿在医院都已经死亡了5例,如果政府早向老百姓公布这是什么病,孩子也许就不会被耽误。"

满城的"谣言"

小儿非典? 禽流感? 口蹄疫?

4月初,在北京开往阜阳的列车上,乘客聚在一起小声讨论"怪病";在云南开大货的阜阳籍司机,收到了妻子关于"怪病"的短信后,立即让读幼儿园的女儿不要再去上学;在阜阳市区,记者从出租车司机口中得到的是"怪病"致死"几例"或者"十几例"不等的坊间数据。

没有官方关于"怪病"的任何信息,市井"谣言"变得恣肆而扭曲。有人称这种病是"小儿非典";有人称是"禽流感";还有人说是"口蹄疫";也有人说是"手足口病"。

那些家有婴幼儿的家长,不再带着孩子上街。有的家长索性不让孩子再去上学。据一位幼儿园老师介绍:"这两个星期,平日里40多个学生的小班,只能来10多个。"

4月16日下午约5时20分,阜阳市颍泉区区直幼儿园召开了10多位教职员工的"紧急会议"。该幼儿园一名叫王震雨(音)的3岁小男孩前两天死了,直到小孩的奶奶来学校索赔,老师们才知道他因为"怪病"而夭亡。

从此,学校每天在晨检中对学生进行体温、上腭和手足检查,只要体温超过37℃,就打电话让其家人领回。突如其来的新措施,让家长们感觉莫名其妙。

儿科病房

没有任何隔绝措施

4月6日上午,家长带一周岁零五个月的岩岩逛街,中午时发现孩子手上出现小疱疹一两个,没有在意。下午,孩子每个手掌又增加到5~6个,他们赶紧带孩子到人民医院就诊。这一次,岩岩被诊断为"手足口病"。

17日上午,阜阳市人民医院与往日并无二致。作为全市唯一一家三甲医院,近期收治了大量的重症患儿。抱着孩子来看病的家长络绎不绝,大家挤在一起,没有任何隔绝措施。新投入使用的儿科病房里住满了幼童。18日上午,儿科门诊一楼走廊贴出了两张"怎样预防手足口病"的宣传单。从来没有听说阜阳有手足口病,以前只是称,因为"重度肺炎"或"急性肺炎"导致了几例婴幼儿的死亡。医院突然贴出手足口病的宣传单,着实让人费解。面对询问,医务人员避而不答。

市民的疑惑

墙上的与电视上的自相矛盾

面对惶恐与质疑,当地的报纸、电台以及电视台,在4月15日同时刊登播出《市医院儿科专家就出现呼吸道疾病问题答记者问》和《有关人士就近期阜城出现呼吸道感染症状较重患儿问题答记者问》。其中称,最近呼吸道感染症状比较重的患儿,有"几例"已死亡。在强调"几例"的同时,并称与前几年比较,发病水平并没有增高。针对市民普遍关心的传染性,他们称经专家调查,表明这几例病没有相互传染联系。直到那时,官方说法里仍然只字未提"手足口病"。

面对来自官方权威的声音,许多市民悬着的一颗心终于放了下来。但知情者说,在对外的数据中称死亡"几例",是怕引起百姓不必要的恐慌。

但在同时,大量的宣传单贴在了很多幼儿园的门口,内容却是"怎样预防手足口病"。"幼儿园墙上贴的与电视上放的自相矛盾,让大家一头雾水。手足口病传染呀!还有恶性的死亡记录。"一位到幼儿园接孩子的家长感到了迷惑与担忧。

专家释疑

肠道病毒 EV71 可空气传播

据中国疾病预防控制中心副主任杨维中、北京地坛医院主任医师李兴旺等专家介绍,肠道病毒 EV71 是人肠道病毒的一种,简称为 EV71,常引起儿童手足口病、病毒性咽峡炎,重症患儿可出现肺水肿、脑炎等。EV71 感染疾病传播方式主要有:人群密切接触,儿童通过接触被病毒污染的手、毛巾、牙杯、玩具等引起感染;患者咽喉分泌物及唾液中的病毒可通过空气传播。

专家介绍,患儿感染肠道病毒 EV71 后,多以发热起病,一般为 38℃左右,同时在口腔、手足、臀部出现皮疹。部分病人早期有咳嗽等感冒样表现。

杨维中介绍说,如果发现孩子发烧、有皮疹等症状,尽快到正规医院就诊。孩子患病后应暂停去幼儿园和学校。患儿家庭应使用肥皂、84 消毒液对日常用品、玩具、尿布进行消毒,对奶具、餐具煮沸消毒。平时还应注意不喝生水、不吃生冷食物,饭前便后洗手,保持室内空气流通。尽量不要带婴幼儿去人群密集的场所。哺乳的母亲要勤洗澡、勤换衣服,喂奶前要清洗奶头。

第三节　医学通讯写作的基本方法

1. 概念与特性

通讯是运用叙述、描写、抒情、议论等多种手法,详细地报道新闻事件或典型人物的一种报道形式。它是比消息更详细地报道具有新闻意义的事件、经验或典型人物的一种文体。通讯与消息都是新闻的主要文体,它们的共同点是都要求具有严格的真实性和及时性。不同之处是:

(1)选择不同,消息选择广泛,可大可小。通讯要选择含量较大的真实典型材料。

(2)表述详略不同,消息的内容表述简单概括。通讯内容表述比较复杂详尽,讲究场面和细节描写。

(3)表达方式不同,消息多用叙述,而通讯在叙述的基础上,还要运用描写、议论、抒情手段。

(4)结构不同,消息有固定的结构形式。通讯的结构与一般记叙文章相同,基本上按时间、逻辑及二者结合的顺序安排结构。

通讯具有以下三个特点：

（1）现实性。通讯要求报道新近发生的有意义的事实，新时代涌现出来的新人、新事、新经验，紧密配合当前形势，为现实中心工作服务。

（2）形象性。通讯常采用叙述、描写、抒情、议论相结合的手法，要求对人对事进行较为具体形象的描写，人物要具有音容笑貌，事情要有始末情节，以此来感染读者。

（3）评论性。通讯一般采取夹叙夹议的手法，直接揭示事件的思想意义，并评说是非，议论色彩较浓，常常表现出强烈的政治倾向和流露出作者的爱憎感情。

2. 分类

（1）人物通讯。人物通讯是以报道各方面的先进人物为主的通讯，以表现人物为中心，从不同角度反映人物的事迹和思想，有的写一人一生，为人物全面立传的；有写一个人的一个或几个侧向的，集中反映人物的某一思想品质；也有写群像的。

（2）事件通讯。事件通讯是以记写事件为中心，重点描绘社会生活中带倾向性和典型性的生动事件及具有普遍教育作用的新闻事件。它的特点是以记事为主，交代清楚事件的原委，从而表达某种思想。

（3）工作通讯。工作通讯又称经验通讯，是以报道先进工作经验或某项工作的成就和存在的问题为主要内容的通讯。写工作通讯要有针对性，抓住当前带有普遍性的又需要解决的问题。介绍经验要科学、有理论根据。经验要写得具体，使人看得见、摸得着、学得到。

（4）概貌通讯。概貌通讯也叫风貌通讯、上题通讯、综合通讯。它是反映社会生活、风土人情、自然风光和现实中的建设成就为主的报道。这类通讯取材广泛、气势大、笔墨重，给人以完整深刻的印象。

3. 通讯的写作

（1）主题要明确。有了明确的主题，取舍材料才有标准，起笔、过渡、高潮、结尾才有依据。

（2）材料要精当。按照主题思想的要求，掂量材料、选取材料；把最能反映事物本质的、具有典型意义的和最有吸引力的材料写进去。

（3）人事要兼顾。写人离不开事，写事为了写人。写人物通讯固然要写人，就是写事件通讯、概貌通讯、工作通讯，也不能忘记写人。当然，写人也离不开写事。离开事例、细节、情节去写人，势必写得空空洞洞。

（4）角度要新颖。写作方法要灵活多样，除叙述外，可以描写、议论，也可以穿插人物对话、自叙和作者的体会、感受，既可以用第三人称的报道形式，也可以写成第一人称的访问记、印象记或书信体、日记体等。通讯所报道的新闻事实，可以从各个不同的角度去观察、去反映，诸如正面、反面、侧面、鸟瞰、平视、仰望、远眺、近看、俯首、细察……角度不同，印象各异。若能精心选取最佳角度去写，往往能使稿件陡然增添新意，写得别具一格，引人入胜。

4. 通讯的结构

通讯的结构方式通常有三种：

1）纵式结构

纵式结构即按单纯的时间发展顺序、事物发展的顺序（包括递进、因果等）、作者对所报道事物认识发展的顺序、采访过程的先后顺序等来安排层次。

2）横式结构

横式结构即按空间变换或事物性质的不同方面来安排层次。常见的有：

（1）空间并列式。如新华社记者采写的《今夜是除夕》即属此类。文章开篇之后，分别写了五个地方的人们做着日常工作的情况——在中央电视台：不笑的人们；在长途电话大楼：传递信息和问候；在红十字急救站：救护车紧急出动；在北线阁清洁管理站："城市美容师"的话；在妇产医院：新的生命诞生了。

（2）性质并列式。即按新闻事实各个侧面之间的关系来安排材料。

（3）群相并列式。即按不同人物及其事迹组织材料。

（4）对比并列式。将正、反的人物或事件并列，从对比中见主题。

3）纵横结合式结构

纵横结合式结构即将纵式和横式结合起来。此结构多用于事件复杂而时间跨度大、空间跨度广的通讯，如《为了六十一个阶级弟兄》等。此结构有纵横交叉式和蒙太奇式两种。

例1：事件通讯

"治病救人，这是我们的责任！"

——昌大一附院抗洪救灾纪实

6月21日晚，抚河干流唱凯堤突然决口，冲向道路、村庄。洪水来势迅猛，严重威胁着下游群众的生命安全。

22日凌晨2时30分，万籁寂静，一附院医务科负责人接到省卫生厅紧急通知：迅速组织医疗队赶赴灾区救治伤病员！

兵贵神速！院领导立即宣布启动应急预案。没有紧急动员，没有豪言壮语，共产党员、应急医疗队长曾元临紧急赶来了，已经工作了一个晚上、即将下班的护士许丹紧急赶来了，参加过四川抗震救灾的普外科主任医师万仁华紧急赶来了……短短3个小时，一支由12人组成的医疗队整装完毕，药品、器械、车辆、通讯、食物保障全部到位。

6时许，救护车拉响警报，向着抚州方向呼啸而去。

一支率先进入抚州临川的省城医疗队

当日上午8时，一附院医疗队已经出现在了抚州市最大的受灾群众安置点——抚州市体育馆。

此时，洪水已经淹掉体育馆一层，6000多名受灾群众只能在二层以上安置。由于不少群众在洪水中受伤，还有的群众被暴雨淋湿后生病，急需要医疗救治。

顾不上休息，顾不上疲惫，队员们立即搭建临时医疗点，安放药品和设备，为受伤、生病的群众疗伤、看病，发放消化、呼吸、皮肤病和儿童用药。到上午11时，就诊治了70多人。但受灾群众还在源源不断向医疗点涌来……

渴了，喝一口水；饿了，啃一口面包；累了，揉一揉发酸的脸。吃饭时没有饭桌，筷子也不够，队员们或蹲或站，把一双筷子折成两半变成两双。一直到华灯初上，完成了所有急需要救治的病人，留下值班人员，队员们才回到宿地。

正在灾区检查指导防病防疫工作的省卫生厅领导来医疗点看望医疗队员时，称赞他们是率先进入灾区的省级医疗队，是一支经四川抗震救灾考验、有丰富救灾经验的队伍。

一个受灾群众安置点的"党员先锋岗"

哪里有灾难，哪里就有一附院共产党员的身影！

正值我省开展创先争优活动，医疗队在安置点设置了"党员先锋岗"，共产党员24小时轮流值班，并定期带队到各安置点巡诊，党员先锋模范作用处处闪现。

来自罗针镇下顾村的周二金老人已经77岁了，因为被洪水围困时摔伤，志愿者扶他进医疗点时，共产党员、普外科主任医师万仁华就迎上前去，详细察看伤口，进行初步处理，提出诊疗意见。他一边叮嘱抚州市卫生局工作人员安排老人到市区医院拍片，还不忘一边宽慰老人。一旁的家属感动地说："省城医院的专家真好，我们现在放心了。"

共产党员、院长助理、医疗队长曾元临从抵达医疗点开始，就没怎么合过眼。要指挥调度医疗队，要与医院后方联络，还要协调抚州各相关部门，还要参与救治外伤患者。尽管两眼布满血丝，他仍坚守在岗，成为医疗队当之无愧的"主心骨"。

"大妈拉肚子吗？多少天？不要担心，打个点滴就好了！""小朋友哪里不舒服，发烧？让我听一下。"急诊科副主任、共产党员张慧俐用她的精心诊治和温情抚慰，让一个个紧张的表情轻松下来。

安置点的医疗救治"党员先锋岗"，让灾区人民感受到了党和政府的温暖，感受到了"白衣天使"的爱。

各级领导的关心激励医疗队继续坚守

医院和灾区心连心，院领导和医疗队员心连心。一附院党委书记刘天祝、院长魏云峰时刻记挂着医疗队队员。

6月23日，院长魏云峰不断接到来自医疗队的消息：伤病员不断增多，一个上午诊治了600多人；医疗队急需内科医生，尤其是皮肤病、传染病和呼吸病方面的专家……灾区的需要就是命令，魏云峰当即决定：率队增援！

6月24日，院长亲自带着3名专家冒雨向抚州进发，中午1时许抵达医疗点。当得知医疗队已经诊治了1907名患者，主要是内科疾病为主，目前队员情绪稳定，一切正常时后，他又带领医疗队员巡诊，并赶到发热门诊，交代医护人员要严防传染性疾病，忙得连吃饭也忘了。一直到下午2点多，魏云峰才和大家一样蹲在地上吃了起来。

从6月25日下午起，临时安置在抚州市体育馆的受灾群众全部转移到条件更好的安置点，一附院医疗队员改为负责抚州中医药学校和南昌大学抚州分院两个安置点的医疗救治服务。

6月29日，一附院第二批医疗队员又将启程奔赴灾区安置点，开展下一阶段的医疗救治任务。这批医疗队员中除了呼吸科、消化科、传染科、小儿科、皮肤科专家外，还增加了灾区急需的心内科专家……

总理的嘱托，领导的关心，群众的感激，激励着队员们更好地为受灾群众服务，继续坚守在抗洪抢险一线。

（××：2010-06-29《江西日报》）

例2：人物通讯

用艺术和细节服务赢得信任
——记南昌大学一附院泌尿外科主任医师王共先

"作为一名好医生，除了高尚的医德、精湛的医术两个条件外，还应加上艺术的服务"。

王共先在北医进修时，深受当代医学大师吴阶平的影响，十分推崇吴老这句名言。他认为艺术的服务是很现实的，要学会尊重病人，视病人为亲人，把病人当朋友看待，病人才会信任你。例如，在20世纪90年代前列腺电极术是一项新技术，当时还不被大多数前列腺增生的病人接受，作为医生，王共先术前耐心地与病人沟通，反复交谈，让病人充分了解这项技术的优缺点，同时倾听病人的想法，尊重病人的意见，从而使病人主动配合治疗与新技术的开展。目前这项技术在泌尿外科成熟开展并在全省推广，凝聚了王共先的心血、汗水，也得益于王共先为病人服务的高超艺术。王共先认为，一个医生在患者心中的分量，不是看这个医生做了多少高难度的手术，而是在于这个医生有没有对患者付出足够的爱。

"好的医生应当更会关心、体贴病人"

王共先教授常常对年轻医生说，外科医生不能只知道手术，应该明白病人的利益高于一切，要从病人的角度考虑一切。有一位95岁的老人排尿困难、尿潴留，诊断为前列腺增生。打击小、安全的手术是耻骨上膀胱造瘘，但对病人来说永远要带着一根管子。王共先和麻醉科及有关科室会诊后，充分与病人家属沟通，制订了详细治疗方案，术前王共先把头靠近老人耳边安慰老人："李老，请放心，会好的。"最终，王共先凭着娴熟的技术，顺利做了经尿道前列腺汽化术，术后病人病情平稳，排尿通畅，家属十分感动。王共先说，当他看到一个个痊愈的病人出院时那高兴的表情，就会感到无比的欣慰。

"医生要尽量多知道一些"

很多年轻医生问王共先教授，外科医生的成长有没有诀窍。王共先的回答是，医生要尽量多知道一些，永远不要满足。"外科无小事"，往往细小的环节都不能疏忽，一个地方不注意，可能就会造成大问题。刚刚开展经尿道前列腺汽化术时，他每做一例手术，都要记录一次，不管多晚，回家后都要写心得体会，不断总结经验。现在王共先教授毫无保留地把这项技术传授给年轻医生，然后他又向微创外科迈进，瞄准腹腔镜手术，并且不断拓宽其在泌尿外科的应用。

王共先业务娴熟，先后参与、主持或率先开展了多项在省内及国内具有首创意义的工作。至今已支持承担了国家自然科学基金2项、中央保健委专项基金题1项及省部及重大、重点科研课题10余项，在国家杂志上发表论文30余篇，获国家专利2项。1995年起他担任研究生导师，现已培养硕士生16名，博士生2名，有的已成为当地的科主任及中青年技术骨干。他负责承担江西省高校重点建设学科、重点学科和江西省医学领先学科（泌尿外科学）的建设，在担任省泌尿外科学会主任委员后，团结全省广大泌尿外科同道，创造性地做好泌尿外科学会工作，泌尿外科专业委员会也连续被省医学会评为先进集体。而在王共先自己的不懈努力下，他先后获得"医疗先进"、"先进工作者"、"优秀科研工作者"、"优秀研究生导师"等称号，为我省泌尿外科的建设和发展作出了自己的贡献。

（×××：2010-12-3《江西卫生报》）

小 结

1.消息的特征:①篇幅较短;②有引导语;③用事实说话;④注重时效性;⑤以叙述方式表达。

2.医学消息的写作技巧:①好标题具有强大吸引力;②消息头是消息的标志;③导语是新闻写作的特征;④躯干要真实丰富;⑤结尾是凤尾;⑥新闻背景;⑦消息结构的形式。

3.医学通讯写作的注意事项:①要注意概念与特性;②要理解通讯分类;③要注意内容与结构。

第二章 医学科普写作常识

第一节 医学科普写作概念与意义

科普是科学技术普及的简称,科学技术是指整个自然科学体系,普及是传播推广普遍知道的意思,即通过各种方法让每个人都知道了解的过程。医学科普写作是科普写作的一部分,以介绍医疗卫生、医学保健等医学知识、医疗技术为内容,以达到保护增进人类健康,预防疾病为目的的写作。其方法是用通俗易懂的语言,深入浅出地说明解释医学药学等方面问题的文章或书籍。最常见的是医学科普短文。虽未达成共识,但目前均把这类短小科普文章列入科学小品文。在文学上,小品文是指结构自由灵活的散文。最早的医学科普小品文出现在1934年陈望道先生创办的《太白》月刊上。以后上海的《大众医学杂志》发表甚多,深受广大群众的欢迎,这类文章也逐渐普及开来。

科普文章是把高深的科学知识传授或传播给普通百姓的最好途径。科普作家高士其曾指出:"普及有着广泛的实用价值,普及能够创造巨大的物质财富,科学技术正是通过普及的途径与手段而变为生产力的。"科学家茅以升也称赞"科普是传输科学技术的桥和船,是学校教育的发展和延续,它既能填补因学校教育的局限性所引起的不足,又能与广大青年自学成材相结合,为社会培养人才"。

古今中外很多专家都很主张科学知识的传播。科普的作用范围很广,大到一本科普书可以促进人类对社会的认识,改变人类的传统滞后观念;小到改变我们日常的不良习惯。

在20世纪60年代以前,人类还没有"环境保护"这个词汇。生于1907年的美国海洋生物学家蕾切尔·卡逊女士写了一本科普书,书名为《寂静的春天》。这本书于1962年问世。由于这一本书的诞生,人类有了第一次保护地球的运动并持续至今,也会永远持续下去。这位瘦弱的女子第一次提出环境保护的概念,这本书引发全世界公民对环境的关注与思考,这本书促使美国停止生产对生命有害的药物DDT,乃至世界如中国都关闭了生产DDT的厂家。这本书的诞生,受到全球人类的关注,促使了联合国于1972年召开了人类"环境大会",发表了各国签署的"人类环境宣言",开始了人类的环境保护事业。一本科普书让人类有了全新的认识并进行了一次变革。1964年,卡逊女士因患癌症去世。1980年她被美国政府授予"总统自由奖章",这是一个普通公民的最高荣誉。她的书一版再版,一位美国副总统这样评价"她惊醒的不但是我们的国家,而是整个世界,她的声音绝不会寂静"。这就是一本科普书的力量。

中国科普作家高士其的作品在我国广泛流传,教育了一代又一代人。作者是位研究细菌的科学家,写下了很多关于细菌方面的科普小品文和书籍,如《细菌的衣食住行》、《疾病面面观》、《细胞的不死精神》、《听打花鼓的姑娘谈蚊子》。在上世纪五六十年代,他的科普作品还被选进了中小学教科书,当时,对提高青少年"讲卫生、防疾病"的意识起了不可估量的作用。

今天,随着老百姓生活水平的提高,对健康知识的渴求,医学科普日益为百姓所需要和欢迎。医学科普杂志几乎占据了杂志市场的半壁江山。各板报也用健康栏目取代了文艺副刊。医学科普书籍出版发行,成为很多出版社的主打牌。这期间,伪科学、假医假知识也乘虚而入,什么"绿豆治百病"之类的医学科普书充斥市场,严重地影响了医学科普书的质量和信誉。真教授、假教授一起登台,真知识、伪知识同时出书。养生市场的混乱也包括养生科普书的混乱,为每个医学科普写作者提出了警示。我国杰出的科学家钱学森指出:"我们提倡科普写作,是为了向广大人民群众宣传、推广建设社会主义各种科学知识,促进社会主义物质文明建设"。我们如何写好科普文章,写好医学科普书,为促进社会物质文明建设作出贡献,让医学科普为老百姓健康服务,是当代医学科普写作者的使命。

第二节　医学科普写作的要求

医学科普小品文或书籍,其主题和题材均属医学范畴。医学是一门学术性较强的学科,要把这样的学科知识通俗化,对文章对书本写作有一定的要求。

1. 科学性

科学性是医学科普写作也是任何科普文章的生命,没有科学性就不能称之为科普文章。医学科普文章的科学性直接关系到人们的身心健康、生命安全,宣传不当会产生较大的社会影响。所以,写作时应采取极其严肃的科学态度,一定要普及那些经历过实践检验并证明是正确的医学知识,一定要推广那些确实成功的切实可行的医疗技术和方法,一定要介绍那些已经检验合格,获得认证的药物;决不能为了经济利益而大肆宣传未经证实可行的医疗方法和未经药理检验的药物。即使是方法可靠的材料验证也不得任意发挥、夸大渲染或片面报道。对于还在探索阶段或有争议的医学知识、医疗技术和方法,切不可急于宣传,以防危害群众。即使有时为启迪智慧、激发人们探求医学知识的兴趣,间或向读者介绍一些探索阶段中的问题,一定要采取慎重、科学、客观的态度,实事求是地反映情况,要注意把读者的思路引到科学探索的道路上,绝不能为了追求新奇而传播一些虚伪的反科学的东西,如绿豆治百病,生吃黄鳝治"冷冻人"等荒唐说法;再如"特异功能""意念治病"等等未经定论的说法或流传的知识。对选取的材料要自己搞清弄通,不能生搬硬套、一知半解,更不能仅凭道听途说,把虚假的东西当做科学。在表达上要准确,讲述概念、事实、数据和语言要清楚,切忌模棱两可,望词生义。

2. 知识性

医学科普写作的目的是普及医学知识,一篇医学科普文章提供的知识越多,其价值也就越高。因此,写作时不能只作单纯经验的叙述、事实的报道和技术、方法的介绍,应同时阐明其中的科学道理,讲清有关的医学基础知识和基本原理,让读者不仅知其然,而且知其所以然,从而更好的领会和掌握防病治病的知识和方法。例如,介绍高盐饮食有害健康时,不仅要讲清它有哪些危害,还应讲清为什么会产生这些危害。再如,一般人都知道茶叶可以提神,但有人不知道茶叶提神是因为茶中有咖啡因,咖啡因有兴奋和刺激作用,更少有人知道泡茶两分钟后咖啡因几乎全部渗出,所以头开茶提神效果最好。只有讲清这些道理,才会给读者带来更多的收获。读者通过对医学基础知识、基本理论的学习，可以从中受到启迪，掌握方法，用理论指导防病治病，避免盲目实践，事与愿违。

3. 通俗性

医学药学知识专业性很强，有很多专业术语。因为医学知识普及面广，大学教授或是农民，空姐或是服务员，都希望获得健康益寿养生养颜的知识，这就要求作者在语言表达上必须深入浅出说明，做到通俗易懂。例如，牙周病，如果专讲牙周组织与牙齿的关系很费解，用树和土壤的关系比喻牙和牙周的关系，沙化地上植树很难成活，读者一听就懂。再例如，胃液反流入食道，就像海浪扑向岸边，这有物理作用，更重要的是胃酸对食道侵蚀的化学作用，读者更易理解。如果只照搬教科书，就很难做到普及了。

4. 实用性

任何一篇科普文章都应能给读者提供一点益处，或释疑，或操作，或启迪。如"如何吞服片（丸）剂"，其间有知识也有操作。要解释为什么不宜用茶水牛奶吞服、不宜用口水吞服的原因，还要告知吞服的方法和时间。再如，"非典"流行期间，几乎人人都养成了洗手的好习惯，但如何洗才能达到清洁的目的呢？在那期间医学科普文章对预防"非典"流行起了巨大的作用。科普文章应做到有的放矢，"读了就懂，懂了就会，一会就用就是好文章"。

第三节　医学科普写作的要领和技巧

1. 医学科普写作要领

医学科普的任务是传授和传播。传授要求的是科学性，而传播要求的不仅是通俗性，还应有艺术性、新颖性、精炼性和趣味性，写出的文字要好读、好懂、好记、好用。

1）艺术性

在不违背科学性的前提下，医学科普写作均提倡作一些艺术化处理，应融知识性、科学性、趣味性于一体。我国著名科学家贾组璋说："一篇好的科普作品像一曲清泉、一江春水，涓涓不绝，潺潺东流，科学术语不能是阻挡流水的岩石，也不是激起漩涡的暗礁，而是水面的涟漪，往来的帆影，是落花漂荡，鸥鸟沉浮，是大自然的必要的点缀"。这是对科普作品艺术性要求的生动描述，是科学、知识、趣味、艺术融为一体的艺术表达。具体一点说，医学科普的艺术性，要有下列元素：生动的语言、巧妙的结构、形象的比喻、有悬念的故事（尤其适用于用病例讲述相关的知识）。

2）新颖性

一方面医学发展突飞猛进，知识结构和内容在不断更新，要求写作者满足读者求新、求异、求变的心理。例如，上世纪六七十年代前，一直认为胃病的原因是体液神经学说，饥饿可以让胃生病，老百姓一直认为胃病是饿出来的。在上世纪八十年代，澳大利亚学者研究出致胃病的元凶是幽门螺旋杆菌，长期感染还有可能导致胃癌。已证明幽门螺旋杆菌可以通过口对口传染。再例如,传统手术叫"开刀",而现在很多手术可以不用开刀,而是"打洞"。如胆囊摘除术、阑尾摘除术,等等,这种现代"打洞术"创伤小、痛苦少、安全性大、术时短,是现代外科的一大进步,"打洞术"就是使用"内窥镜"或叫"腔镜术"来代替传统的手术刀。

这些新理念、新知识、新技术,本来就有一定的新奇性,只要表达清楚、切入适宜,读者是关注的、欢迎的。

另一方面是医学的老话题。如防癌、防艾滋病,冬春防"甲肝",夏秋防肠道病,冬至防冻疮,四季防过敏,这些老题材如果每年没有新意,就会让人读得厌烦。读者的年龄知识结构在改变,所以要年写年新,所以要求新、创新。新颖包含两种含义:一种是内容题材的求新性,写新知识、新观点、新方法、新技术;一种是旧瓶装新酒,老题材,新角度,新理念,新表达,增加文章的新鲜感、可读性,提高其吸引力和感染力,有利于传授和传播,起到教育作用。

3)精炼性

医学科普写作不同于教科书,长篇大论、拉杂冗繁的文章不易被群众接受。一篇文章一般只需解释一个科学现象,介绍一种科学知识,说明一个疑难问题,讲清一个医学道理,不要求全面系统、包罗无遗。医学科普说明文可以不需进行艺术加工与文字润色,直叙其事,直陈其理,简明扼要即可;医学小品文等文艺性说明文可以适当在语言结构上下工夫,一般要求在2000字左右,内容要能迅速及时地反映医学领域的新事物、新动态。因此,医学科普写作应有针对性的介绍内容单一的医学知识和技术,尽量剪裁浮词,做到简洁精炼,小中见大,小中见新,小中有物。

4)趣味性

趣味性就是不要平铺直叙,枯燥无味,要有吸引力,有可读性,有新鲜感。趣味性表现在选材、命题、结构、修辞等方面。例如,写节日病的一篇短文,题目是"年年岁岁病相似,岁岁年年人不同"。再例如写某种疾病,可以从古今中外名篇或名人患病说起。如老年人肺部感染,可先介绍蒋介石、郭沫若等名人,晚年疾病对他们健康的摧残。适当生动的比喻是加深理解的好钥匙,如,心脏如泵,血管老化如塑料老化一样容易破裂。变化词汇、套用诗词均可取得趣味性,如,年轻人的阻生齿可以写成"卧齿藏脓",引人入胜又不费解。达到多读几行恍然大悟的效果。趣味性要靠作者厚积薄发,反复琢磨。

2. 医学科普写作技巧

1)要有针对性

在决定要写一篇科普文章前,一要确定写作给谁看,读者是谁,是老年、女性、少年,还是中年白领、农民工,还是人人都适合? 二要知道读者所处的环境状态、季节、地域、年龄、文化程度等。即作品定位。医学科普创作的针对性与其他科普创作相比,要求更多更广更有个性。因为疾病的发生、发展、蔓延、流行与时令、地域、人群及其他环境因素有着密切的关系,并有一定的规律性。医学科普创作只有针对不同性别、不同年龄、不同职业、不同文化层次、不同地区的群众在不同季节的实际需求,选取科普内容,才会收到应有的社会效益。例如,针对老年人,要写的是老年病;针对中年人,应重点普及各年龄段常见病、疑难病的预防知识;针对不同职业的人群,应重点普及各种职业病预防知识;针对不同地区人群,应重点普及各种地方病预防知识;针对不同季节,应重点普及各季节的多发病、流行病预防知识。再如,从文化层次需求上看,科普读者可分为各种层次:针对以了解科研信息为目的的高层次读者,应介绍前沿性医学理论知识;针对以探求新知为目的的中层次读者,应介绍新颖有趣的医学知识;针对以关注自身或他人健康为目的的初层次读者,应介绍一些易懂、易学、易行的实用知识和技术。还有根据心理需求,可以分针对年轻女性希望美丽,苗条,青春不逝;针对白领希望自己无病无痛、精力旺盛,防病保健知识最重要;针对农民工,除了防病知识外,还要使他们知道防伤害、防污染及处理伤害急救的小常识,在伤害来临时自救救人,能为医生抢救赢得时间。明确了针对性,科普文章就有了供方,就有具体阅读对象了。

2)要有好选题

好选题包括命题新、角度新、表达新,与文学作品一样,医学科普写作也要求选材好,题材新,命题独特,切入角度新颖,将题材内容艺术的、画龙点睛的表现出来。好的命题能起引人入胜的作用。命题不可老套陈旧、呆板虚浮、牵强附会、哗众取宠。好命题要仔细琢磨,反复推敲。文章不厌千回改,根据文中内容制作出精确、生动、深刻、新颖的标题。要给读者有意料之外、情理之中、原来如此的感觉。

医学科普写作的材料选择,一是来自自己的医学论文,疑难病例讨论,自己所见的常见病、多发病。因为,这是第一手材料,又是最新颖最可靠的材料,利用起来较容易。二是来自专门医学教科书、专著或医学大型工具书。这方面资料的科学性很强,但是必须结合当前某一需要进行精选,将它作适当加工使之通俗化。三是来自医学新闻和国内外医学科普杂志。对这类资料的使用有个技巧问题,也就是文章的扩充和缩写问题。例如一条医学新闻报道,要使它成为一篇小品文,作者必须根据自己的学识及对该事物的了解进行扩写。又如国内外医学科普杂志中较长的文章,如何删繁就简,突出精华,为己所用,缩写成一两千字,这也并非易事。

3)要有好结构

任何一篇好文章,都要做到有好的结构,最简单的方法是做到:凤头豹尾猪肚子。

凤头,是指文章起始标新立异,有吸引力,让读者愿意往下读,像凤头那样美丽,令人神往,驻足流连。

一篇短小的科普文章,起始部分占全文的5%,要求短短几句内就要抓住读者心理,常用的方法有:

(1)用一个有趣的、喜闻乐见的故事开头。例如,《三国演义》中吴国儒将周瑜"三气"之后吐血而亡,从这家喻户晓的故事可以将情绪致病的叙述延伸开来。

(2)用某一段新闻开头。如:"养狗人逐日渐增,被咬人层出不穷",可以介绍狂犬病与狂犬疫苗。

(3)从常见的疾病现象说起。如介绍疟疾可从发热、发抖写起,也可以联想到病名"打摆子"形象说明忽冷忽热的现象。

(4)从时令说开去。例如描写冻疮,可以从天寒地冻时令讲起。

(5)用一句成语或一句诗开头。例如写痢疾可用"病从口入"等谚语开头,写牙疼可以从"牙痛不是病"说起。

(6)可以从一句诗或一句词开始。如,"问君能有几多愁"可延伸"失眠";"莫等闲,白了少年头"可写"少白头"等;防老可用"人生七十古来稀"引出。

无论用哪一种方式开头,最好能做到或有悬念,或有文采,或有设疑。所用的词句应与全文主题相符,语言要尽量生动,抓住读者心扉。

猪肚子,是文章的精髓,内容是丰富多彩的,是充实的,所以这部分应是粗壮的血肉之躯,必须有内容、有层次,有条理、有纵线也有横线,而且要交错自如,纵横捭阖。在写作上,从凤头到猪肚子应有一个过渡,就好比摆渡那样自然地从一层次到另一层次。过渡的方法通常有三种,即问题提出法、承前启后法和转折过渡法,医学科普小品文最常用的方法是提出法,即提出一个问题来过渡。可以用直叙、分叙、倒叙、插叙等形式表达,可以纵写和横写相结合,如写幽门螺旋杆菌,可从澳大利亚1984年发现写,又可转到某病人身上的症状这点来开拓知识面。纵横两线相互交织、相互补充,它可以从个别到一般,从个别到整体,从特别到普通,从中国到外国,从城市到农村,从工业到农业……写出一个既完美又充实的"猪肚子"。

豹尾,指有一个美丽可回味的结尾,结尾文字不需多,要求是要使读者在思想感情上引起强烈感受,读后有回味无穷之感,像敲钟那样余音绕梁,经久不息。

结尾的方法有很多,常用的有几种:

(1)总结全文法:对全文的精义所在做一精辟简短的总结,以便使读者达到加深印象和记忆的目的。

(2)篇末点题法:在最后用一句话来表示主题,加深读者对主题的了解。

(3)展望未来法:在结尾写几句或一段生动的文字,来激发读者的热忱特别是对医学的热忱。

(4)回味无穷法:精练的用几句话表达,意味深长,不必点明,让读者自己去体会。

4)要有个好篇名,即文章的题目

文章的标题可先定也可后取,俗话说:"好的标题半篇文",标题要新颖有趣,有助于吸引读者阅读下文。医学科普文章常采用拟人、比喻、巧问、谐音、反用俗语等方法拟制新颖有趣的标题。

(1)提问法

①为什么孙子比爷爷尿得远

②发热有害还是有益

③胃病是传染病吗

④神经病与精神病有异同吗

⑤种植牙种的是牙吗

⑥细胞学穿刺会把肿瘤扩散吗

⑦癌病患者如何选择治疗方法

⑧多吃橘子会"上火"吗

⑨镜片颜色更深更防晒吗

⑩不吃早餐有哪些害处

(2)变化、成语、诗词、谚语法

①卧齿藏脓——谈谈"阻生齿"(源自"卧虎藏龙")

②盐多必失——谈谈盐与人体关系(源自"言多必失")

③问君能有几多愁——说说环境污染(源自李煜的词)

④年年岁岁病相似,岁岁年年人不同(源自唐诗)

⑤高处不胜寒——谈谈高血压(源自苏东坡的词)

⑥惹不起可以躲得起——接触与过敏（源自俗语）

⑦捐献骨髓,胜造七级浮屠（源自佛家用语）

⑧生命不能承受之甜——谈谈甜食与糖尿病（源自名著《生命不能承受之重》）

⑨谈谈面部"危险三角区"（源自地球上的"危险三角区"）

（3）以典故、故事、新闻的引申法

①从武大郎七窍流血说起

②周瑜为什么吐血而亡

③100 岁老人长新牙是真是假

④偷看女性洗澡是流氓还是有病

⑤从一起"过敏"医疗纠纷谈起

⑥林黛玉有没有心理障碍

⑦烟酒茶对几位伟人身体的影响

⑧说说"酒仙"李白的不良习惯

（4）直接介绍有关的新理念、新技术

①胆囊结石是选择内窥镜还是开刀

②谈谈胃病与幽门螺旋杆菌

③"搭桥术"与心脏病的治疗

④烤瓷冠是什么"瓷"

⑤CT 不能查百病

⑥说说隆乳新材料

⑦修补处女膜是心理还是生理问题

⑧谈谈关节置换术

⑨认识肝炎,科学防治

⑩夏季预防红眼病

拟写标题还有很多方法,总的来说是要有吸引力。当然,还要避免庸俗低级、离题万里、哗众取宠、弄巧成拙、走向反面,使文章受到损害。

5）要有好语言

有了好选题、好结构,还要通过好语言表达出来。好语言要求是:

（1）准确规范。既要科学的表达,也不能词不达意,更忌随便造词。

例句 1:"癌细胞主要通过血运转移""他患了精神系统疾病"

点评:何谓"血运"？何谓"精神系统"？明显的医学术语不通。

例句 2:"口腔运动是上下颌运动"

点评:颌骨只能是下颌运动,上颌不能动。

例句 3:"沙眼是病毒引起的"

点评:20 世纪 50 年代就已证实引起沙眼的病原体是衣原体。造成这种错误或者是笔误或是作者不懂,以讹传讹。

（2）流畅通顺,简练通俗。

（3）生动贴切。

例如:在介绍精卵结合形成胎儿时写到:"在输卵管这一'情人幽会'的地方,如遇到'如意郎君'——精子,它们便结成了'伉俪'——受精卵,并移入'新居'——宫腔,发育成胎儿"。杨鹏写的《月经是怎么回事》,作者巧妙地运用了形象思维将抽象的理论变得生动形象、具体可感,增强了文章的感染力。

小 结

1. 医学科普是以介绍医疗卫生、医药保健、医疗技术等知识为内容,以达到保护、增进人类健康、预防疾病为目的的写作。

2. 医学科普文章是将高深的医学知识传授或传播给普通百姓的最好途径。

3. 让医学科普写作更好地为百姓健康服务是当代医学科普写作者的使命。

4. 医学科普写作与健康、生命息息相关,字字句句表达要科学、准确、实用。

5. 对医学科普写作的要求是:

(1)科学性:是医学科普写作的生命;

(2)知识性:普及知识是医学科普写作的目的与任务;

(3)通俗性:是能普及知识的写作方法;

(4)实用性:是医学科普写作能传播的原因。

附录一

卫生部关于印发《病历书写基本规范》的通知

卫医政发〔2010〕11号

二〇一〇年一月二十二日

病历书写基本规范

第一章　　基本要求

第一条　病历是指医务人员在医疗活动过程中形成的文字、符号、图表、影像、切片等资料的总和,包括门(急)诊病历和住院病历。

第二条　病历书写是指医务人员通过问诊、查体、辅助检查、诊断、治疗、护理等医疗活动获得有关资料,并进行归纳、分析、整理形成医疗活动记录的行为。

第三条　病历书写应当客观、真实、准确、及时、完整、规范。

第四条　病历书写应当使用蓝黑墨水、碳素墨水,需复写的病历资料可以使用蓝或黑色油水的圆珠笔。计算机打印的病历应当符合病历保存的要求。

第五条　病历书写应当使用中文,通用的外文缩写和无正式中文译名的症状、体征、疾病名称等可以使用外文。

第六条　病历书写应规范使用医学术语,文字工整,字迹清晰,表述准确,语句通顺,标点正确。

第七条　病历书写过程中出现错字时,应当用双线划在错字上,保留原记录清楚、可辨,并注明修改时间,修改人签名。不得采用刮、粘、涂等方法掩盖或去除原来的字迹。

上级医务人员有审查修改下级医务人员书写的病历的责任。

第八条　病历应当按照规定的内容书写,并由相应医务人员签名。

实习医务人员、试用期医务人员书写的病历,应当经过本医疗机构注册的医务人员审阅、修改并签名。

进修医务人员由医疗机构根据其胜任本专业工作实际情况认定后书写病历。

第九条　病历书写一律使用阿拉伯数字书写日期和时间,采用24小时制记录。

第十条　对需取得患者书面同意方可进行的医疗活动,应当由患者本人签署知情同意书。患者不具备完全民事行为能力时,应当由其法定代理人签字;患者因病无法签字时,应当由其授权的人员签字;为抢救患者,在法定代理人或被授权人无法及时签字的情况下,可由医疗机构负责人或者授权的负责人签字。

因实施保护性医疗措施不宜向患者说明情况的,应当将有关情况告知患者近亲属,由患者近亲属签署知情同意书,并及时记录。患者无近亲属的或者患者近亲属无法签署同意书的,由患者的法定代理人或者关系人签署同意书。

第二章　门(急)诊病历书写内容及要求

第十一条　门(急)诊病历内容包括门(急)诊病历首页(门(急)诊手册封面)、病历记录、化验单(检验报告)、医学影像检查资料等。

第十二条　门(急)诊病历首页内容应当包括患者姓名、性别、出生年月日、民族、婚姻状况、职业、工作单位、住址、药物过敏史等项目。

门诊手册封面内容应当包括患者姓名、性别、年龄、工作单位或住址、药物过敏史等项目。

第十三条　门(急)诊病历记录分为初诊病历记录和复诊病历记录。

初诊病历记录书写内容应当包括就诊时间、科别、主诉、现病史、既往史,阳性体征、必要的阴性体征和辅助检查结果,诊断及治疗意见和医师签名等。

复诊病历记录书写内容应当包括就诊时间、科别、主诉、病史、必要的体格检查和辅助检查结果、诊断、治疗处理意见和医师签名等。

急诊病历书写就诊时间应当具体到分钟。

第十四条　门(急)诊病历记录应当由接诊医师在患者就诊时及时完成。

第十五条　急诊留观记录是急诊患者因病情需要留院观察期间的记录,重点记录观察期间病情变化和诊疗措施,记录简明扼要,并注明患者去向。抢救危重患者时,应当书写抢救记录。门(急)诊抢救记录书写内容及要求按照住院病历抢救记录书写内容及要求执行。

第三章　住院病历书写内容及要求

第十六条　住院病历内容包括住院病案首页、入院记录、病程记录、手术同意书、麻醉同意书、输血治疗知情同意书、特殊检查(特殊治疗)同意书、病危(重)通知书、医嘱单、辅助检查报告单、体温单、医学影像检查资料、病理资料等。

第十七条　入院记录是指患者入院后,由经治医师通过问诊、查体、辅助检查获得有关资料,并对这些资料归纳分析书写而成的记录。可分为入院记录、再次或多次入院记录、24小时内入出院记录、24小时内入院死亡记录。

入院记录、再次或多次入院记录应当于患者入院后24小时内完成;24小时内入出院记录应当于患者出院后24小时内完成,24小时内入院死亡记录应当于患者死亡后24小时内完成。

第十八条　入院记录的要求及内容。

(一)患者一般情况包括姓名、性别、年龄、民族、婚姻状况、出生地、职业、入院时间、记录时间、病史陈述者。

(二)主诉是指促使患者就诊的主要症状(或体征)及持续时间。

(三)现病史是指患者本次疾病的发生、演变、诊疗等方面的详细情况,应当按时间顺序书写。内容包括发病情况、主要症状特点及其发展变化情况、伴随症状、发病后诊疗经过及结果、睡眠和饮食等一般情况的变化,以及与鉴别诊断有关的阳性或阴性资料等。

1.发病情况:记录发病的时间、地点、起病缓急、前驱症状、可能的原因或诱因。

2.主要症状特点及其发展变化情况:按发生的先后顺序描述主要症状的部位、性质、持续时间、程度、缓解或加剧因素,以及演变发展情况。

3.伴随症状:记录伴随症状,描述伴随症状与主要症状之间的相互关系。

4. 发病以来诊治经过及结果：记录患者发病后到入院前，在院内、外接受检查与治疗的详细经过及效果。对患者提供的药名、诊断和手术名称需加引号（""）以示区别。

5. 发病以来一般情况：简要记录患者发病后的精神状态、睡眠、食欲、大小便、体重等情况。

与本次疾病虽无紧密关系、但仍需治疗的其他疾病情况，可在现病史后另起一段予以记录。

（四）既往史是指患者过去的健康和疾病情况。内容包括既往一般健康状况、疾病史、传染病史、预防接种史、手术外伤史、输血史、食物或药物过敏史等。

（五）个人史，婚育史、月经史，家族史。

1. 个人史：记录出生地及长期居留地，生活习惯及有无烟、酒、药物等嗜好，职业与工作条件及有无工业毒物、粉尘、放射性物质接触史，有无冶游史。

2. 婚育史、月经史：婚姻状况、结婚年龄、配偶健康状况、有无子女等。女性患者记录初潮年龄、行经期天数、间隔天数、末次月经时间（或闭经年龄），月经量、痛经及生育等情况。

3. 家族史：父母、兄弟、姐妹健康状况，有无与患者类似疾病，有无家族遗传倾向的疾病。

（六）体格检查应当按照系统循序进行书写。内容包括体温、脉搏、呼吸、血压，一般情况，皮肤、黏膜，全身浅表淋巴结，头部及其器官，颈部，胸部（胸廓、肺部、心脏、血管），腹部（肝、脾等），直肠肛门，外生殖器，脊柱，四肢，神经系统等。

（七）专科情况应当根据专科需要记录专科特殊情况。

（八）辅助检查指入院前所做的与本次疾病相关的主要检查及其结果。应分类按检查时间顺序记录检查结果，如系在其他医疗机构所做检查，应当写明该机构名称及检查号。

（九）初步诊断是指经治医师根据患者入院时情况，综合分析所作出的诊断。如初步诊断为多项时，应当主次分明。对待查病例应列出可能性较大的诊断。

（十）书写入院记录的医师签名。

第十九条 再次或多次入院记录，是指患者因同一种疾病再次或多次住入同一医疗机构时书写的记录。要求及内容基本同入院记录。主诉是记录患者本次入院的主要症状（或体征）及持续时间；现病史中要求首先对本次住院前历次有关住院诊疗经过进行小结，然后再书写本次入院的现病史。

第二十条 患者入院不足 24 小时出院的，可以书写 24 小时内入出院记录。内容包括患者姓名、性别、年龄、职业、入院时间、出院时间、主诉、入院情况、入院诊断、诊疗经过、出院情况、出院诊断、出院医嘱、医师签名等。

第二十一条 患者入院不足 24 小时死亡的，可以书写 24 小时内入院死亡记录。内容包括患者姓名、性别、年龄、职业、入院时间、死亡时间、主诉、入院情况、入院诊断、诊疗经过（抢救经过）、死亡原因、死亡诊断、医师签名等。

第二十二条 病程记录是指继入院记录之后，对患者病情和诊疗过程所进行的连续性记录。内容包括患者的病情变化情况、重要的辅助检查结果及临床意义、上级医师查房意见、会诊意见、医师分析讨论意见、所采取的诊疗措施及效果、医嘱更改及理由、向患者及其近亲属告知的重要事项等。

病程记录的要求及内容：

（一）首次病程记录是指患者入院后由经治医师或值班医师书写的第一次病程记录，应当在患者入院 8 小时内完成。首次病程记录的内容包括病例特点、拟诊讨论（诊断依据及鉴别诊断)、诊疗计划等。

　　1.病例特点:应当在对病史、体格检查和辅助检查进行全面分析、归纳和整理后写出本病例特征,包括阳性发现和具有鉴别诊断意义的阴性症状和体征等。

　　2.拟诊讨论(诊断依据及鉴别诊断):根据病例特点,提出初步诊断和诊断依据;对诊断不明的写出鉴别诊断并进行分析;并对下一步诊治措施进行分析。

　　3.诊疗计划:提出具体的检查及治疗措施安排。

　　(二)日常病程记录是指对患者住院期间诊疗过程的经常性、连续性记录。由经治医师书写,也可以由实习医务人员或试用期医务人员书写,但应有经治医师签名。书写日常病程记录时,首先标明记录时间,另起一行记录具体内容。对病危患者应当根据病情变化随时书写病程记录,每天至少 1 次,记录时间应当具体到分钟。对病重患者,至少 2 天记录一次病程记录。对病情稳定的患者,至少 3 天记录一次病程记录。

　　(三)上级医师查房记录是指上级医师查房时对患者病情、诊断、鉴别诊断、当前治疗措施疗效的分析及下一步诊疗意见等的记录。

　　主治医师首次查房记录应当于患者入院 48 小时内完成。内容包括查房医师的姓名、专业技术职务、补充的病史和体征、诊断依据与鉴别诊断的分析及诊疗计划等。

　　主治医师日常查房记录间隔时间视病情和诊疗情况确定,内容包括查房医师的姓名、专业技术职务、对病情的分析和诊疗意见等。

　　科主任或具有副主任医师以上专业技术职务任职资格医师查房的记录,内容包括查房医师的姓名、专业技术职务、对病情的分析和诊疗意见等。

　　(四)疑难病例讨论记录是指由科主任或具有副主任医师以上专业技术任职资格的医师主持、召集有关医务人员对确诊困难或疗效不确切病例讨论的记录。内容包括讨论日期、主持人、参加人员姓名及专业技术职务、具体讨论意见及主持人小结意见等。

　　(五)交(接)班记录是指患者经治医师发生变更之际,交班医师和接班医师分别对患者病情及诊疗情况进行简要总结的记录。交班记录应当在交班前由交班医师书写完成;接班记录应当由接班医师于接班后 24 小时内完成。交(接)班记录的内容包括入院日期、交班或接班日期、患者姓名、性别、年龄、主诉、入院情况、入院诊断、诊疗经过、目前情况、目前诊断、交班注意事项或接班诊疗计划、医师签名等。

　　(六)转科记录是指患者住院期间需要转科时,经转入科室医师会诊并同意接收后,由转出科室和转入科室医师分别书写的记录。包括转出记录和转入记录。转出记录由转出科室医师在患者转出科室前书写完成(紧急情况除外);转入记录由转入科室医师于患者转入后 24 小时内完成。转科记录内容包括入院日期、转出或转入日期,转出、转入科室,患者姓名、性别、年龄、主诉、入院情况、入院诊断、诊疗经过、目前情况、目前诊断、转科目的及注意事项或转入诊疗计划、医师签名等。

　　(七)阶段小结是指患者住院时间较长,由经治医师每月所作病情及诊疗情况总结。阶段小结的内容包括入院日期、小结日期,患者姓名、性别、年龄、主诉、入院情况、入院诊断、诊疗经过、目前情况、目前诊断、诊疗计划、医师签名等。

　　交(接)班记录、转科记录可代替阶段小结。

　　(八)抢救记录是指患者病情危重,采取抢救措施时作的记录。因抢救急危患者,未能及时书写病历的,有关医务人员应当在抢救结束后 6 小时内据实补记,并加以注明。内容包括病情变化情况、抢救时间及措施、参加抢救的医务人员姓名及专业技术职称等。记录抢救时间应当具体到分钟。

（九）有创诊疗操作记录是指在临床诊疗活动过程中进行的各种诊断、治疗性操作（如胸腔穿刺、腹腔穿刺等）的记录。应当在操作完成后即刻书写。内容包括操作名称、操作时间、操作步骤、结果及患者一般情况，记录过程是否顺利、有无不良反应，术后注意事项及是否向患者说明，操作医师签名。

（十）会诊记录（含会诊意见）是指患者在住院期间需要其他科室或者其他医疗机构协助诊疗时，分别由申请医师和会诊医师书写的记录。会诊记录应另页书写。内容包括申请会诊记录和会诊意见记录。申请会诊记录应当简要载明患者病情及诊疗情况、申请会诊的理由和目的，申请会诊医师签名等。常规会诊意见记录应当由会诊医师在会诊申请发出后 48 小时内完成，急会诊时会诊医师应当在会诊申请发出后 10 分钟内到场，并在会诊结束后即刻完成会诊记录。会诊记录内容包括会诊意见、会诊医师所在的科别或者医疗机构名称、会诊时间及会诊医师签名等。申请会诊医师应在病程记录中记录会诊意见执行情况。

（十一）术前小结是指在患者手术前，由经治医师对患者病情所作的总结。内容包括简要病情、术前诊断、手术指征、拟施手术名称和方式、拟施麻醉方式、注意事项，并记录手术者术前查看患者相关情况等。

（十二）术前讨论记录是指因患者病情较重或手术难度较大，手术前在上级医师主持下，对拟实施手术方式和术中可能出现的问题及应对措施所作的讨论。讨论内容包括术前准备情况、手术指征、手术方案、可能出现的意外及防范措施、参加讨论者的姓名及专业技术职务、具体讨论意见及主持人小结意见、讨论日期、记录者的签名等。

（十三）麻醉术前访视记录是指在麻醉实施前，由麻醉医师对患者拟施麻醉进行风险评估的记录。麻醉术前访视可另立单页，也可在病程中记录。内容包括姓名、性别、年龄、科别、病案号，患者一般情况、简要病史、与麻醉相关的辅助检查结果、拟行手术方式、拟行麻醉方式、麻醉适应证及麻醉中需注意的问题、术前麻醉医嘱、麻醉医师签字并填写日期。

（十四）麻醉记录是指麻醉医师在麻醉实施中书写的麻醉经过及处理措施的记录。麻醉记录应当另页书写，内容包括患者一般情况、术前特殊情况、麻醉前用药、术前诊断、术中诊断、手术方式及日期、麻醉方式、麻醉诱导及各项操作开始及结束时间、麻醉期间用药名称、方式及剂量、麻醉期间特殊或突发情况及处理、手术起止时间、麻醉医师签名等。

（十五）手术记录是指手术者书写的反映手术一般情况、手术经过、术中发现及处理等情况的特殊记录，应当在术后 24 小时内完成。特殊情况下由第一助手书写时，应有手术者签名。手术记录应当另页书写，内容包括一般项目（患者姓名、性别、科别、病房、床位号、住院病历号或病案号）、手术日期、术前诊断、术中诊断、手术名称、手术者及助手姓名、麻醉方法、手术经过、术中出现的情况及处理等。

（十六）手术安全核查记录是指由手术医师、麻醉医师和巡回护士三方，在麻醉实施前、手术开始前和病人离室前，共同对病人身份、手术部位、手术方式、麻醉及手术风险、手术使用物品清点等内容进行核对的记录，输血的病人还应对血型、用血量进行核对。应有手术医师、麻醉医师和巡回护士三方核对、确认并签字。

（十七）手术清点记录是指巡回护士对手术患者术中所用血液、器械、敷料等的记录，应当在手术结束后即时完成。手术清点记录应当另页书写，内容包括患者姓名、住院病历号（或病案号)、手术日期、手术名称、术中所用各种器械和敷料数量的清点核对、巡回护士和手术器械护士签名等。

（十八）术后首次病程记录是指参加手术的医师在患者术后即时完成的病程记录。内容包括手术时间、术中诊断、麻醉方式、手术方式、手术简要经过、术后处理措施、术后应当特别注意观察的事项等。

（十九）麻醉术后访视记录是指麻醉实施后，由麻醉医师对术后患者麻醉恢复情况进行访视的记录。麻醉术后访视可另立单页，也可在病程中记录。内容包括姓名、性别、年龄、科别、病案号，患者一般情况、麻醉恢复情况、清醒时间、术后医嘱、是否拔除气管插管等，如有特殊情况应详细记录，麻醉医师签字并填写日期。

（二十）出院记录是指经治医师对患者此次住院期间诊疗情况的总结，应当在患者出院后24 小时内完成。内容主要包括入院日期、出院日期、入院情况、入院诊断、诊疗经过、出院诊断、出院情况、出院医嘱、医师签名等。

（二十一）死亡记录是指经治医师对死亡患者住院期间诊疗和抢救经过的记录，应当在患者死亡后 24 小时内完成。内容包括入院日期、死亡时间、入院情况、入院诊断、诊疗经过（重点记录病情演变、抢救经过）、死亡原因、死亡诊断等。记录死亡时间应当具体到分钟。

（二十二）死亡病例讨论记录是指在患者死亡一周内，由科主任或具有副主任医师以上专业技术职务任职资格的医师主持，对死亡病例进行讨论、分析的记录。内容包括讨论日期、主持人及参加人员姓名、专业技术职务、具体讨论意见及主持人小结意见、记录者的签名等。

（二十三）病重（病危）患者护理记录是指护士根据医嘱和病情对病重（病危）患者住院期间护理过程的客观记录。病重（病危）患者护理记录应当根据相应专科的护理特点书写。内容包括患者姓名、科别、住院病历号（或病案号）、床位号、页码、记录日期和时间、出入液量、体温、脉搏、呼吸、血压等病情观察、护理措施和效果、护士签名等。记录时间应当具体到分钟。

第二十三条 手术同意书是指手术前，经治医师向患者告知拟施手术的相关情况，并由患者签署是否同意手术的医学文书。内容包括术前诊断、手术名称、术中或术后可能出现的并发症、手术风险、患者签署意见并签名、经治医师和术者签名等。

第二十四条 麻醉同意书是指麻醉前，麻醉医师向患者告知拟施麻醉的相关情况，并由患者签署是否同意麻醉意见的医学文书。内容包括患者姓名、性别、年龄、病案号、科别、术前诊断、拟行手术方式、拟行麻醉方式，患者基础疾病及可能对麻醉产生影响的特殊情况，麻醉中拟行的有创操作和监测，麻醉风险，可能发生的并发症及意外情况，患者签署意见并签名、麻醉医师签名并填写日期。

第二十五条 输血治疗知情同意书是指输血前，经治医师向患者告知输血的相关情况，并由患者签署是否同意输血的医学文书。输血治疗知情同意书内容包括患者姓名、性别、年龄、科别、病案号、诊断、输血指征、拟输血成分、输血前有关检查结果、输血风险及可能产生的不良后果、患者签署意见并签名、医师签名并填写日期。

第二十六条 特殊检查、特殊治疗同意书是指在实施特殊检查、特殊治疗前，经治医师向患者告知特殊检查、特殊治疗的相关情况，并由患者签署是否同意检查、治疗的医学文书。内容包括特殊检查、特殊治疗项目名称、目的、可能出现的并发症及风险、患者签名、医师签名等。

第二十七条 病危（重）通知书是指因患者病情危、重时，由经治医师或值班医师向患者家属告知病情，并由患方签名的医疗文书。内容包括患者姓名、性别、年龄、科别，目前诊断及病情危重情况,患方签名、医师签名并填写日期。一式两份,一份交患方保存,另一份归病历中保存。

第二十八条 医嘱是指医师在医疗活动中下达的医学指令。医嘱单分为长期医嘱单和临时医嘱单。

长期医嘱单内容包括患者姓名、科别、住院病历号(或病案号)、页码、起始日期和时间、长期医嘱内容、停止日期和时间、医师签名、执行时间、执行护士签名。临时医嘱单内容包括医嘱时间、临时医嘱内容、医师签名、执行时间、执行护士签名等。

医嘱内容及起始、停止时间应当由医师书写。医嘱内容应当准确、清楚,每项医嘱应当只包含一个内容,并注明下达时间,应当具体到分钟。医嘱不得涂改。需要取消时,应当使用红色墨水标注"取消"字样并签名。

一般情况下,医师不得下达口头医嘱。因抢救急危患者需要下达口头医嘱时,护士应当复诵一遍。抢救结束后,医师应当即刻据实补记医嘱。

第二十九条 辅助检查报告单是指患者住院期间所做各项检验、检查结果的记录。内容包括患者姓名、性别、年龄、住院病历号(或病案号)、检查项目、检查结果、报告日期、报告人员签名或者印章等。

第三十条 体温单为表格式,以护士填写为主。内容包括患者姓名、科室、床号、入院日期、住院病历号(或病案号)、日期、手术后天数、体温、脉搏、呼吸、血压、大便次数、出入液量、体重、住院周数等。

第四章　打印病历内容及要求

第三十一条 打印病历是指应用字处理软件编辑生成并打印的病历(如 Word 文档、WPS 文档等)。打印病历应当按照本规定的内容录入并及时打印,由相应医务人员手写签名。

第三十二条 医疗机构打印病历应当统一纸张、字体、字号及排版格式。打印字迹应清楚易认,符合病历保存期限和复印的要求。

第三十三条 打印病历编辑过程中应当按照权限要求进行修改,已完成录入打印并签名的病历不得修改。

第五章　其他

第三十四条 住院病案首页按照《卫生部关于修订下发住院病案首页的通知》(卫医发〔2001〕286 号)的规定书写。

第三十五条 特殊检查、特殊治疗按照《医疗机构管理条例实施细则》(1994 年卫生部令第 35 号)有关规定执行。

第三十六条 中医病历书写基本规范由国家中医药管理局另行制定。

第三十七条 电子病历基本规范由卫生部另行制定。

第三十八条 本规范自 2010 年 3 月 1 日起施行。我部于 2002 年颁布的《病历书写基本规范(试行)》(卫医发〔2002〕190 号)同时废止。

附录二

卫生部关于印发《电子病历基本规范(试行)》的通知

卫医政发〔2010〕24 号

二○一○年二月二十二日

电子病历基本规范
(试行)

第一章　总则

第一条　为规范医疗机构电子病历管理,保证医患双方合法权益,根据《中华人民共和国执业医师法》、《医疗机构管理条例》、《医疗事故处理条例》、《护士条例》等法律、法规,制定本规范。

第二条　本规范适用于医疗机构电子病历的建立、使用、保存和管理。

第三条　电子病历是指医务人员在医疗活动过程中,使用医疗机构信息系统生成的文字、符号、图表、图形、数据、影像等数字化信息,并能实现存储、管理、传输和重现的医疗记录,是病历的一种记录形式。

使用文字处理软件编辑、打印的病历文档,不属于本规范所称的电子病历。

第四条　医疗机构电子病历系统的建设应当满足临床工作需要,遵循医疗工作流程,保障医疗质量和医疗安全。

第二章　电子病历基本要求

第五条　电子病历录入应当遵循客观、真实、准确、及时、完整的原则。

第六条　电子病历录入应当使用中文和医学术语,要求表述准确,语句通顺,标点正确。通用的外文缩写和无正式中文译名的症状、体征、疾病名称等可以使用外文。记录日期应当使用阿拉伯数字,记录时间应当采用 24 小时制。

第七条　电子病历包括门(急)诊电子病历、住院电子病历及其他电子医疗记录。电子病历内容应当按照卫生部《病历书写基本规范》执行,使用卫生部统一制定的项目名称、格式和内容,不得擅自变更。

第八条　电子病历系统应当为操作人员提供专有的身份标识和识别手段,并设置有相应权限;操作人员对本人身份标识的使用负责。

第九条　医务人员采用身份标识登录电子病历系统完成各项记录等操作并予确认后,系统应当显示医务人员电子签名。

第十条　电子病历系统应当设置医务人员审查、修改的权限和时限。实习医务人员、试用期医务人员记录的病历,应当经过在本医疗机构合法执业的医务人员审阅、修改并予电子签名确认。医务人员修改时,电子病历系统应当进行身份识别、保存历次修改痕迹、标记准确的修改时间和修改人信息。

第十一条 电子病历系统应当为患者建立个人信息数据库(包括姓名、性别、出生日期、民族、婚姻状况、职业、工作单位、住址、有效身份证件号码、社会保障号码或医疗保险号码、联系电话等),授予唯一标识号码并确保与患者的医疗记录相对应。

第十二条 电子病历系统应当具有严格的复制管理功能。同一患者的相同信息可以复制,复制内容必须校对,不同患者的信息不得复制。

第十三条 电子病历系统应当满足国家信息安全等级保护制度与标准。严禁篡改、伪造、隐匿、抢夺、窃取和毁坏电子病历。

第十四条 电子病历系统应当为病历质量监控、医疗卫生服务信息以及数据统计分析和医疗保险费用审核提供技术支持,包括医疗费用分类查询、手术分级管理、临床路径管理、单病种质量控制、平均住院日、术前平均住院日、床位使用率、合理用药监控、药物占总收入比例等医疗质量管理与控制指标的统计,利用系统优势建立医疗质量考核体系,提高工作效率,保证医疗质量,规范诊疗行为,提高医院管理水平。

第三章 实施电子病历基本条件

第十五条 医疗机构建立电子病历系统应当具备以下条件:

(一)具有专门的管理部门和人员,负责电子病历系统的建设、运行和维护。

(二)具备电子病历系统运行和维护的信息技术、设备和设施,确保电子病历系统的安全、稳定运行。

(三)建立、健全电子病历使用的相关制度和规程,包括人员操作、系统维护和变更的管理规程,出现系统故障时的应急预案等。

第十六条 医疗机构电子病历系统运行应当符合以下要求:

(一)具备保障电子病历数据安全的制度和措施,有数据备份机制,有条件的医疗机构应当建立信息系统灾备体系。应当能够落实系统出现故障时的应急预案,确保电子病历业务的连续性。

(二)对操作人员的权限实行分级管理,保护患者的隐私。

(三)具备对电子病历创建、编辑、归档等操作的追溯能力。

(四)电子病历使用的术语、编码、模板和标准数据应当符合有关规范要求。

第四章 电子病历的管理

第十七条 医疗机构应当成立电子病历管理部门并配备专职人员,具体负责本机构门(急)诊电子病历和住院电子病历的收集、保存、调阅、复制等管理工作。

第十八条 医疗机构电子病历系统应当保证医务人员查阅病历的需要,能够及时提供并完整呈现该患者的电子病历资料。

第十九条 患者诊疗活动过程中产生的非文字资料(CT、磁共振、超声等医学影像信息,心电图,录音,录像等)应当纳入电子病历系统管理,应确保随时调阅、内容完整。

第二十条 门诊电子病历中的门(急)诊病历记录以接诊医师录入确认即为归档,归档后不得修改。

第二十一条　住院电子病历随患者出院经上级医师于患者出院审核确认后归档,归档后由电子病历管理部门统一管理。

第二十二条　对目前还不能电子化的植入材料条形码、知情同意书等医疗信息资料,可以采取措施使之信息数字化后纳入电子病历并留存原件。

第二十三条　归档后的电子病历采用电子数据方式保存,必要时可打印纸质版本,打印的电子病历纸质版本应当统一规格、字体、格式等。

第二十四条　电子病历数据应当保存备份,并定期对备份数据进行恢复试验,确保电子病历数据能够及时恢复。当电子病历系统更新、升级时,应当确保原有数据的继承与使用。

第二十五条　医疗机构应当建立电子病历信息安全保密制度,设定医务人员和有关医院管理人员调阅、复制、打印电子病历的相应权限,建立电子病历使用日志,记录使用人员、操作时间和内容。未经授权,任何单位和个人不得擅自调阅、复制电子病历。

第二十六条　医疗机构应当受理下列人员或机构复印或者复制电子病历资料的申请:

(一)患者本人或其代理人;

(二)死亡患者近亲属或其代理人;

(三)为患者支付费用的基本医疗保障管理和经办机构;

(四)患者授权委托的保险机构。

第二十七条　医疗机构应当指定专门机构和人员负责受理复印或者复制电子病历资料的申请,并留存申请人有效身份证明复印件及其法定证明材料、保险合同等复印件。受理申请时,应当要求申请人按照以下要求提供材料:

(一)申请人为患者本人的,应当提供本人有效身份证明;

(二)申请人为患者代理人的,应当提供患者及其代理人的有效身份证明、申请人与患者代理关系的法定证明材料;

(三)申请人为死亡患者近亲属的,应当提供患者死亡证明及其近亲属的有效身份证明、申请人是死亡患者近亲属的法定证明材料;

(四)申请人为死亡患者近亲属代理人的,应当提供患者死亡证明、死亡患者近亲属及其代理人的有效身份证明,死亡患者与其近亲属关系的法定证明材料,申请人与死亡患者近亲属代理关系的法定证明材料;

(五)申请人为基本医疗保障管理和经办机构的,应当按照相应基本医疗保障制度有关规定执行;

(六)申请人为保险机构的,应当提供保险合同复印件,承办人员的有效身份证明,患者本人或者其代理人同意的法定证明材料;患者死亡的,应当提供保险合同复印件,承办人员的有效身份证明,死亡患者近亲属或者其代理人同意的法定证明材料。合同或者法律另有规定的除外。

第二十八条　公安、司法机关因办理案(事)件,需要收集、调取电子病历资料的,医疗机构应当在公安、司法机关出具法定证明及执行公务人员的有效身份证明后如实提供。

第二十九条　医疗机构可以为申请人复印或者复制电子病历资料的范围按照我部《医疗机构病历管理规定》执行。

第三十条　医疗机构受理复印或者复制电子病历资料申请后,应当在医务人员按规定时限完成病历后方予提供。

第三十一条　复印或者复制的病历资料经申请人核对无误后,医疗机构应当在电子病历纸质版本上加盖证明印记,或提供已锁定不可更改的病历电子版。

第三十二条　发生医疗事故争议时,应当在医患双方在场的情况下锁定电子病历并制作完全相同的纸质版本供封存,封存的纸质病历资料由医疗机构保管。

第五章　附则

第三十三条　各省级卫生行政部门可根据本规范制定本辖区相关实施细则。

第三十四条　中医电子病历基本规范由国家中医药管理局另行制定。

第三十五条　本规范由卫生部负责解释。

第三十六条　本规范自 2010 年 4 月 1 日起施行。

参考文献

1. 甄志亚.中国医学史[M].上海:上海科学技术出版社,1997.
2. 卡斯蒂廖尼.医学史[M].程之范,译.桂林:广西师范大学出版社,2003.
3. 董炳琨,杜慧群,张新庆.老协和[M].保定:河北大学出版社,2004.
4. 印会河.中医基础理论[M].上海:上海科学技术出版社,2001.
5. 严健民.中国医学起源新论[M].北京:北京科学技术出版社,1999.
6. 孟庆仁.实用医学论文写作[M].2版.北京:人民军医出版社,2004.
7. 陈文彬,潘祥林.诊断学[M].7版.北京:人民卫生出版社,2008.
8. 陆再英,钟南山.内科学[M].7版.北京:人民卫生出版社,2008.
9. 吴在德,吴肇汉.外科学[M].7版.北京:人民卫生出版社,2008.
10. 乐杰.妇产科学[M].7版.北京:人民卫生出版社,2008.
11. 沈晓明,王卫平.儿科学[M].7版.北京:人民卫生出版社,2008.
12. 惠延年.眼科学[M].6版.北京:人民卫生出版社,2006.
13. 田勇泉.耳鼻咽喉头颈外科科学[M].7版.北京:人民卫生出版社,2009.
14. 樊明文.牙体牙髓病学[M].3版.北京:人民卫生出版社,2008.
15. 郑艳.口腔内科学[M].2版.北京:人民卫生出版社,2009.
16. 邱蔚六.口腔颌面外科学[M].6版.北京:人民卫生出版社,2008.
17. 周曾同.口腔粘膜病学[M].北京:人民卫生出版社,2012.
18. 刘宝林.口腔种植学[M].北京:人民卫生出版社,2011.
19. 傅民魁.口腔正畸学[M].5版.北京:人民卫生出版社,2008.
20. 赵铱民.口腔修复学[M].6版.北京:人民卫生出版社,2008.
21. 尤黎明,吴瑛.内科护理学[M].4版.北京:人民卫生出版社,2007.
22. 曹伟新,李乐之.外科护理学[M].6版.北京:人民卫生出版社,2007.
23. 殷磊.护理学基础[M].北京:人民卫生出版社,2001.
24. 王利民.民法学[M].上海:复旦大学出版社,2004.
25. 李清皑.浅谈问题病历及其法律后果[J],中国民康医学,2008,(4).
26. 王国华,桑文淑,王国章.从医疗事故鉴定中反思医疗事故成因及防范[J].中国医院,2006,10(3):57.
27. 杨冰.病历书写中存在的问题及其对策[J].中国社区医师:医学专业半月刊,2008,6(10):183.
28. 王湛涛,张强.减少问题病历,防范医疗纠纷[J].现代医院,2007,7(5):136.
29. 张耀辉,谢福铨.应用写作[M].武汉:华东师范大学出版社,2006.
30. 郑兴东,陈仁风.不要这样写——对百篇新闻写法的商榷[M].北京:中国人民大学出版社,1990.
31. 周胜林,严硕勤.新闻采访写作参考资料[M].北京:中央广播电视大学出版社,1985.

32. 彭兰.什么是真正的多媒体报道？——从 Flash 幻灯谈起[OL].紫金网,2003.

33. 张立科.PowerPoint 幻灯片制作一点通[M].北京:人民邮电出版社,2005.

34. 王登才,徐红星.浅谈 PowerPoint 课件制作原则[J].中国科技信息,2006(16).

35. 李花.浅谈多媒体课件教学的利弊[J].现代教育技术,2008(13):93.

36. 胡小成.浅谈多媒体辅助教学手段的运用[J].海南教育,2003(12):26.

37. 李利民.医学多媒体课件制作及遵循原则探讨[J].黔南民族医专学报,2006(194):246
－248.

38. 樊祥民.计算机多媒体课件制作中应注意的一些问题[J].中国医学教育技术 2006(204):
318－320.

39. 路雅雪.多媒体课件在教学中应用的研究[J].中国医学研究与临床,2007(52):95－97.

40. 中华人民共和国卫生部.病历书写基本规范[S].2010.1.22.

41. 中华人民共和国卫生部.电子病历基本规范(试行)[S].2010.2.22.

42. 李英,刘克新,郝珍.当前电子病历应用问题[J].解放军医院管理杂志,2004(2).

43. 满育红.电子病历的现状及应用[J].吉林医学,2007(1).

44. 薛万国.我国电子病历研究进展[J].中国医院管理,2005(2).

45. 周夏青,郑利平,许文玲.电子病历的实施问题及对策[J].医院管理论坛,2012(2).

46. 周正,刘贵富.中国现代应用写作大辞典[M].2 版.延边:延边大学出版社,1994.

47. 孙衍庆,邱蔚六,蒋泽先.现代手术并发症学[M].西安:世界图书出版公司,2003.

48. 蒋泽先.现代牙科诊所指南[M].西安:世界图书出版公司,2006.

49. 江西省卫生厅《关于下发江西省护理文书书写内容与格式的通知》.赣卫医政字[2010]
85 号.

后　记

这是一本策划了很久、筹备了很久、却写得很慢的书。慢的原因是涉及面广,参与者多,加之病历书写的规范要求在变更,呈动态发展,书稿边写需要边纳入新的内容。目前是相对稳定时,所以,作最后订正后即交稿付印,日后有变更再行改动、翻新。

说策划久,是在15年前就有了写作计划,写作目的很明确:让医学生也会写作,会与医学有关的一切写作。应该说,15年前医学生的写作水平远比现在高,尤其是医学专业写作,那时,五年本科毕业生至少还能写出类似论文样的文章。而今医学毕业生不是下笔艰难,就是离题万里,病历书写没有进行严格规范的训练,"拷贝"成了习惯,漏洞、错误百出,贻害无穷。

按理,写科普应算是容易的,写作只是语言转换,也难。医学生无法将专业术语转化为通俗易懂的语言,以致成文后,逻辑混乱,言语不通。

我从医从教从研从事写作45年有余,主编专著4本、医学科普60余本、报告文学及医学社科书20余本,深感写作对于一个医务工作者的重要性。喜欢或善于写作可以提高自己,可以快乐自己,可以充实自己,在传道解惑授业时,可以有许多便利之处。

目前市场上有很多关于如何写论文或如何申请自然基金的单行本。本书特色是集医学写作之大成,涉及方方面面,既可作为医学生之教材,又可作为住院医师、主治医师的参考用书。

为了保证本书质量,参编者都是在某方面有作为的学者或资深专业者,如:伍姗姗是副教授,从事病案监控管理工作10余年;黄国华在《江西医药》担任责任编辑近20年,是资深的医学编辑;张焜和是江西省青年科学家,主持国家"863课题"1项,及国家自然基金、省自然基金多项;康乐荣是中文系毕业的医院管理者,从事医学宣传工作近20年。这本书稿在他们手上"折腾"数年,经过多次"会审",终见"天日"。

本书是在完成《现代手术并发症学》及《百姓健康》丛书之后策划的。本应诺2008年交稿,又遇"5·12"大地震,我以医学工作者与志愿者的双重身份去了汶川。没想到,接受了写汶川地震报告文学的任务,一晃又是一年,期间完成了《蔚蓝色的过渡》、《中国大援建》、《废墟上的绿荫》等报告文学专著。

去年平心静气地编写完这本书,在吴玮斌的协助下逐字逐句审读改写,终于可以交付了。回想这10余年的修改书稿历程不免感慨。要感谢西安交通大学出版社医学分社王强虎分社社长的耐心等待,感谢李晶、秦金霞诸位小妹的热情催促,感谢她们这个年轻活力、魅力四射的团队。

在我主编或写或译完一本专业书时,总能感受到老一辈的关心、关爱和扶持,总能感受到工程院院士们对医学发展的关注和促进。吴阶平院士曾为我主编的书题写书名;裘法祖院士曾为我主编的书写序;吴孟超院士曾为我的书担任过名誉主编。在上世纪90年代我医学写作起步时,宋鸣钊院士、邱蔚六院士就来信对我进行指导,他们给我的笔墨,将是我永久的留念。

　　医学是一门经验学科,医学院士的经验无疑是宝贵的。看到院士们渐老的背影,我多么想要留下他们的经验,这是我国乃至世界医学界的一笔财富。我曾策划过一套医学院士文库丛书,想记录下他们的医德、医技、医学人生。能完成此事,此生足矣。

　　这本书我又得到三位院士的支持。真诚地感谢樊代明、郭应禄、邱蔚六三位院士,他们在百忙之中阅读本书,为本书写序,这对作者、对我们这个写作团队是莫大的鼓励,是对我继续从事医学写作最大的支持。在序中,每个院士对这本书都提出了希望和建议。在再版时,我会尽心尽力按照三位院士各自的建议修改,使之成为对学生有用,让读者喜欢的一本书。

　　谢谢你读完并使用了这本书。

蒋泽先 2012 年 9 月 18 日于南昌大学一附医院"慕容一亚"斋